“十四五”时期国家重点出版物出版专项规划项目

# 中国民族药用植物图典
# 蒙古族卷
## 第一册



**总 主 编：** 肖培根　诸国本

**主　　编：** 李其信　谢　宇　周重建

**副 主 编：** 齐　菲　杨　芳　马　华　刘士勋　高楠楠　项　红　孙　玉　薛晓月

**编　　委：** 马　楠　王　俊　王忆萍　王丽梅　王郁松　王梅红　卢　军　卢立东　田大虎　冯　倩　吕凤涛　刘　芳　刘　艳　刘士勋　刘卫华　刘立文　孙　宇　孙瑗琨　严　洁　李　惠　李远清　李俊勇　杨　帆　杨冬华　余海文　邹智峰　宋　伟　张　坤　张印辉　陈艳蕊　陈朝霞　罗建锋　郑小玲　赵白宇　赵卓君　段艳梅　饶　佳　秦　臻　耿赫兵　莫　愚　贾政芳　翁广云　郭春芳　黄　红　蒋思琪　程宜康　翟文慧　戴　峰　鞠玲霞　魏献波

**图片摄影：** 周重建　谢　宇　裴　华　邬坤乾　袁井泉　孙骏威　谢　言　钟炯平　李　萍　夏云海

CTS K 湖南科学技术出版社 · 长沙
国家一级出版社　全国百佳图书出版单位

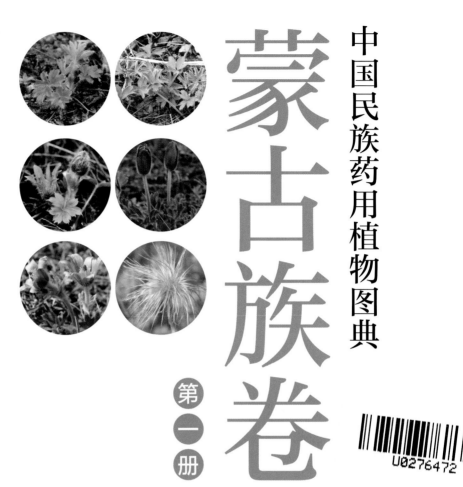

"十四五"时期国家重点出版物出版专项规划项目

# 《中国民族药用植物图典》丛书编委会

# 前言

中国是一个历史悠久、幅员辽阔、人口众多的多民族国家。民族医药主要是指中国少数民族的传统医药，少数民族传统医药是我国少数民族同胞在漫长的历史长河中创造和沿用的中医药的统称，它们在长期的生产生活实践活动中，为保护少数民族同胞的生命健康发挥了积极作用。民族医学和中医学有着相似的哲学思维、医疗特点、用药经验和历史命运，都属于中国的传统医学。民族医药是中医药学宝库的重要组成部分，发展民族医药事业，不但是各族人民健康的需要，更是对增进民族团结，促进民族地区经济、文化事业的发展，建设具有中国特色的社会主义医疗卫生事业有着十分重要的意义。

2002年10月19日，中共中央、国务院《关于进一步加强农村卫生工作的决定》指出："要认真发掘、整理和推广民族医药技术。"

2004年2月19日，时任国务院副总理吴仪在全国中医药工作会议上指出："民族医药在保障人民群众身体健康方面也发挥着重要作用，要认真做好挖掘、整理、总结、提高工作，大力促进其发展。"

中药资源家底不清、保护不力是我国目前中医药现代化发展面临的七大难题之一，民族医药更是如此。在这样的背景下，全面、系统地对各民族医药资源现状进行整理和归纳，组织出版《中国民族药用植物图典》丛书，既为切实保护、合理利用、深度开发我国民族医药资源提供了基础数据和科学依据，也是大力宣传党中央、国务院坚定不移地发展中医药包括民族医药事业、切实推进其继承与创新的一项重要举措。

本丛书第一辑包括《中国民族药用植物图典·苗族卷》《中国民族药用植物图典·壮族卷》《中国民族药用植物图典·藏族卷》《中国民族药用植物图典·蒙古族卷》《中国民族药用植物图典·水族卷》《中国民族药用植物图典·维吾尔族卷》。每卷收录该类民族药物数百种，每种配以高清彩色药物照片6～10幅，并详细介绍了每种药物的民族药名、别名、来源、性味归经、识别特征、生境分布、采收加工、药材鉴别、功效主治、用法用量、民族药方、使用注意等内容。本丛书是我国第一套系统整理和深度总结各少数民族传统药物的大型专著，有效填补了民族药研究和应用领域的一项空白。各分册主编均长期从事相应领域的实践工作，均为各自领域的研究专家，有着丰富的实践经验和长期的资源积累（包括文字和图片）。本丛书的出版对更好地保护和开发民族药将发挥积极的作用，对民族药物知识的传播和可持续发展都将产生深远的影响，对少数民族药物临床应用及各种研究也会起到积极的作用。

本丛书的问世，充分展现了我国科学技术和民族医药发展的成果，必将对提升我国民族医药产业的整体水平，促进我国民族医药卫生事业高质量发展发挥重要的作用。衷心希望本丛书在普及民族药知识、保护和开发民族药物资源方面起到积极作用。同时，我们也希望在开发利用各民族药物时，能够注意生态平衡、保护野生资源及物种。对那些疗效佳、用量大的野生药物，应逐步引种栽培（或培育），建立种植生产基地、资源保护区，使我国有限的民族药物资源能永远延续下去，更好地为人类健康造福。

本丛书的出版不仅可以填补这一领域的学术空白，还可为我国民族药物资源的进一步保护和发展夯实基础、指明方向，为广大民族药物医疗、教学和科研工作者提供重要参考和权威指导，对从事药物研究、保护、管理的专业技术人员以及中药企业、中药院校师生和中医医药爱好者都具有极高的参考价值和指导意义。

由于时间仓促，书中难免有错漏之处，还望广大读者批评指正。

《中国民族药用植物图典》丛书编委会

2023年2月

# 凡例

一、本丛书第一辑分为《中国民族药用植物图典·苗族卷》《中国民族药用植物图典·壮族卷》《中国民族药用植物图典·藏族卷》《中国民族药用植物图典·蒙古族卷》《中国民族药用植物图典·水族卷》《中国民族药用植物图典·维吾尔族卷》共六卷，每卷又分若干册。

二、为更好地普及和传播少数民族常用中草药知识，让更多的读者认识和了解少数民族的中医药文化，本丛书以《中华人民共和国药典（2020年版第）》（一部）及《中药学》（第7版）为指导，共收录药物品种4000余种（为达到更好的传播效果，本丛书所收录品种以各民族常用中药为主）。

三、为便于读者快速识别各民族药物，每种药物均配有6～10幅高清彩色照片，包含药物的生境图、入药部位图、局部识别特征放大图、药材图和饮片图。对于多来源的药物品种，原则上只为第一来源的品种配图。

四、正文部分收录的内容有民族药名、别名、来源、性味归经、识别特征、生境分布、采收加工、药材鉴别、功效主治、用法用量、民族药方、使用注意。

1.民族药名：为该种药物在该民族的唯一名称。

2.别名：为该种药物在临床用法中的常用名称，一般收录2～6种。

3.来源：即药物基原，详细介绍药物的科、种名、拉丁文及药用部位。

4.性味归经：该种药物的药性、药味和归经。

5.识别特征：该种药物的形态识别特征，包含根、茎、叶、花、果的详细识别特征及花、果期。

6.生境分布：该种药物的生长环境和主要分布区域。

7.采收加工：该种药物的最佳采收季节、采收方法、加工技术和注意事项。

8.药材鉴别：该种药物的药材形状、颜色、气味等。

9.功效主治：该种药物的功效和主治疾病。

10.用法用量：该种药物的单味药煎剂的成人一日干品内服量，外用无具体用量者均表示适量取用。

11.民族药方：收录该民族区域内以该种药物为主，对功效主治有印证作用或对配伍应用有实际作用的古今效验方。

12.使用注意：该种药物对某些症状的毒副作用或配伍禁忌等。

# 内容简介

本书为《中国民族药用植物图典》系列丛书之一，收录蒙古族习用药、常用药100多种，详细介绍了每种药物的蒙药名、别名、来源、性味归经、识别特征、生境分布、采收加工、药材鉴别、功效主治、用法用量、民族药方、使用注意等知识，并配以近1100幅药物高清彩色照片。本书是国内第一部全面、系统介绍蒙古族药物识别与应用知识的彩色图鉴，对更好地挖掘、保护和开发蒙古族传统药物将发挥积极的作用，对蒙古族药物知识的传播和可持续发展将产生深远影响，对弘扬和开发中国传统中医药文化，特别是少数民族传统特色药物文化具有重要意义。本书集识药、用药于一体，适合广大医药专业学生、药农、药材销售人员、医药爱好者及医务工作者收藏和阅读。

# 总目录

## 第一册



## 第二册

## 第三册

## 第四册

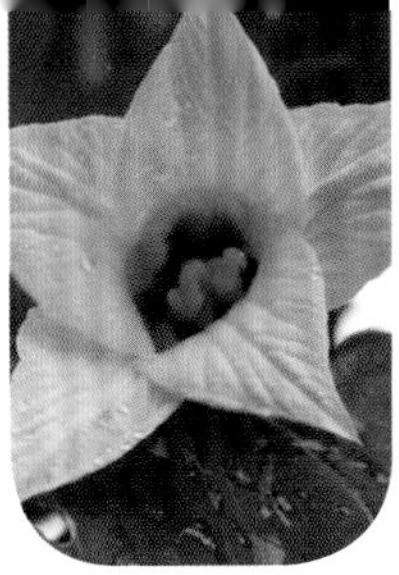

# 目录



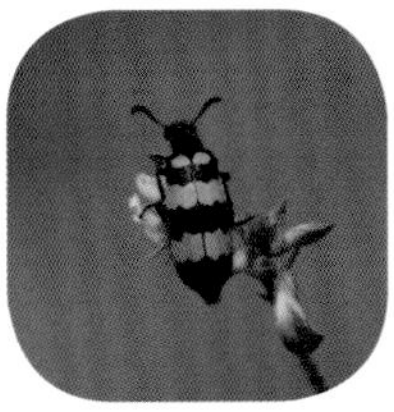

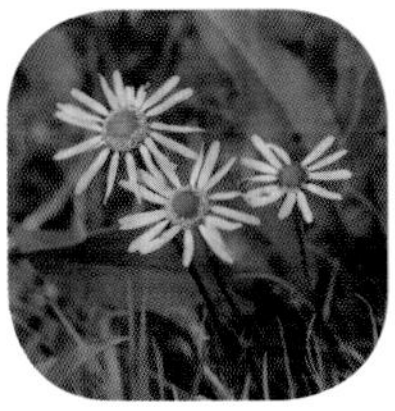

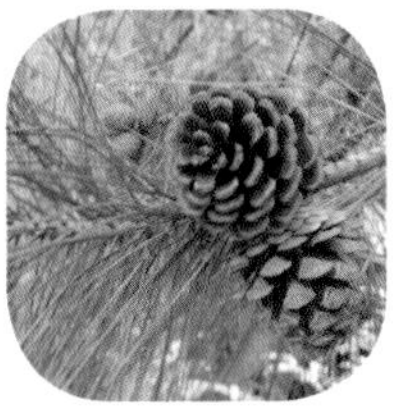

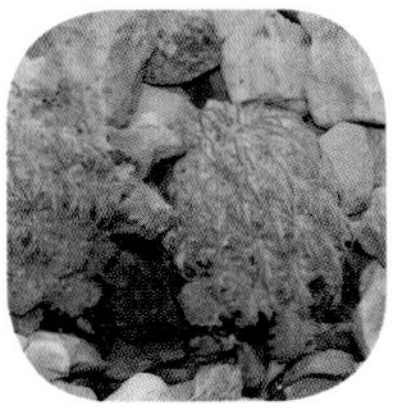

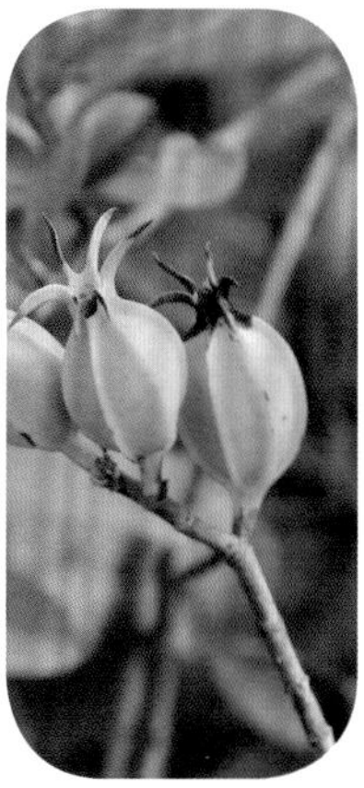

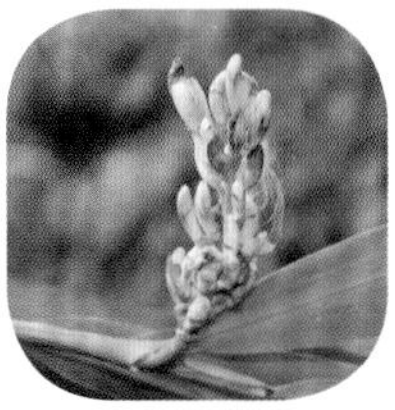

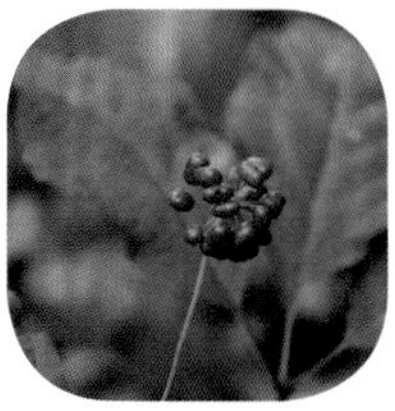

# 中国民族药用植物图典（第一辑）

# 蒙古族卷（第一册）

中国民族药用植物图典·苗族卷
中国民族药用植物图典·壮族卷
中国民族药用植物图典·藏族卷
中国民族药用植物图典·蒙古族卷
中国民族药用植物图典·水族卷
中国民族药用植物图典·维吾尔族卷

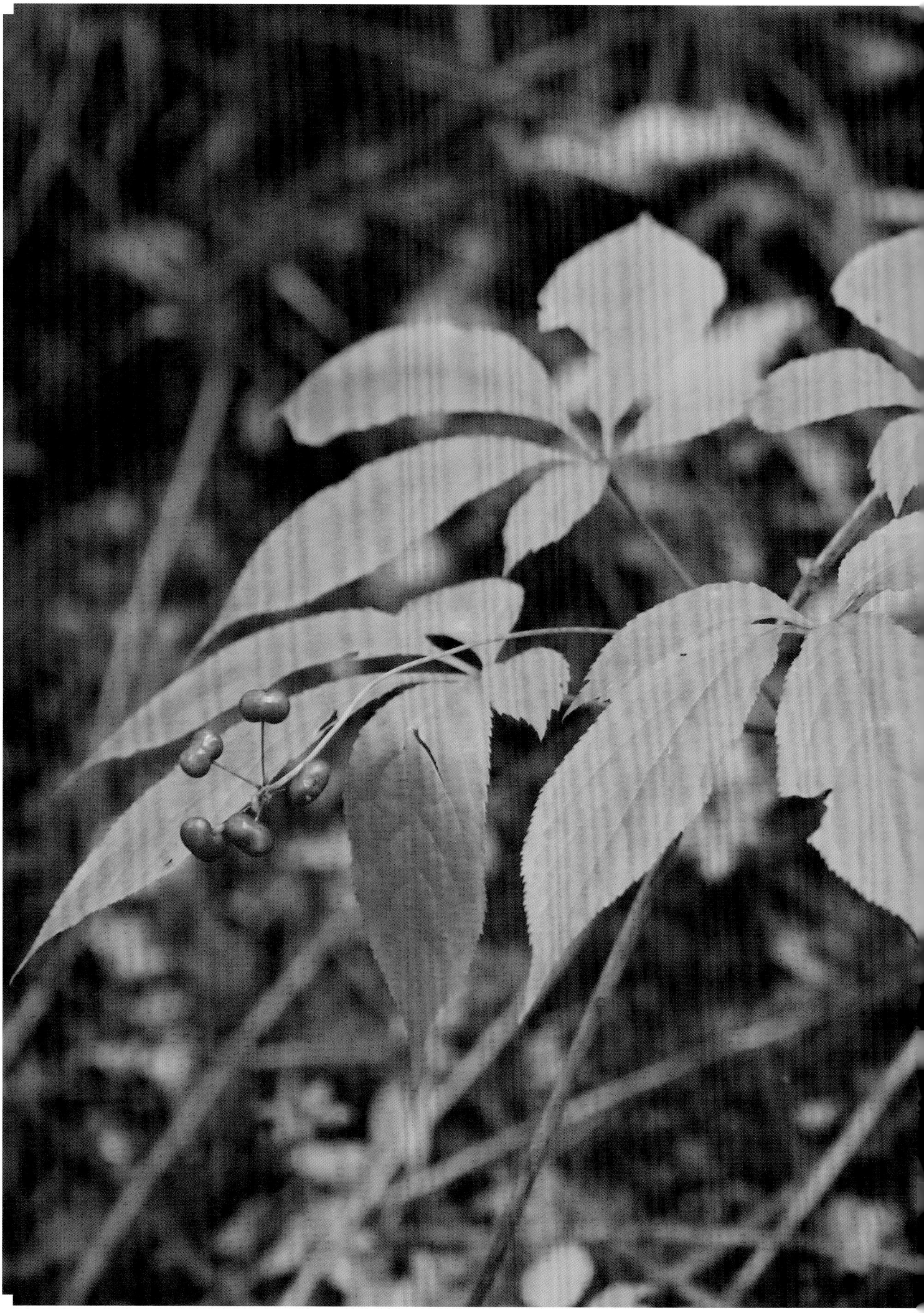

# 人参

【蒙药名】奥尔浩代。

【别　名】干查日、生晒参、乌布宋、白糖参。

【来　源】本品为五加科植物人参 *Panax ginseng* C.A.Mey. 的干燥根。

【性味归经】味甘、微苦，性微温。归脾、肺、心经。

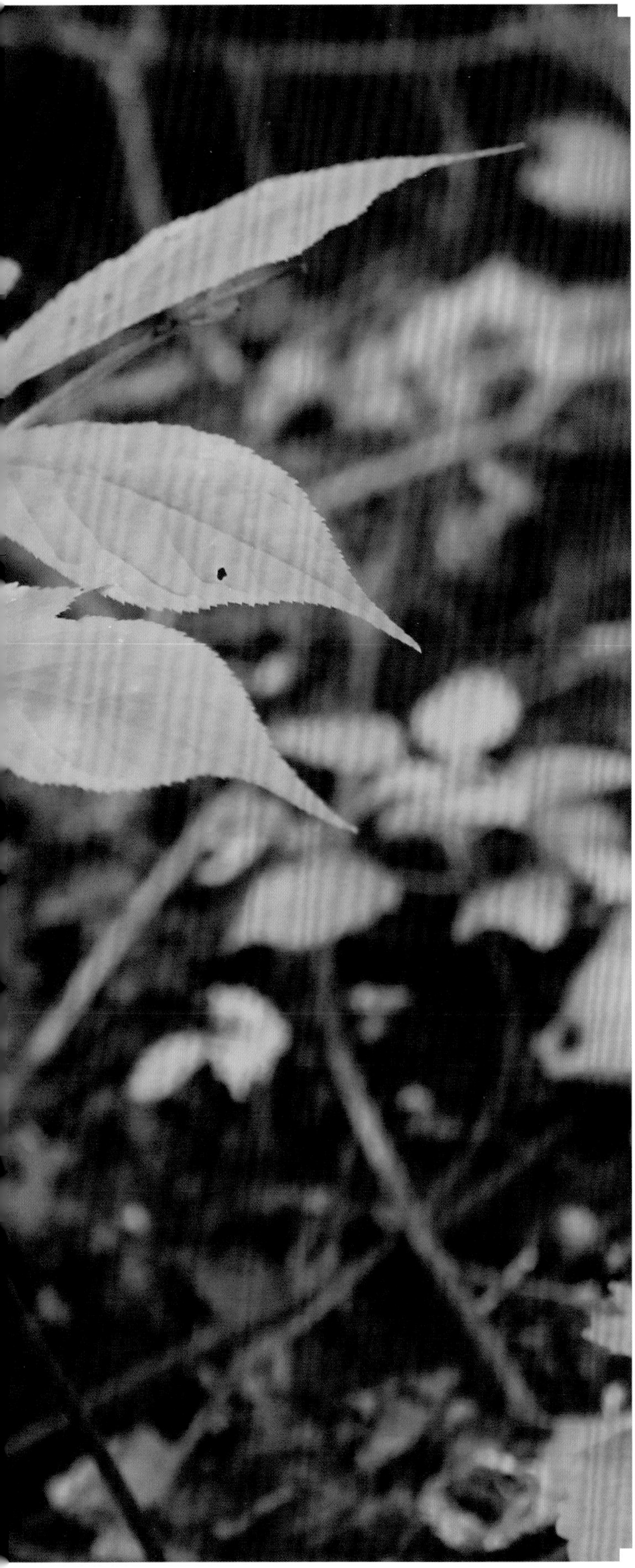

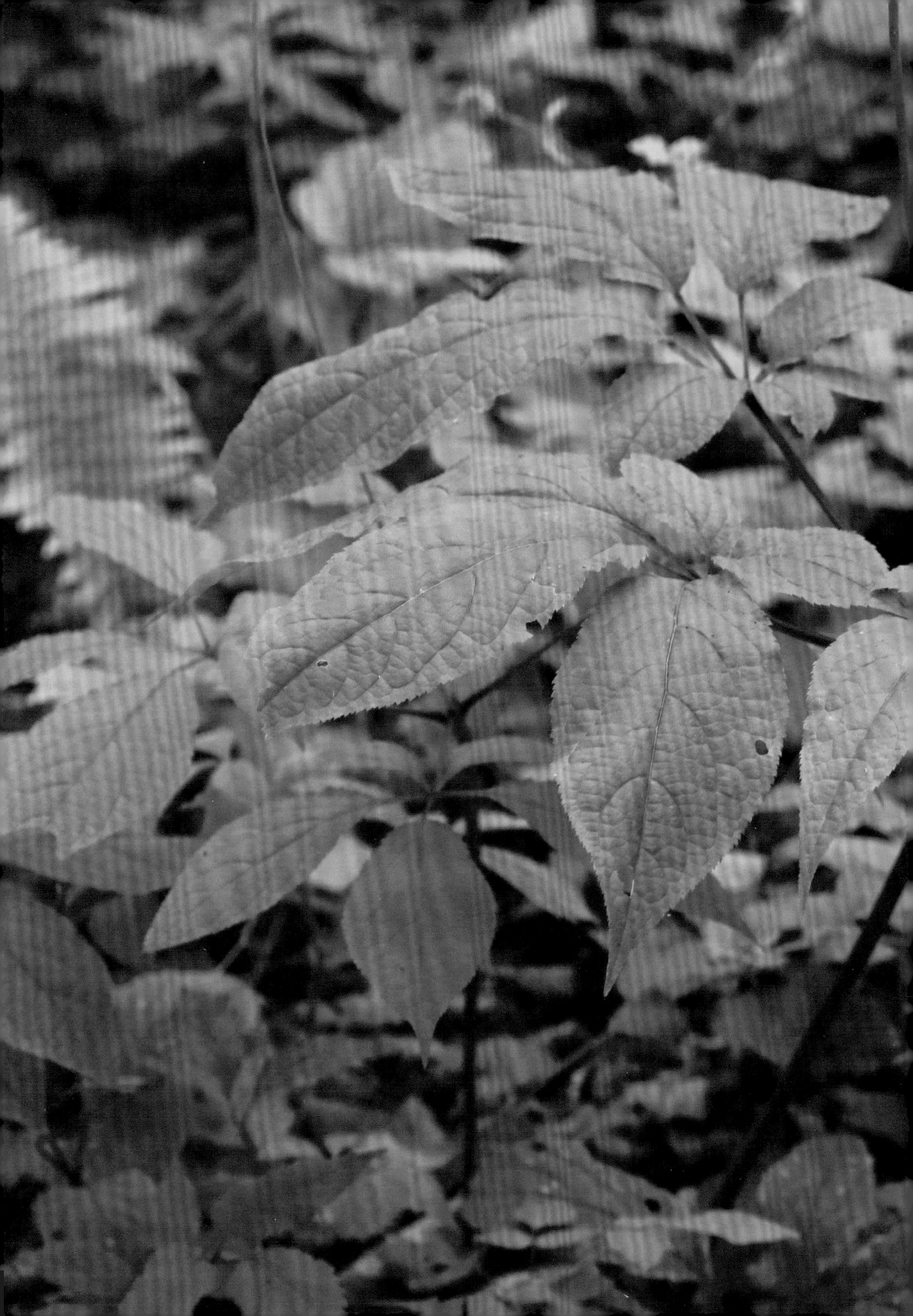

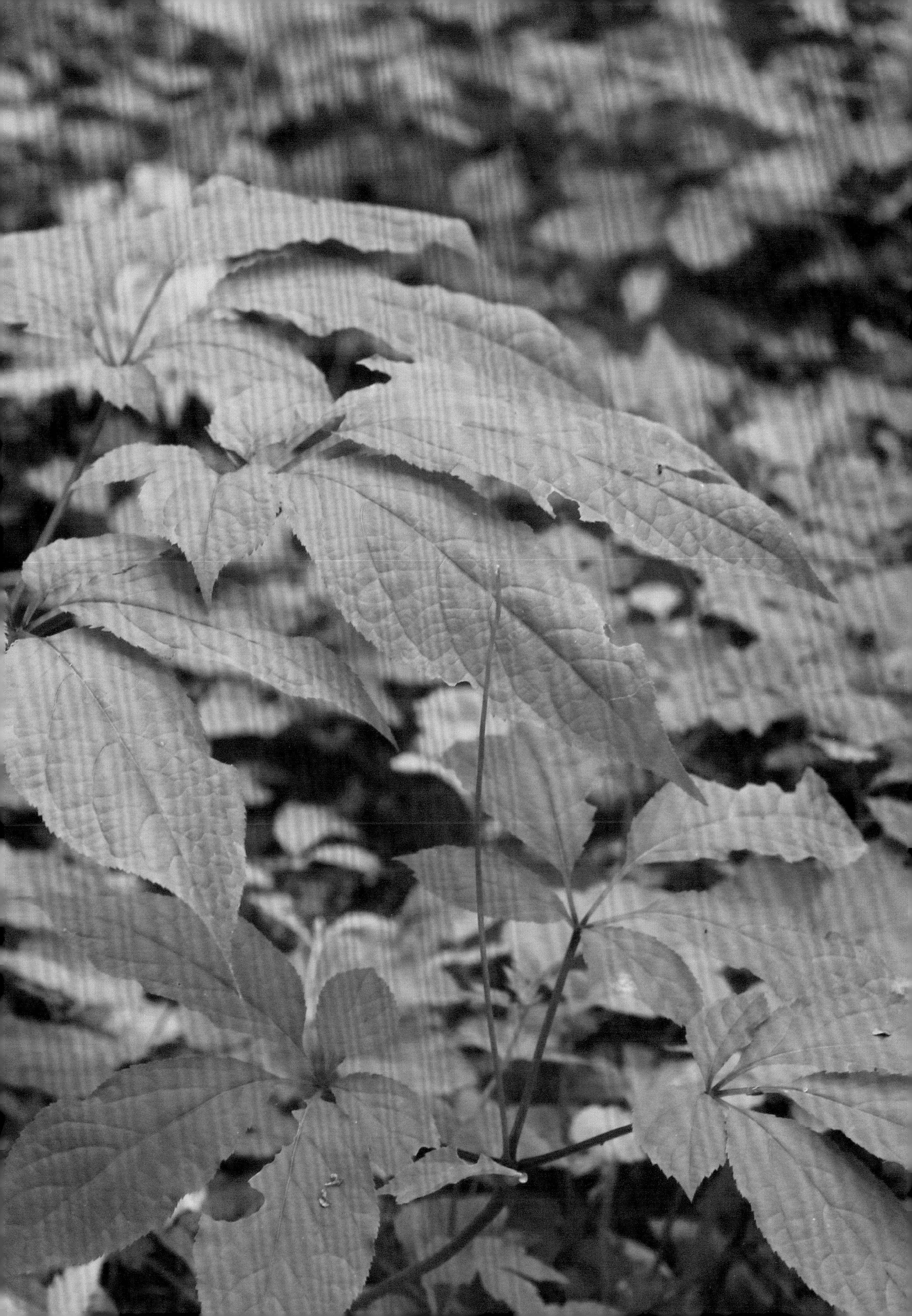

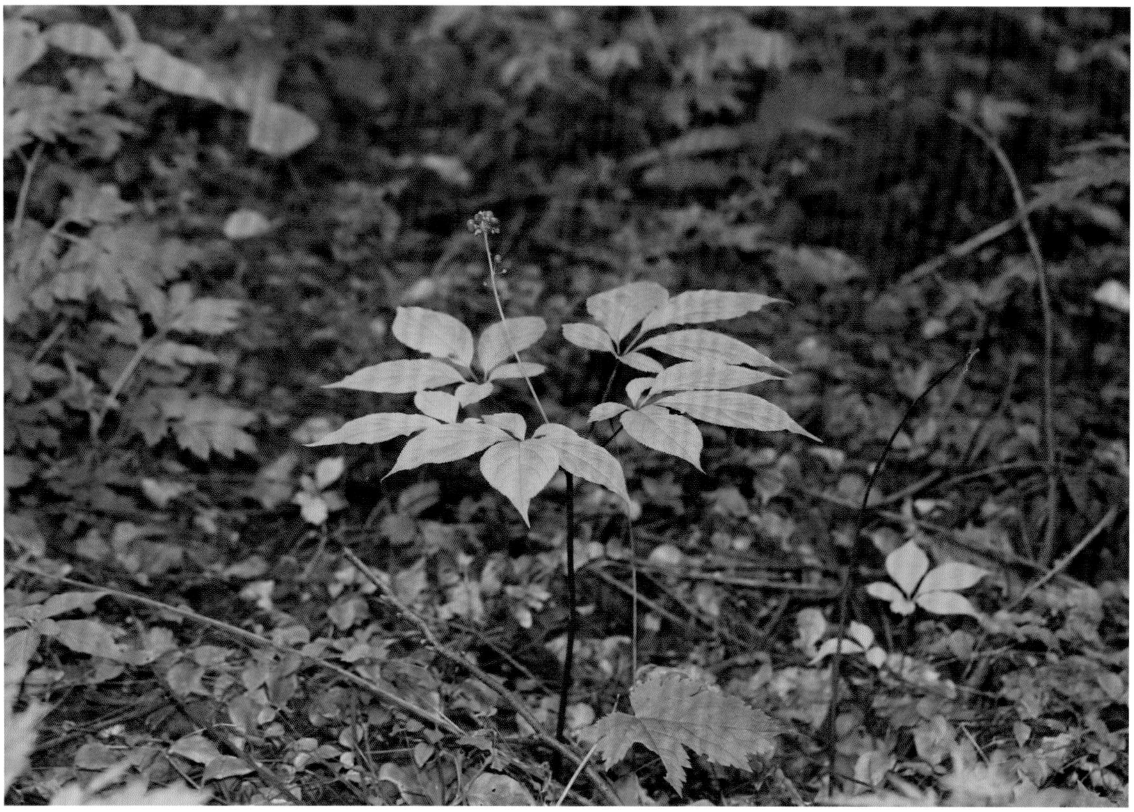

人参

## 识别特征

多年生草本，根状茎（芦头）短，上有茎痕（芦碗）和芽苞；茎单生，直立，高 40 ~ 60 cm。叶为掌状复叶，2 ~ 6 枚轮生茎顶，小叶 3 ~ 5，中部的一片最大，卵形或椭圆形，基部楔形，先端渐尖，边缘有细尖锯齿，上面沿中脉疏被刚毛。伞形花序顶生，花小，花蕾钟形；花瓣淡黄绿色。浆果状核果扁球形或肾形，成熟时鲜红色，扁圆形，黄白色。花期 5—6 月，果期 6—9 月。

## 生境分布

生长于昼夜温差小的海拔 500 ~ 1100 m 山地缓坡或斜坡地的针阔混交林或杂木林中。分布于吉林、辽宁、黑龙江。以吉林抚松县产量最多，质量最好，称吉林参。野生者名“山参”，栽培者称“园参”。

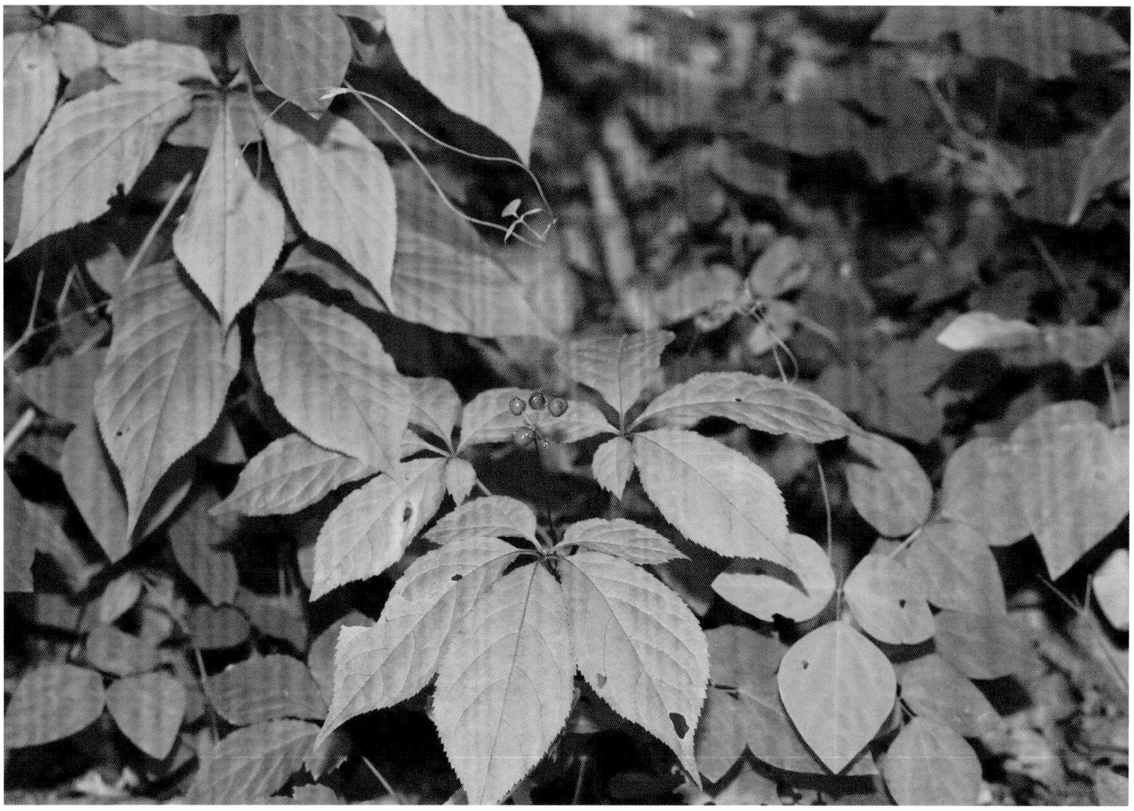

人参

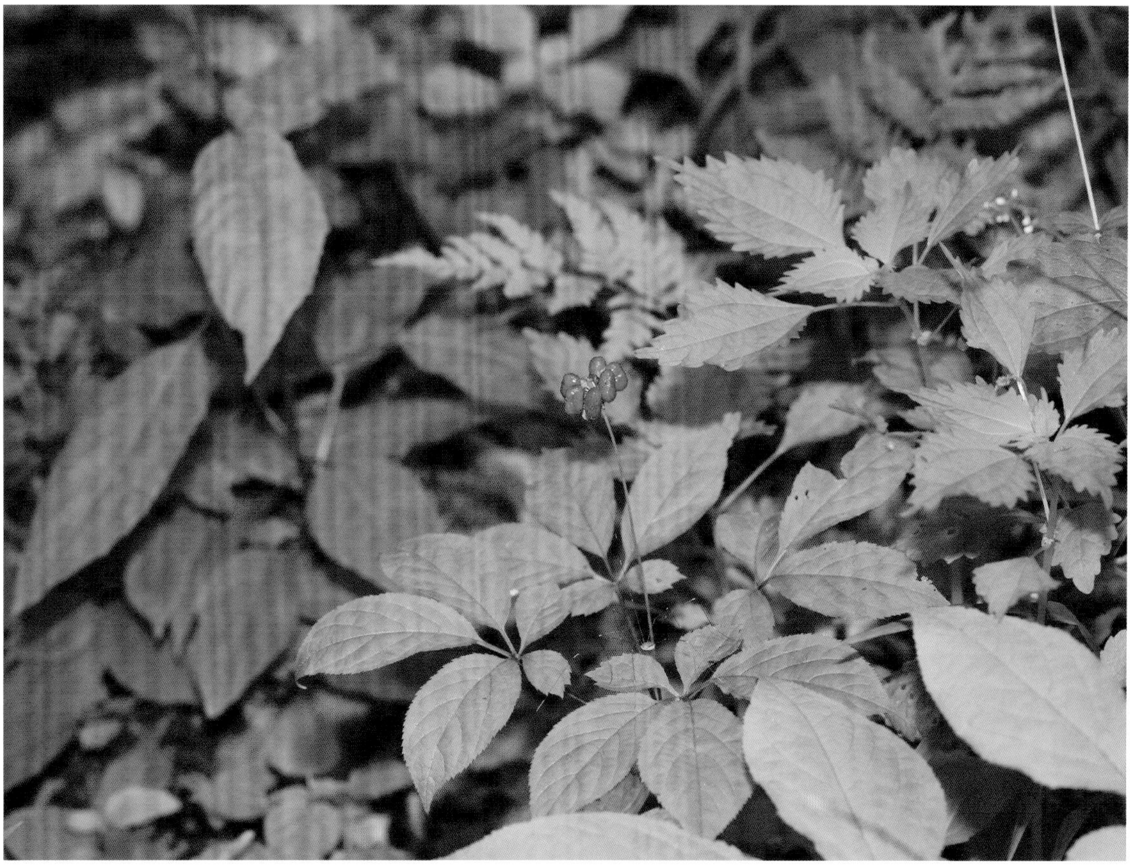

人参（林下参）

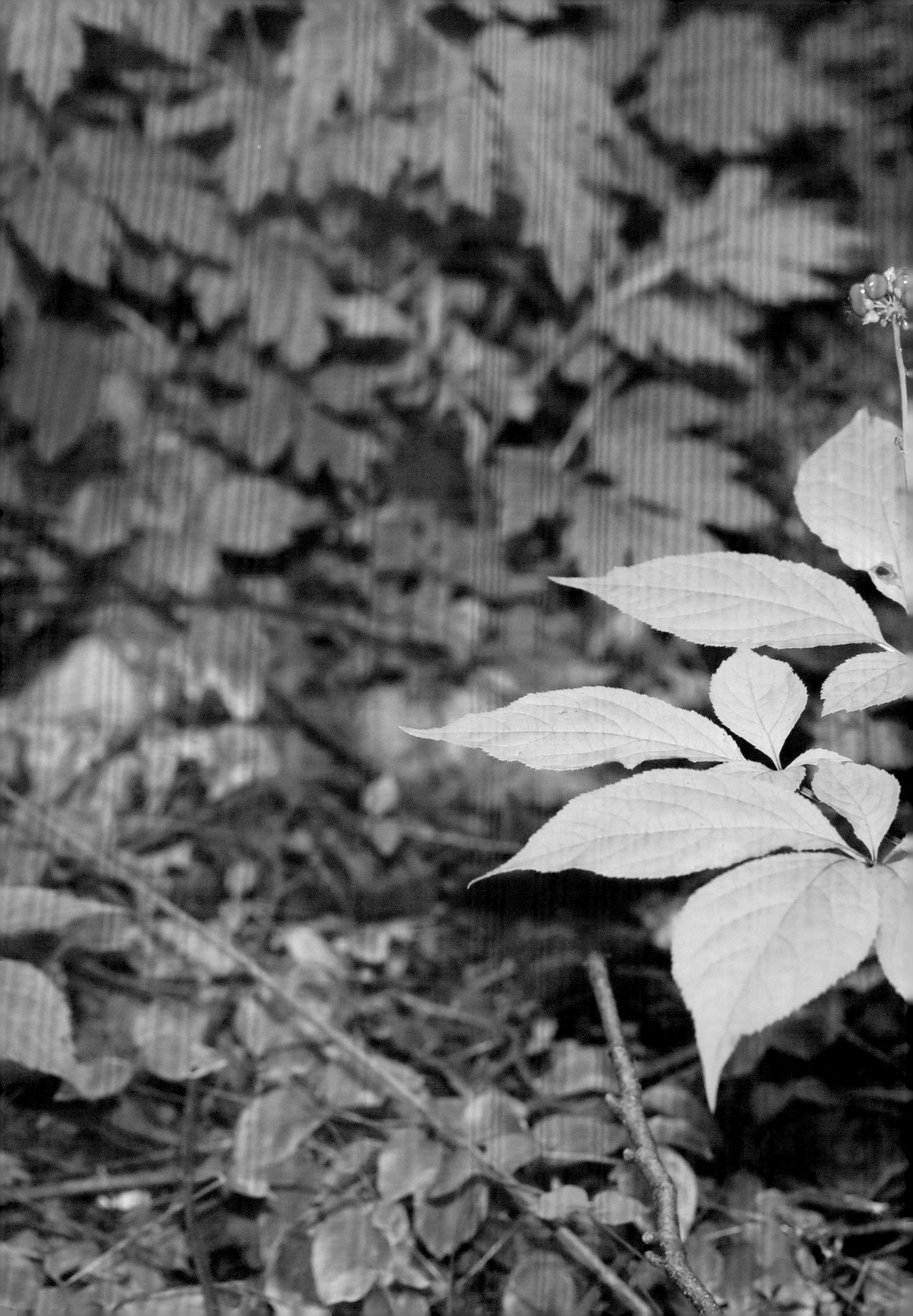

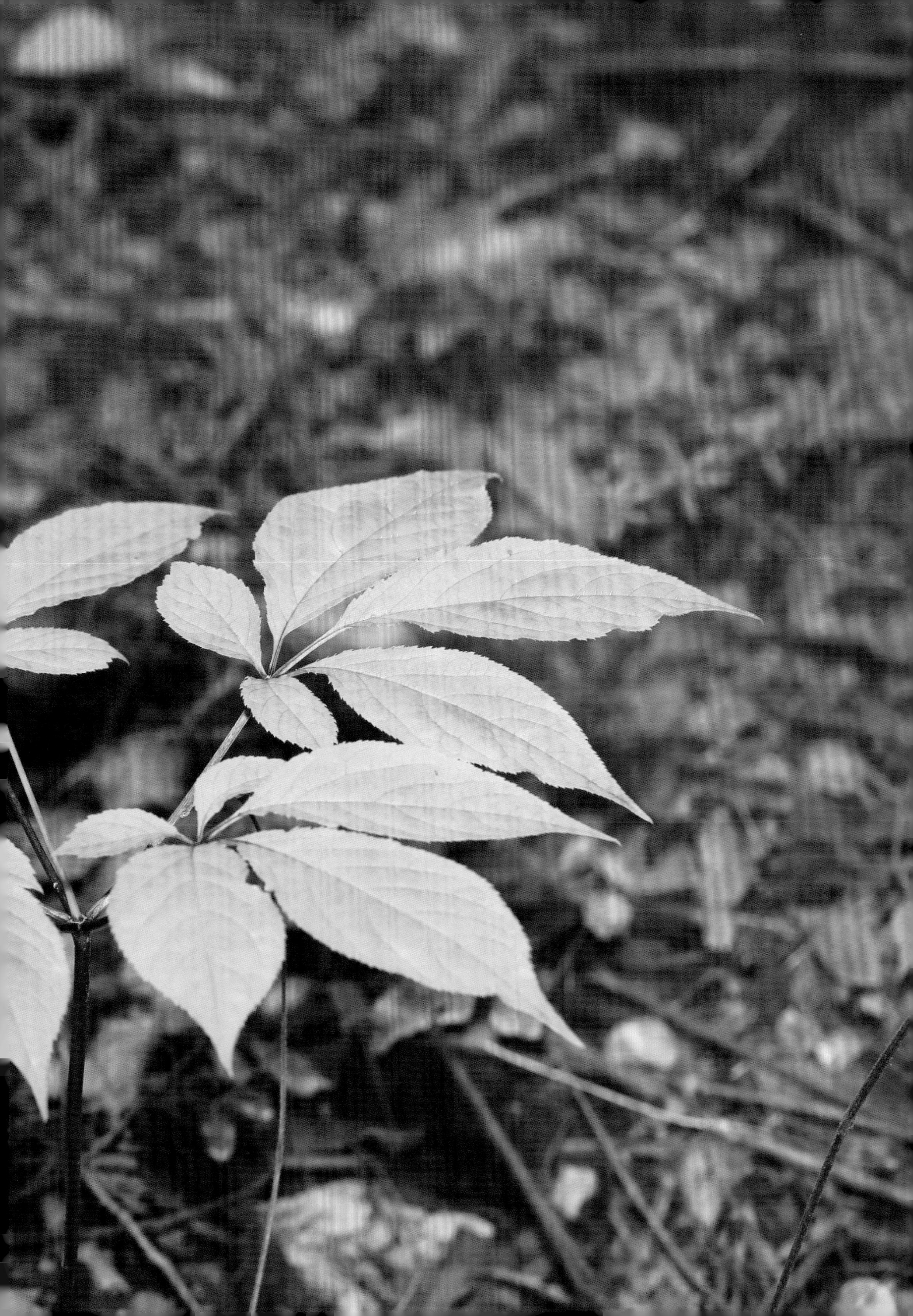

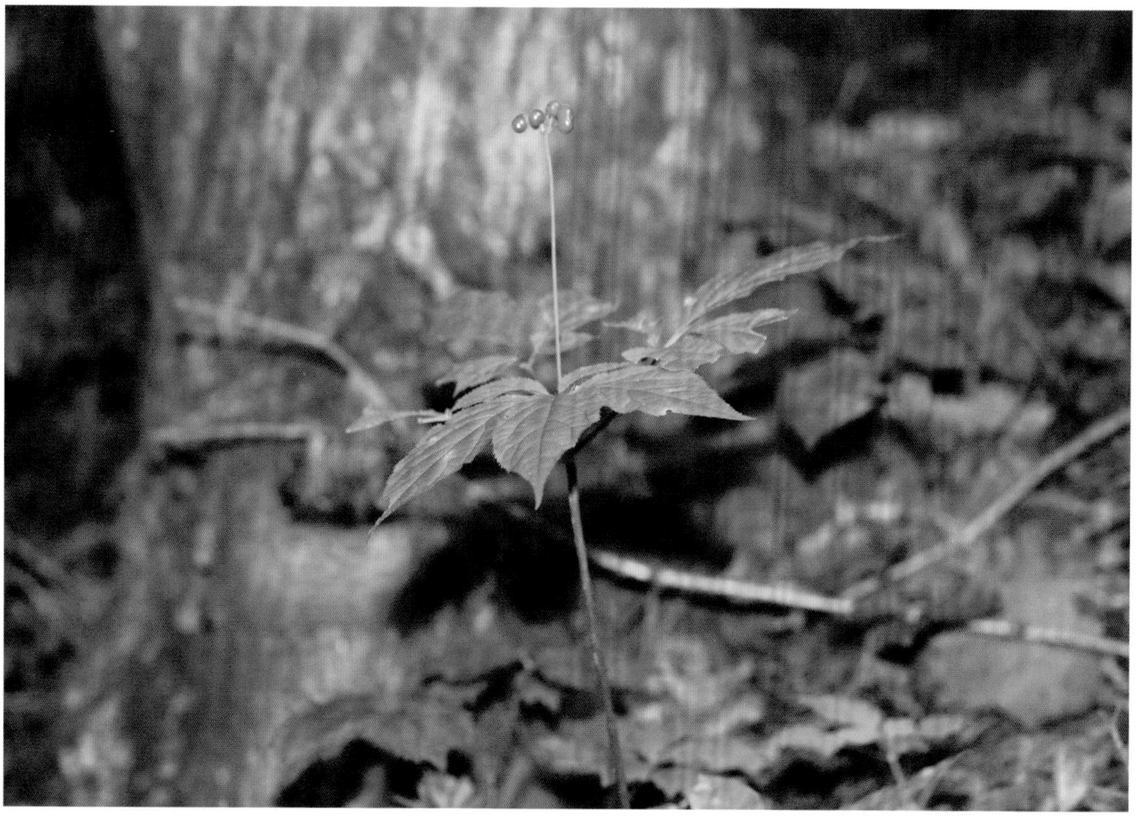

人参

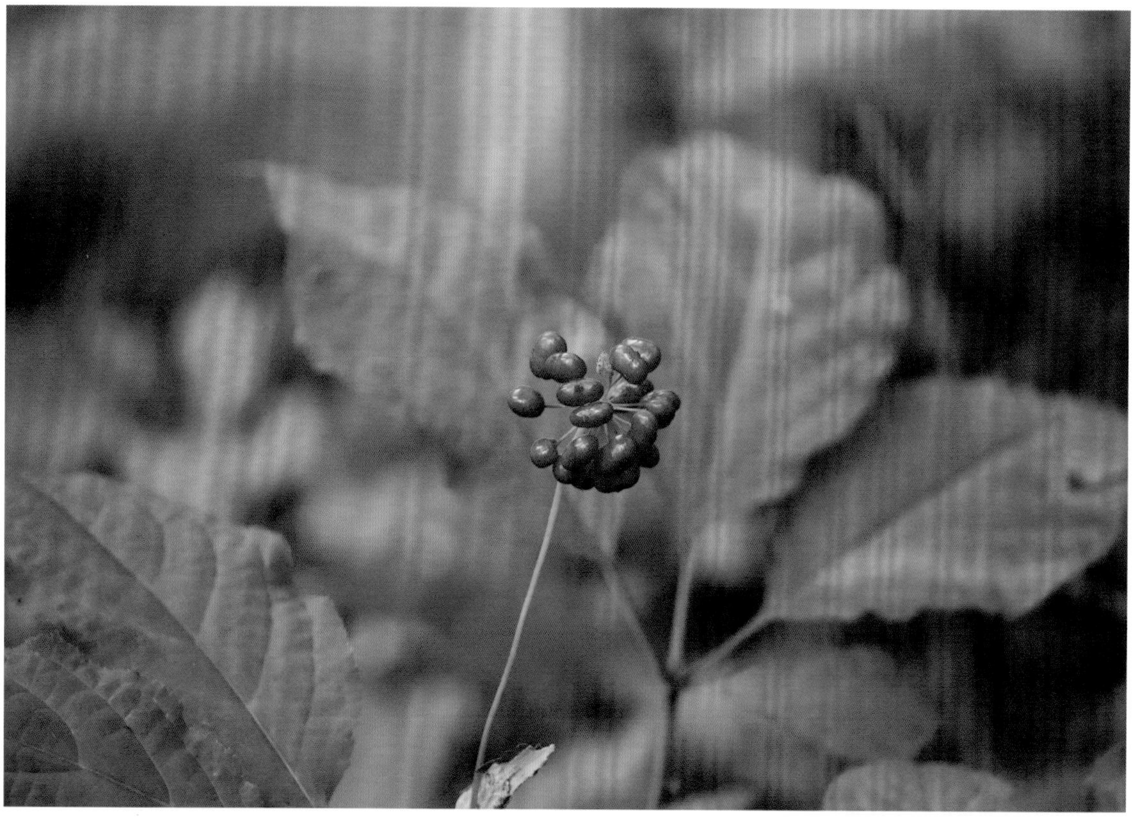

人参

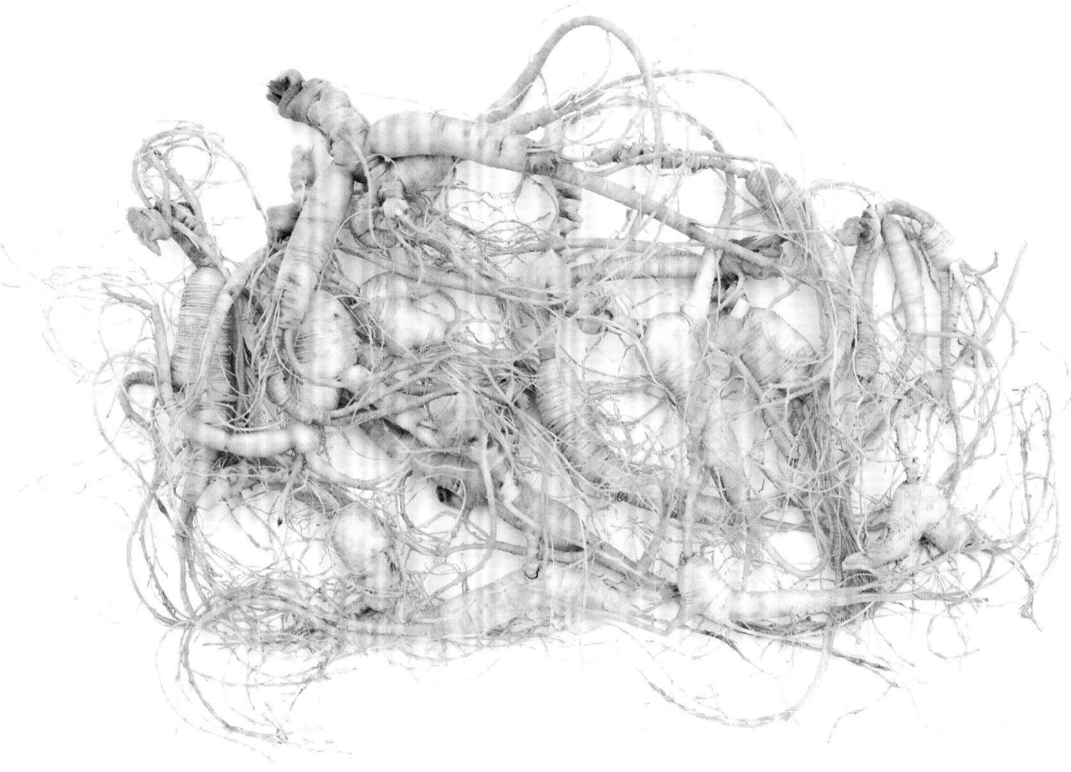

人参

## 采收加工

多于秋季9月间挖取生长5～7年的园参根部，涮洗干净，为园参水子。山参于7月下旬至9月间果实成熟时采挖，用骨针拨开泥土，小心挖取，尽可能保持枝根部和须根完整，去净泥土、茎叶，称为野山参水子。将园参剪去小枝根，硫黄熏后晒干，即为生晒参；如不去小枝根晒干，为全须生晒参；小枝根及须根晒干，称白参须。园参去枝根及须根，洗净，蒸2～3小时，至参根呈黄色，皮呈半透明状，取出晒干或烘干，为红参，其中带有较长枝根者又称边条红参。剪下的枝根和须根如上法蒸熟并干燥即为红参须。

## 药材鉴别

本品为圆形、类圆形的薄片，直径0.1～2.0 cm。外表皮黄白色至灰黄色，具明显纵皱纹、纵沟纹，有的可见突起的横长皮孔或断续的横环纹。切面类白色，粉性，可见一棕黄色环纹及放射状细裂隙，皮部散有黄棕色小点。质脆。香气特异，味甘、微苦。

## 功效主治

大补元气，补脾益肺，生津止渴，安神增智。本品甘重于苦，温而不燥。甘温主补，大补元气，为补虚扶正要药。入太阴补脾气，脾气旺则生气化血，血充则神宁，气旺则智聪。

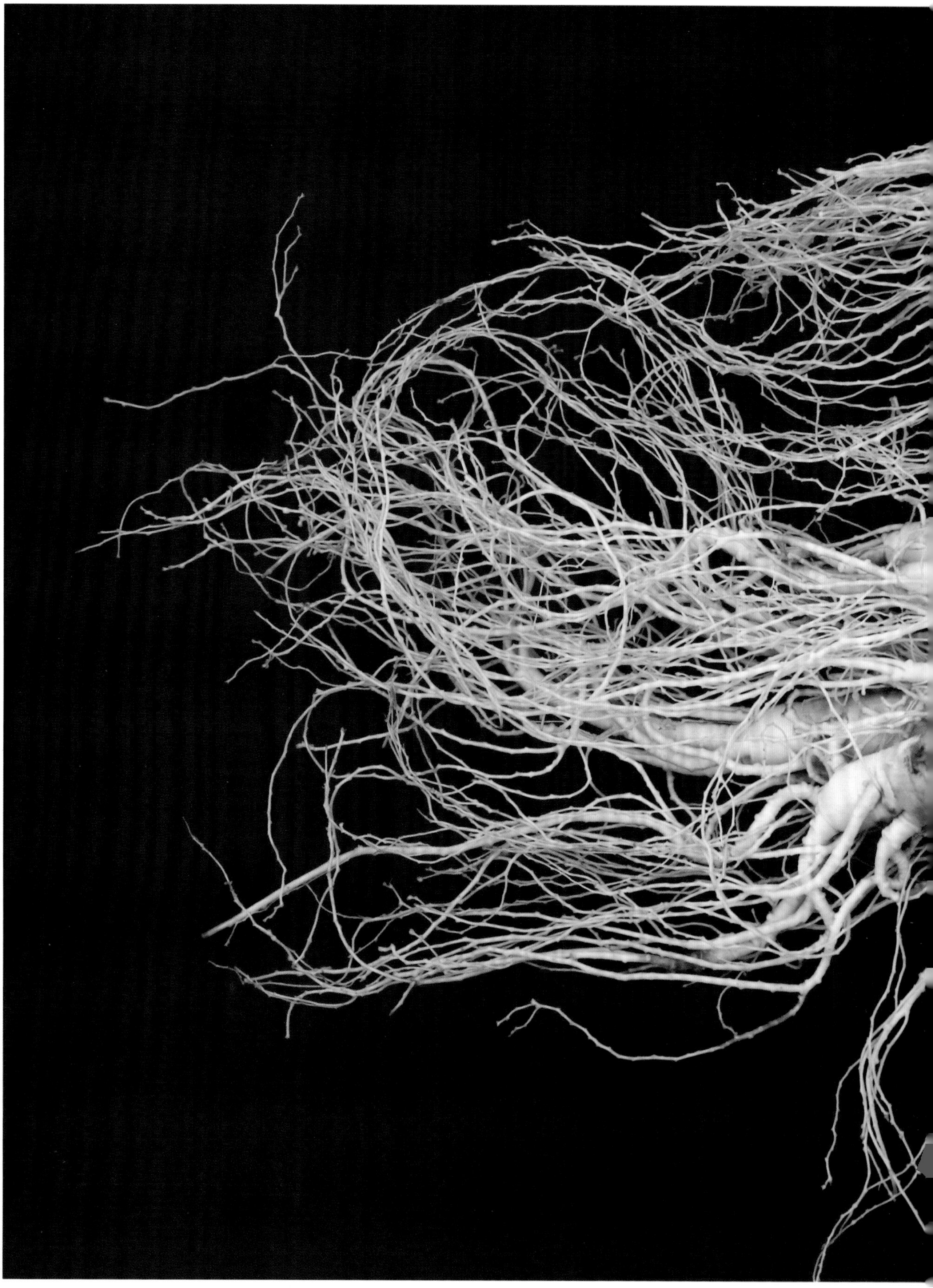

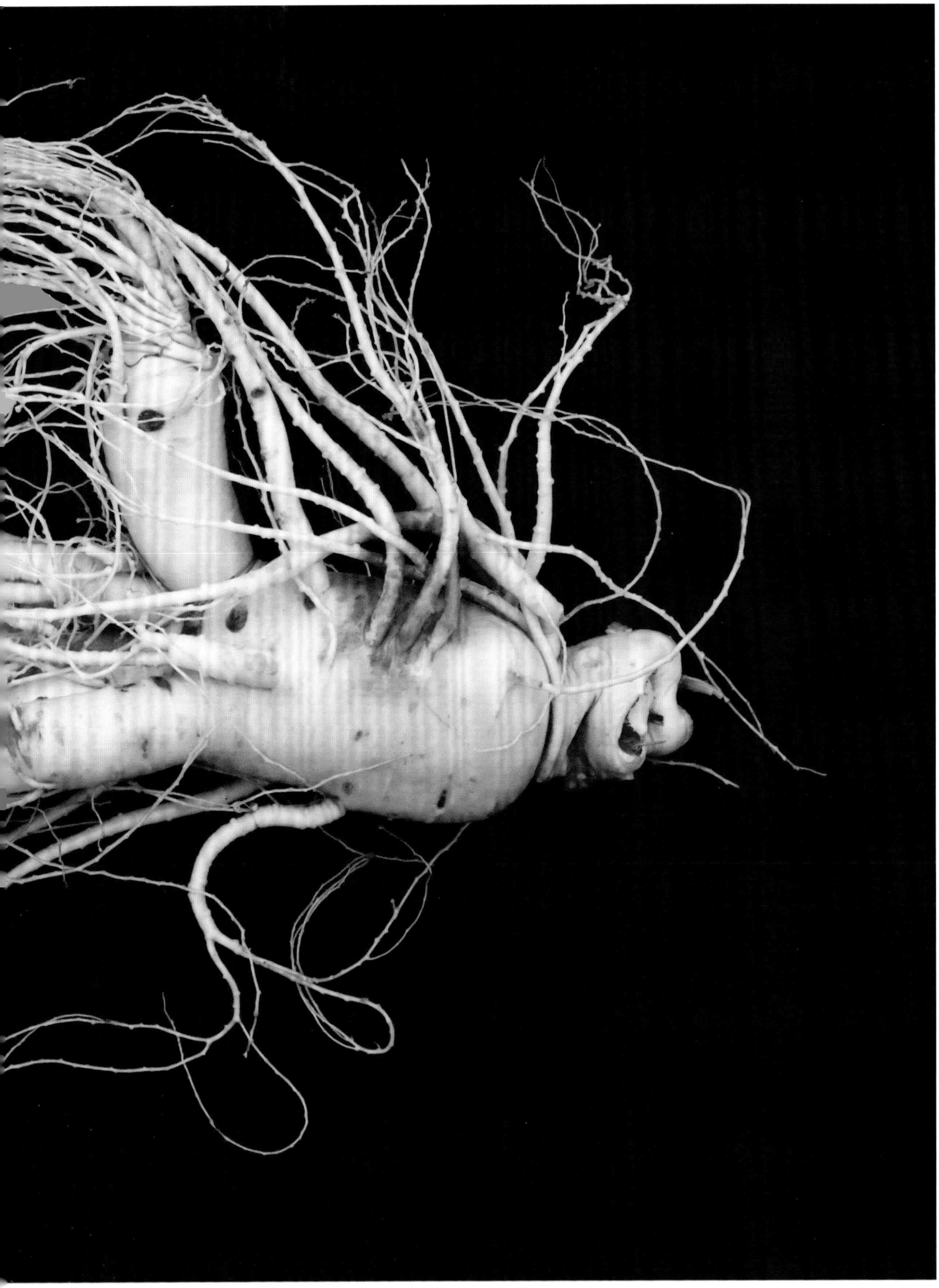

人参药材

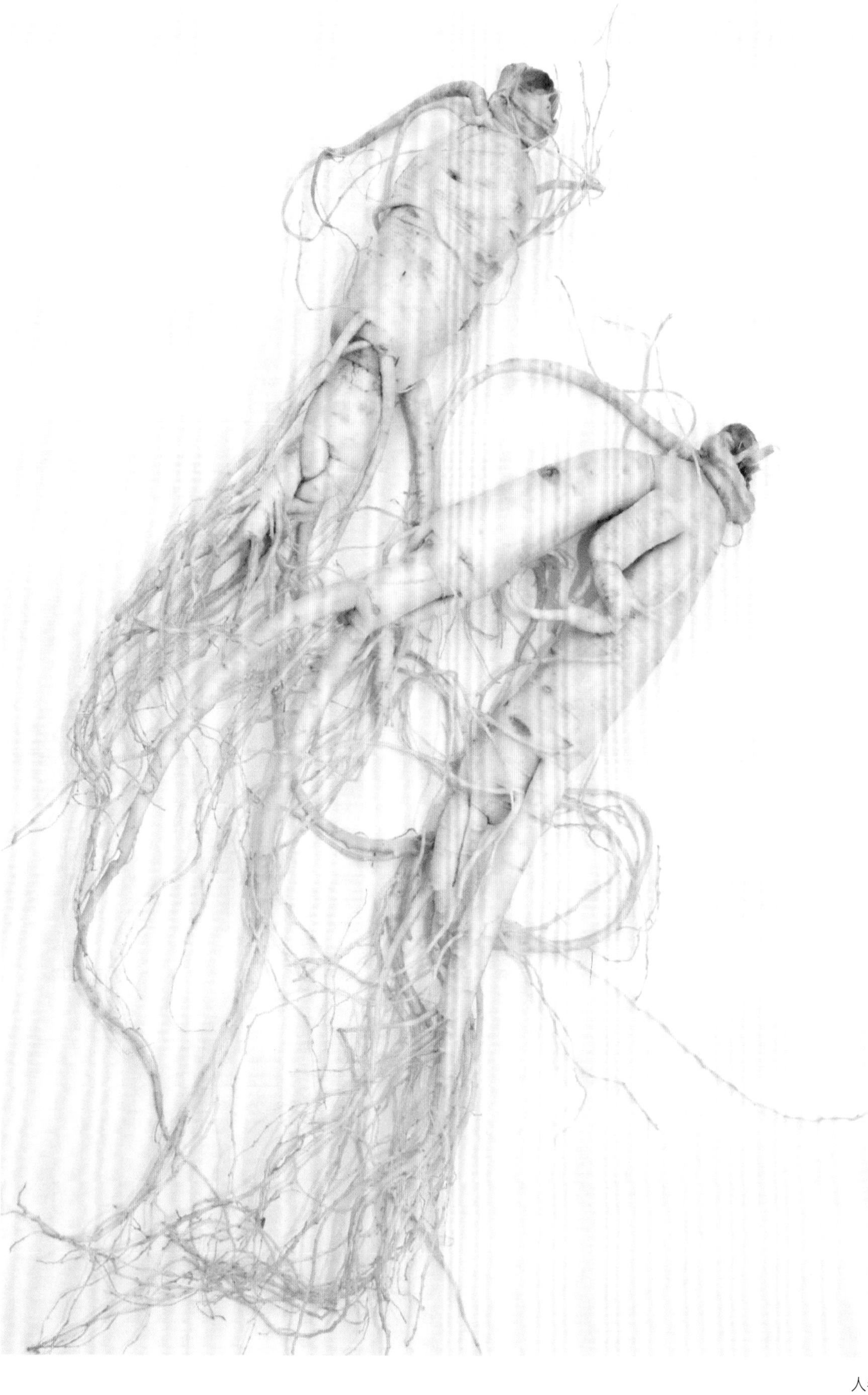

人参

## 药理作用

本品对高级神经活动的兴奋和抑制过程均有增强作用。能增强神经活动过程的灵活性，提高脑力劳动功能。对多种动物心脏均有先兴奋后抑制、小量兴奋大量抑制的作用。能兴奋垂体－肾上腺皮质系统，提高应激反应能力。有抗休克、抗疲劳、降低血糖的作用。

## 用法用量

内服：5 ~ 10 g，小火另煎兑服。研末吞服，每次 1.5 ~ 2.0 g，每日 1 ~ 2 次。用于急救 15 ~ 30 g，煎浓汁，数次灌服。

## 民族药方

**1．脱肛**　人参芦头 20 枚。文火焙干研末，分 20 包，早、晚空腹米饭调服 1 包。

**2．心律失常**　人参 3 ~ 5 g（或党参 15 g），麦冬 10 g。水煎，饮汤食参，每日 2 剂。

**3．精少不孕，中气不足**　人参、白术、杜仲、补骨脂、枳壳各 15 g，黄芪 160 g，升麻 10 g，木香、柴胡各 5 g。水煎服，每日 1 剂。

**4．气虚便秘**　人参 9 g，白术、茯苓各 12 g，黄芪 15 g，当归、黄精、柏子仁（冲）、松子仁（冲）各 10 g，甘草 7 g。水煎服，每日 1 剂，分 2 次服。

**5．阳虚证寻常狼疮**　人参、熟地黄各 15 g，鹿角胶、当归、贝母各 10 g，川芎、白芥子、炮姜各 6 g，香附、桔梗各 12 g。水煎取药汁，口服，每日 1 剂。

**6．单纯疱疹**　人参、桔梗、细辛、甘草、茯苓、天花粉、白术、薄荷各 10 g。水煎取药汁，口服，每服 1 剂。

**7．心悸怔忡，久病体虚，心衰，气短喘促**　人参 10 g。制成煮散剂，水煎服，每次 3 ~ 9 g，每日 1 ~ 3 次。

**8．上气喘急，自汗盗汗，久病体虚**　人参、干姜各等份。制成煮散剂，水煎服，每次 3 ~ 5 g，每日 1 ~ 2 次。

## 使用注意

实证、热证而正气不虚者忌服。反藜芦，畏五灵脂、萝卜。服人参时不宜喝茶、食萝卜，以免影响药效。

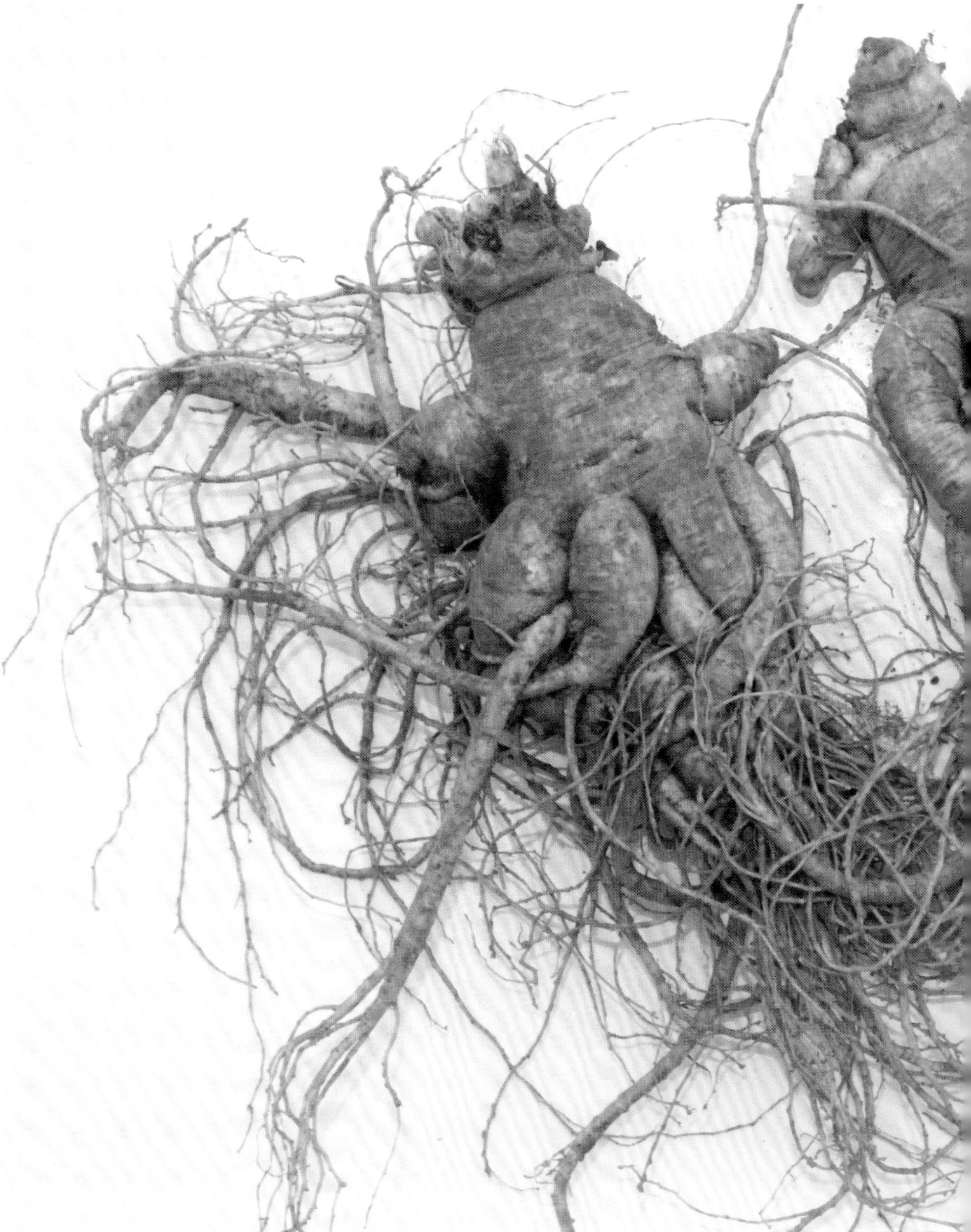

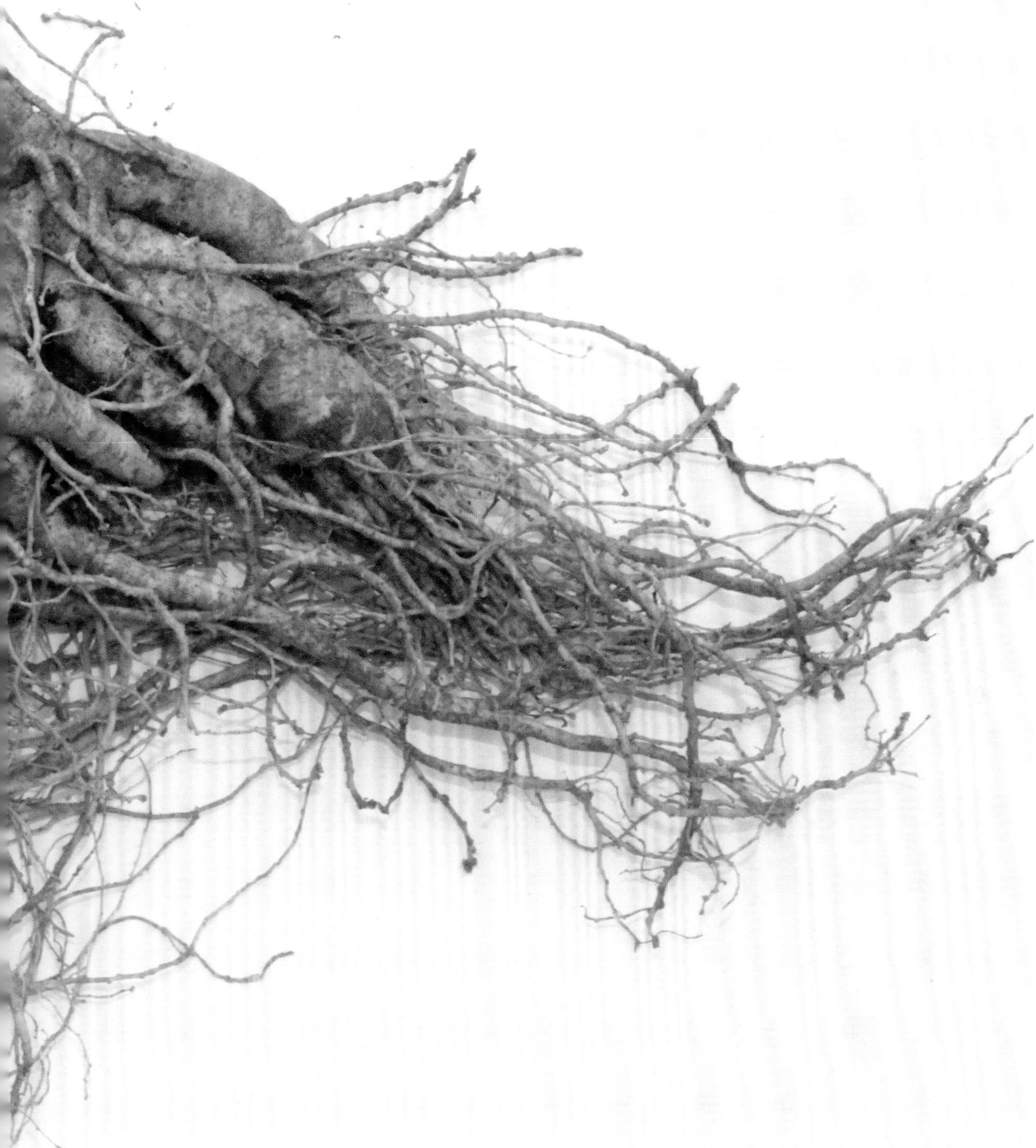

人参药材

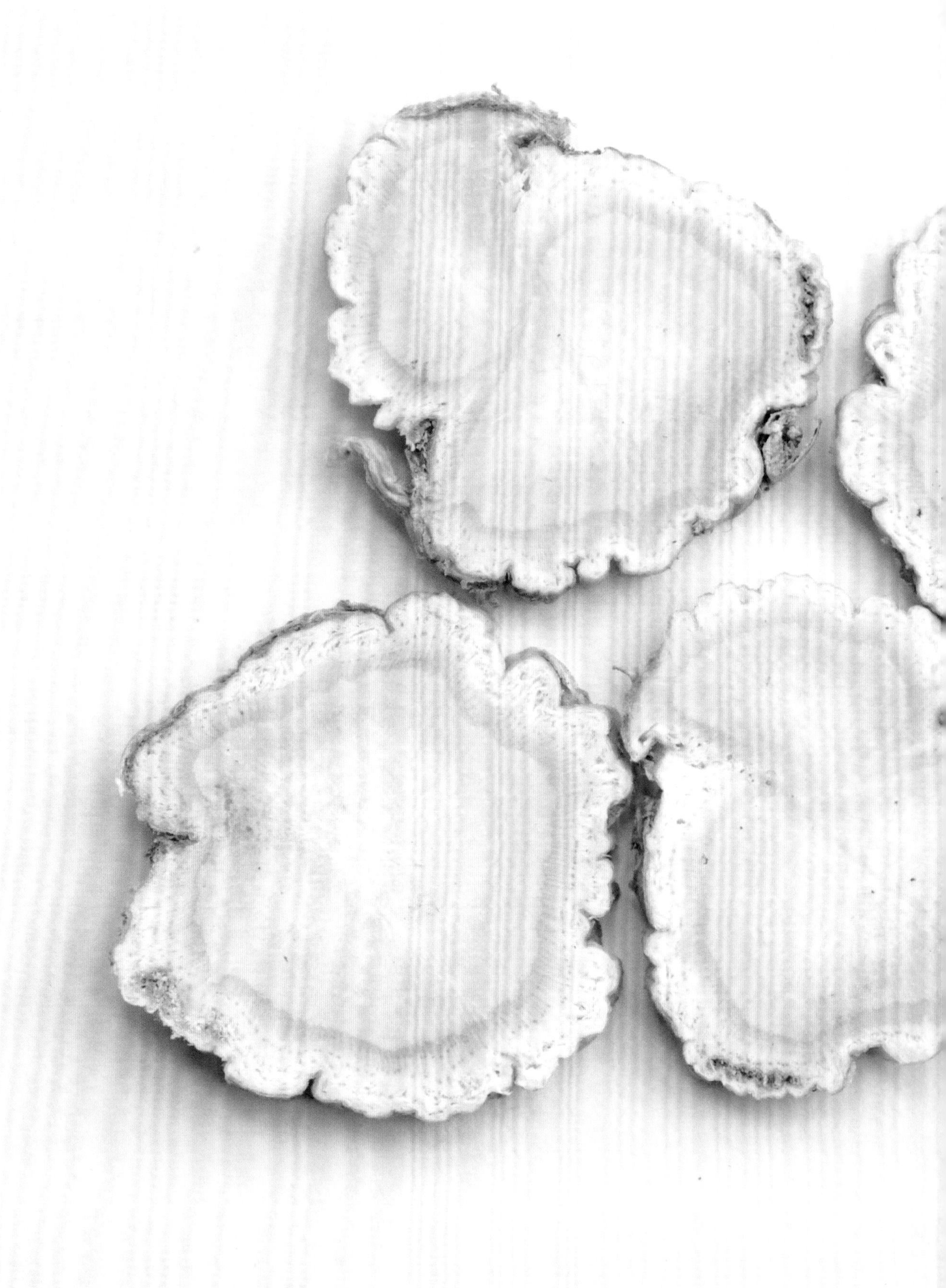

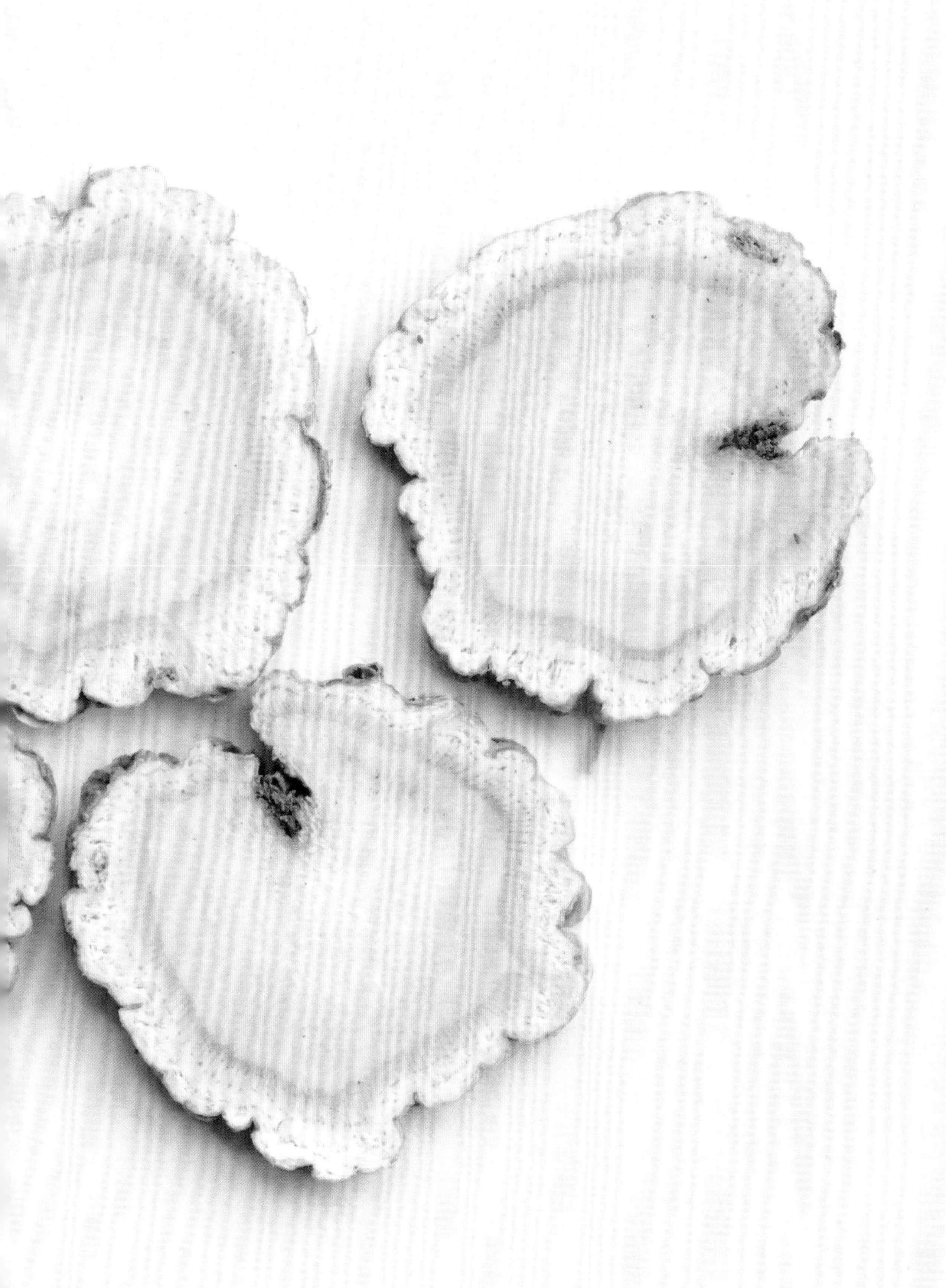

人参（生晒参）饮片

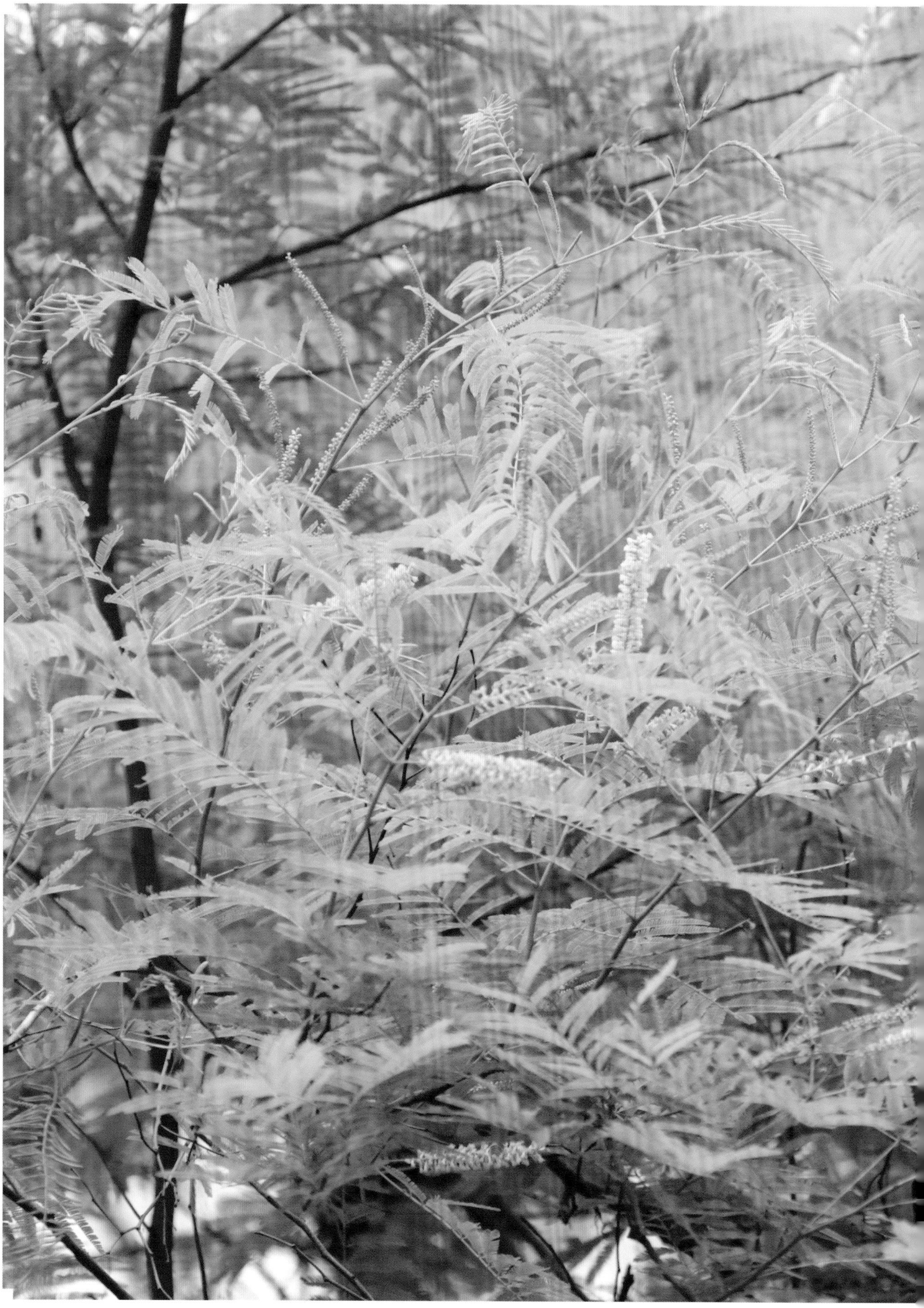

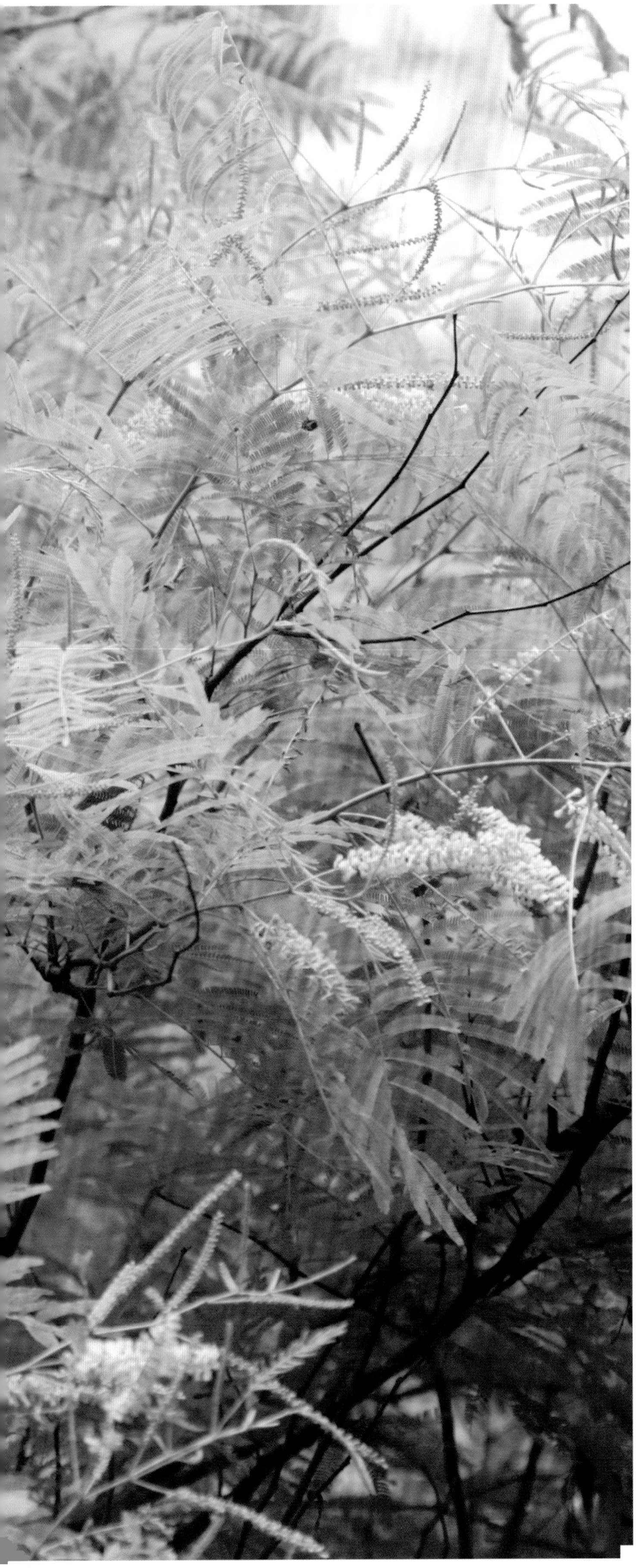

# 儿茶

【蒙药名】干巴日。

【别　名】道扎、孩儿茶、乌爹泥。

【来　源】本品为豆科植物儿茶 *Acacia catechu*（L.f.）Willd. 的去皮枝、干的干燥煎膏。

【性味归经】味苦、涩，性微寒。归肺经。

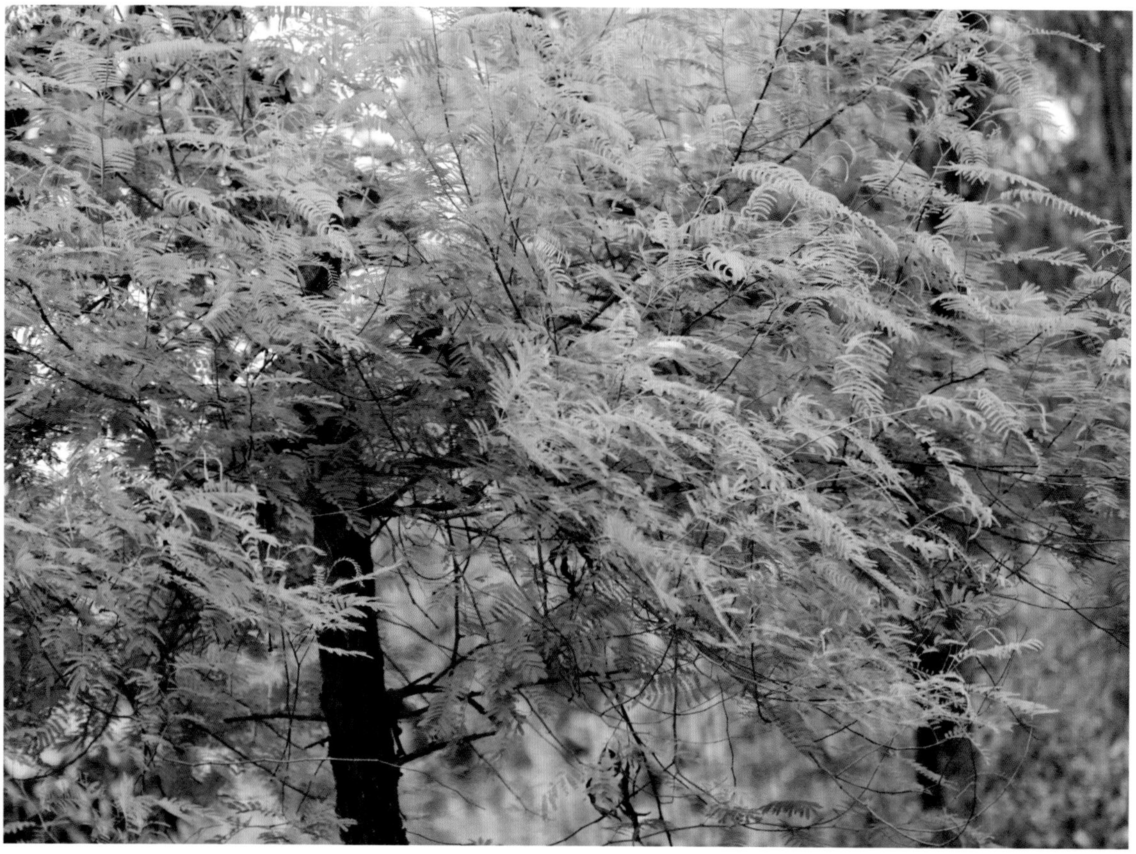

儿茶

## 识别特征

落叶乔木，皮棕色或灰棕色，常呈条状薄片开裂，不脱落，小枝细，有棘刺。叶为偶数 2 回羽状复叶，互生。总状花序腋生，花黄色或白色。荚果扁而薄，紫褐色，有光泽，有种子 7 ~ 8 枚。花期 8—9 月，果熟期 2—3 月。

## 生境分布

生长于向阳坡地。分布于云南西双版纳傣族自治州，广西等地也有栽培。

## 采收加工

儿茶膏：一般在 12 月至翌年 3 月，采收儿茶的枝干，剥去外皮，砍成碎片，加水煎熬后，过滤，浓缩成糖浆状，冷却，倒于特制的模型中，干后即成。

## 药材鉴别

本品为不规则的块状或颗粒状，表面黑褐色，有胶质亮光。有黏性。质地坚实或较疏脆。无臭，味苦、涩。

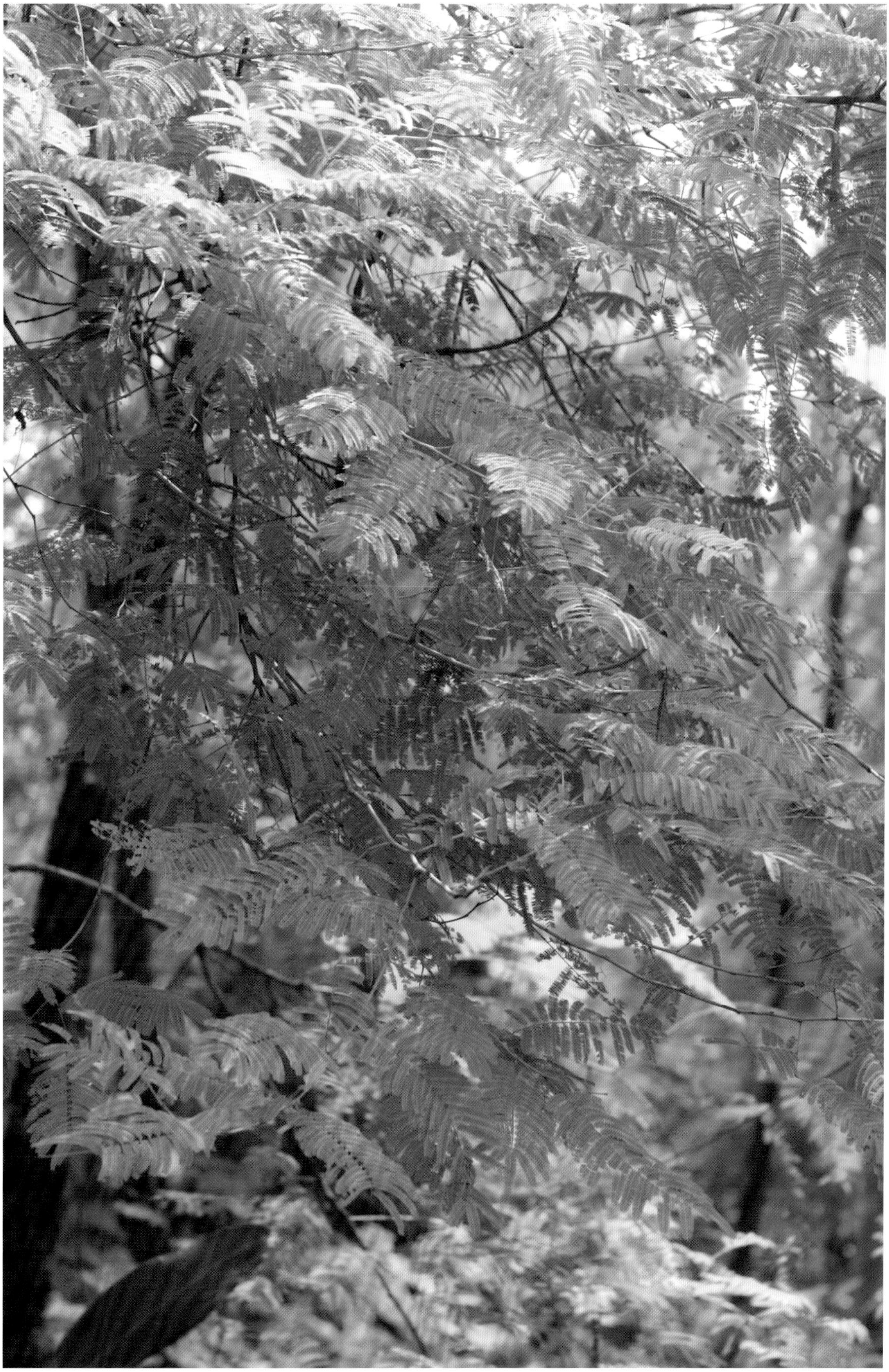

儿茶

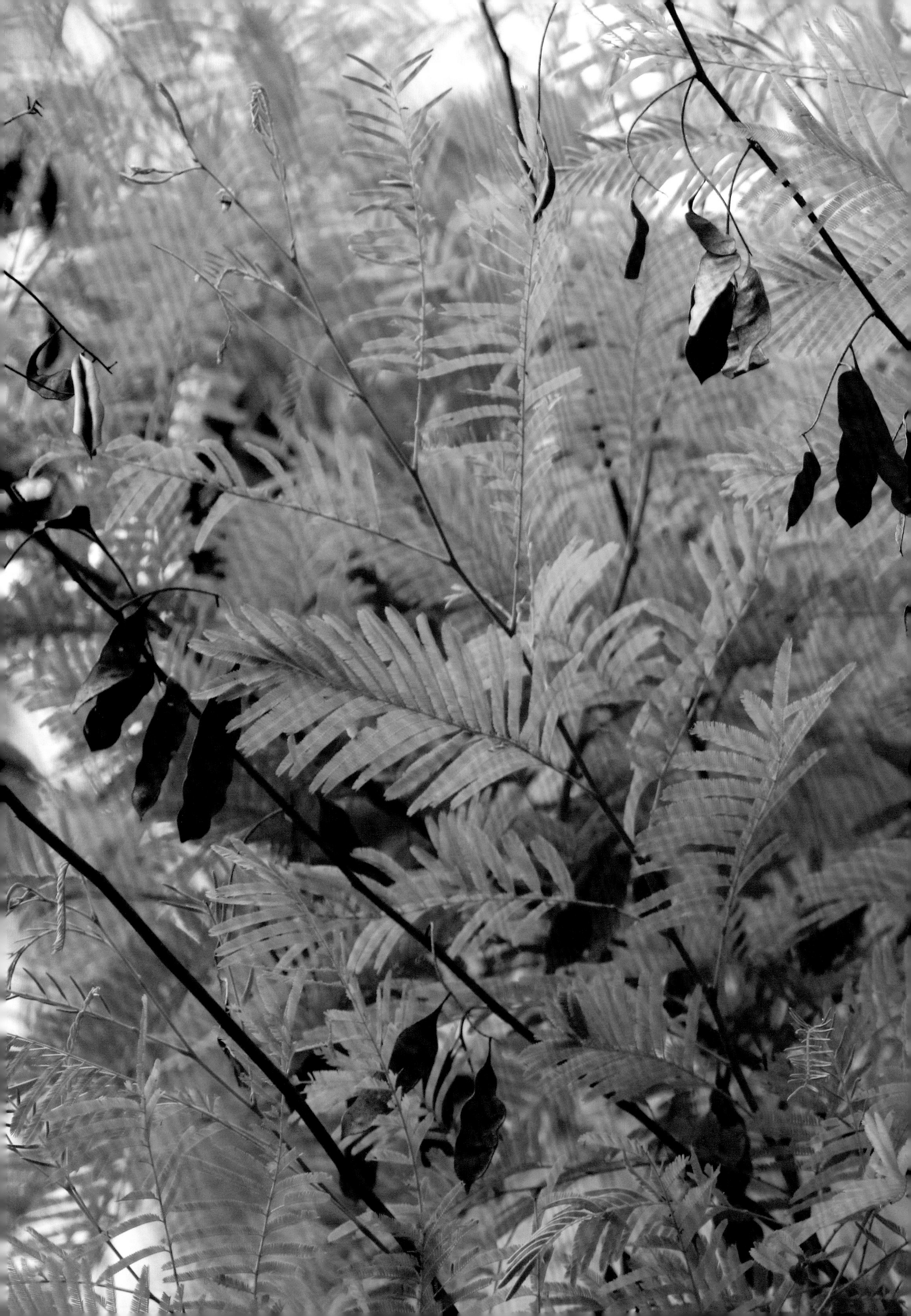

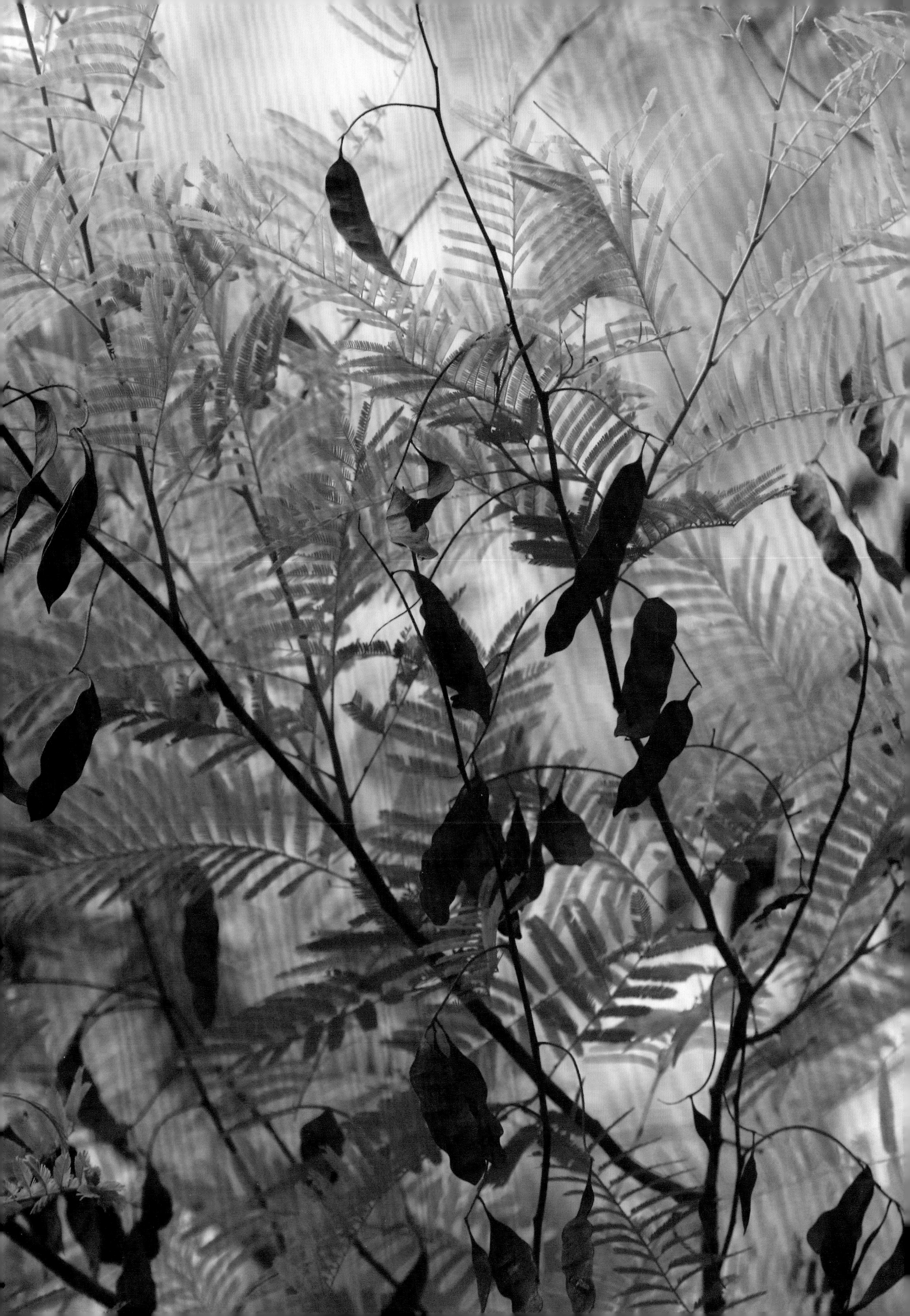

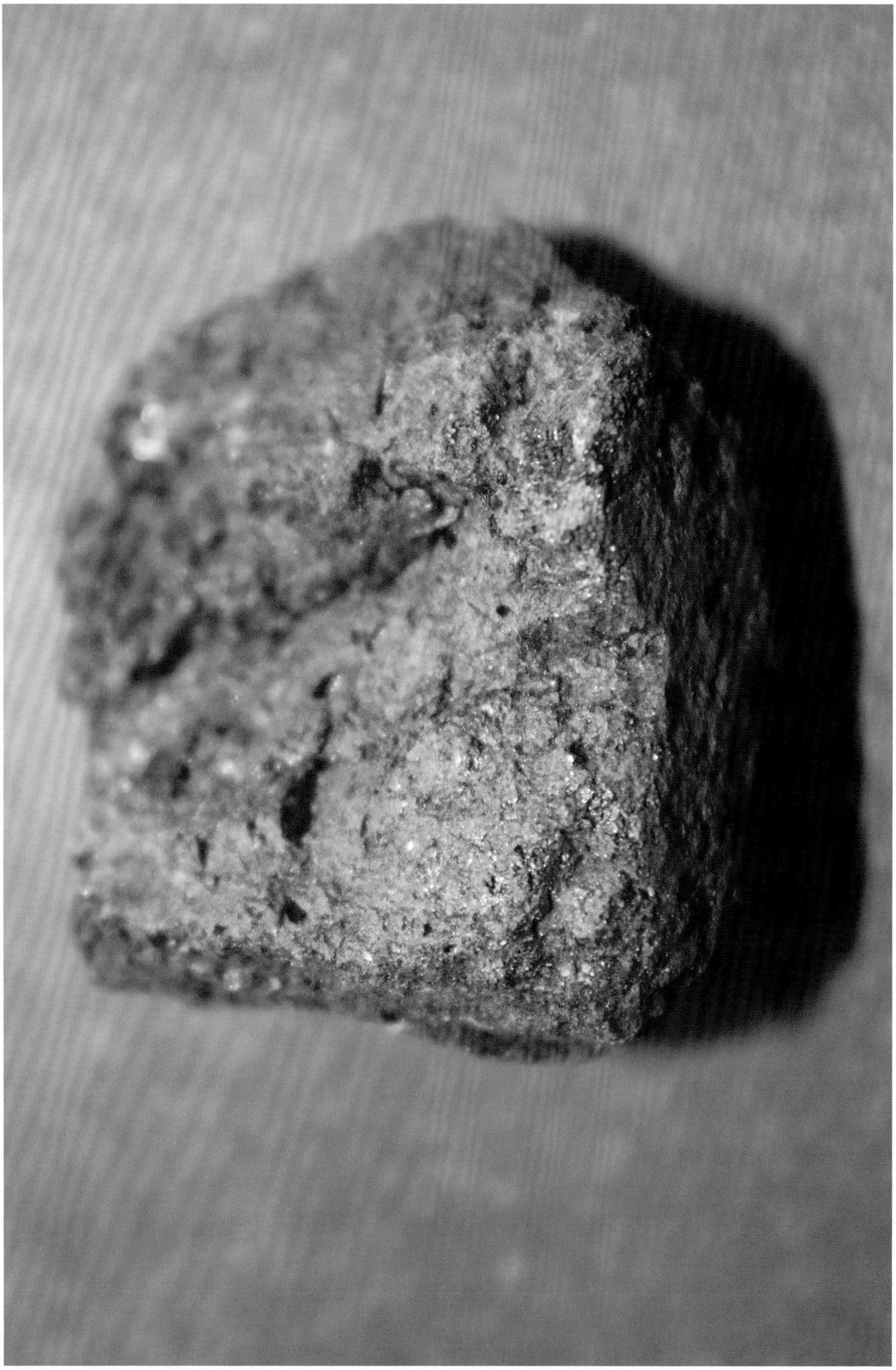

儿茶药材

## 功效主治

收湿敛疮，生肌止血，清热化痰。本品苦涩，能燥湿敛疮而用于湿疮、溃疡等证，又能收敛止血，用于各种出血证。本品性寒归肺经，故可清肺化痰，用于肺热咳喘。

## 药理作用

本品有收敛、止血作用。体外实验显示其对多种皮肤真菌及金黄色葡萄球菌、多种杆菌有不同程度的抑制作用，能降低肝脏以外其他脏器组织的毛细血管通透性。

## 用法用量

内服：1 ~ 3 g。多入丸、散，煎汤可适当加量。外用：适量，研末撒或调敷。

## 民族药方

**1．扁桃体炎**　儿茶、柿霜各 15 g，冰片 0.6 g，枯矾 10 g。共研细粉，用甘油调成糊状，搽患处。

**2．口疮糜烂**　儿茶 5 g，硼砂 2.5 g。共研细粉，敷患处。

**3．疮疡久不收口，湿疹**　儿茶、龙骨各 5 g，冰片 0.5 g。共研细粉，敷患处。

**4．肺结核咯血**　儿茶 50 g，明矾 40 g。共研细末，水煎服，每次 0.1 ~ 0.2 g，每日 3 次。

**5．溃疡性结肠炎**　儿茶（另包）、白头翁、黄柏、地榆各 16 g。加水 500 ml，煎取药汁 150 ml。每日 1 剂，药温保持在 35 ℃，灌肠。病重者早、晚各灌肠 1 次，病轻者每晚 1 次，15 日为 1 个疗程。

**6．宫颈癌（结节型）**　儿茶、血竭、铜绿、穿山甲、炉甘石、黄柏各 9 g，蜈蚣、冰片各 3 g，麝香适量。研细末和匀备用，每日 1 剂，分 2 次服。

**7．疥，外伤**　儿茶 3 g，轻粉、滑石粉各 1.5 g，冰片 0.15 g，龙骨 3 g。制成散剂，外用，适量撒患处。

## 使用注意

寒湿之证者忌用。

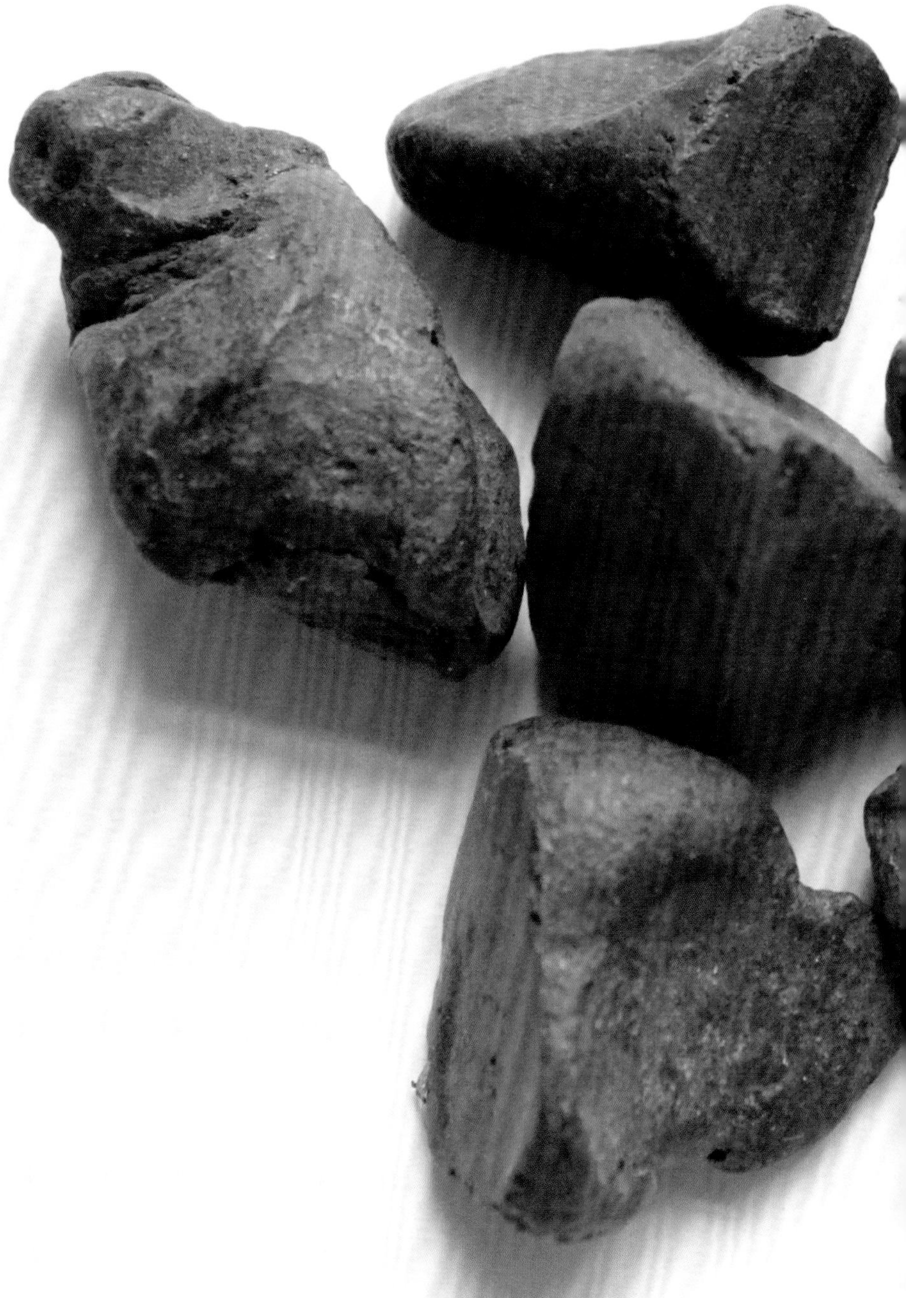

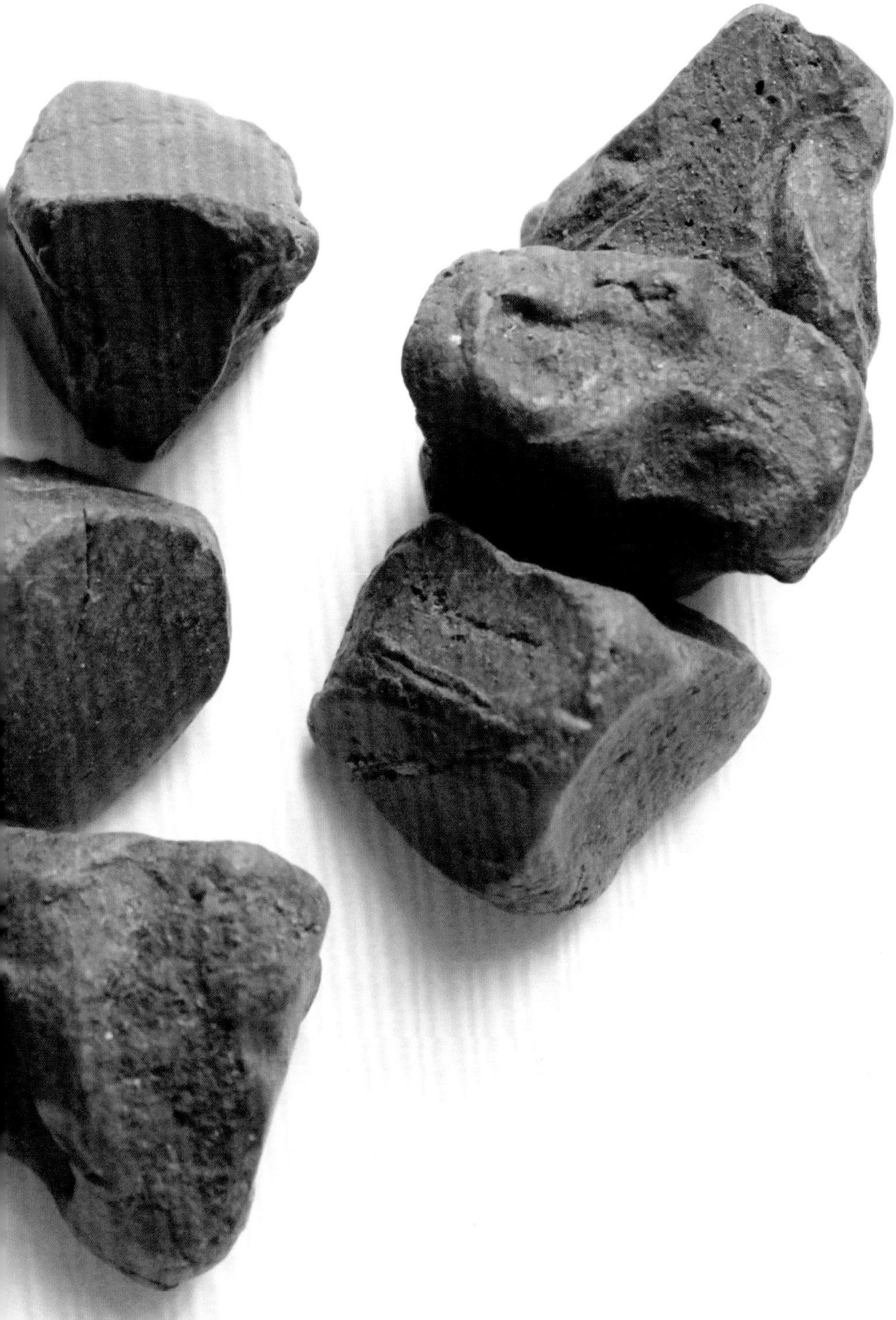

儿茶药材

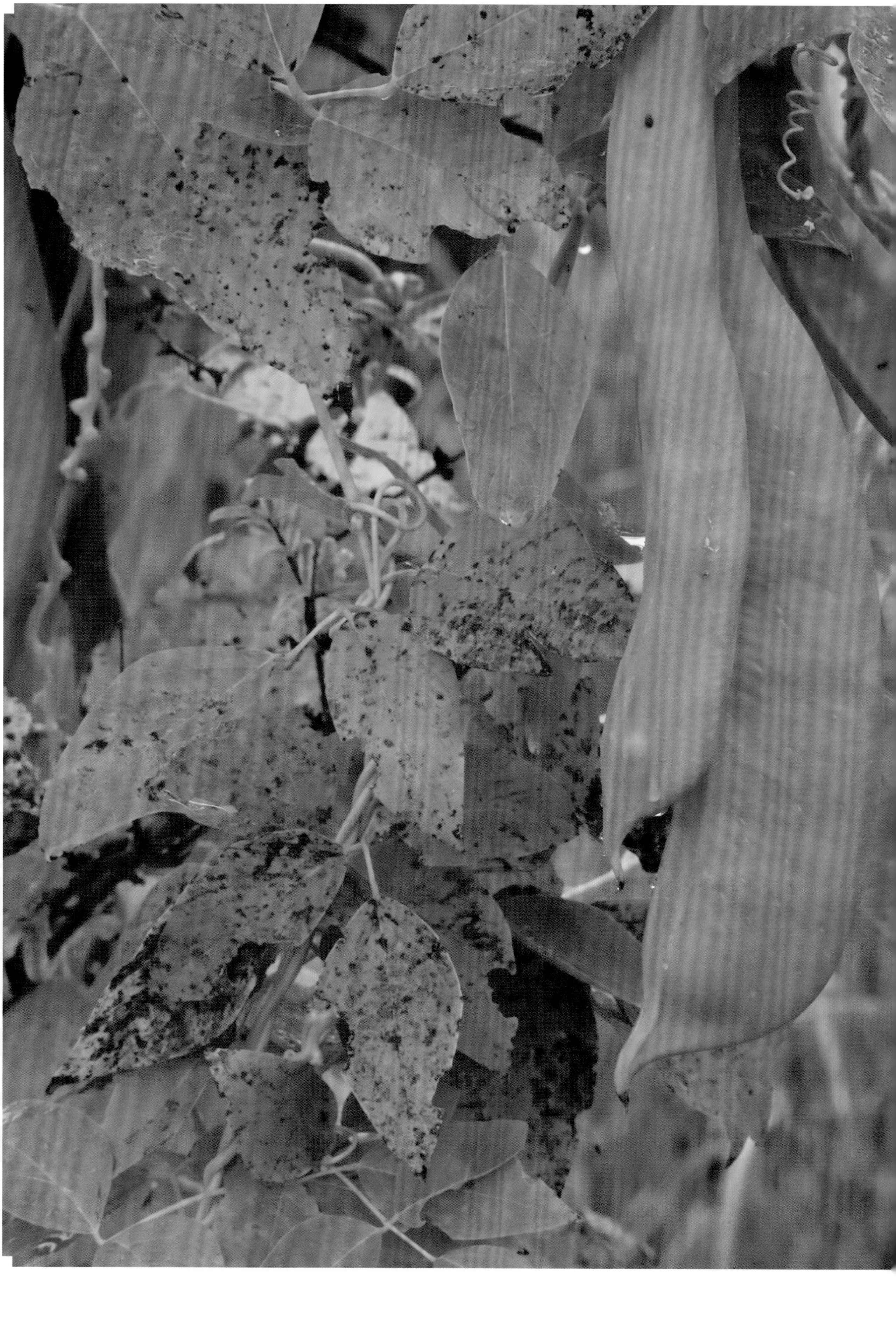

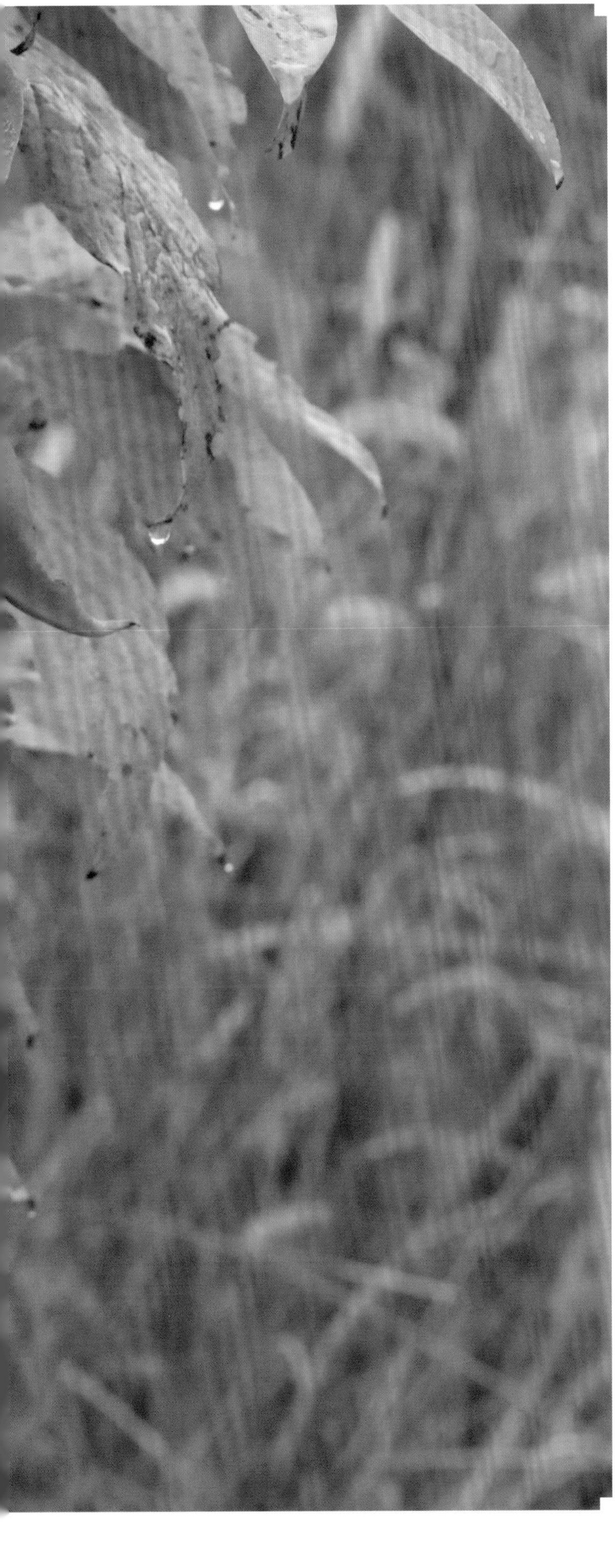

# 刀豆

【蒙药名】勃仁。

【别　名】色勒莫、夏龙朵、刀豆子、哈拉玛芍沙。

【来　源】本品为豆科植物刀豆 *Canavalia gladiata*（Jacq.）DC. 的干燥成熟种子。

【性味归经】味甘，性温。归胃、肾经。

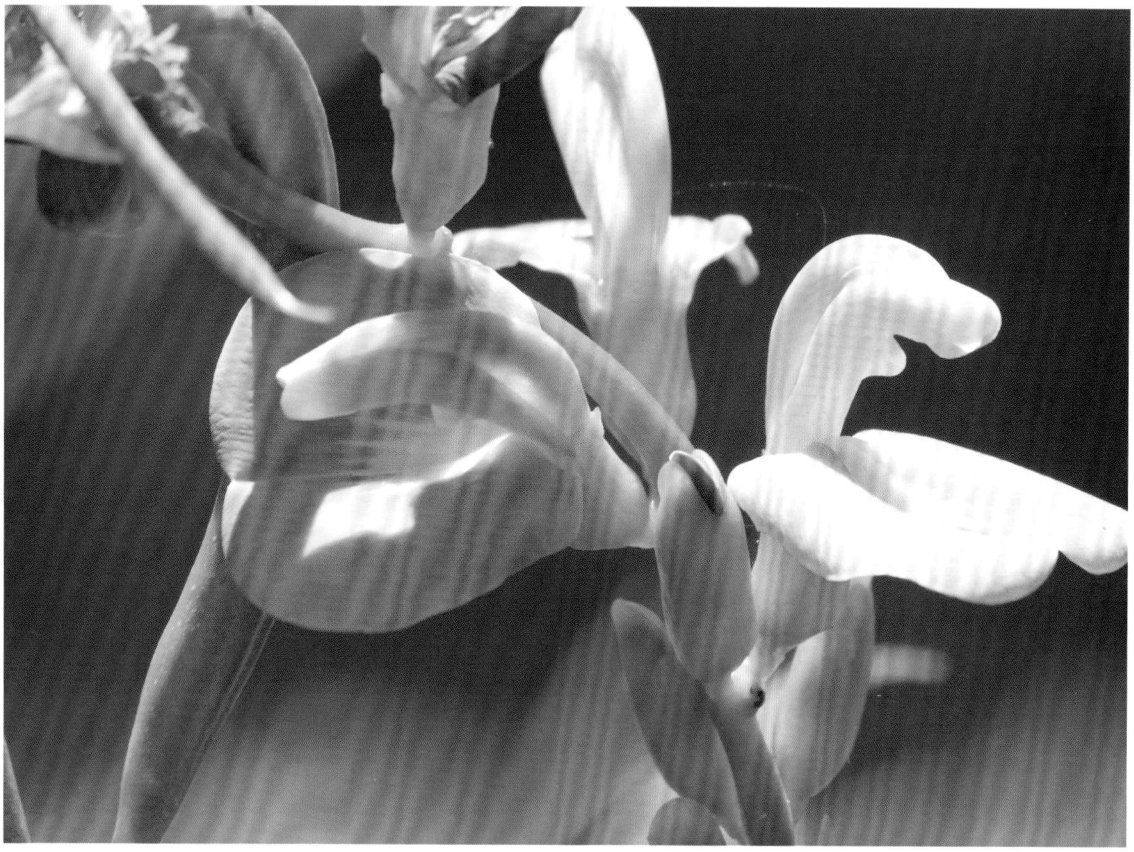

刀豆花

## 识别特征

一年生半直立缠绕草本，高 60 ~ 100 cm。三出复叶互生，小叶阔卵形或卵状长椭圆形。总状花序腋生，花萼唇形，花冠蝶形，淡红紫色，旗瓣圆形，翼瓣狭窄而分离，龙骨瓣弯曲。荚果带形而扁，略弯曲，长可达 30 cm，边缘有隆脊。种子椭圆形，红色或褐色。花期 6 月，果期 8 月。

## 生境分布

生长于排水良好、肥沃疏松的土壤中。分布于江苏、安徽、湖北、四川等省区。

## 采收加工

秋季种子成熟时采收果实，剥取种子，晒干。

## 药材鉴别

本品为不规则形的碎块，表面淡红色至红紫色，碎断面呈黄白色，油润。气微，味淡，嚼之有豆腥味。

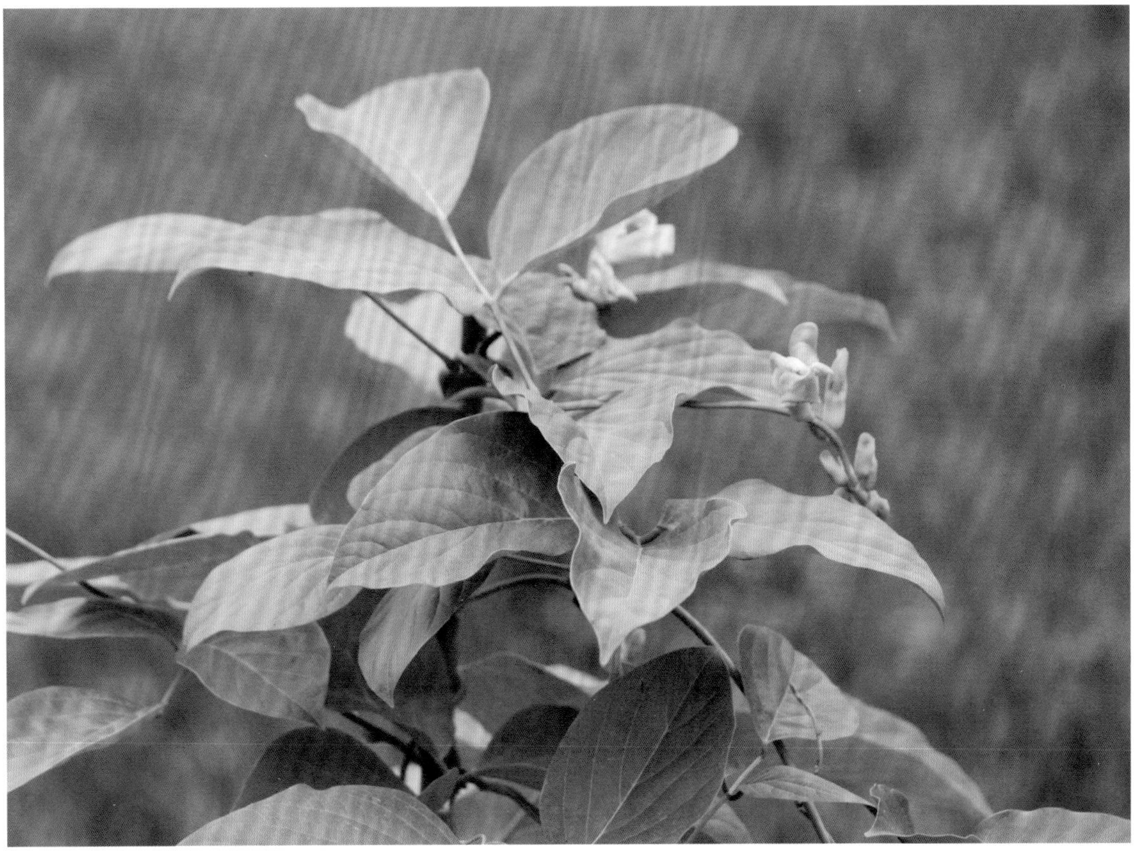

刀豆

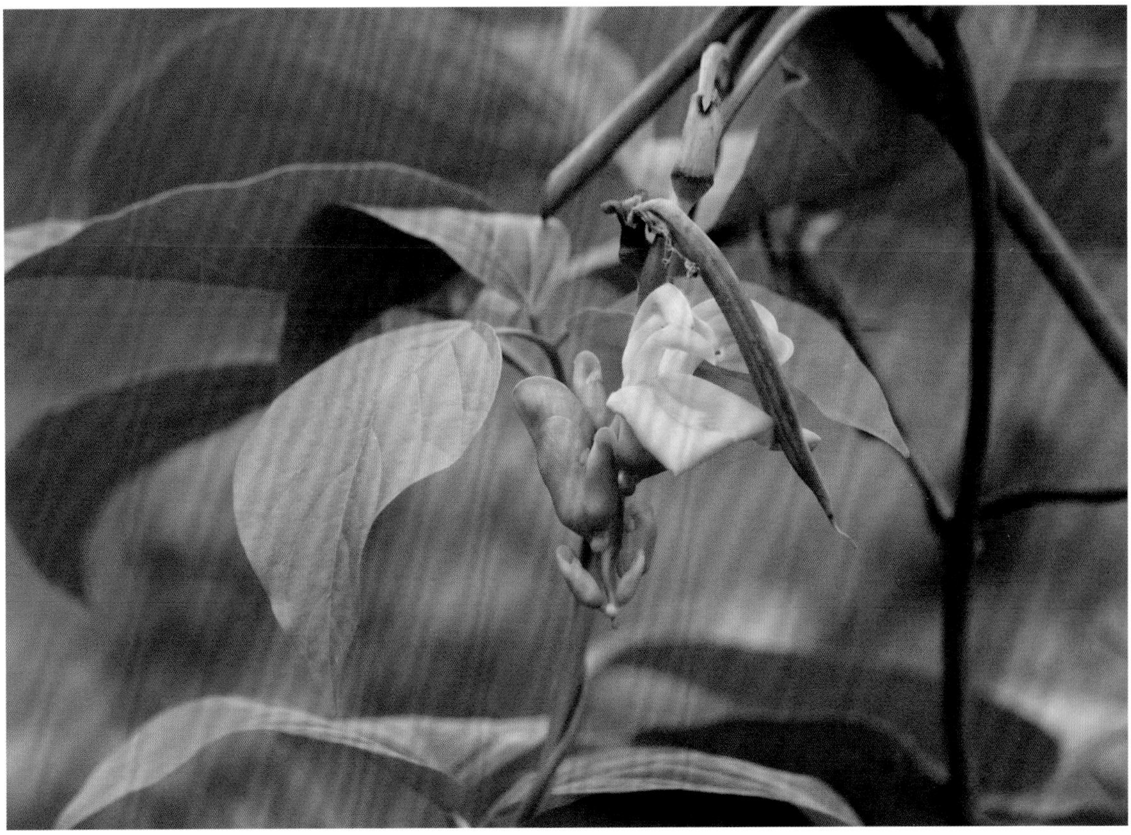

刀豆

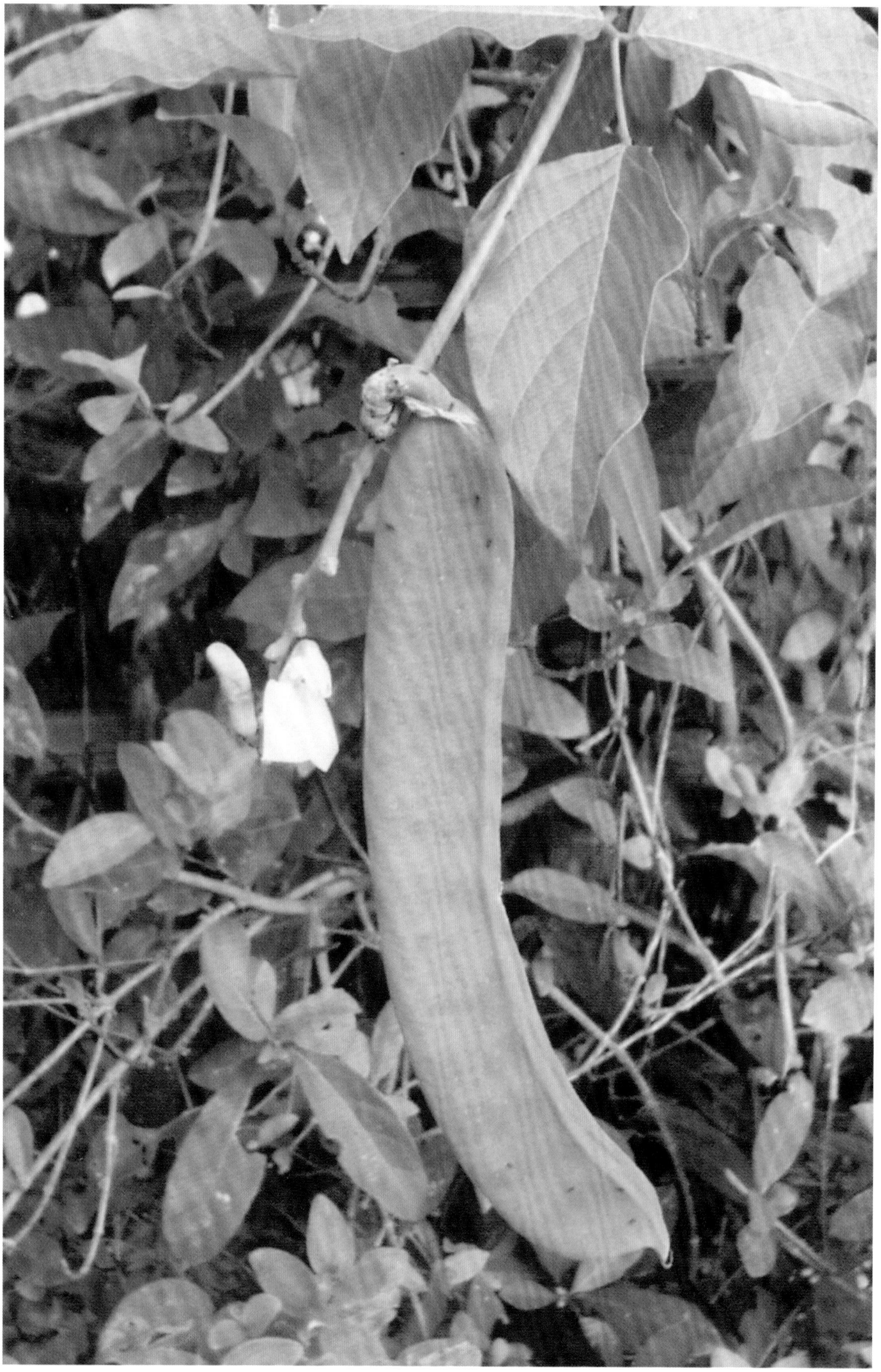

刀豆

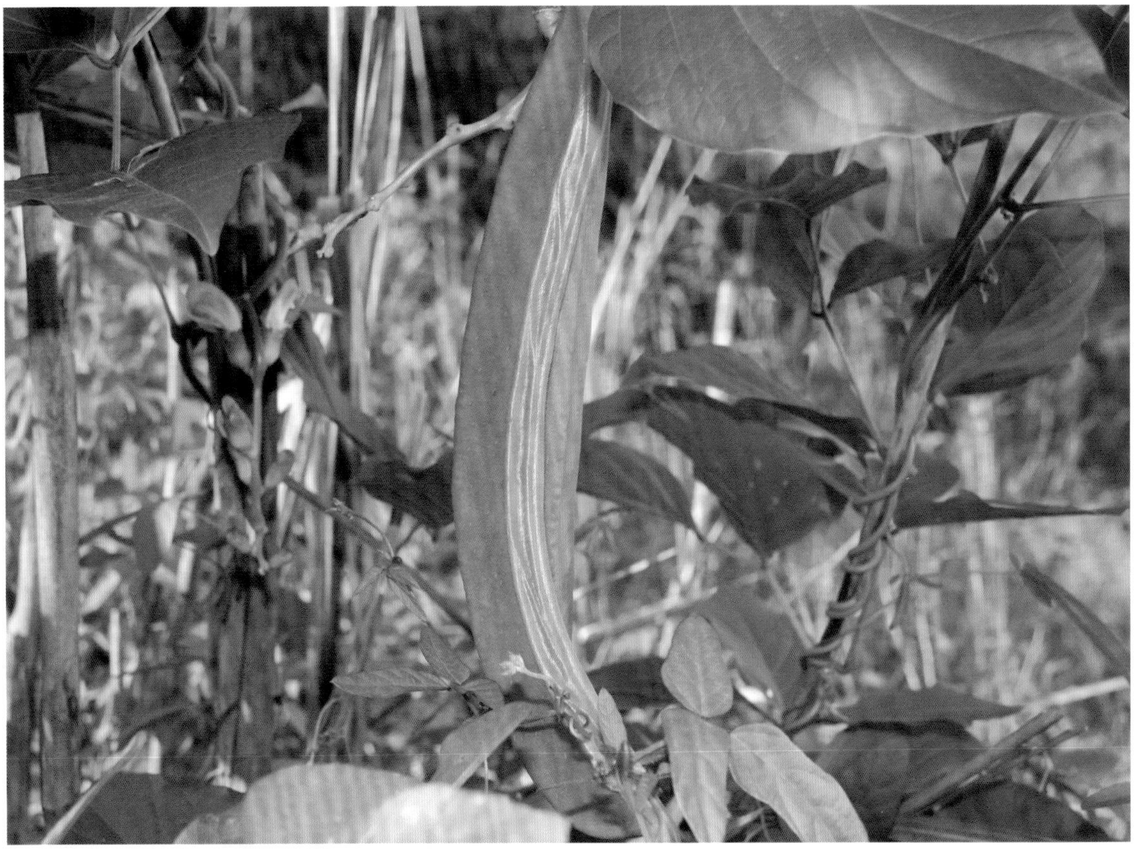

刀豆

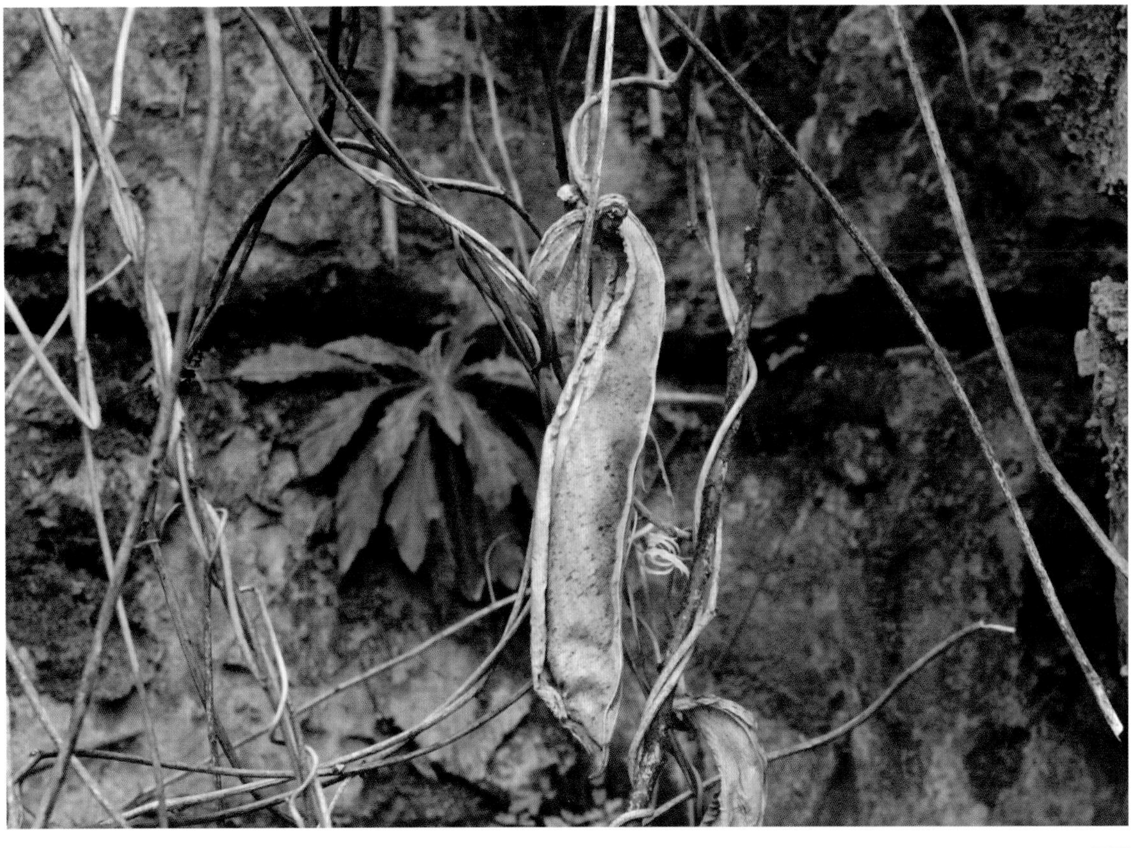

刀豆

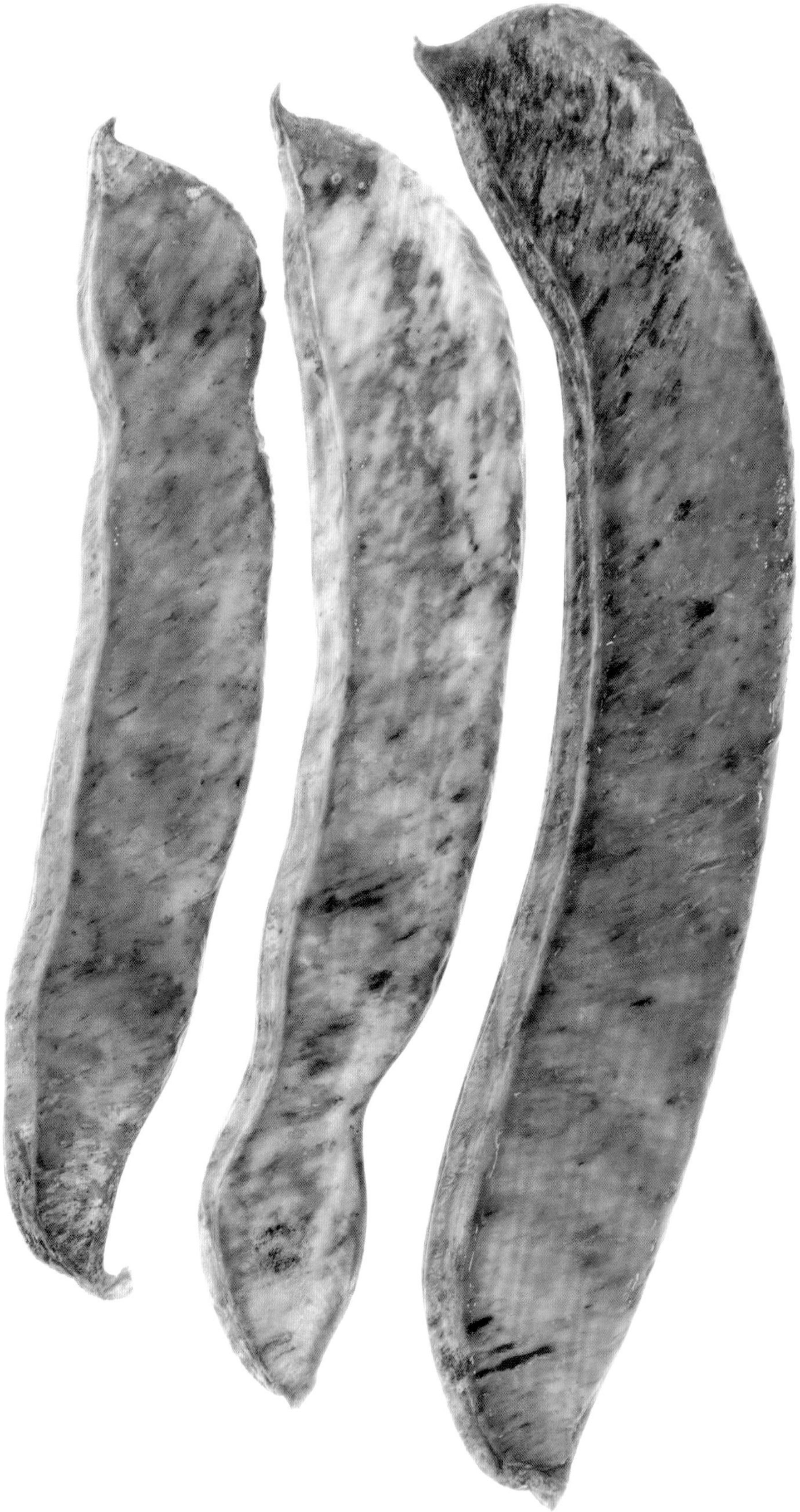

刀豆药材

## 功效主治

降气止呃，温肾助阳。本品甘温助阳，入胃则温中和胃，除虚寒以降气止呃，入肾则温肾助阳，故有降气止呃、温肾助阳之功效。

## 用法用量

内服：10 ~ 15 g，煎服；或烧存性研末服。

## 民族药方

**1. 遗尿，尿频**　新鲜猪肾 1 对，洗净去膜，每肾塞入 1 粒刀豆子，微火炖熟，放盐少许，早晚空腹连汤各服 1 只。轻者服 2 ~ 4 日，重者 4 ~ 8 日。

**2. 落枕**　刀豆壳 15 g，羌活、防风各 9 g。每日 1 剂，水煎服。

**3. 气滞呃逆，膈闷不舒**　刀豆（取老而绽者）适量。每服 6 ~ 9 g，开水下。

**4. 百日咳**　刀豆子（打碎）10 粒，甘草 5 g。加冰糖适量，水 1.5 杯，煎至 1 杯，去渣，频服。

**5. 肾虚腰痛**　刀豆子 2 粒。包于猪腰子内，外面裹荷叶，炖熟食。

**6. 鼻渊**　老刀豆适量。文火焙干为末，酒服 15 g。

**7. 小儿疝气**　刀豆子适量。研细粉，每次 7.5 g，开水冲服。

**8. 肾赫依病**　刀豆 15 g，槟榔、苏格协木勒、冬葵果各 10 g，五灵脂 3 g。制成散剂，温开水送服，每次 1.5 ~ 3.0 g，每日 2 次。

**9. 肾热证**　刀豆、菥蓂子、芒果核、大托叶云实、海南蒲桃各 15 g。制成散剂，温开水送服，每次 1.5 ~ 3.0 g，每日 1 ~ 2 次。

## 使用注意

胃热盛者慎服。

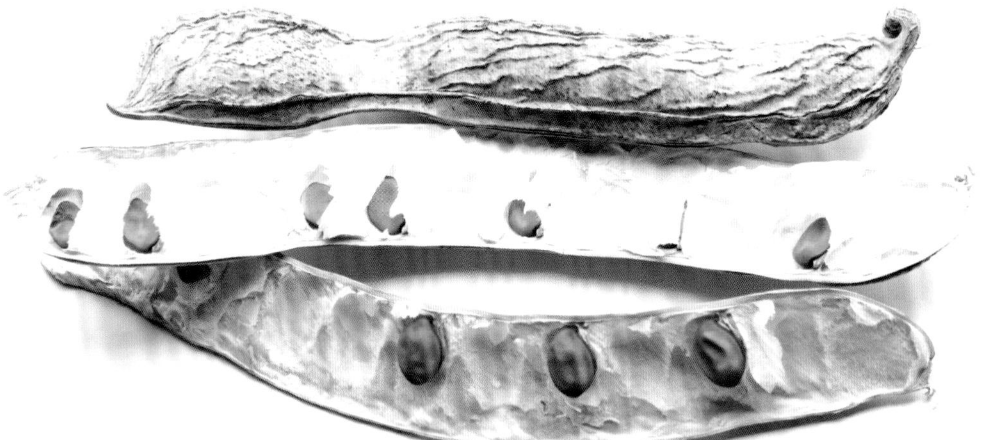

刀豆药材

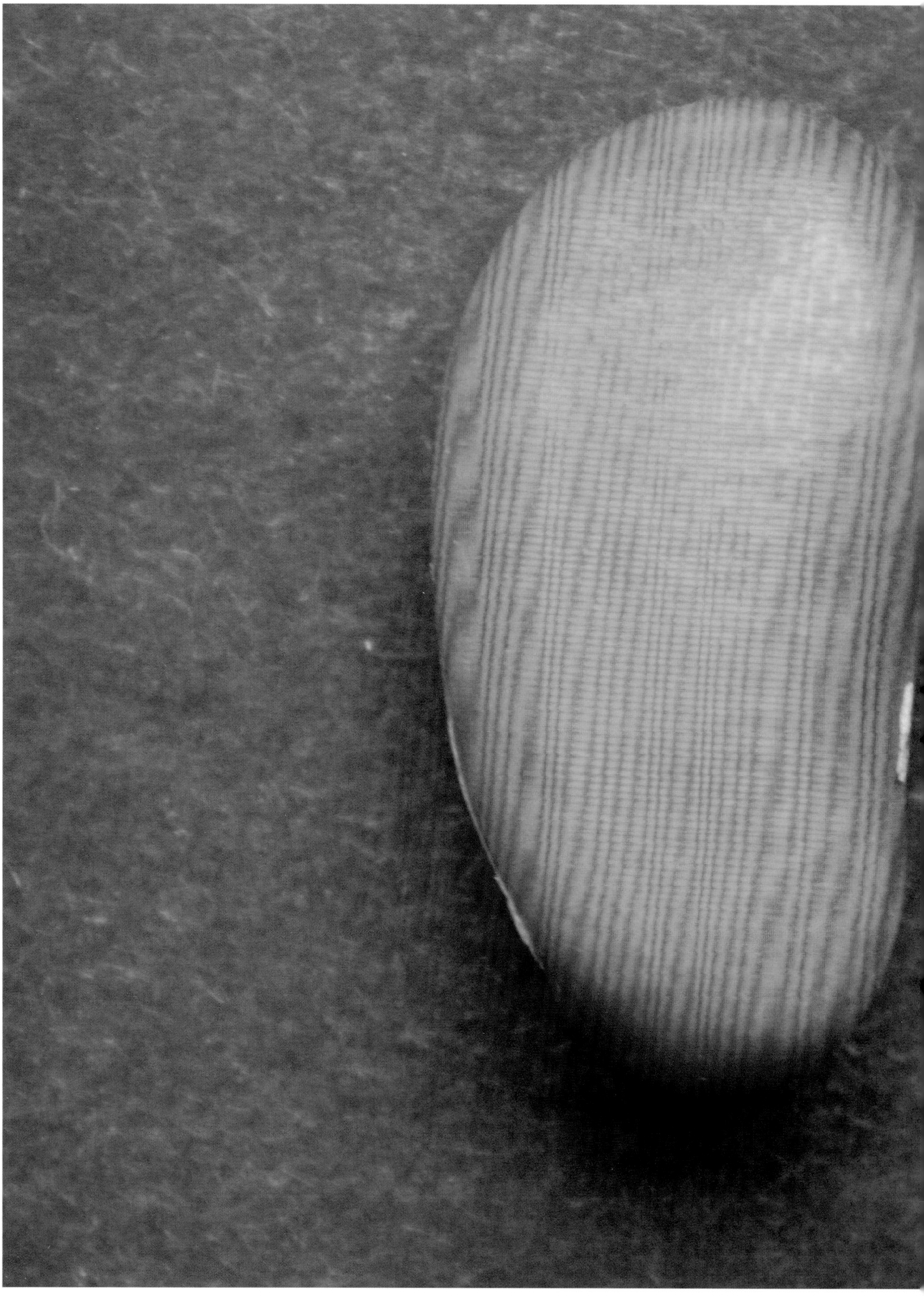

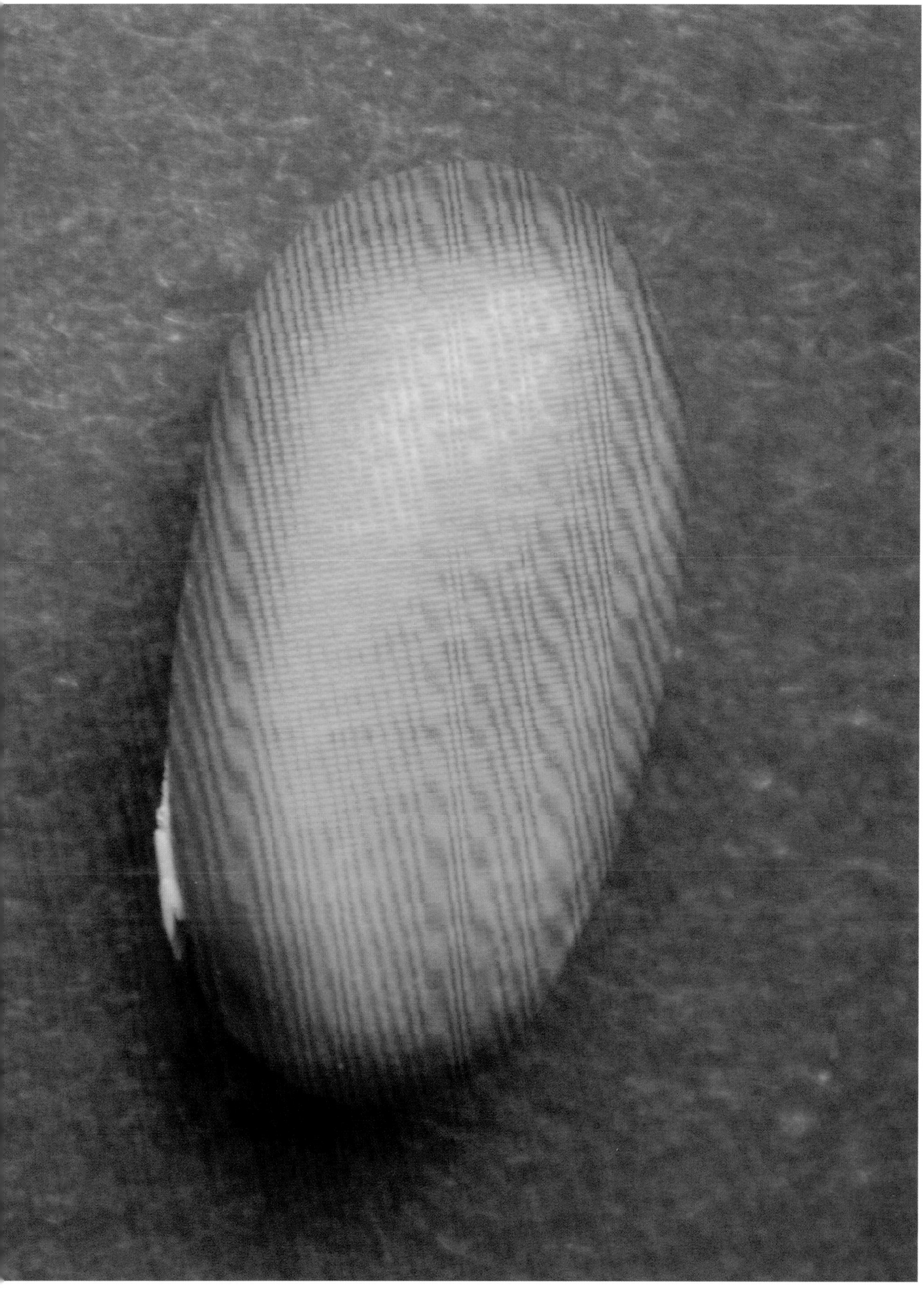

刀豆子药材

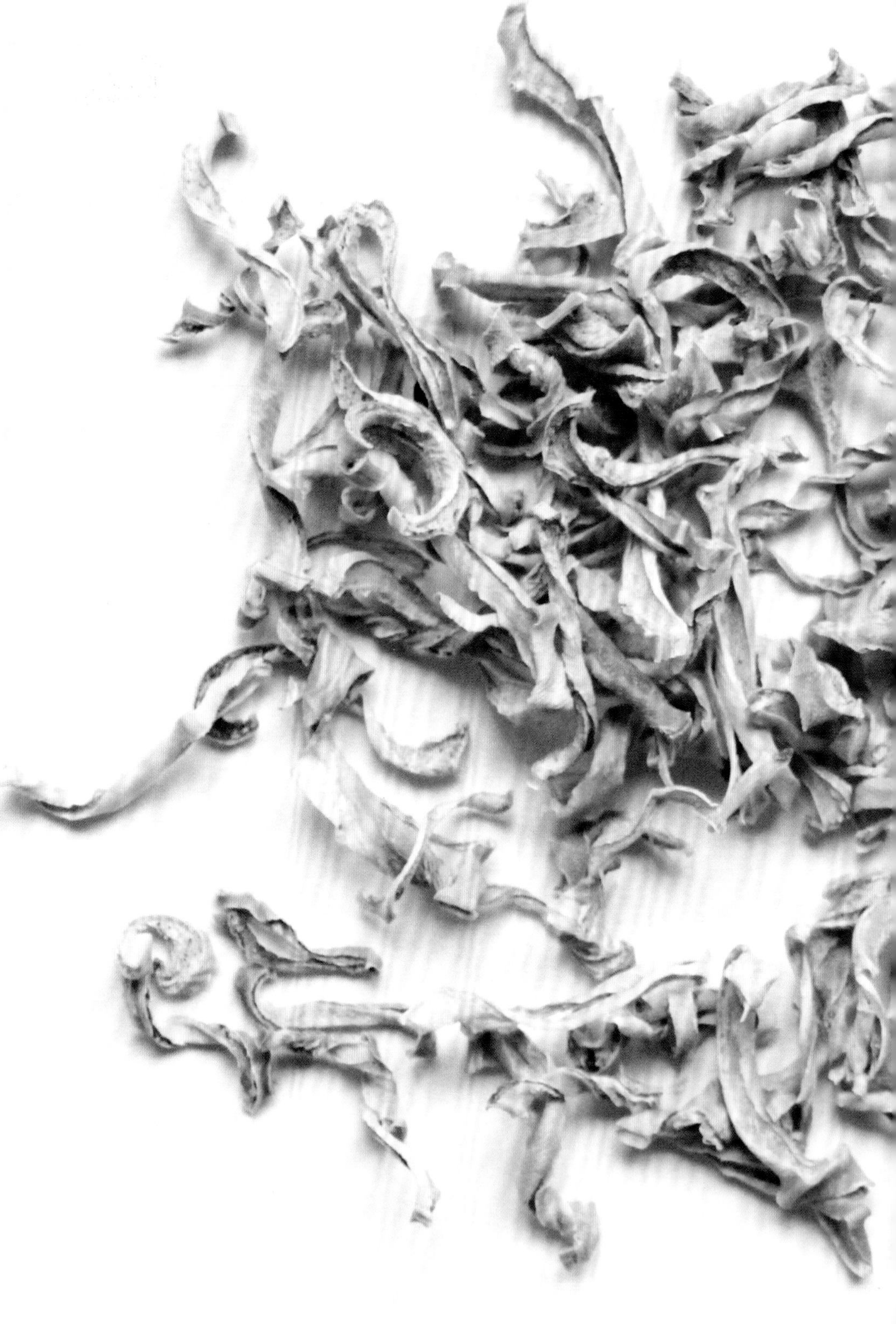

# 刀豆

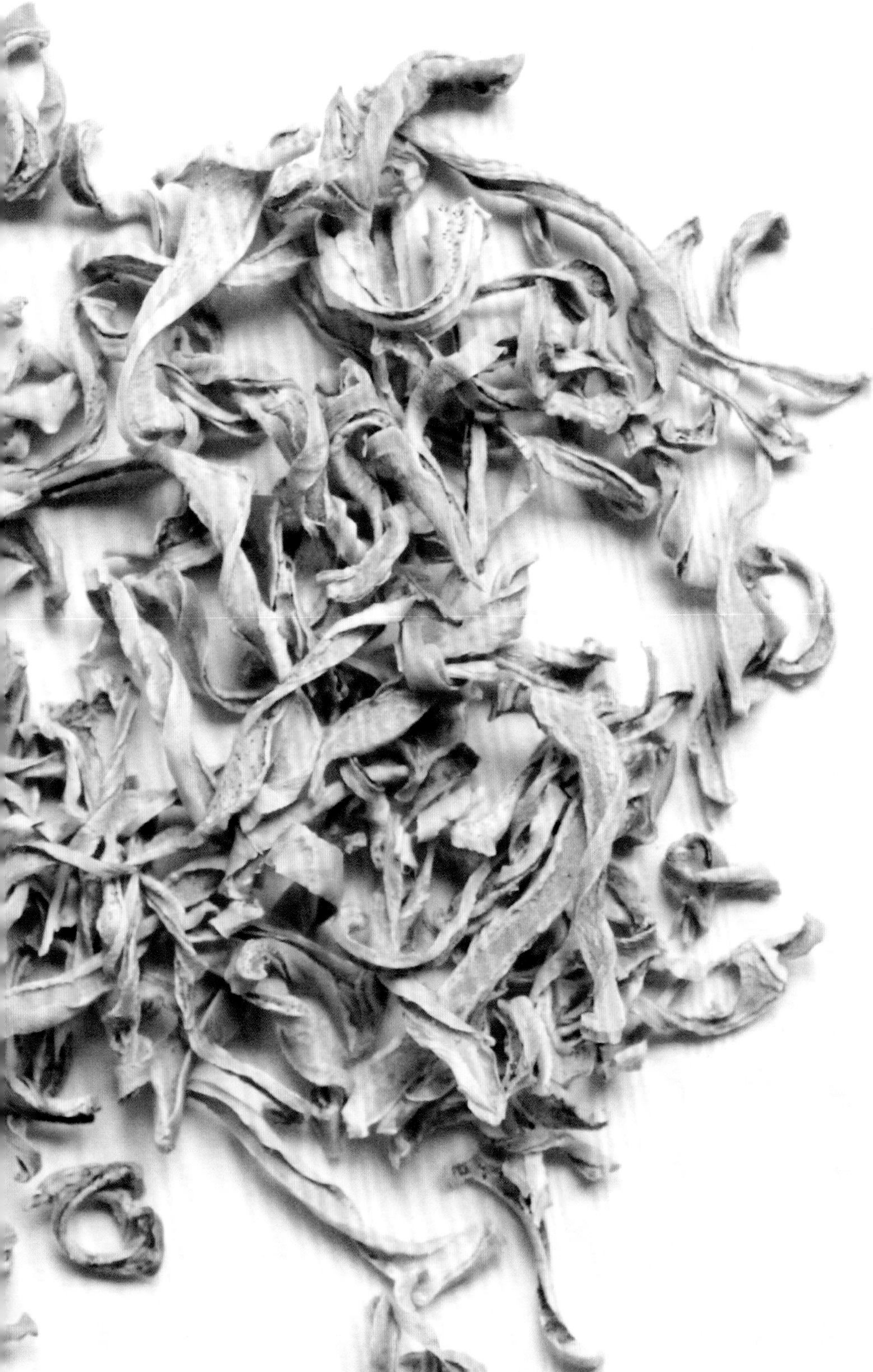

刀豆药材

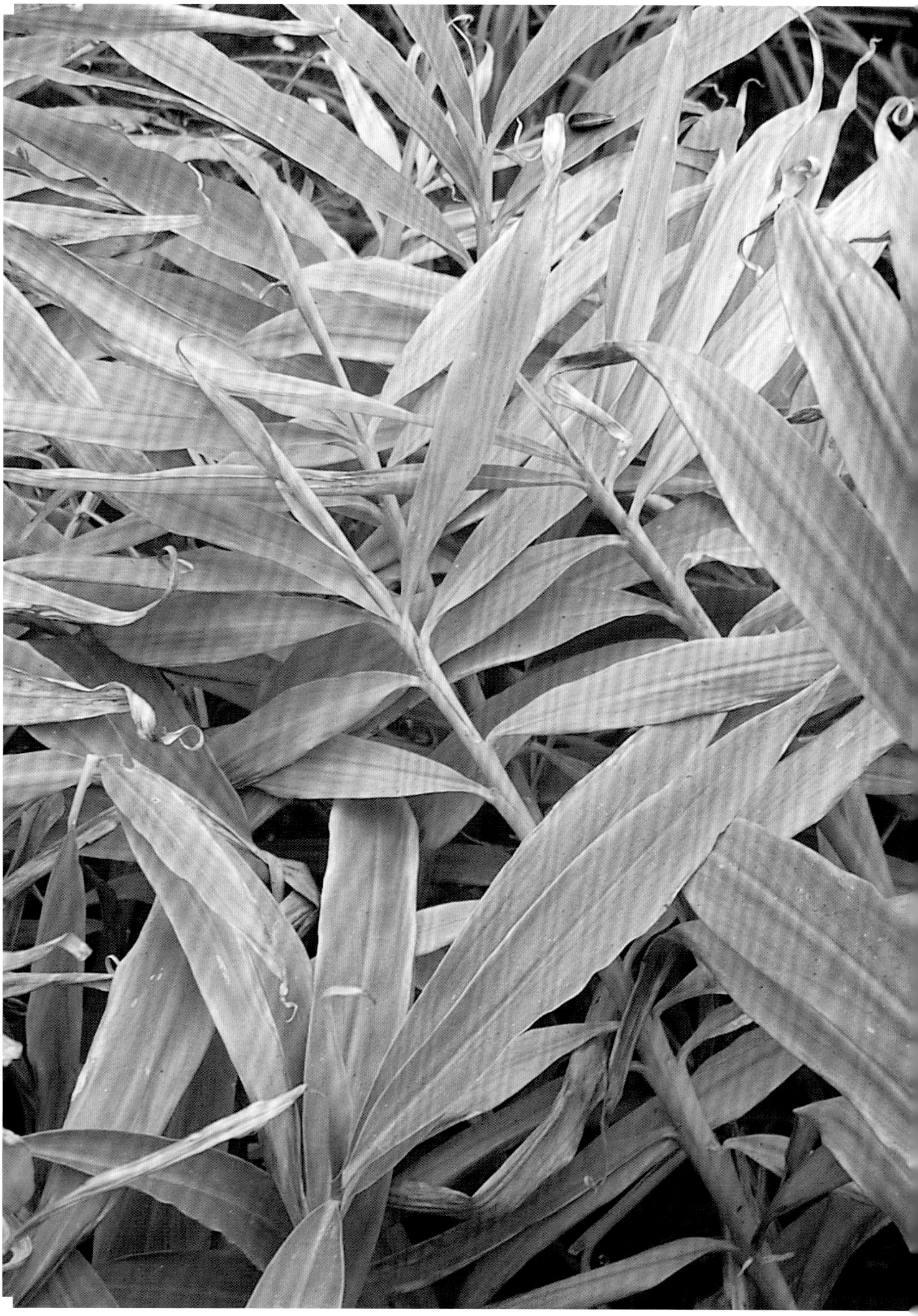

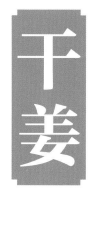

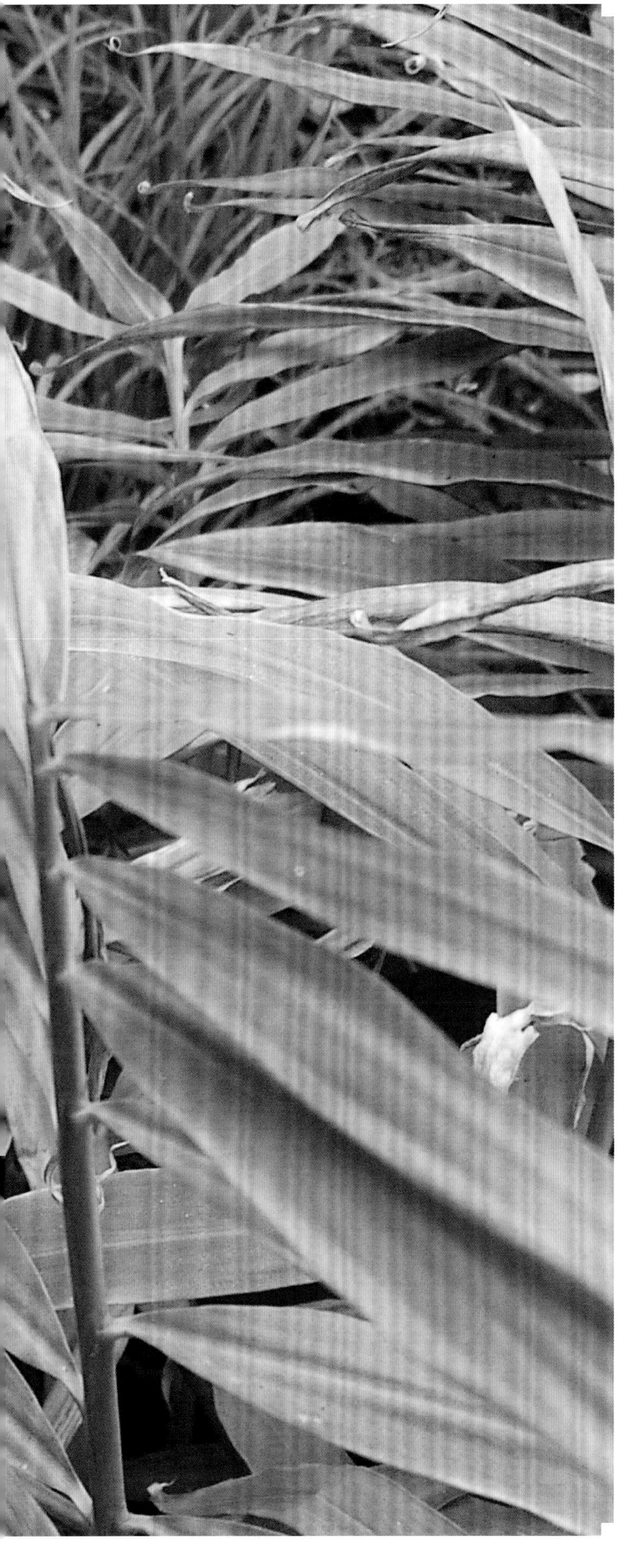

# 干姜

【蒙药名】嘎。

【别　名】札嘎、哈伦、曼嘎、淡干姜、白干姜。

【来　源】本品为姜科植物姜 *Zingiber officinale* Rosc. 的干燥根茎。

【性味归经】味辛，性热。归脾、胃、心、肺经。

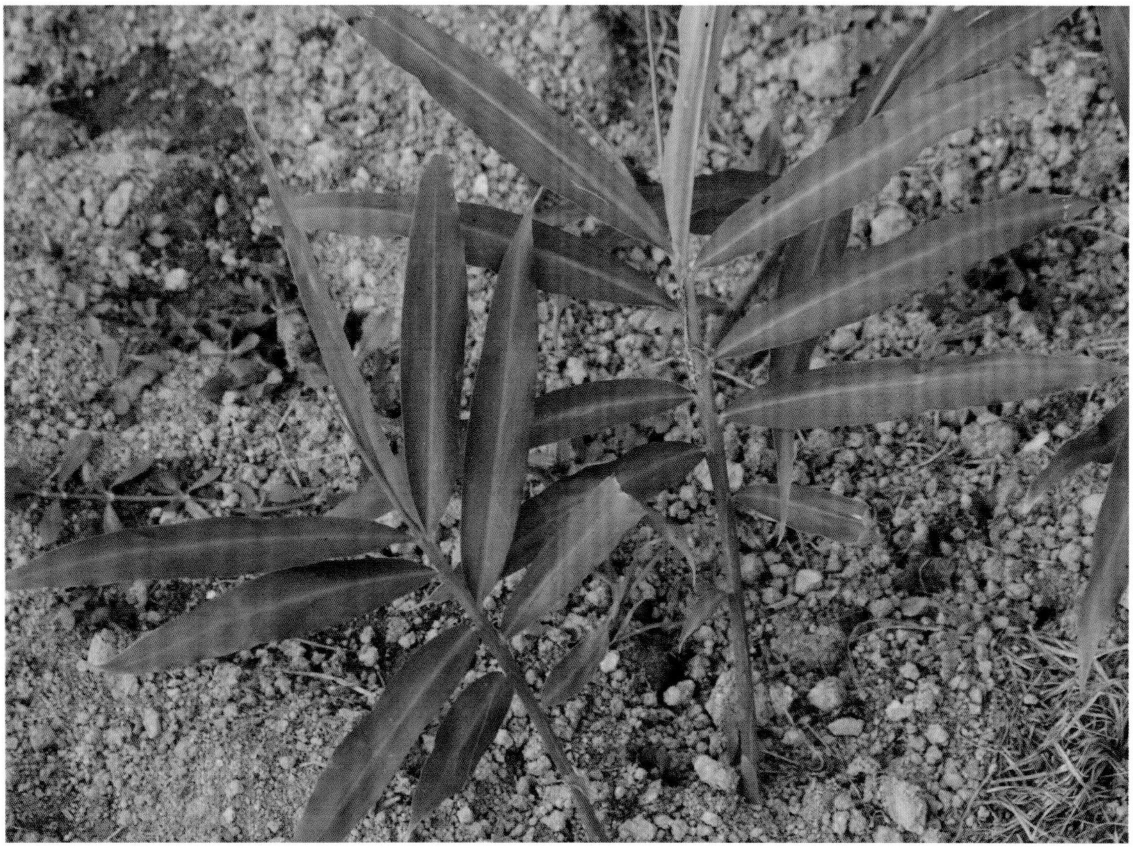

姜

## 识别特征

本品呈扁平块状，长 3 ~ 6 cm。表皮皱缩，灰黄色或灰棕色。质硬，断面粉性和颗粒性，白色或淡黄色，有黄色油点散在。气香，味辣。去皮干姜表面平坦，淡黄白色。花期 6—8 月，果期 12 月至翌年 1 月。

## 生境分布

生长于阳光充足、排水良好的沙质地。分布于四川、广东、广西、湖北、贵州、福建等省区。

## 采收加工

冬季采挖，除去须根及泥沙，晒干或低温干燥。

## 药材鉴别

本品为不规则的厚片或段片。表面灰棕色或浅黄棕色，粗糙；切面黄白色或灰白色，内皮层环明显，具筋脉点。质坚脆。香气特异，味辛辣。

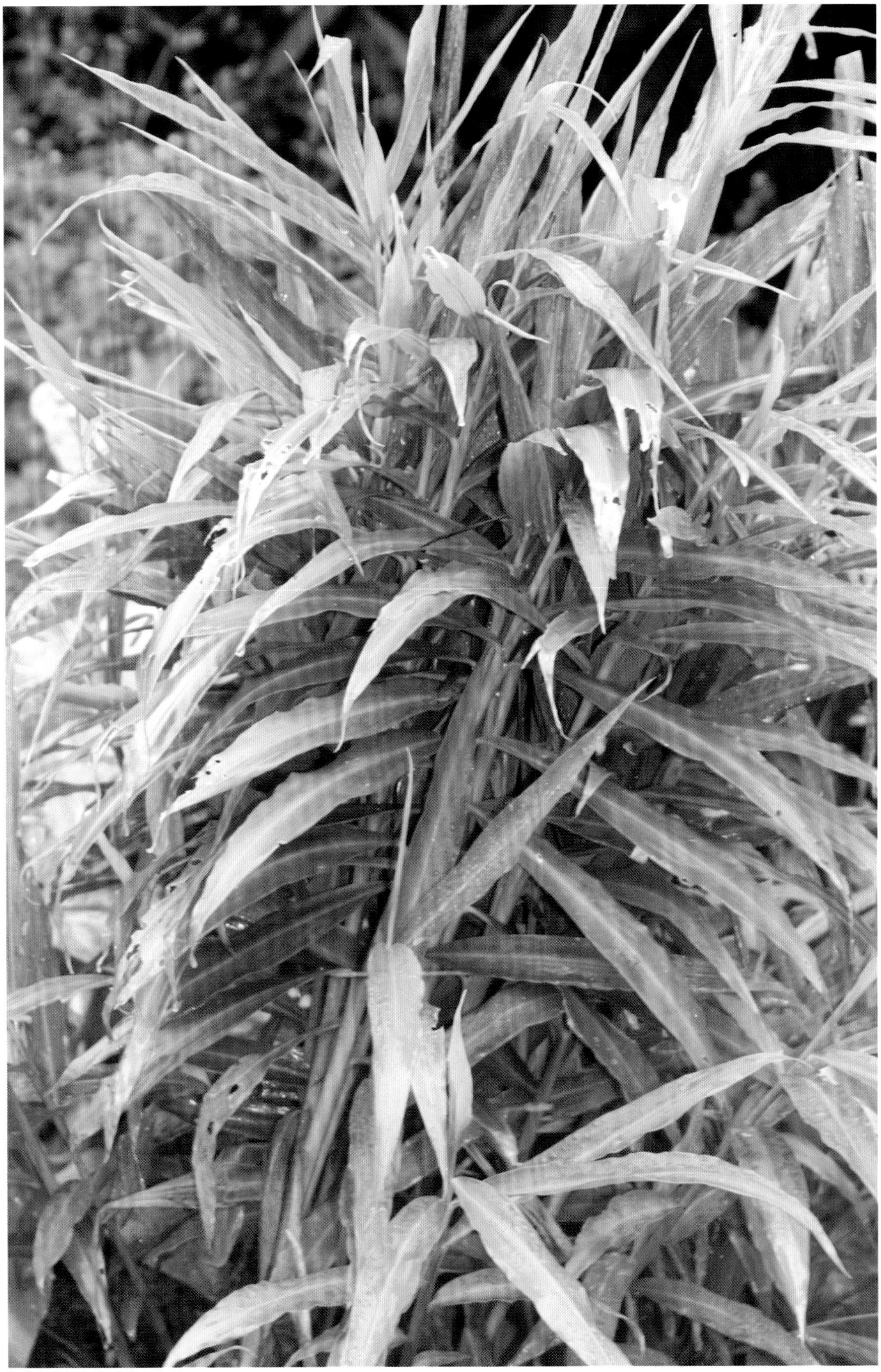

姜

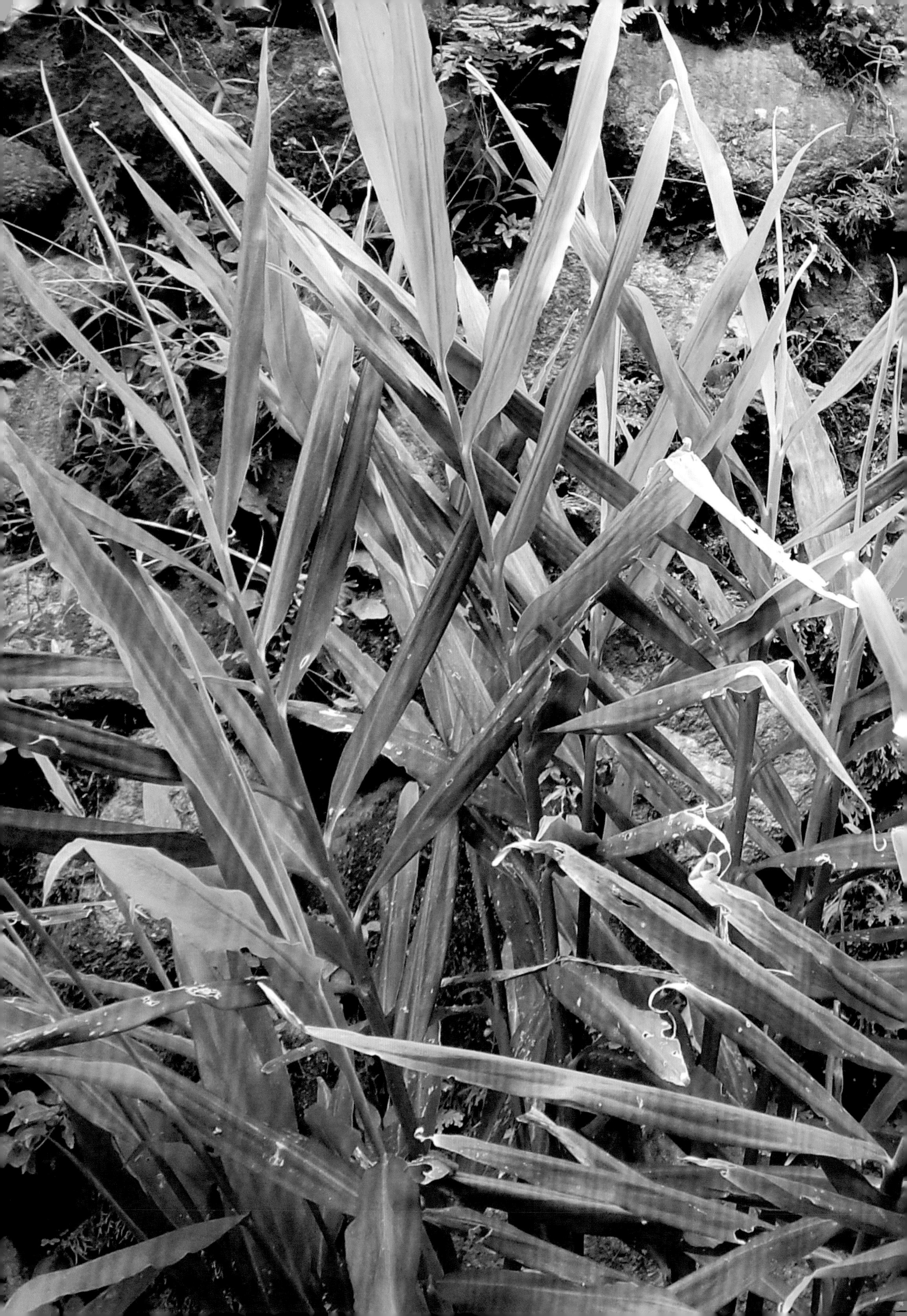

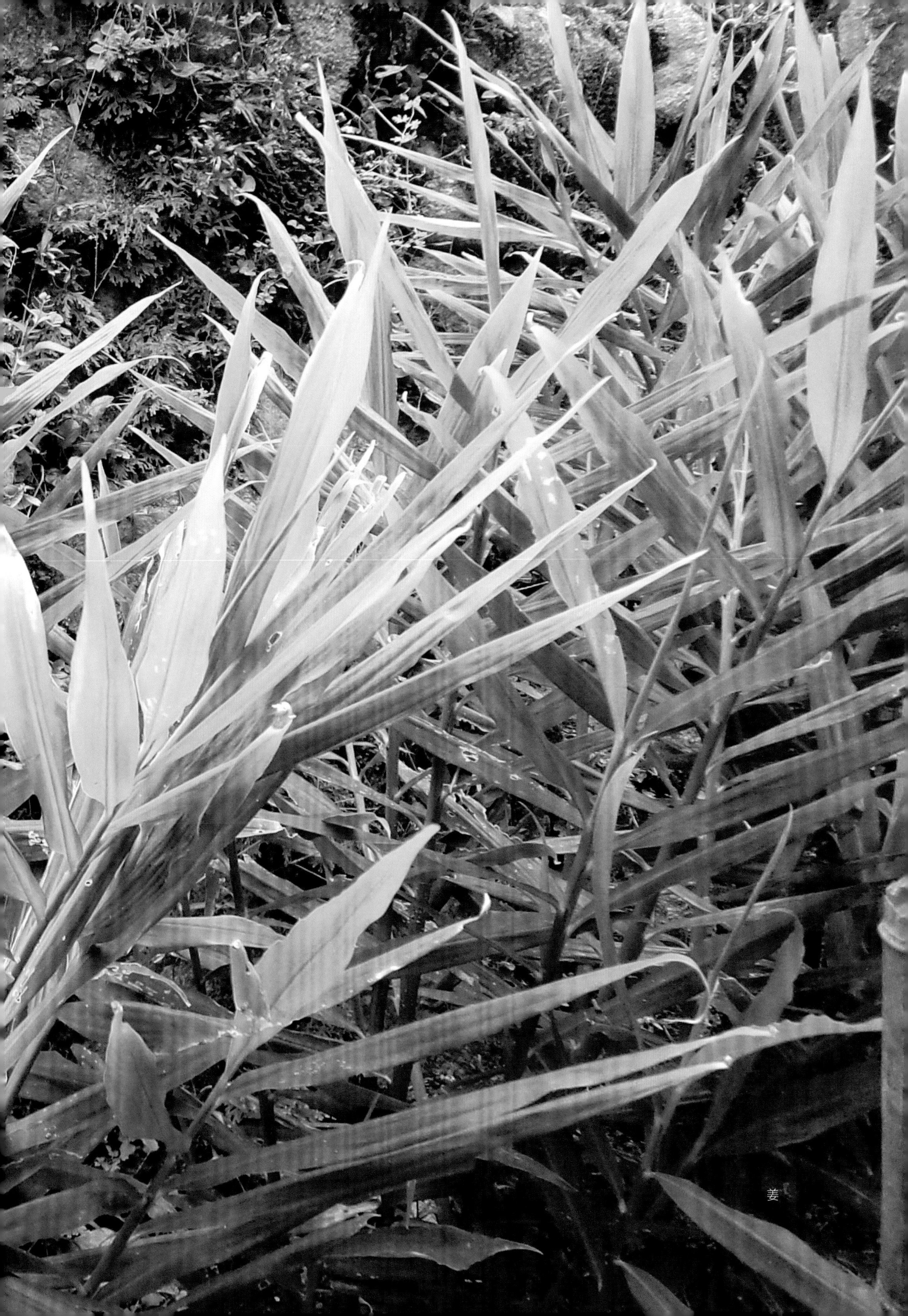

姜

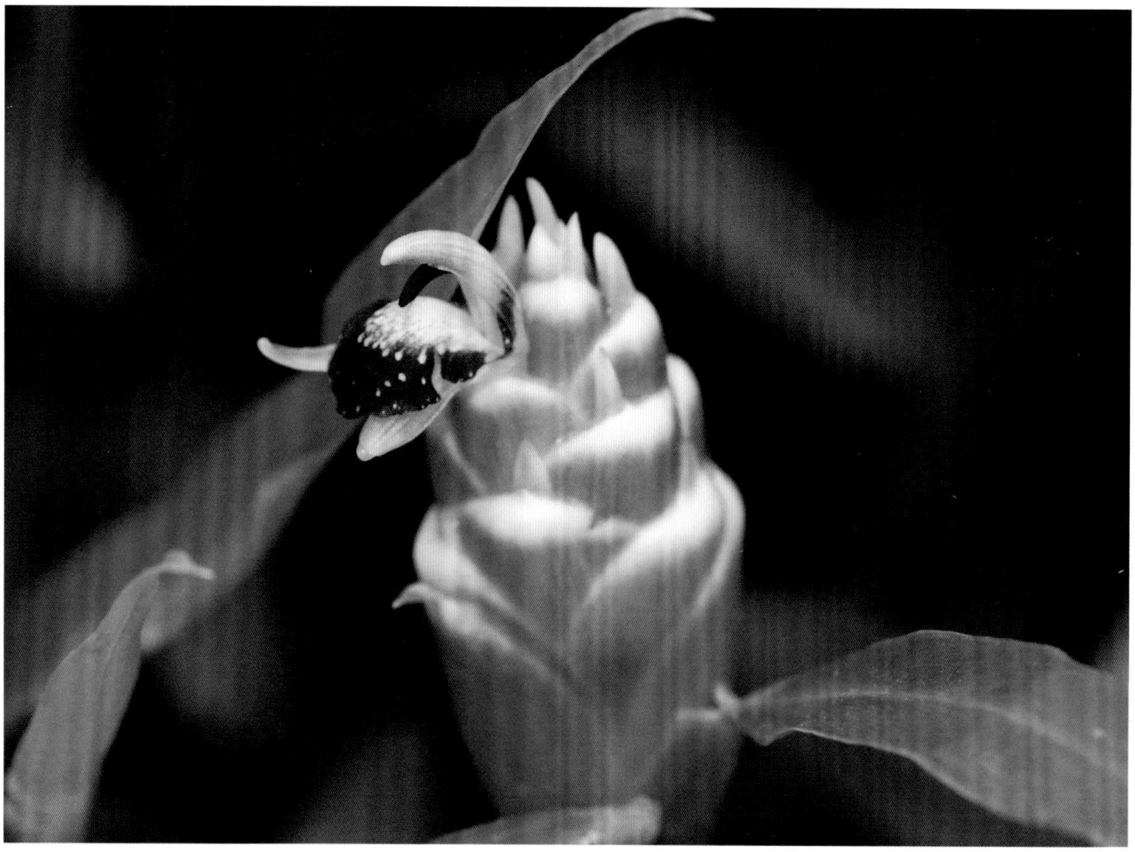
姜花

## 功效主治

温中散寒，回阳通脉，温肺化饮。本品辛热燥烈，为温中散寒之主药。

## 药理作用

本品有镇呕、镇静、镇痛、祛风健胃、止咳等作用。姜的乙醇提取液能直接兴奋心脏，对血管运动中枢有兴奋作用。

## 用法用量

内服：3 ~ 10 g，水煎服。

## 民族药方

1. **中寒水泻**　干姜（炮）适量。研细末，饮服 10 g。
2. **崩漏，月经过多**　干姜（炮）10 g，艾叶 15 g，红糖适量。水煎服。
3. **脾寒疟疾**　干姜、高良姜各等份。研细末，每次 6 g，水冲服。
4. **赤痢**　干姜适量。烧黑存性，候冷为末，每次 3 g，用米汤送饮。

**5．痛经** 干姜、红糖、大枣各 30 g。将大枣去核洗净，干姜洗净切片，加红糖同煎汤温热服，每日 2 次。

**6．小儿腹泻** 干姜、艾叶、小茴香各 20 g，川椒 15 g。共为细末，然后以鲜姜 30 g 捣烂拌匀，敷于脐部并以热水袋保持温度，昼夜持续，5 日为 1 个疗程。

**7．妊娠呕吐** 干姜、人参各 50 g，半夏 100 g。研细末，以生姜糊为丸，如梧桐子大，每次 10 丸，每日 3 次。

**8．胃寒痛** 小茴香、干姜、木香各 15 g，甘草 10 g。水煎服。

**9．胃火衰败，消化不良，巴达干赫依病** 干姜、全石榴、豆蔻、肉桂、荜茇、光明盐各等份。制成散剂，温开水送服，每次 1.5 ~ 3.0 g，每日 2 ~ 3 次。

**10．呕吐，腹泻，哮喘，痔疮，浮肿** 干姜 1.5 g，冬青叶 10 g，白胡椒 15 g，肉桂 6.5 g，豆蔻 5 g，荜茇 1 g。制成散剂，温开水送服，每次 1.5 ~ 3.0 g，每日 2 ~ 3 次。

## 使用注意

阴虚内热、血热妄行者忌用。孕妇慎用。

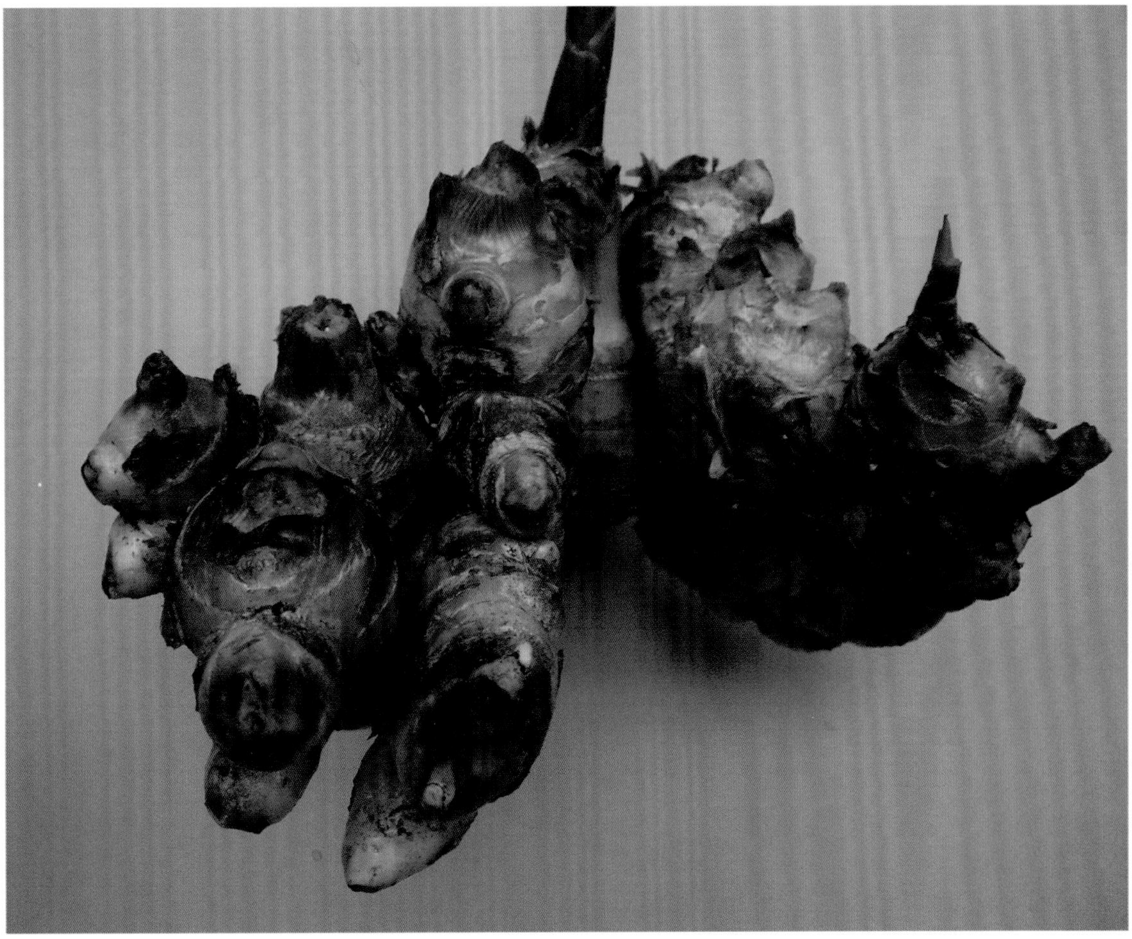

干姜药材

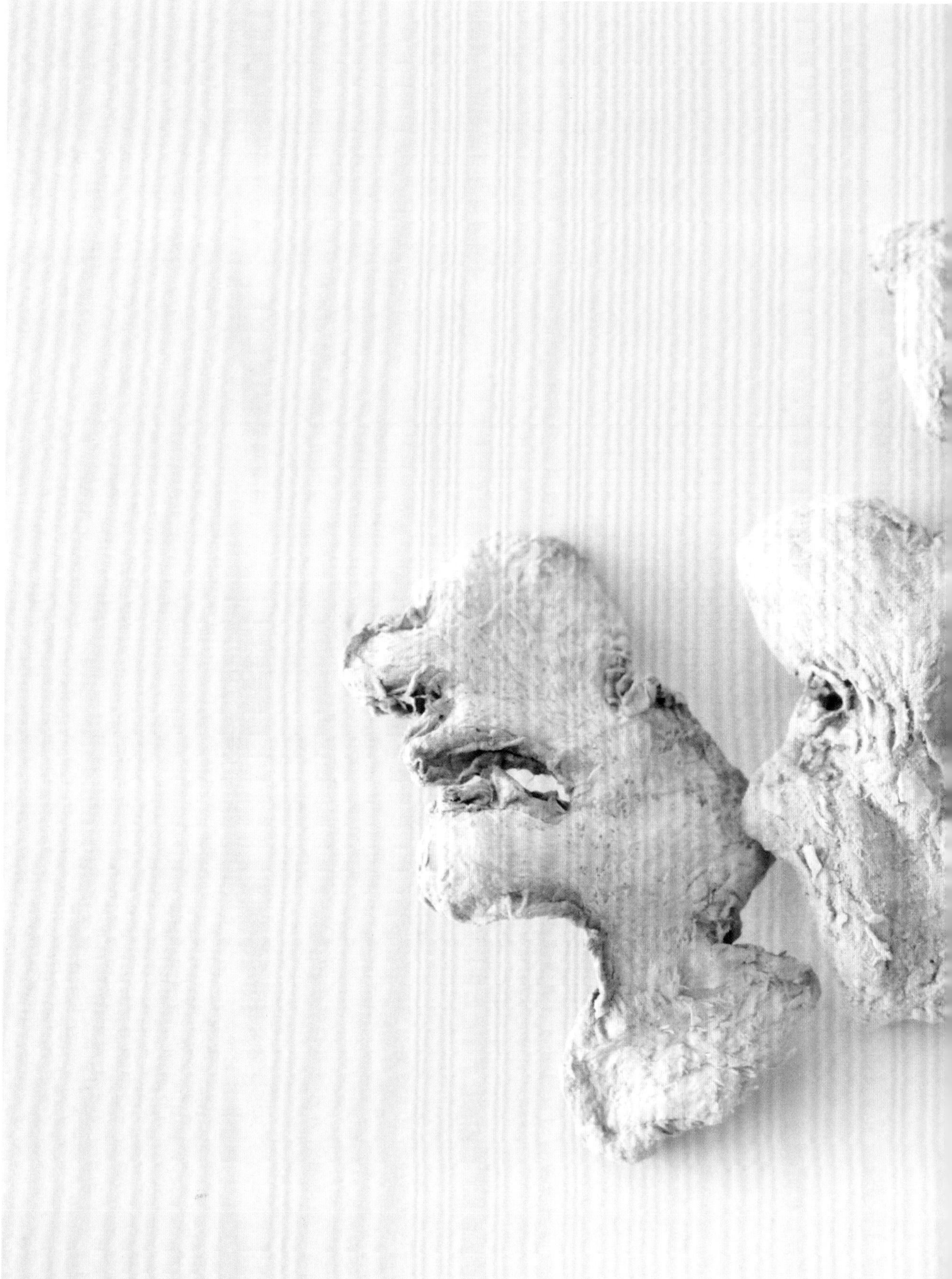

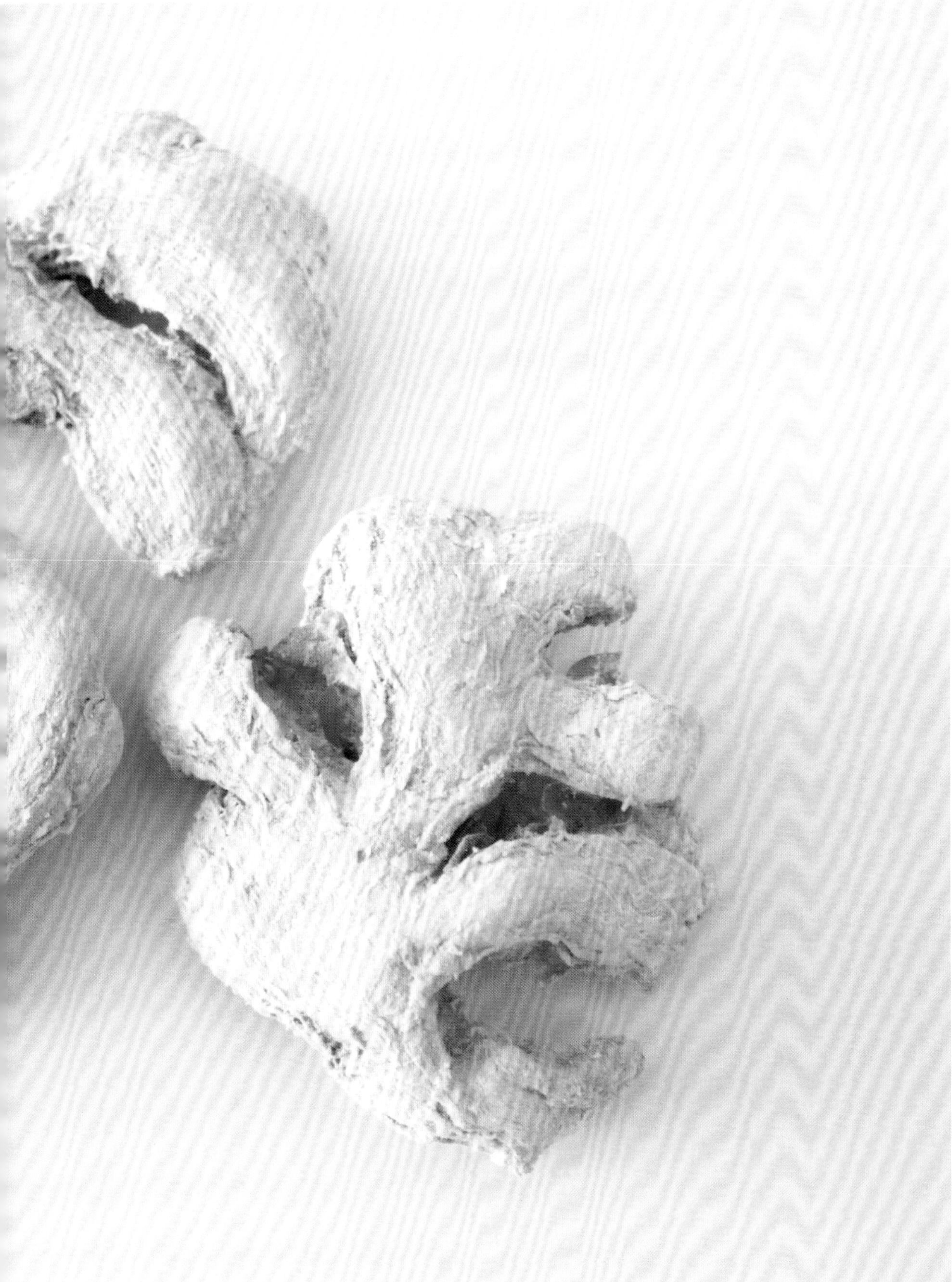

干姜饮片

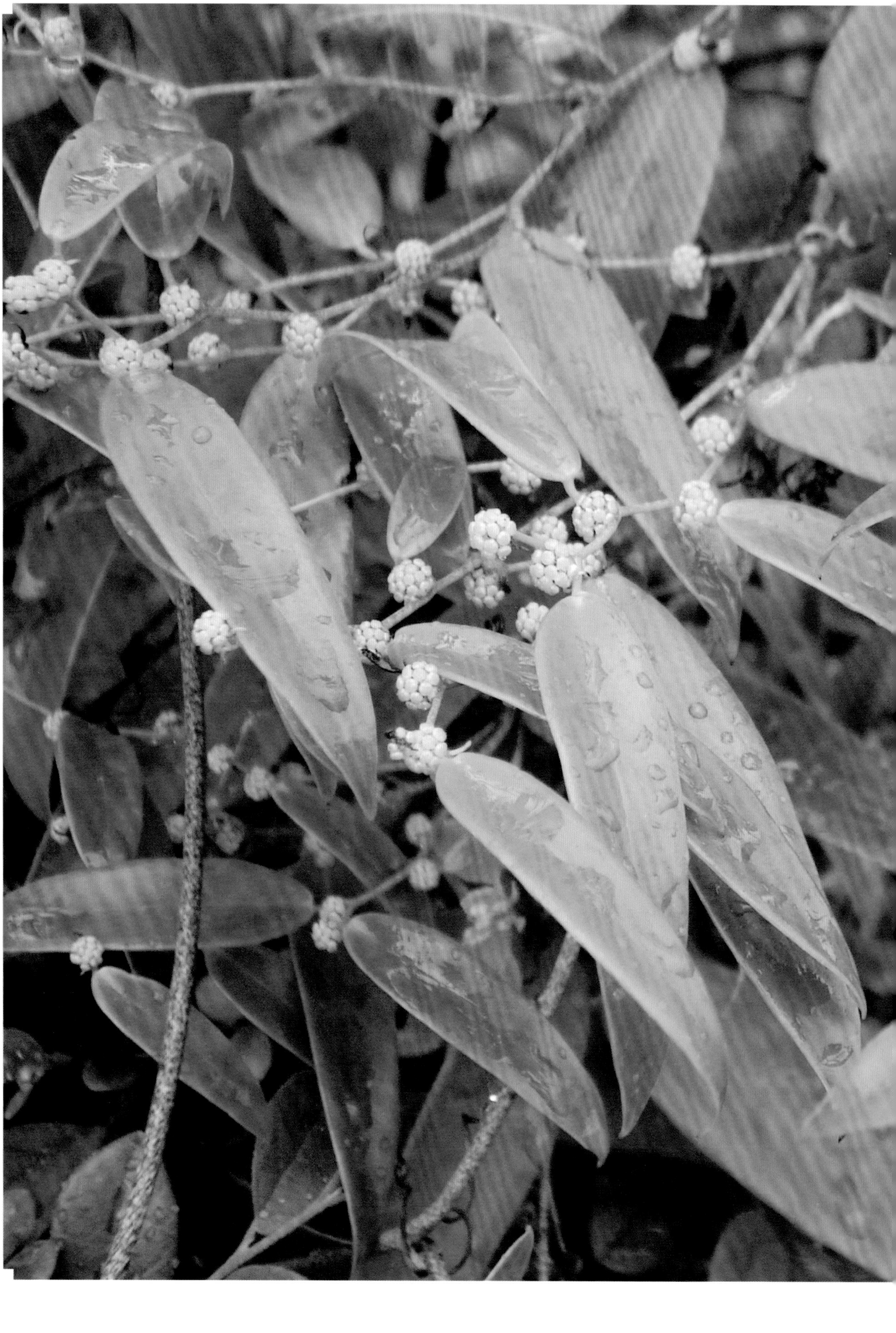

# 土茯苓

【蒙药名】陶菲郎。

【别　名】禹余粮、冷饭团、红土苓、山奇良、盖勒格日。

【来　源】本品为百合科植物土茯苓 *Smilax glabra* Roxb. 的根茎。

【性味归经】味甘，性热。归冷经。

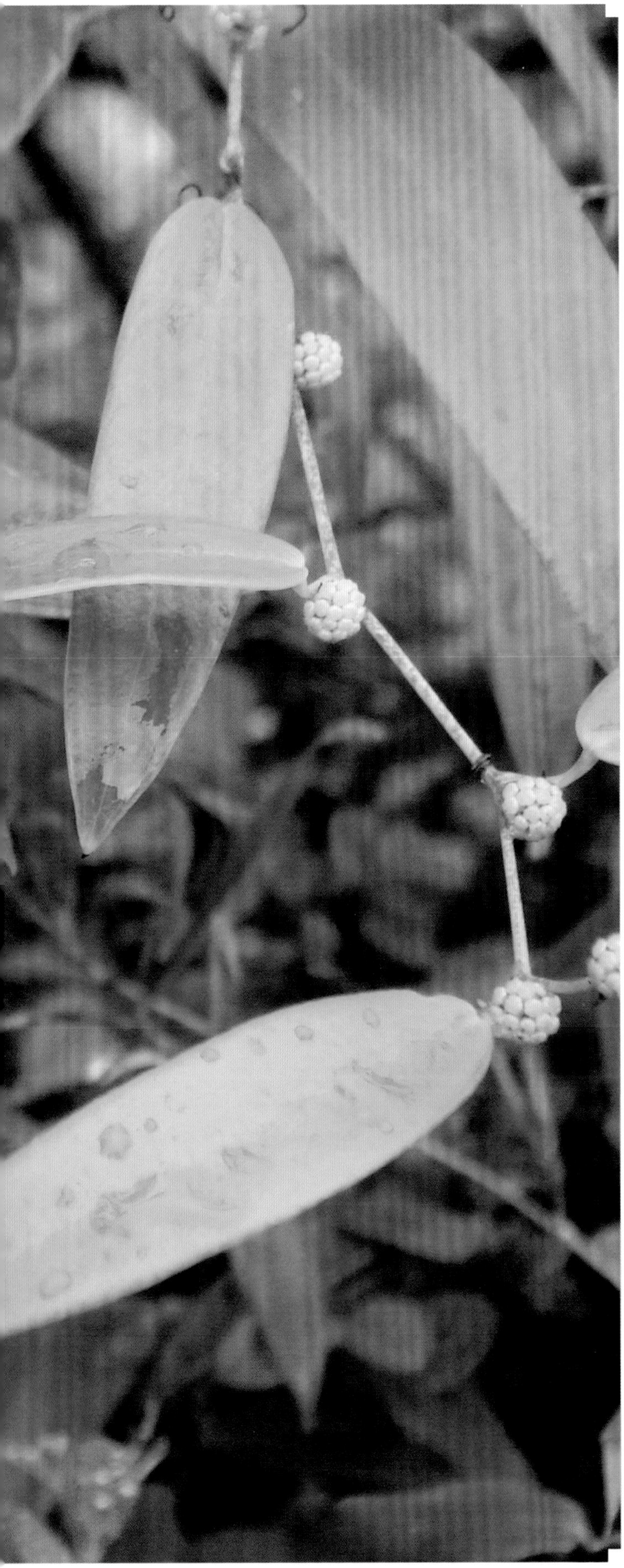

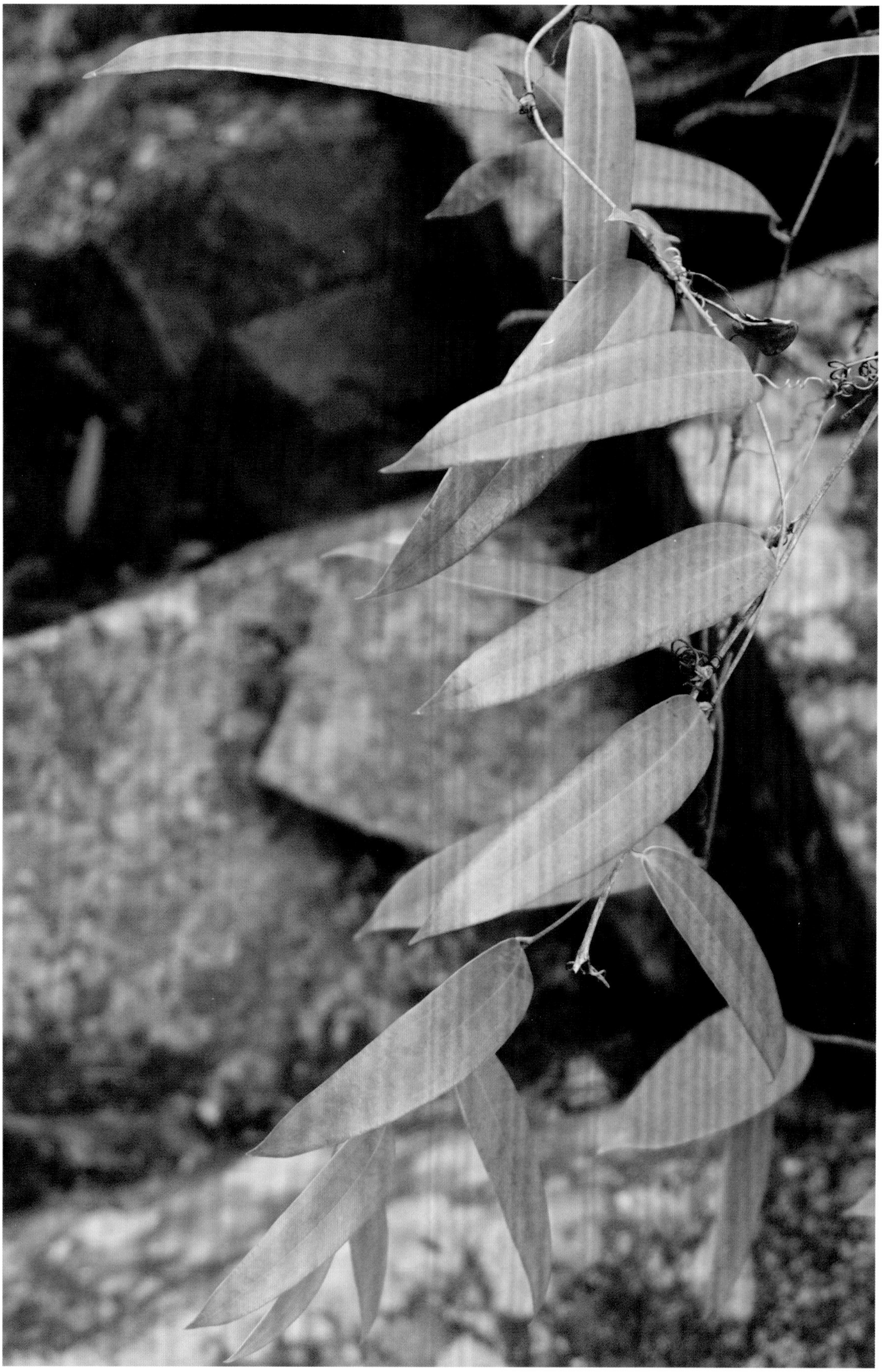

土茯苓

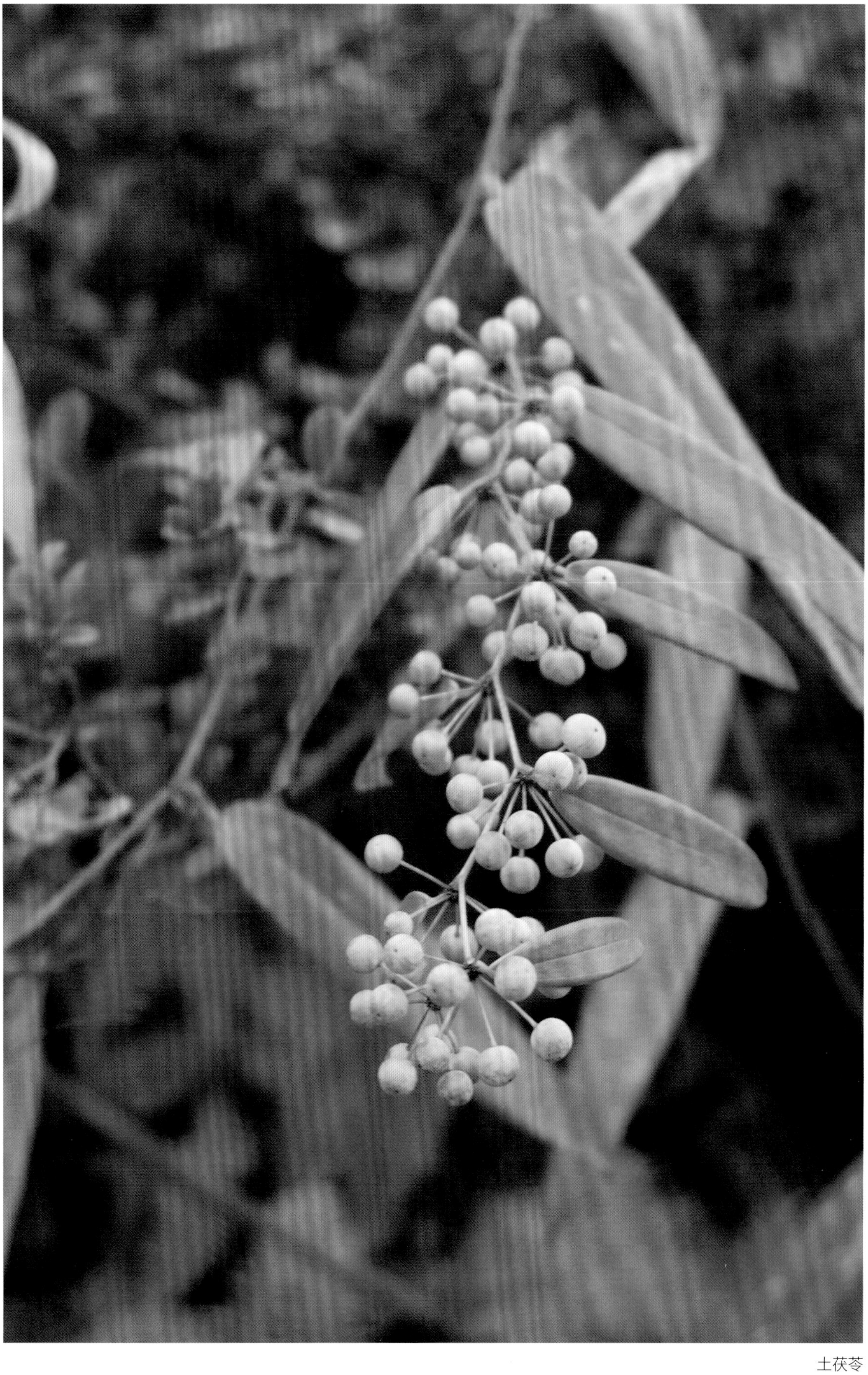

土茯苓

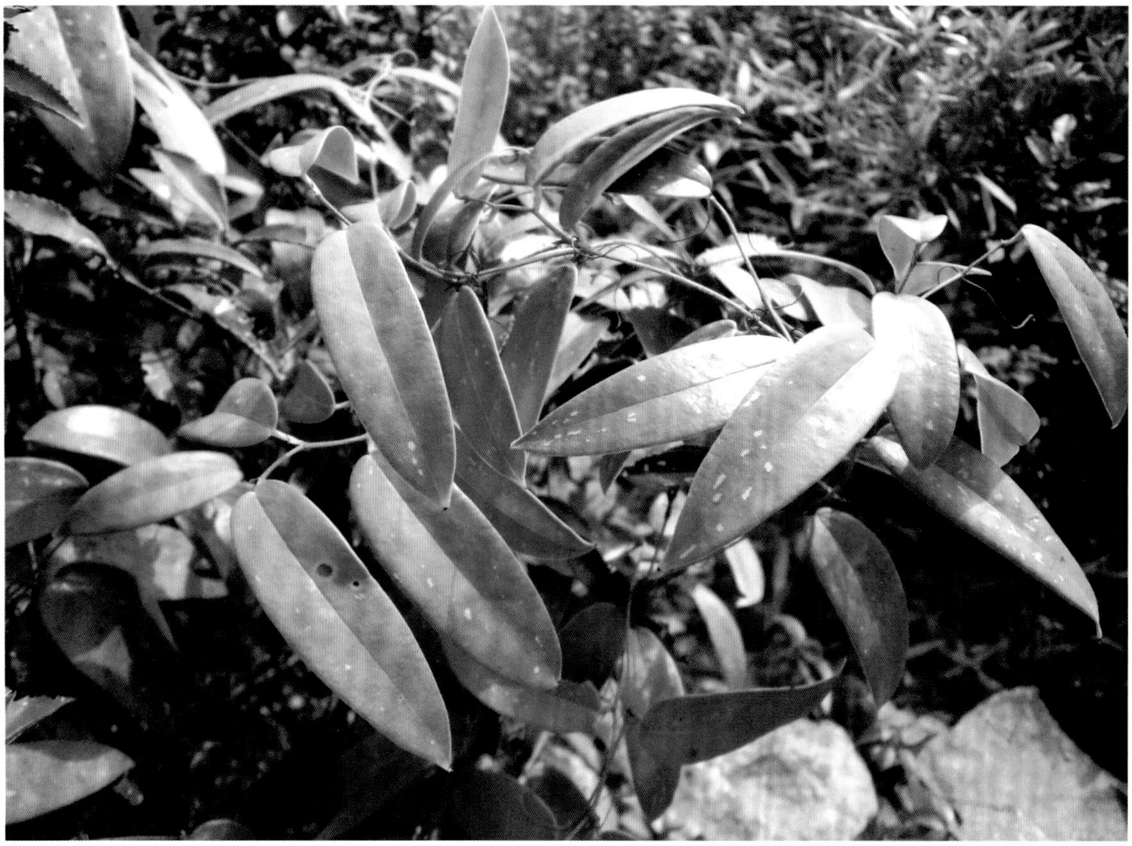

土茯苓

## 识别特征

攀缘状灌木，长 1 ~ 4 m。根茎块根状，有明显结节，着生多数须根。茎与枝条光滑无刺。单叶互生；叶柄长 0.5 ~ 2.0 cm，具狭鞘，常有纤细的卷须 2 条；叶片薄革质，狭椭圆状披针形至狭卵状披针形，长 6 ~ 20 cm，宽 1.2 ~ 5.0 cm，先端渐尖，基部圆形，全缘，下面常被白粉，基出脉 3 ~ 5 条。伞形花序单生于叶腋，通常具 10 余朵花；雄花序总花梗长 2 ~ 5 mm，通常明显短于叶柄，在总花梗与叶柄之间有一芽；花序托膨大，连同多数宿存的小苞片多少呈莲座状，宽 2 ~ 5 mm，花绿白色，六棱状球形，直径约 4 mm；雄花外花被片近扁圆形，宽 2 mm，兜状，背面中央具纵槽，内花被片近圆形，宽约 1 mm，边缘有不规则的齿；雄花靠合，与内花被片近等长，花丝极短；雌花序的总梗长约 1 cm，雌花外形与雄花相似，但内花被片边缘无齿，具 3 枚退化雄蕊。浆果直径 6 ~ 8 mm，熟时黑色，具粉霜。花期 5—11 月，果期 11 月至翌年 4 月。

## 生境分布

生长于海拔 1800 m 以下的林下、灌木丛、河岸或山谷中。分布于浙江、江苏、安徽、江西、湖南、湖北、广西、广东、贵州、四川等省区。

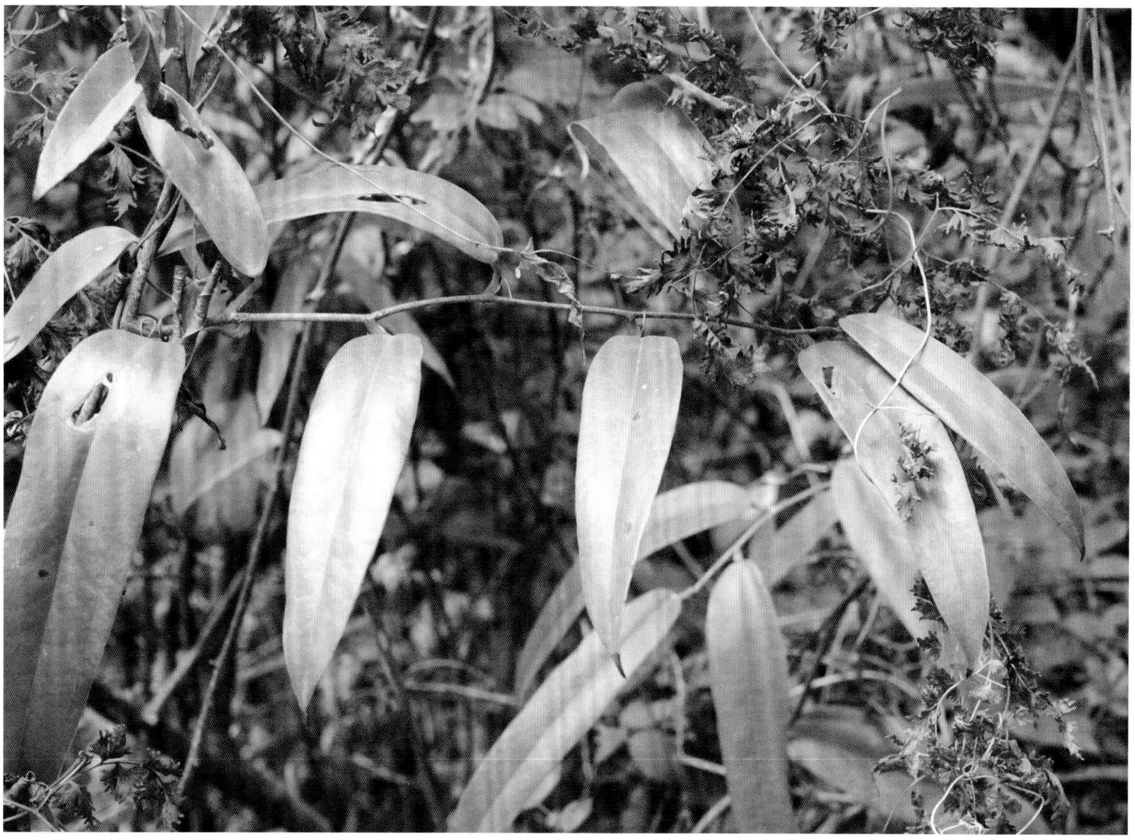

土茯苓

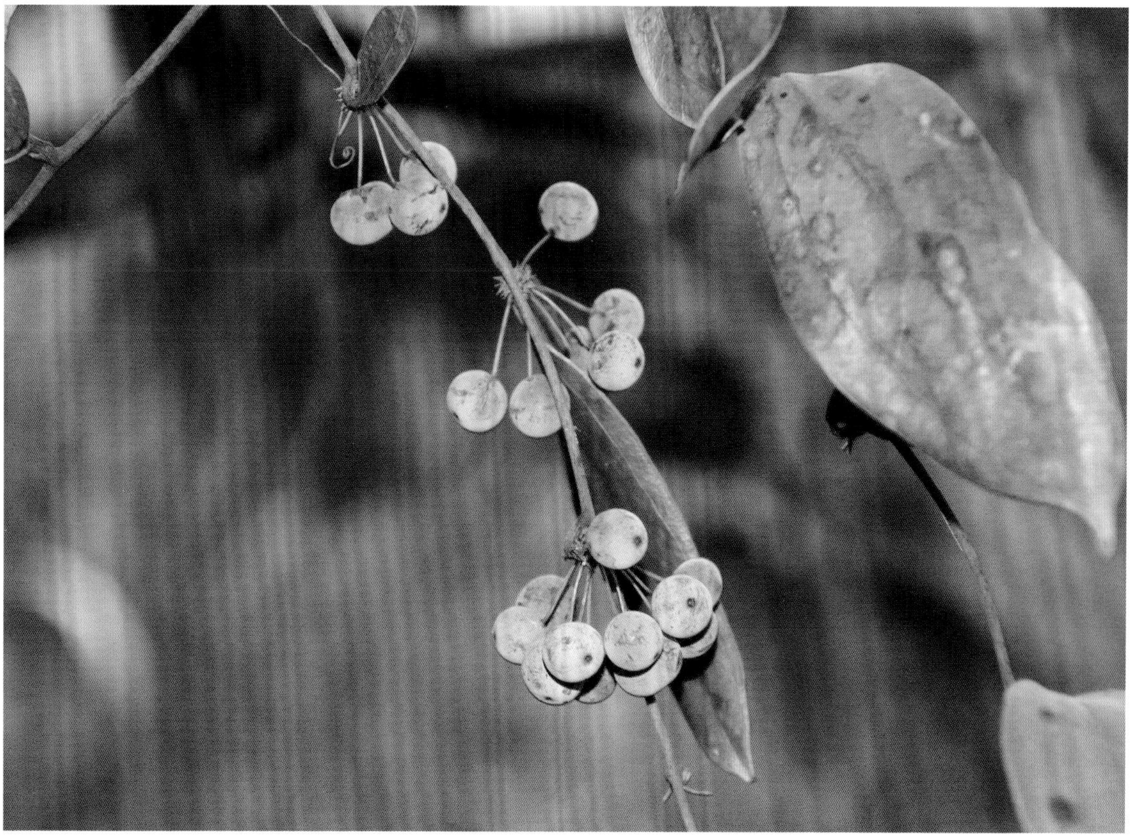

土茯苓

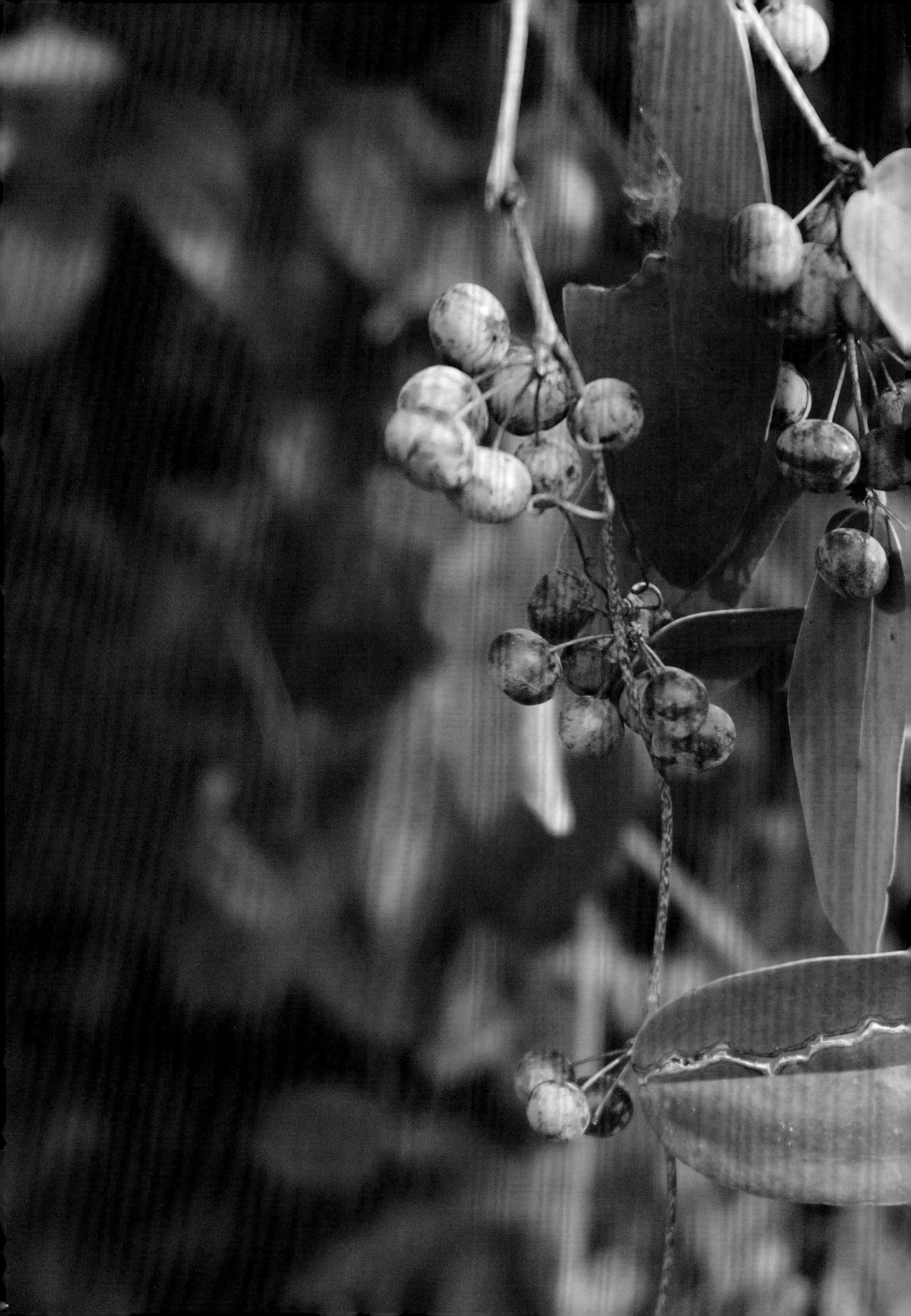

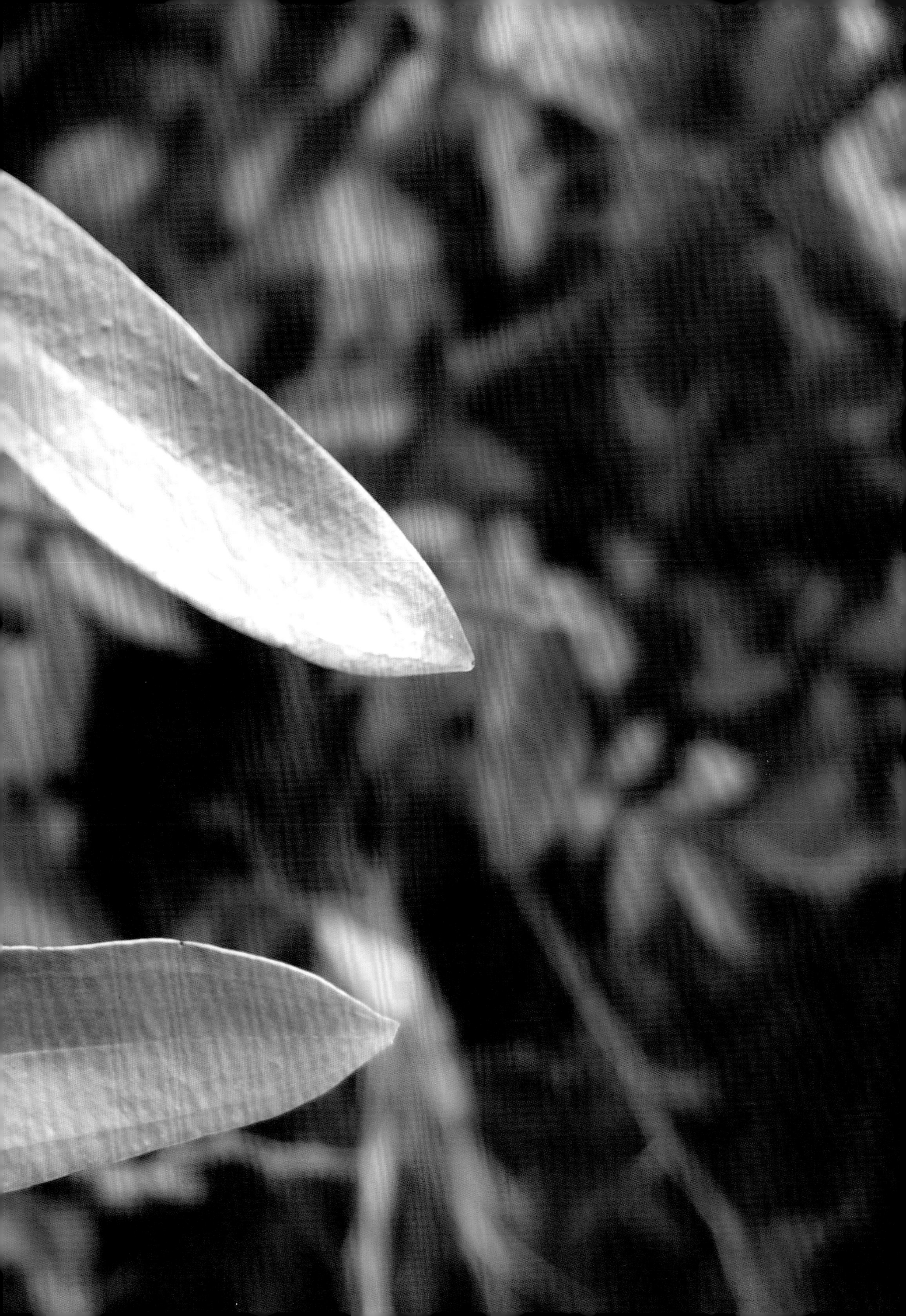

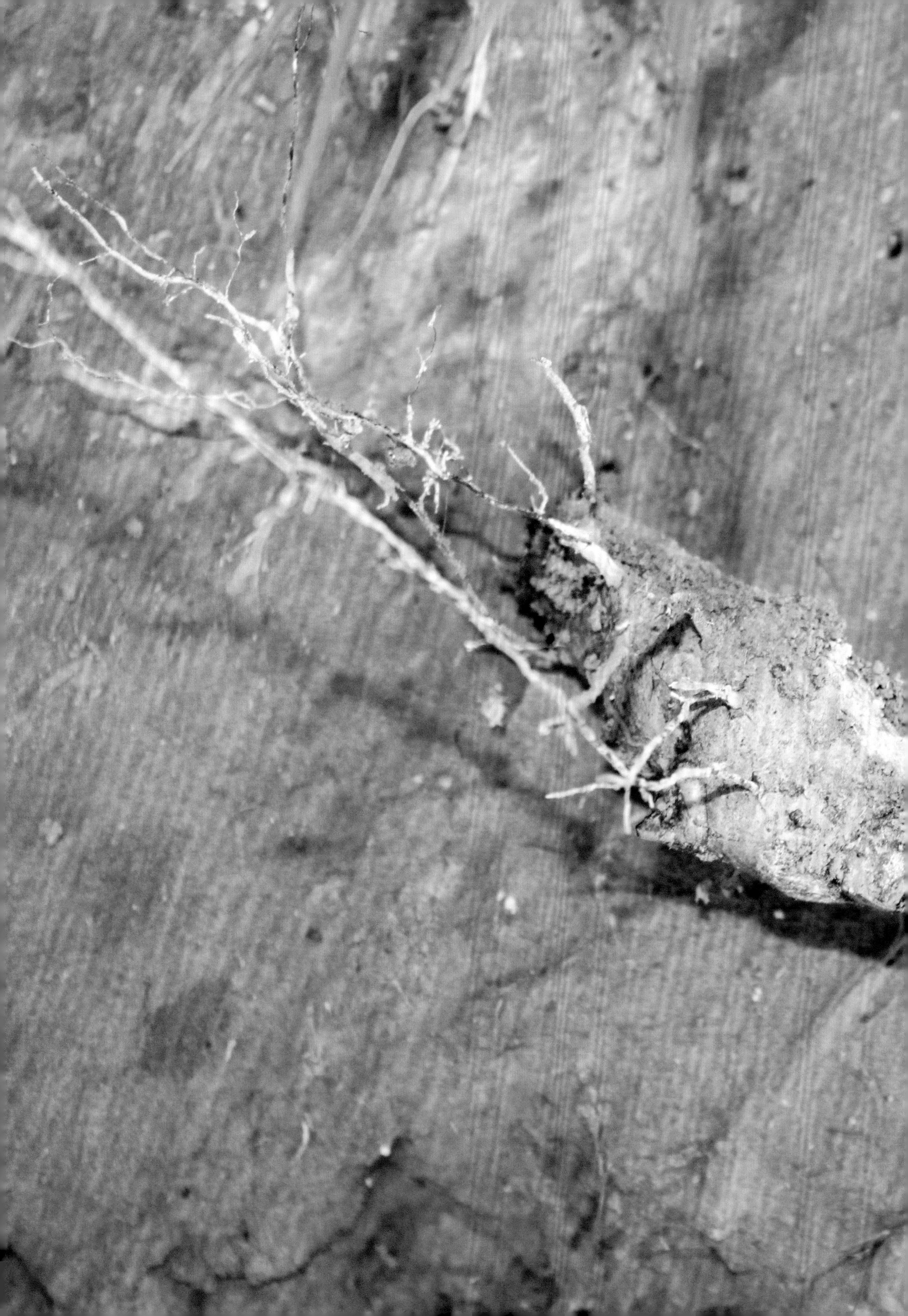

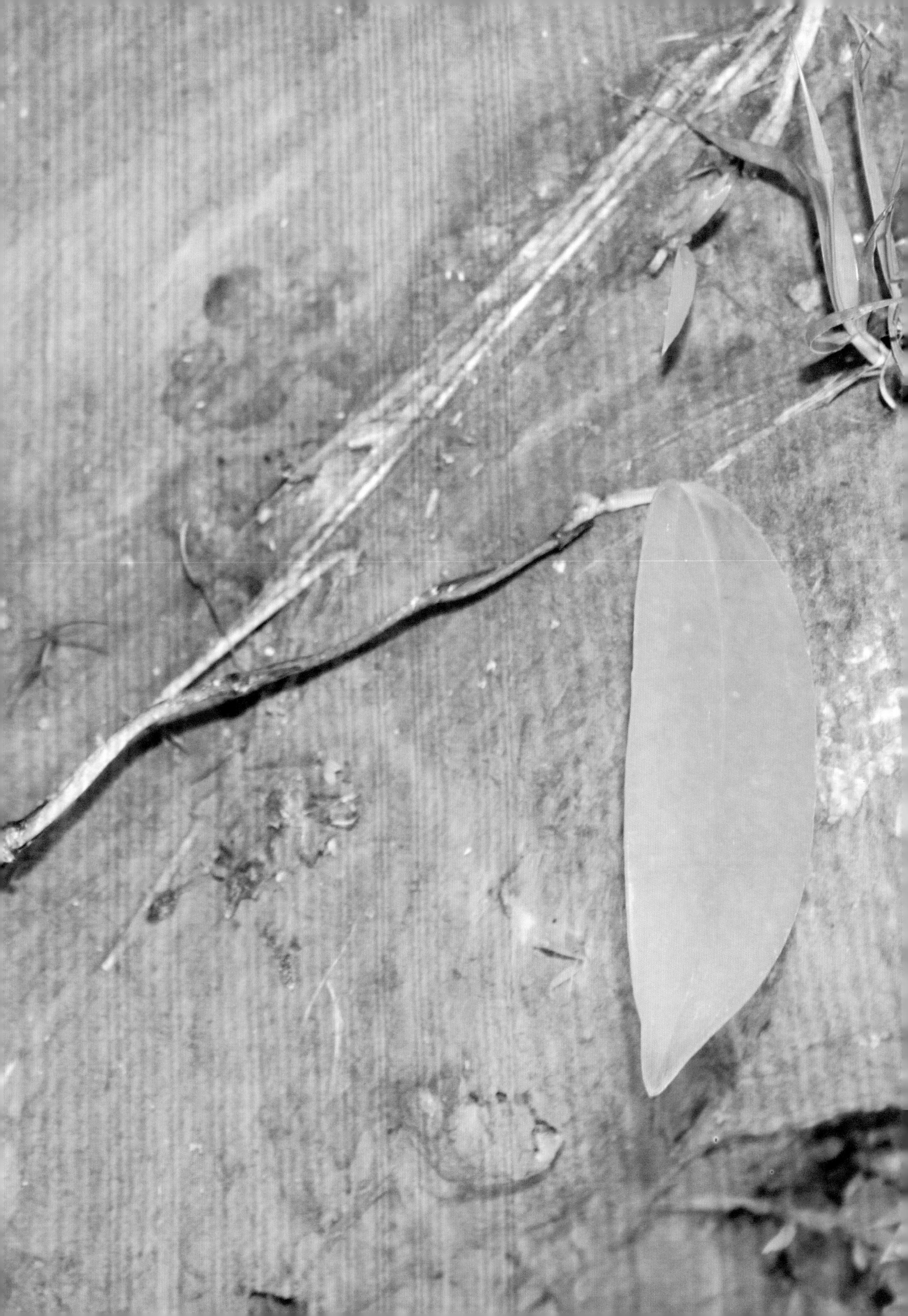

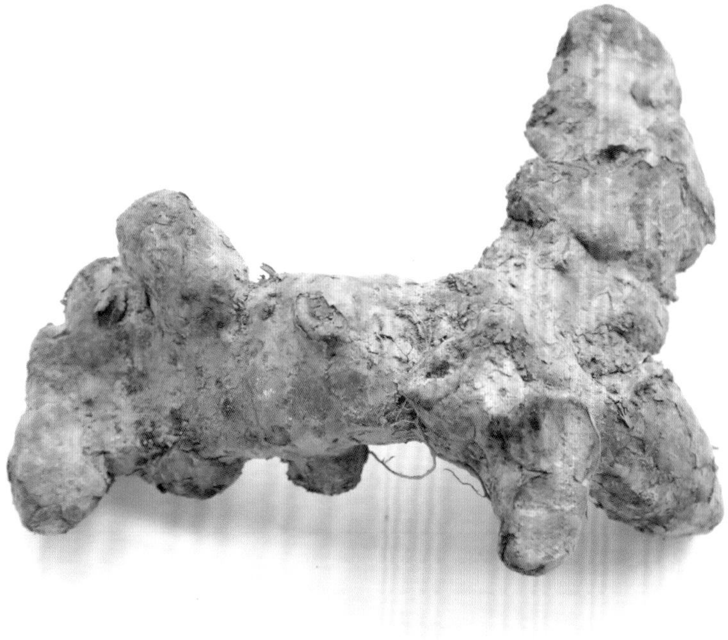

土茯苓药材

## 采收加工

秋末初冬采挖，除去芦头及须根，洗净，切片，晒干或置于开水中煮数分钟，再切片，晒干。

## 药材鉴别

根茎略呈圆柱形，稍扁或呈不规则条块，有结节状隆起，具短分枝，长 5 ~ 22 cm，直径 2 ~ 5 cm。表面黄棕色或灰褐色，凹凸不平，有坚硬的须根残基，分枝顶端有圆形芽痕，有的外皮呈现不规则裂纹，并有残留的鳞叶。质坚硬。切片呈长圆形或不规则，厚 1 ~ 5 mm，边缘不整齐；切面类白色至淡红棕色，粉性，可见点状维管束及多数小亮点；质略韧，折断时有粉尘飞扬，以水湿润后有黏滑感。无臭，味甘。

## 功效主治

除湿，泄浊，解毒，通利关节。主治风湿疼痛，筋骨挛痛，淋浊，泄泻，梅毒，痈肿，疮癣，瘰疬，汞中毒。

## 用法用量

内服：煎汤，15 ~ 60 g。外用：适量，研末调敷。

## 民族药方

**1．风湿疼痛**　土茯苓 15 g，八爪金龙、四块瓦各 10 g，岩马桑 8 g。炖猪蹄服。

**2．小便不利**　土茯苓 30 g，玉米须 15 g。水煎服。

**3．杨梅疮毒**　土茯苓 50 g 或 15 g。水酒浓煎服。

**4．大毒疮红肿**　土茯苓适量。研为细末，好醋调敷。

**5．白喉**　土茯苓、土牛膝根各 30 g。水煎服。

**6．小便不通**　土茯苓、白茅根各 20 g。水煎服，每次 20 ml，每日 1 剂，分 3 次服。

**7．病后体虚**　土茯苓 65 g，团鱼 1 只。团鱼去尽内杂（不洗），合药炖服。

**8．骨折**　土茯苓 200 g，打不死 250 g。共研粉，用酒炒后敷患处。

**9．乙型病毒性肝炎**　土茯苓、虎杖、白花蛇舌草各 12 g。小儿减量。水煎服，每日 3 次，随证加减。

**10．滴虫阴道炎**　采用单味土茯苓散剂，熏洗外用。

**11．血热头痛、咽喉肿痛、经血淋滴等妇女血症**　土茯苓 100 g，金银花 10 g，诃子、栀子、川楝子各 8 g，黄连、瞿麦各 15 g。制成煮散剂，温开水送服，每次 3 ～ 5 g，每日 1 ～ 2 次。

**12．梅毒，淋病**　土茯苓 300 g，金银花 10 g，紫草茸、茜草、枇杷叶、草乌（制）、文冠木膏、诃子、栀子、白云香、苘麻子、红花、瞿麦、黑云香各 5 g。制成煮散剂，水煎服，每次 3 ～ 5 g，每日 3 次，21 日为 1 个疗程。

## 使用注意

肝肾阴虚者慎服。忌犯铁器，服时忌茶。

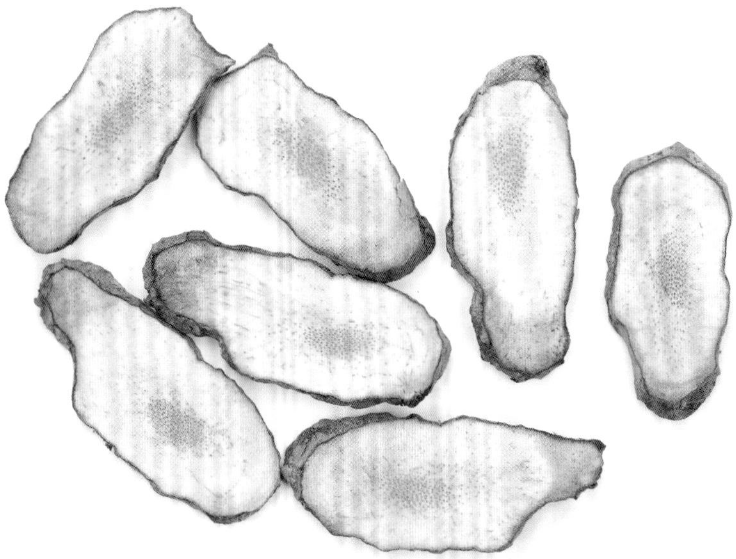

土茯苓药材

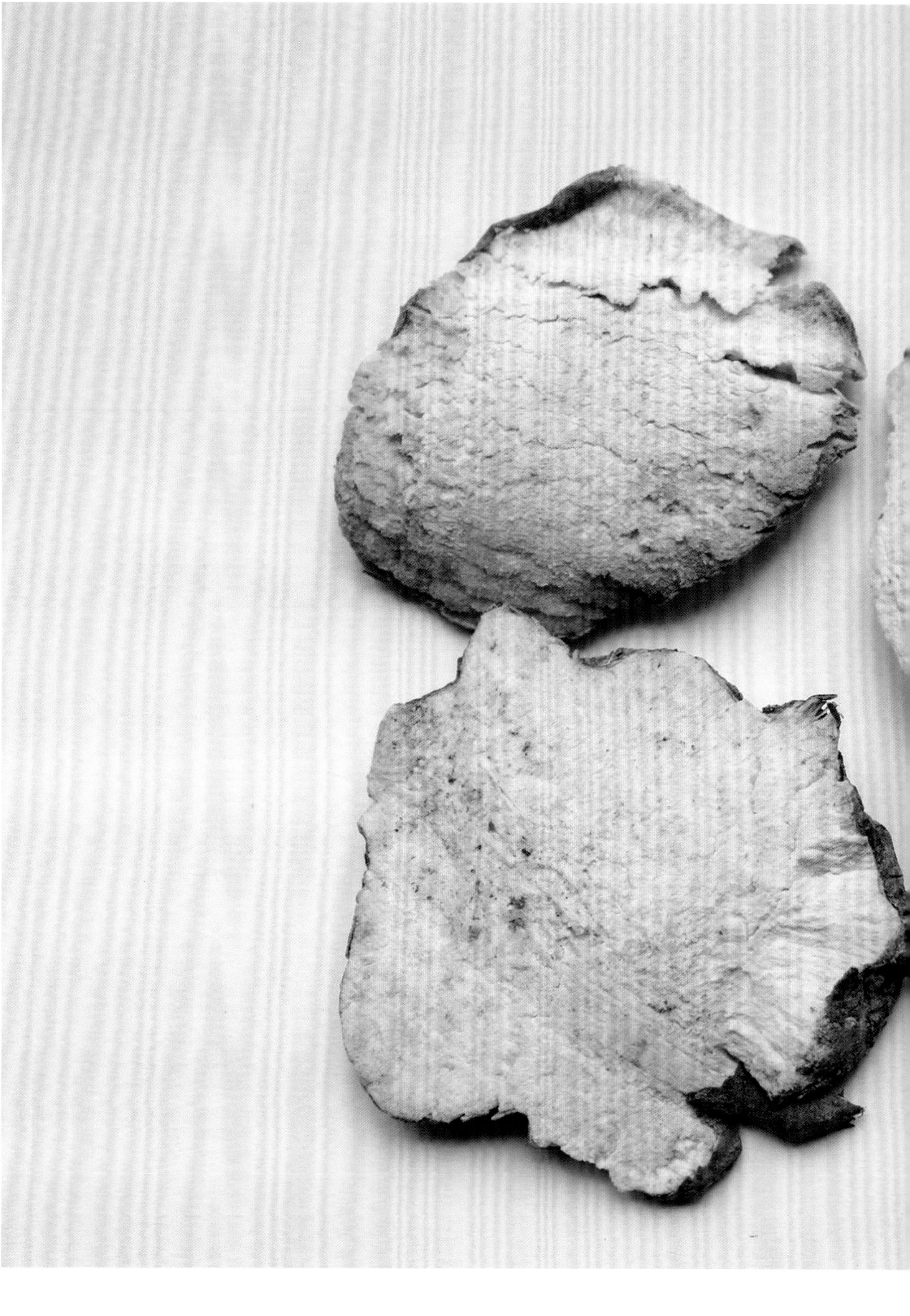

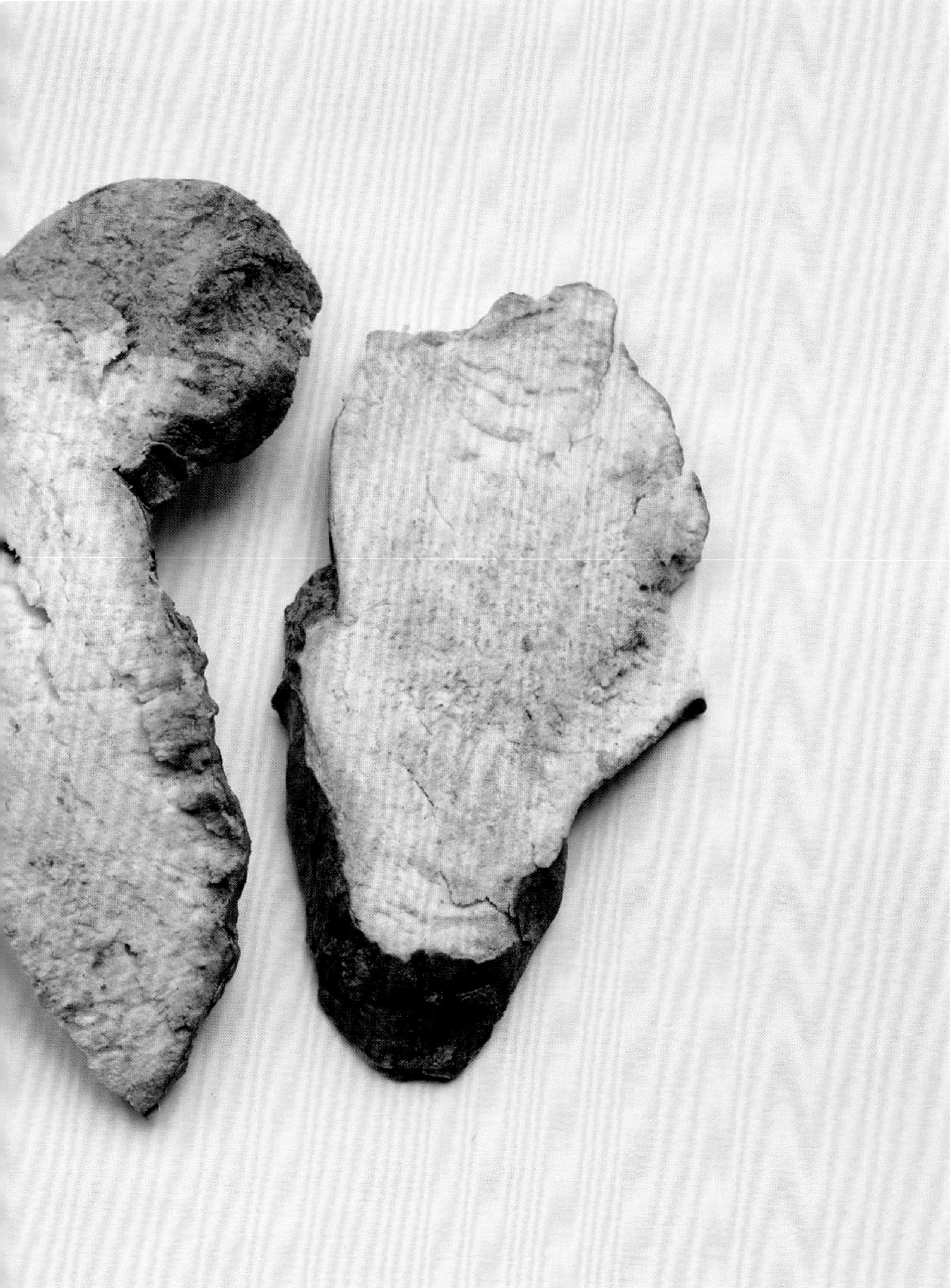

土茯苓饮片

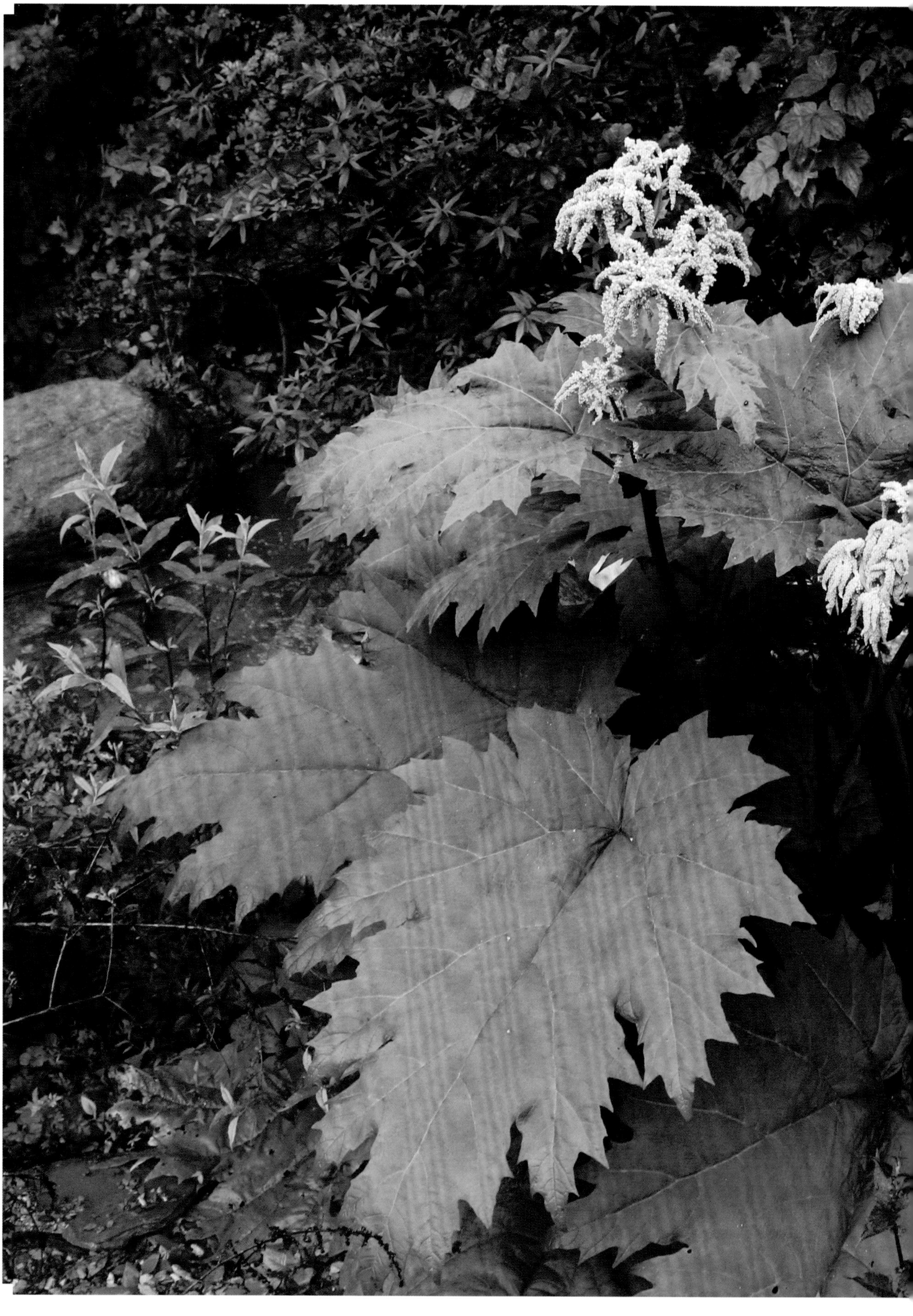

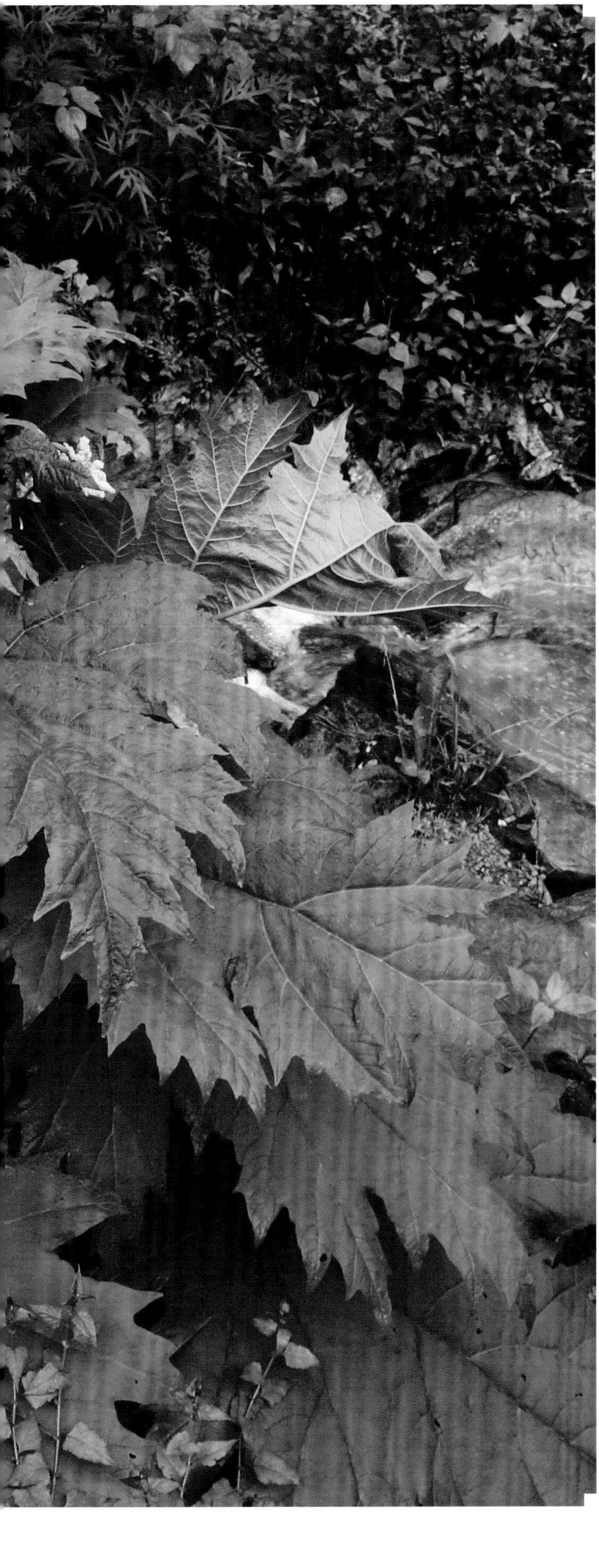

# 大黄

**【蒙药名】**格秀讷。

**【别　名】**西莫兴、朱木萨、制大黄（熟军）、酒炒大黄（酒军）。

**【来　源】**本品为蓼科植物掌叶大黄 *Rheum palmatum* L. 或药用大黄 *Rheum officinale* Baill. 等的干燥根及根茎。

**【性味归经】**味苦，性寒。归脾、胃、大肠、肝、心经。

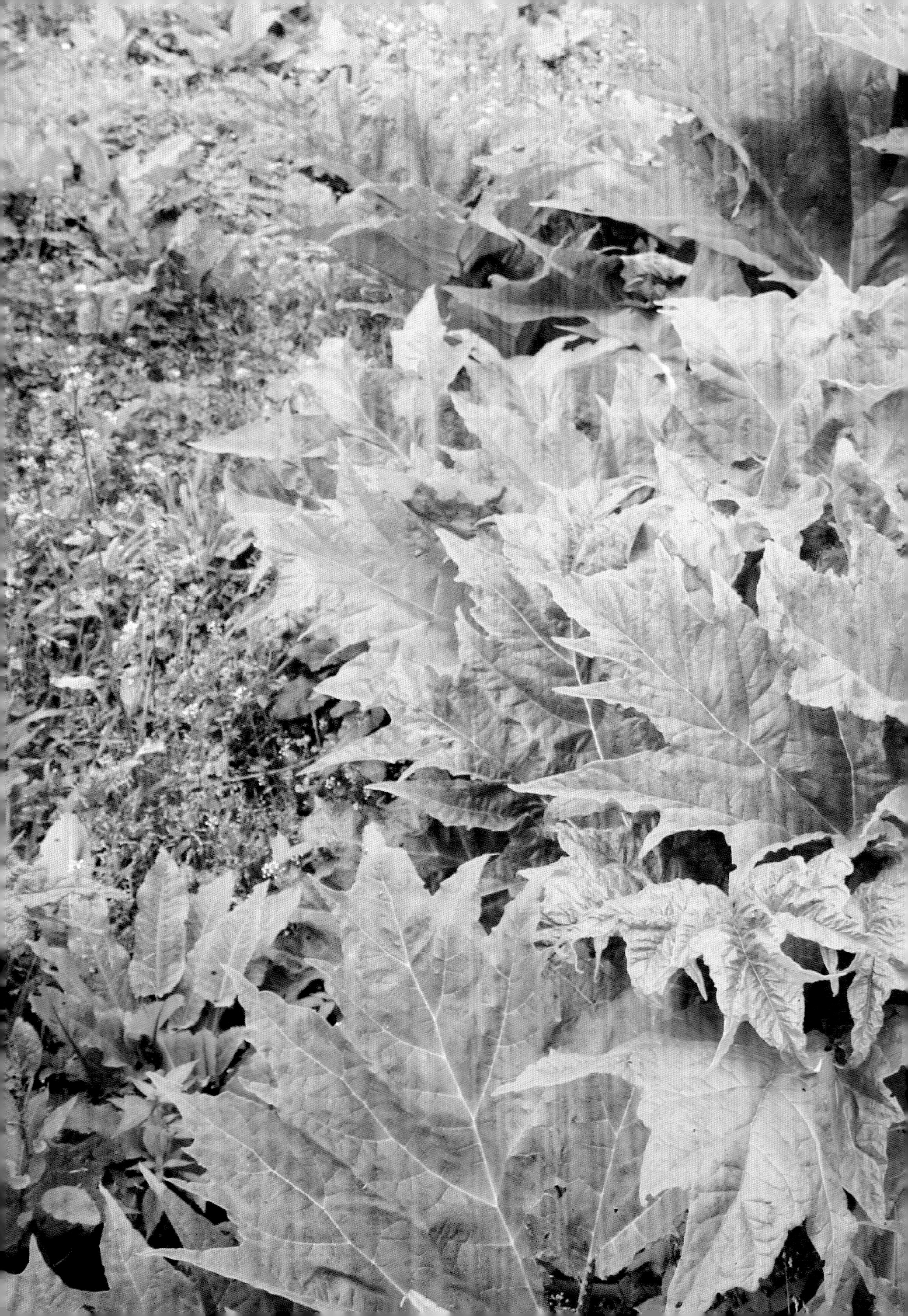

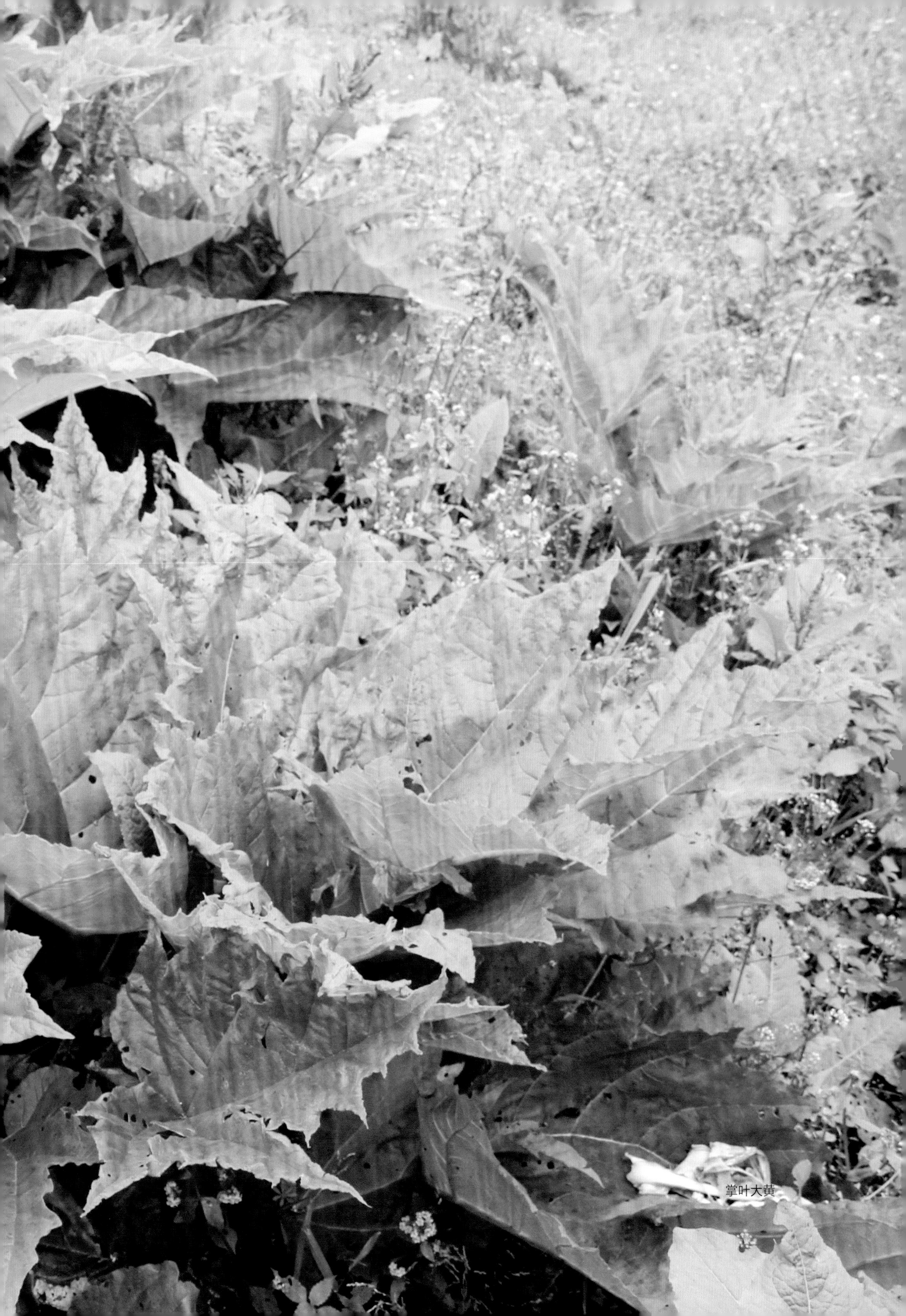

掌叶大黄

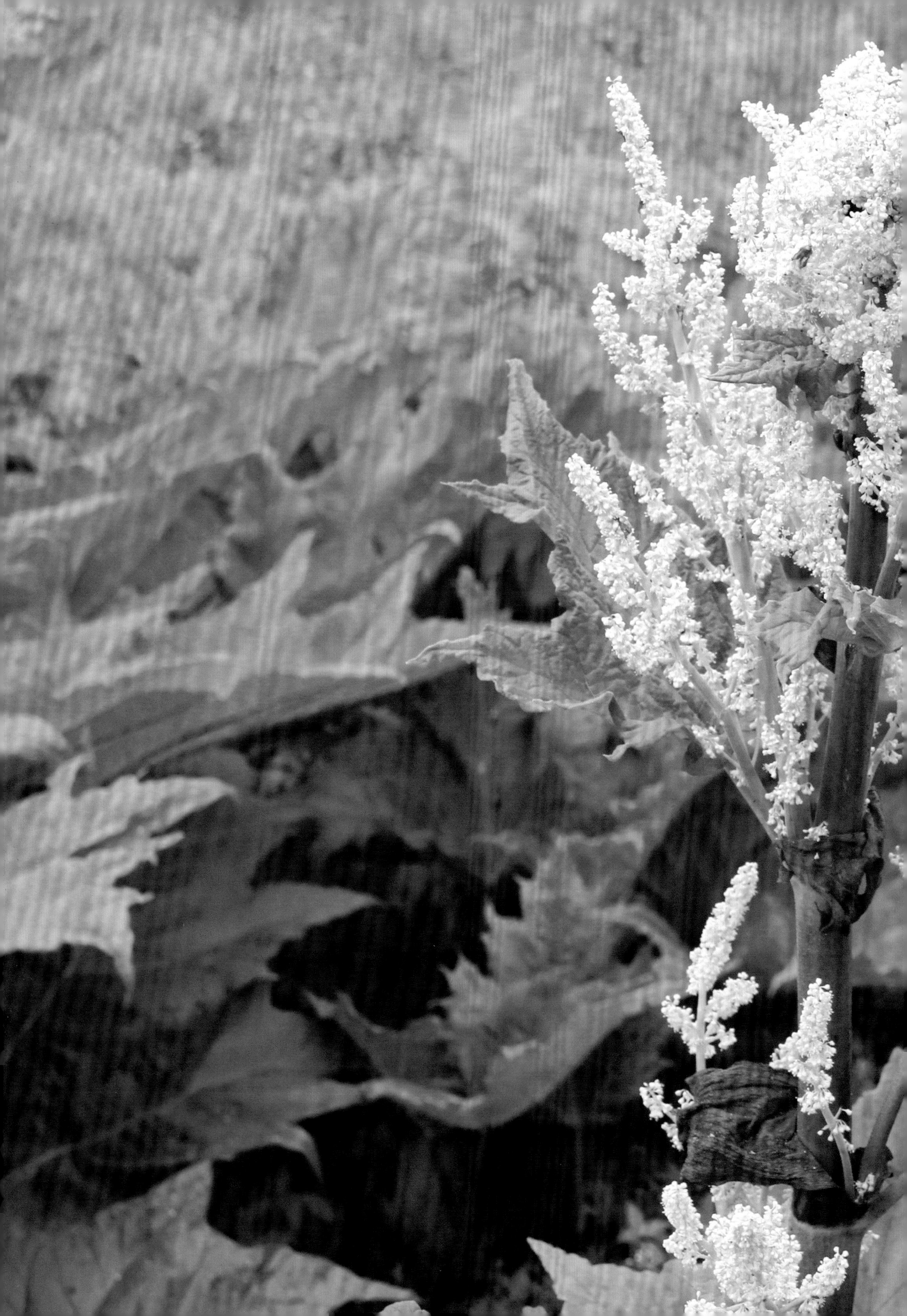

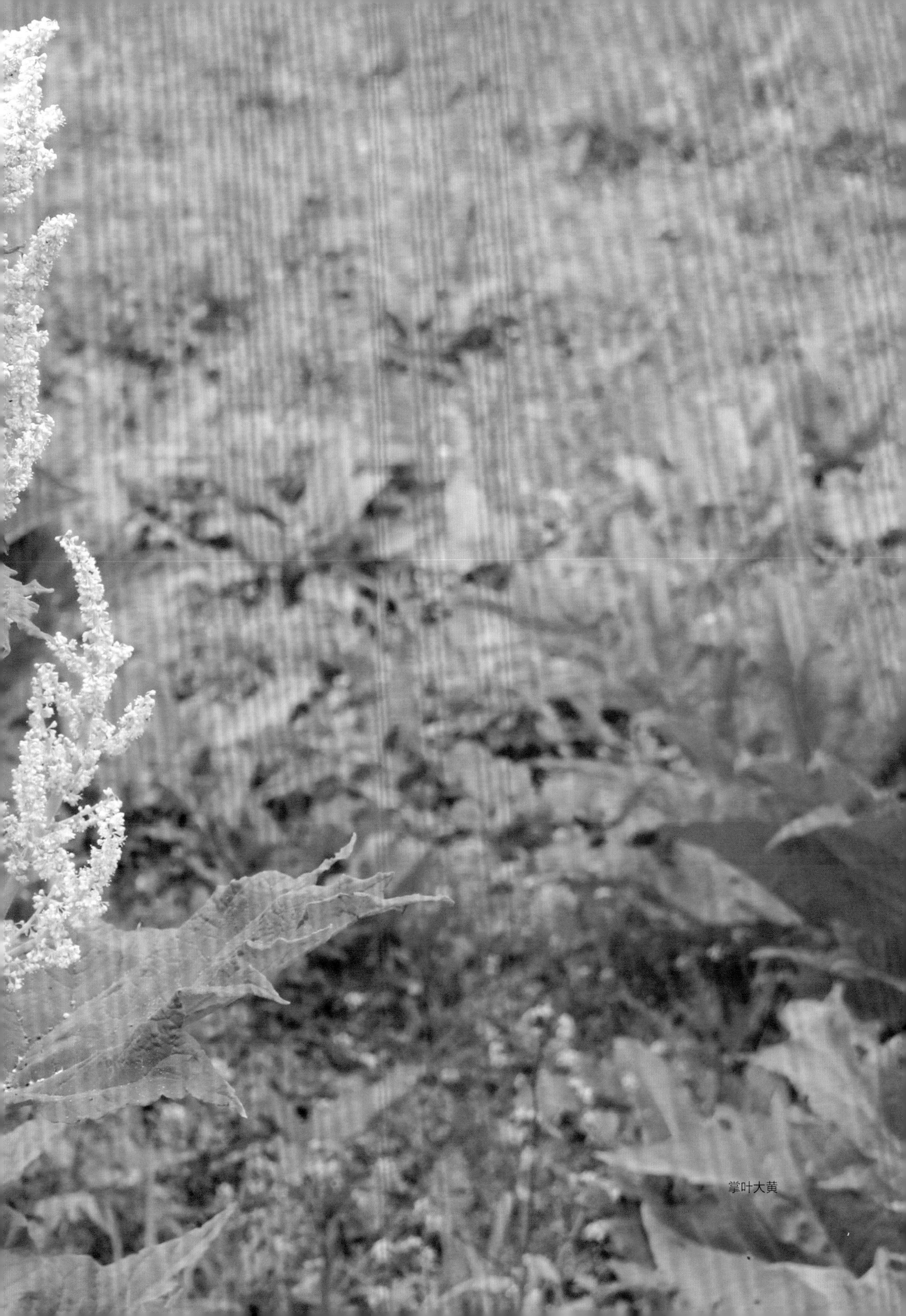

掌叶大黄

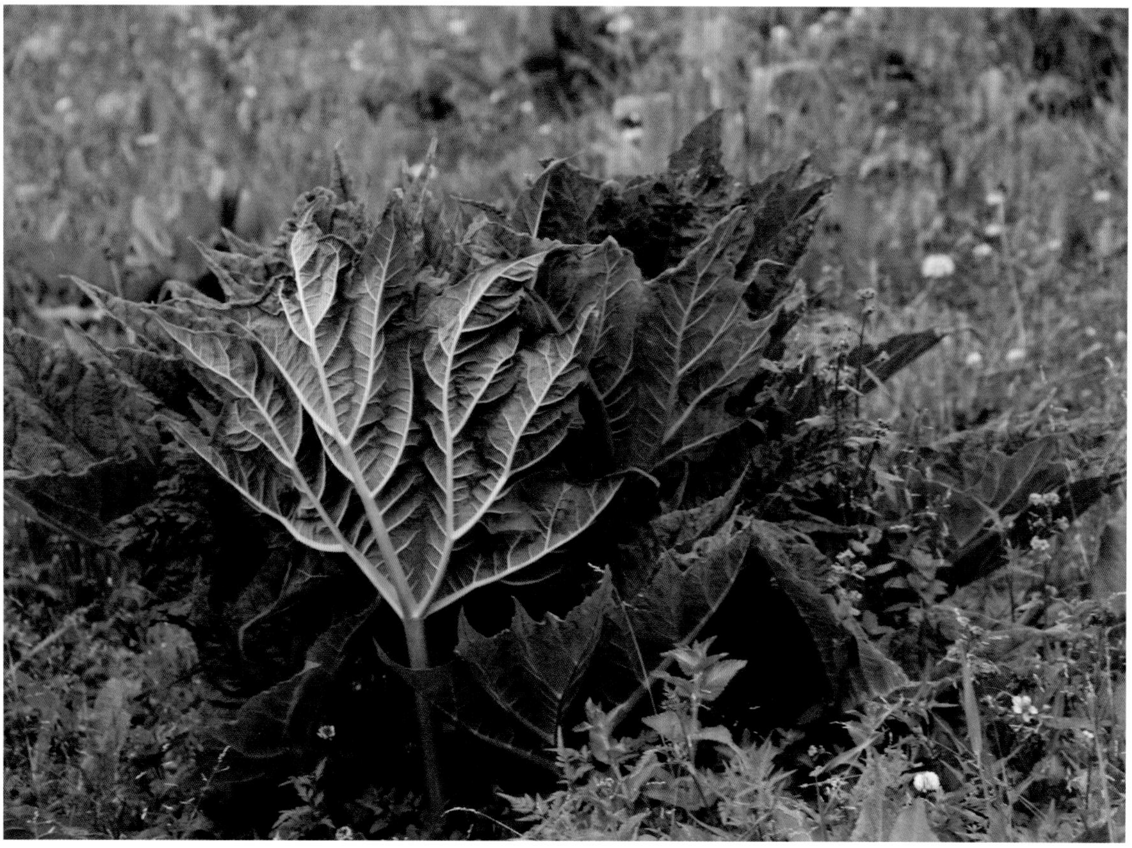

掌叶大黄

## 识别特征

多年生高大草本。叶多根生，具长柄，叶片广卵形，3 ~ 5 深裂至叶片 1/2 处。茎生叶较小，互生。花小，紫红色，圆锥花序簇生。瘦果，三角形有翅。唐古特大黄：与上种相似，不同处为叶片分裂极深，裂片呈细长羽状。花序分支紧密。常向上贴于茎。药用大黄：叶片浅裂达 1/4 处。花较大，黄色。花期 6—7 月，果期 7—8 月。

## 生境分布

生长于山地林缘半阴湿的地方。分布于四川、甘肃、青海、西藏等省区。

## 采收加工

秋末茎叶枯萎或次春发芽前采挖，除去细根，刮去外皮，切瓣或段，用绳穿成串干燥或直接干燥。

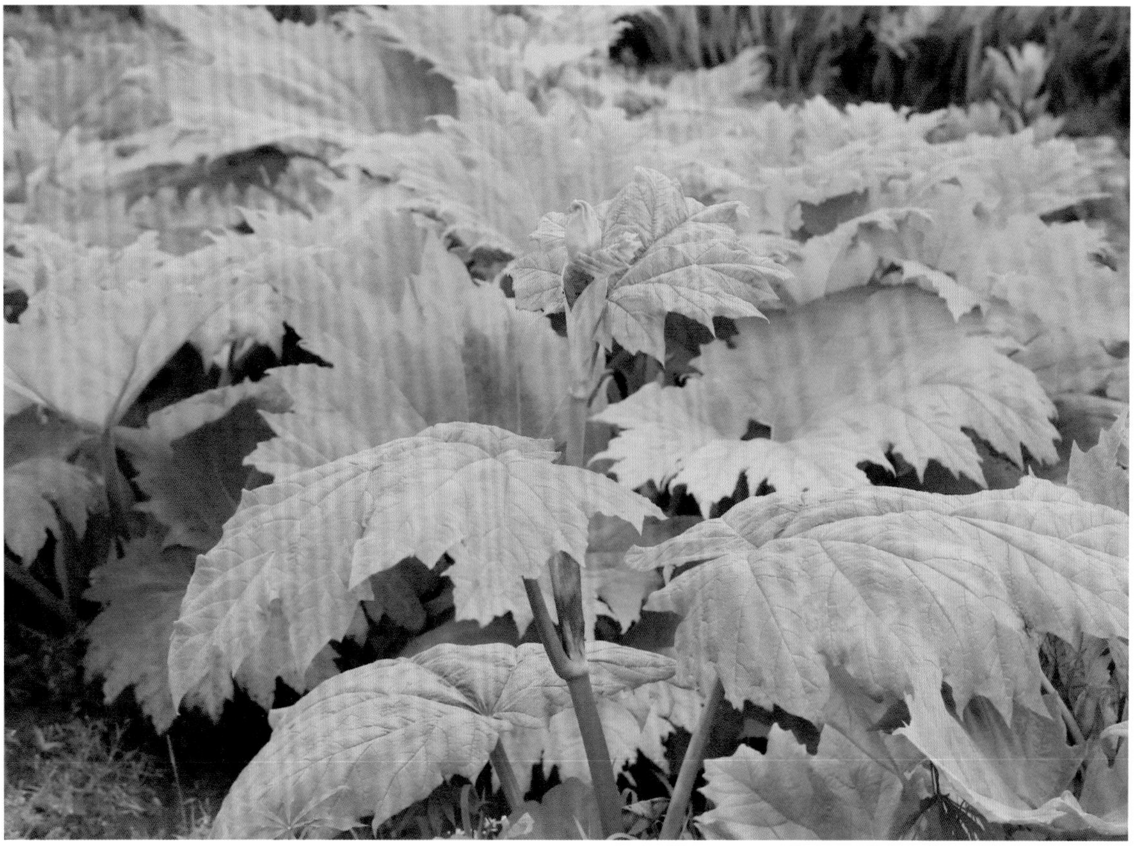

药用大黄

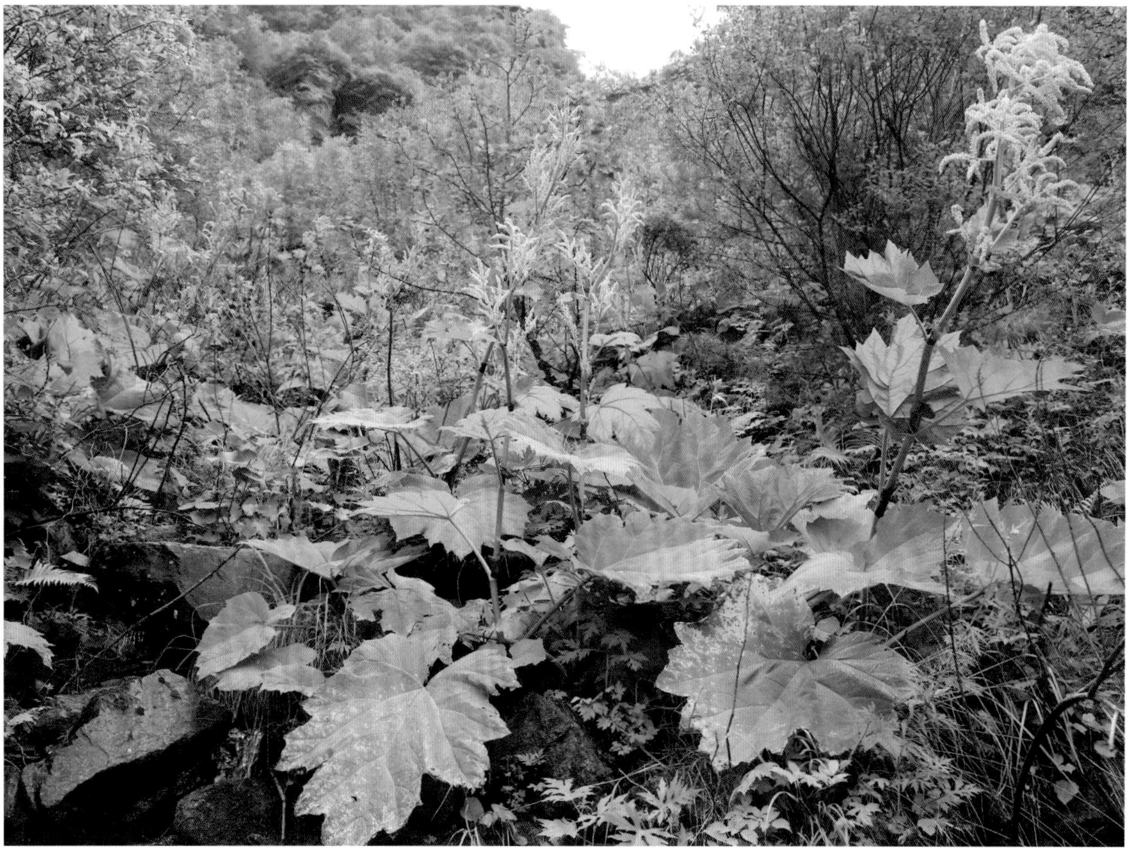

药用大黄

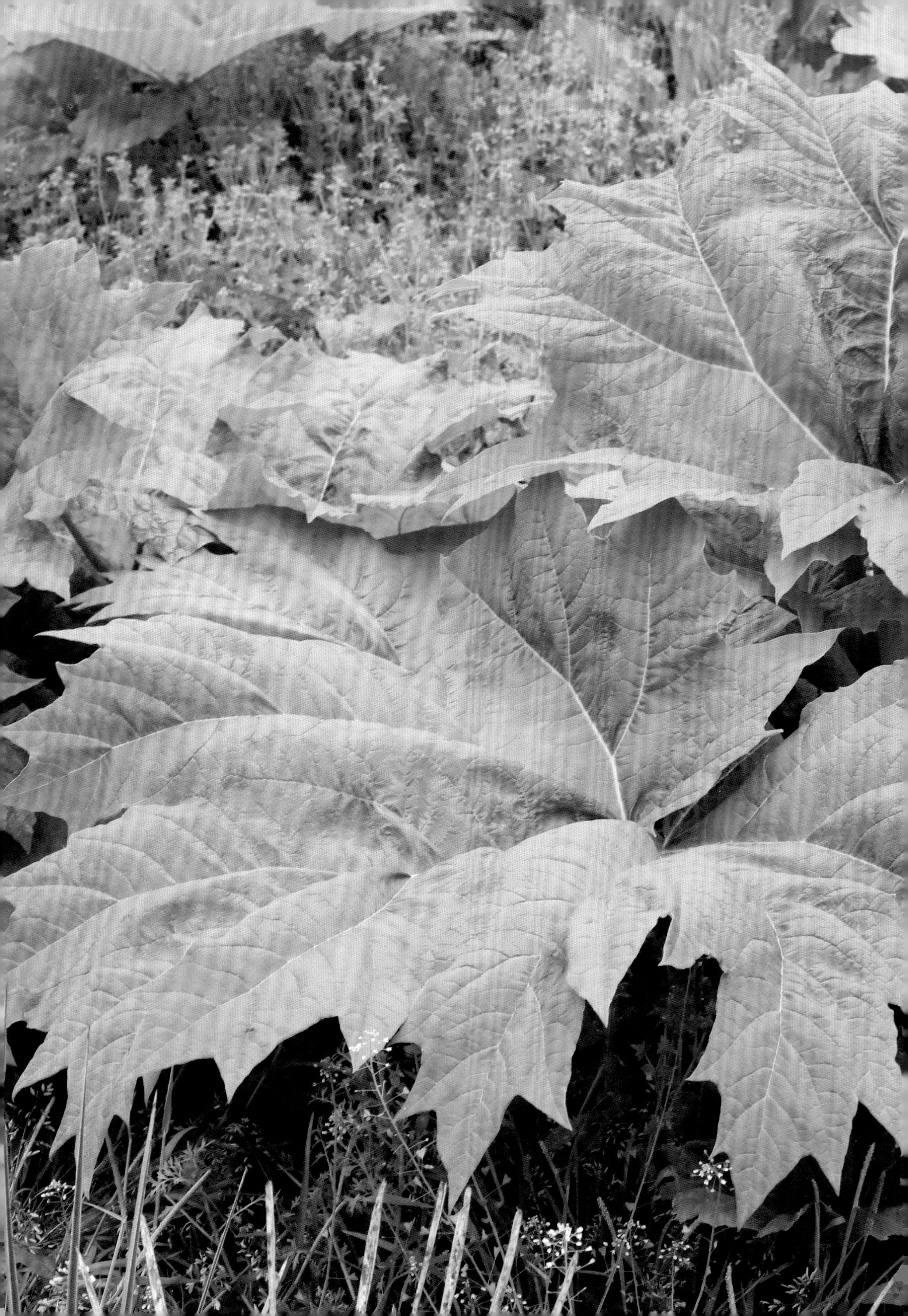

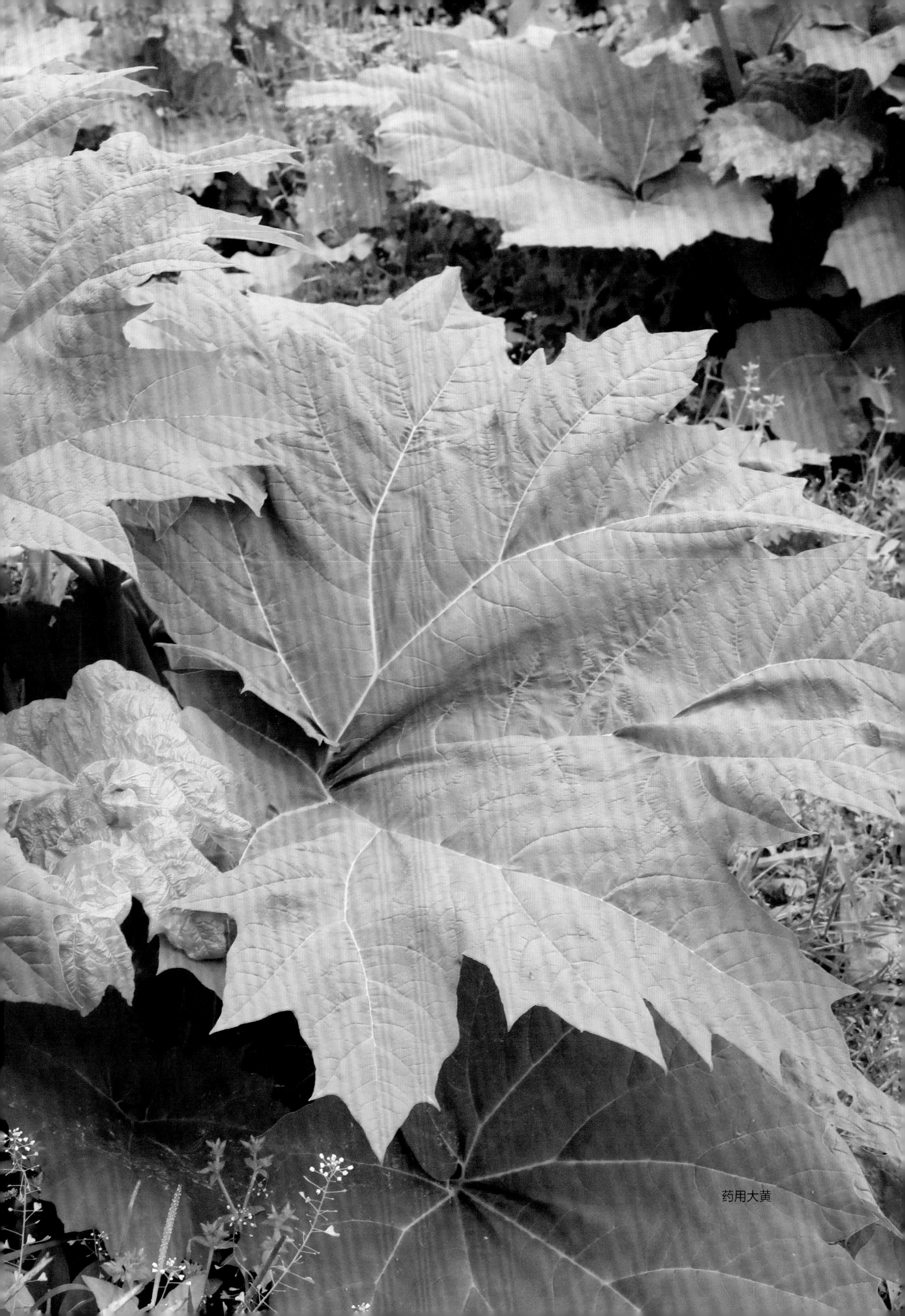

药用大黄

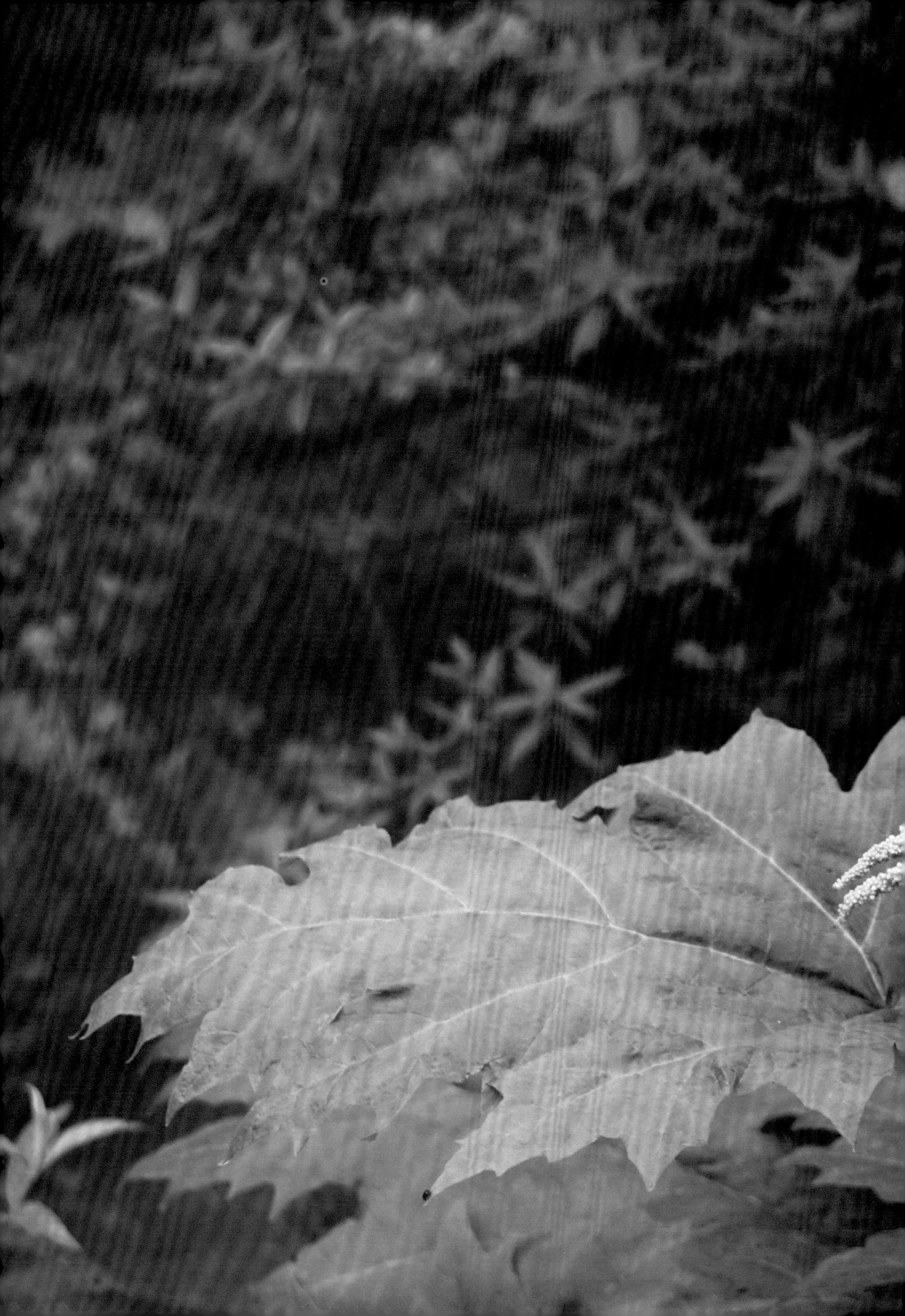

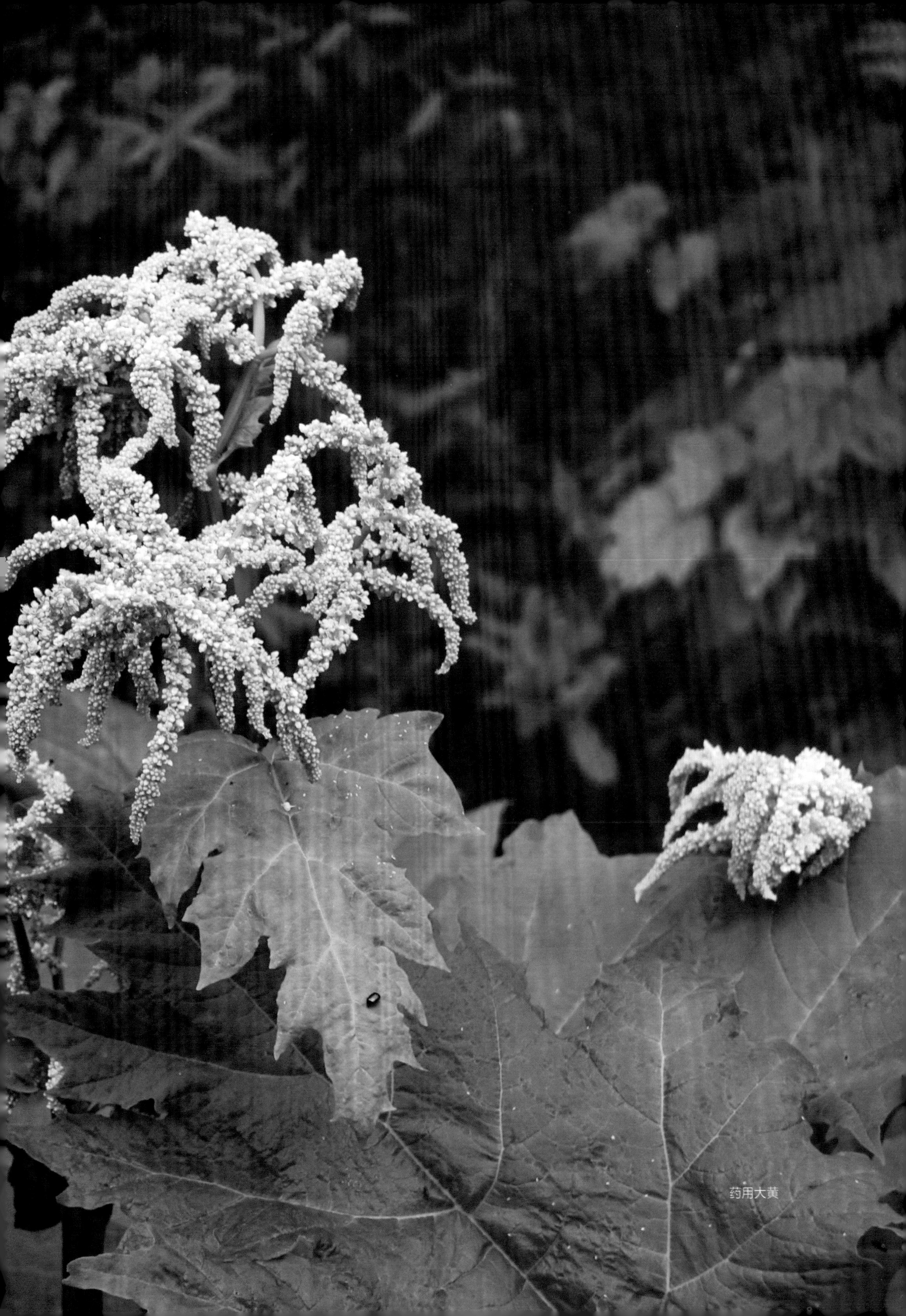

药用大黄

## 药材鉴别

本品呈不规则厚片或块状。除净外皮者，表面黄棕色至红棕色，有的可见类白色网状纹理及星点（异型维管束）散在，微显朱砂点，习称“锦纹”。断面淡红棕色或黄棕色，显颗粒性；根茎髓部宽广，有星点环列或散在；根部发达，具放射状纹理，形成层环明显，无星点。

## 功效主治

泄热通便，凉血解毒，逐瘀通经。本品苦寒沉降，性猛善走，素有“将军”之称，可荡涤肠胃积滞，为治疗热结便秘之要药。并能泻血分实热，有清热泻火、凉血解毒及活血祛瘀之功效。

## 药理作用

大黄有利胆作用，能加强胆囊收缩、Oddi 括约肌松弛，从而使胆汁排出增加。大黄有解热镇痛作用，能抑制 $Na^+$-$K^+$-ATP 酶活性，从而使 ATP 分解减少，产能下降。大黄有止血作用，能缩短凝血时间，降低毛细血管通透性，改善血管脆性。

药用大黄药材

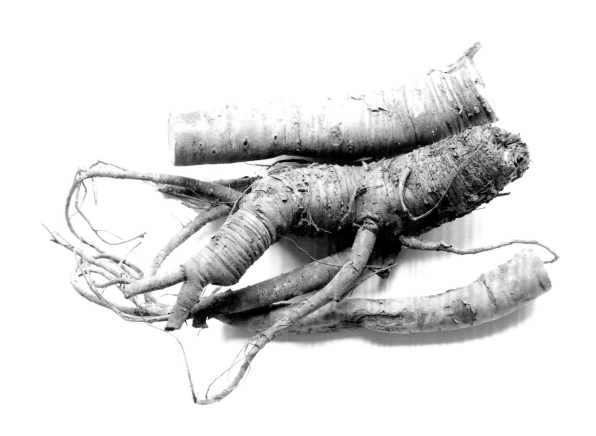

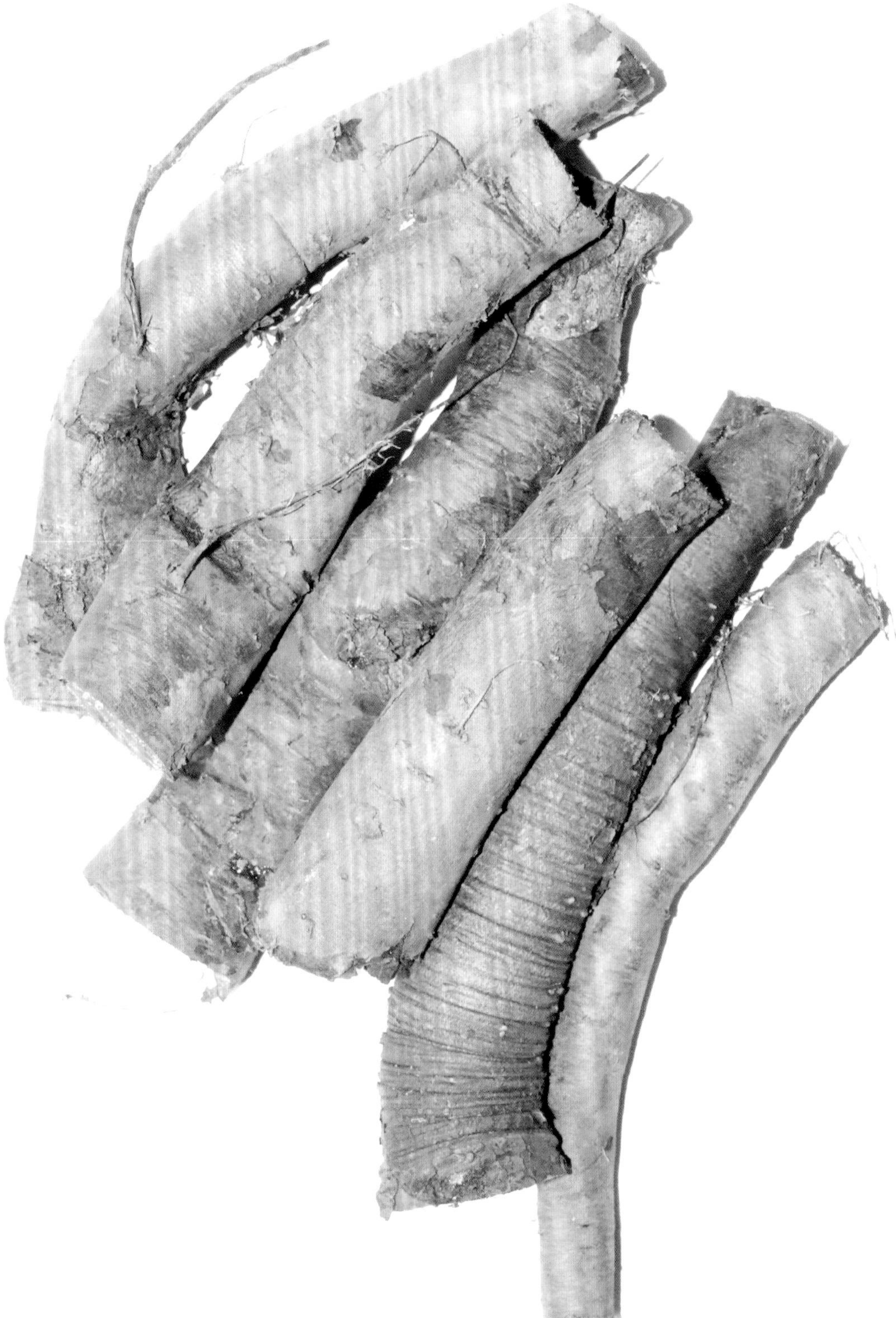

掌叶大黄药材

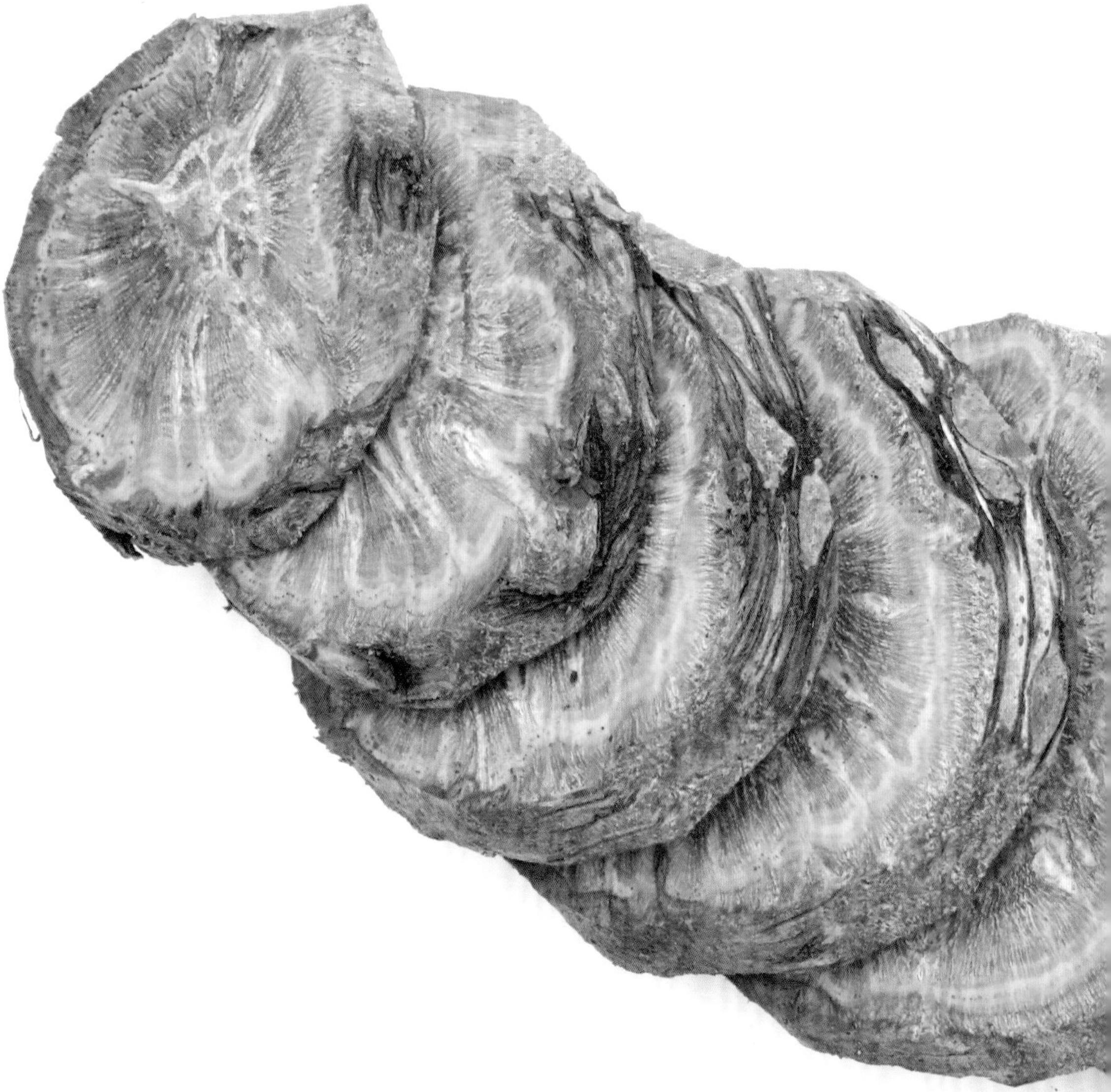

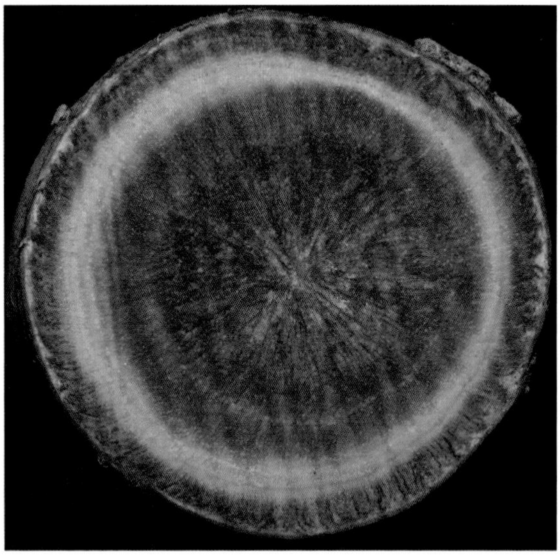

药用大黄药材

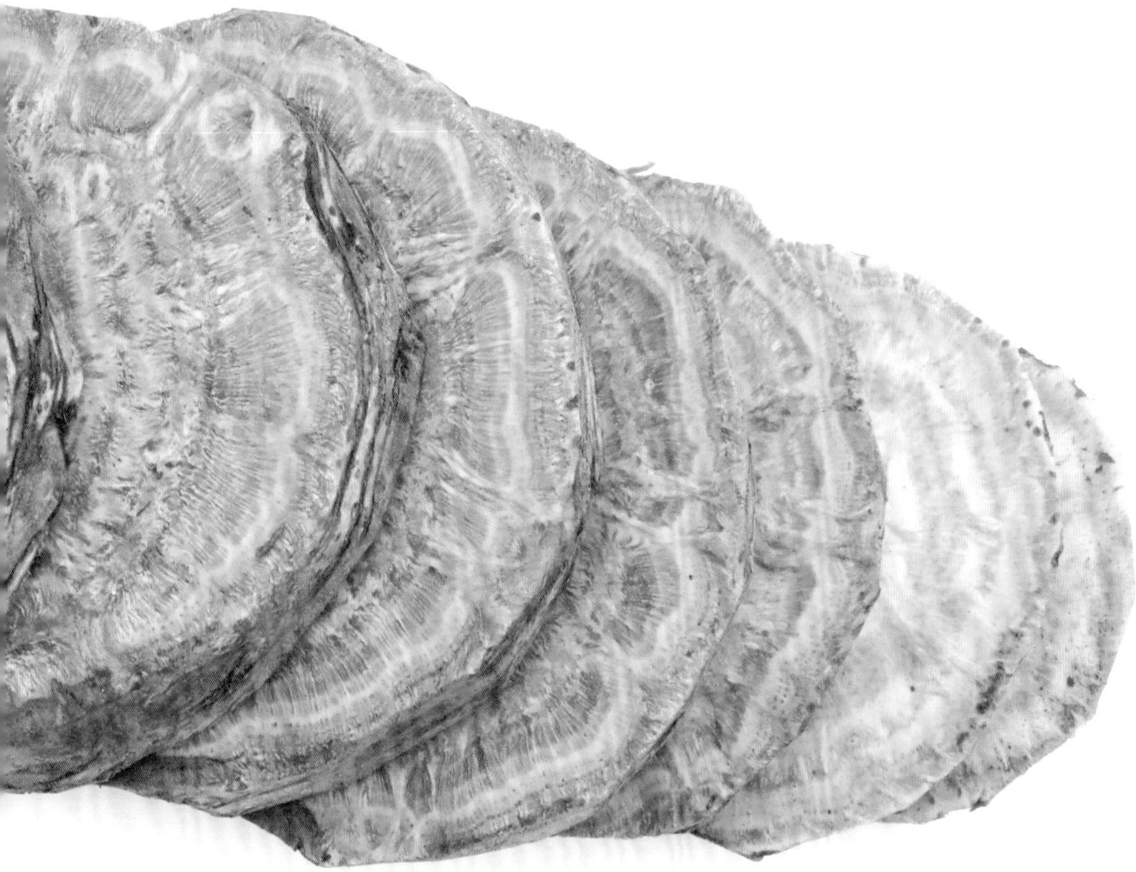

掌叶大黄药材

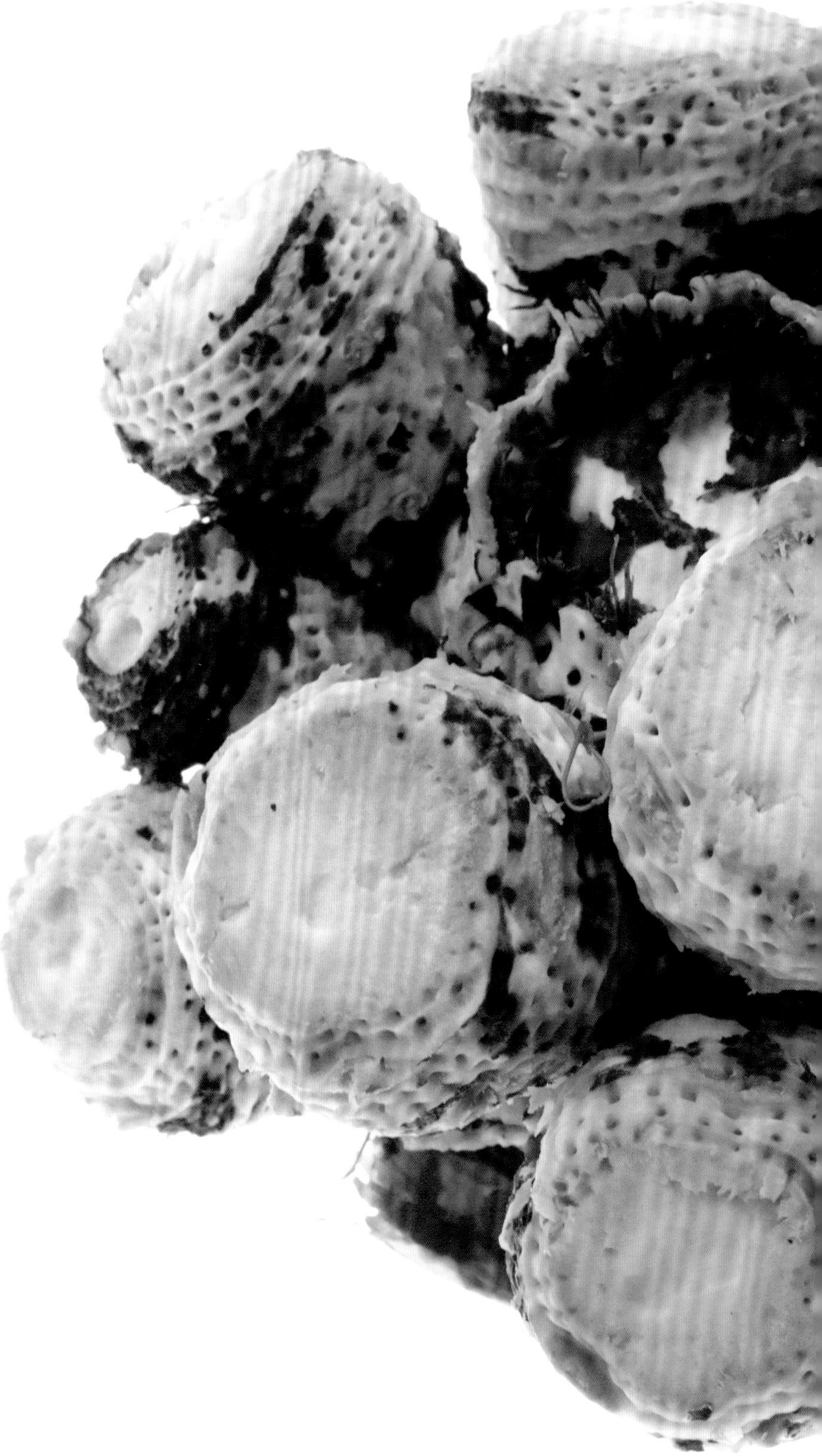

大黄

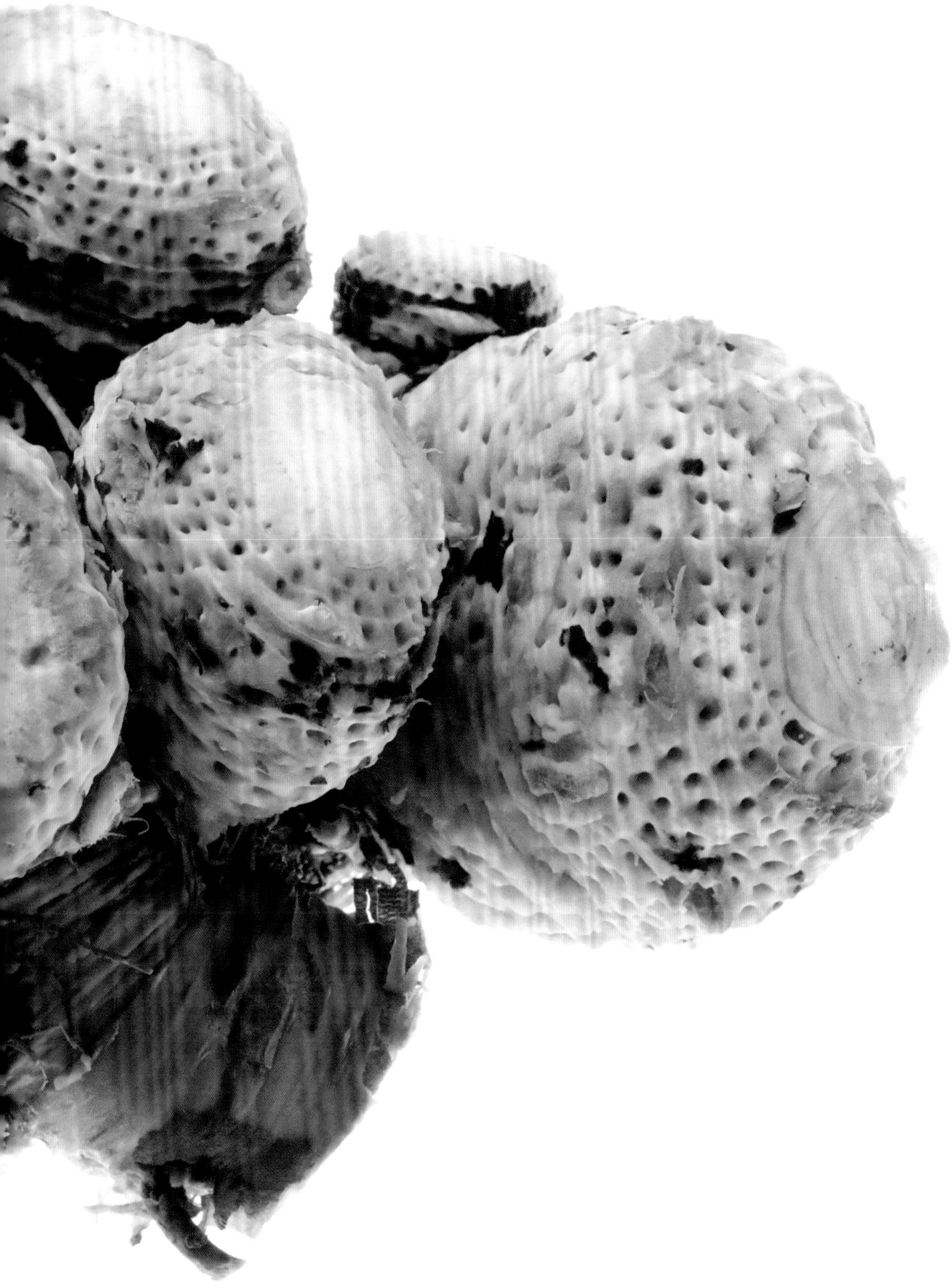

药用大黄药材

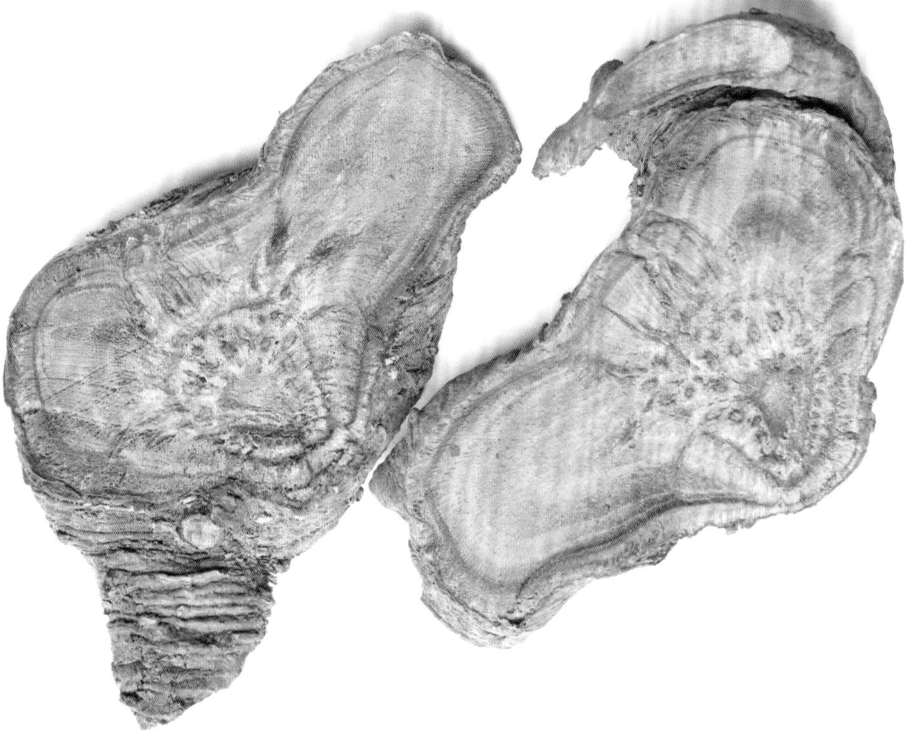

药用大黄饮片

## 用法用量

内服：3 ~ 12 g，煎服。外用：适量。

生用泻下力强，制用泻下和缓。活血宜酒制，止血则应炒炭用。入汤剂应后下或开水泡服。

## 民族药方

**1．食积腹痛**　大黄、砂仁各 9 g，莱菔子 30 g。水煎服，每日 3 次。

**2．胆囊炎，胆石症**　大黄、黄连各 9 g，枳壳、黄芩、木香各 12 g。水煎服，每日 3 次。

**3．急性胰腺炎**　大黄 12 g，柴胡、白芍各 15 g，胡黄连、延胡索、黄芩、木香、芒硝各 9 g。水煎服，每日 3 次。

**4．脾胃湿热，胸闷腹痛，积滞泄泻**　大黄 10 g，枳实、白术、黄芩、泽泻、神曲各 15 g。水煎服。

**5．肺痈，鼻中生疮，肿痛**　川大黄（生用）、黄连（去须）各0.3 g，麝香（细研）6 g。上药捣细罗为散，研入麝香令均匀，以生油旋调，涂入鼻中。

**6．冻疮皮肤破烂、痛不可忍**　川大黄适量。研为末，新汲水调，搽冻疮上。

**7．腹胀，便秘，闭经**　大黄、诃子、碱花（制）各 50 g。制成煮散剂，水煎服或煎汤灌肠，每次 3 ~ 5 g，每日 1 ~ 2 次。

**8．便秘，腹胀，积食**　大黄 40 g，山柰 45 g，诃子、光明盐、碱花（制）、土木香各 25 g。制成散剂，温开水送服，每次 1.5 ~ 3.0 g，每日 1 ~ 2 次。

**9．闭经，月经不调，腰腿痛**　大黄、血竭、刺柏叶各 25 g，当归 50 g。制成散剂，用黄酒送服，每次 1.5 ~ 3.0 g，每日 1 ~ 2 次。

## 使用注意

本品攻下力量峻猛，易伤正气，非实证者不宜妄用。妇女胎前产后、经期、哺乳期均应慎用或忌用。

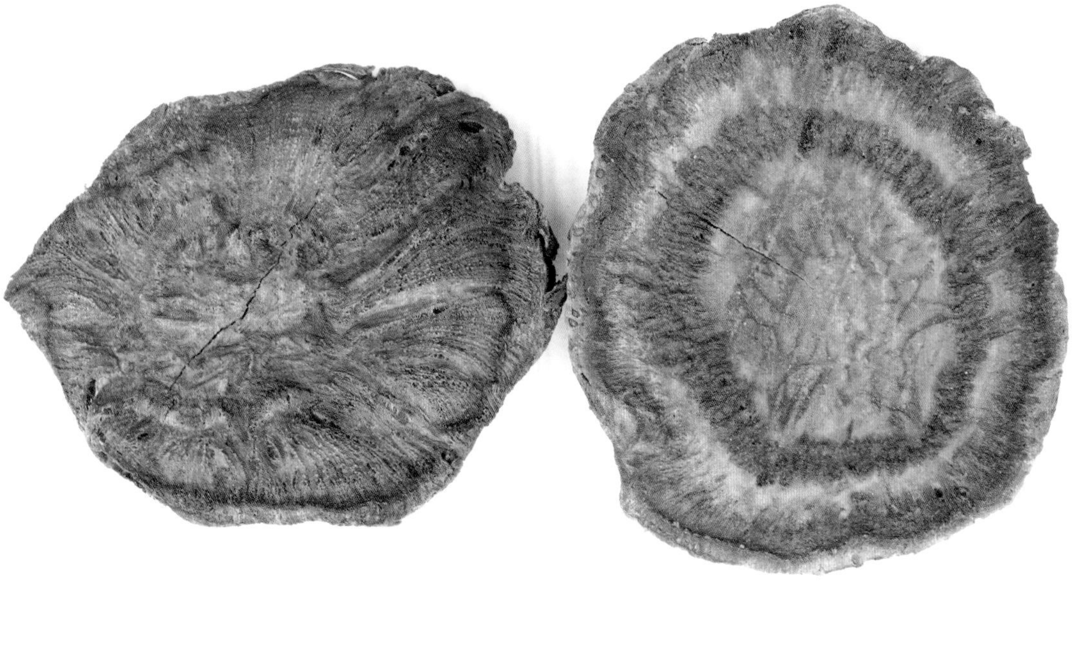

掌叶大黄饮片

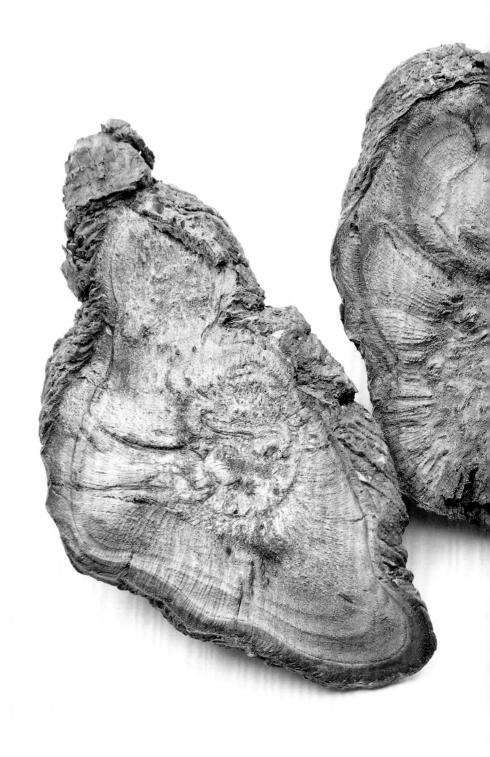

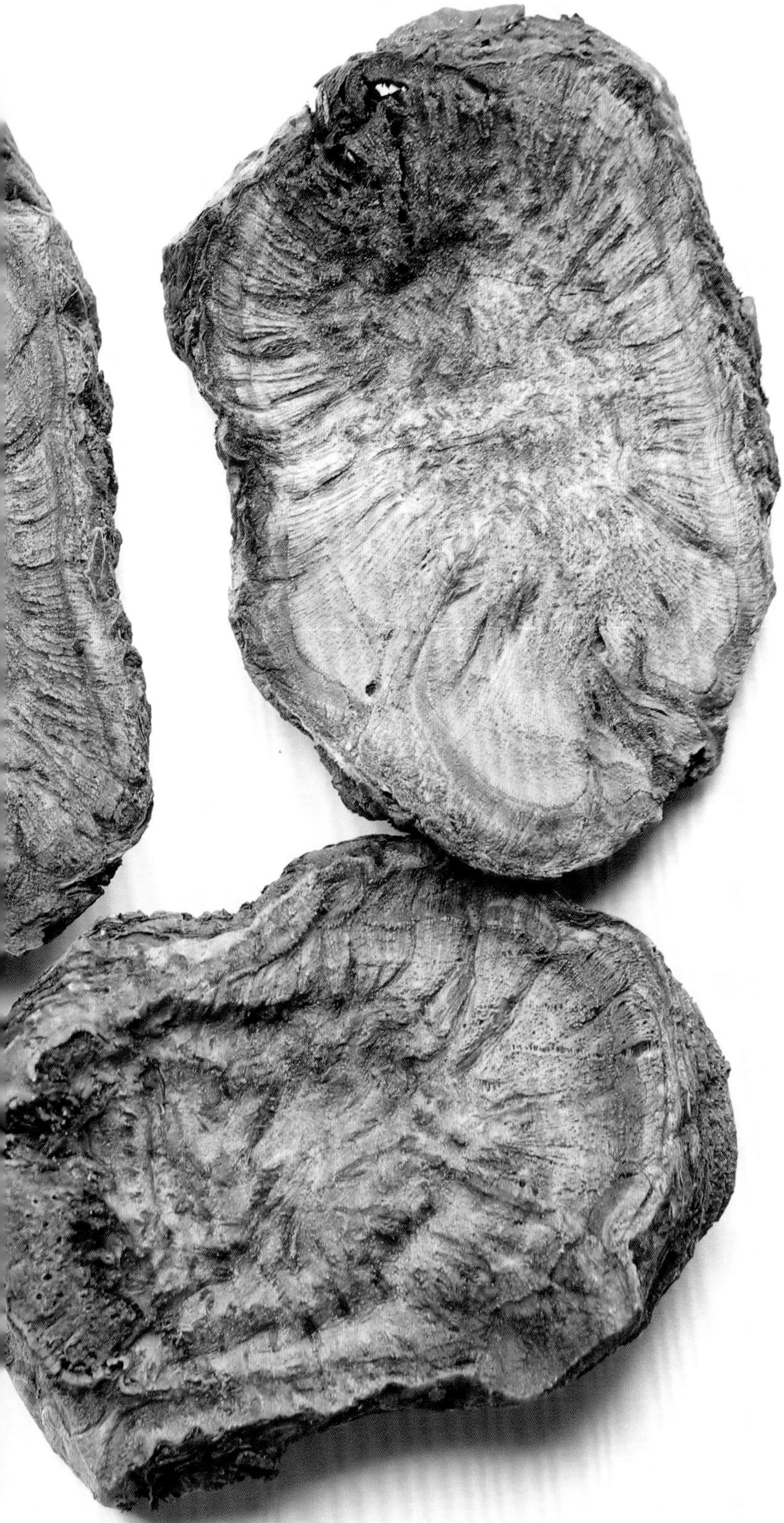

药用大黄饮片

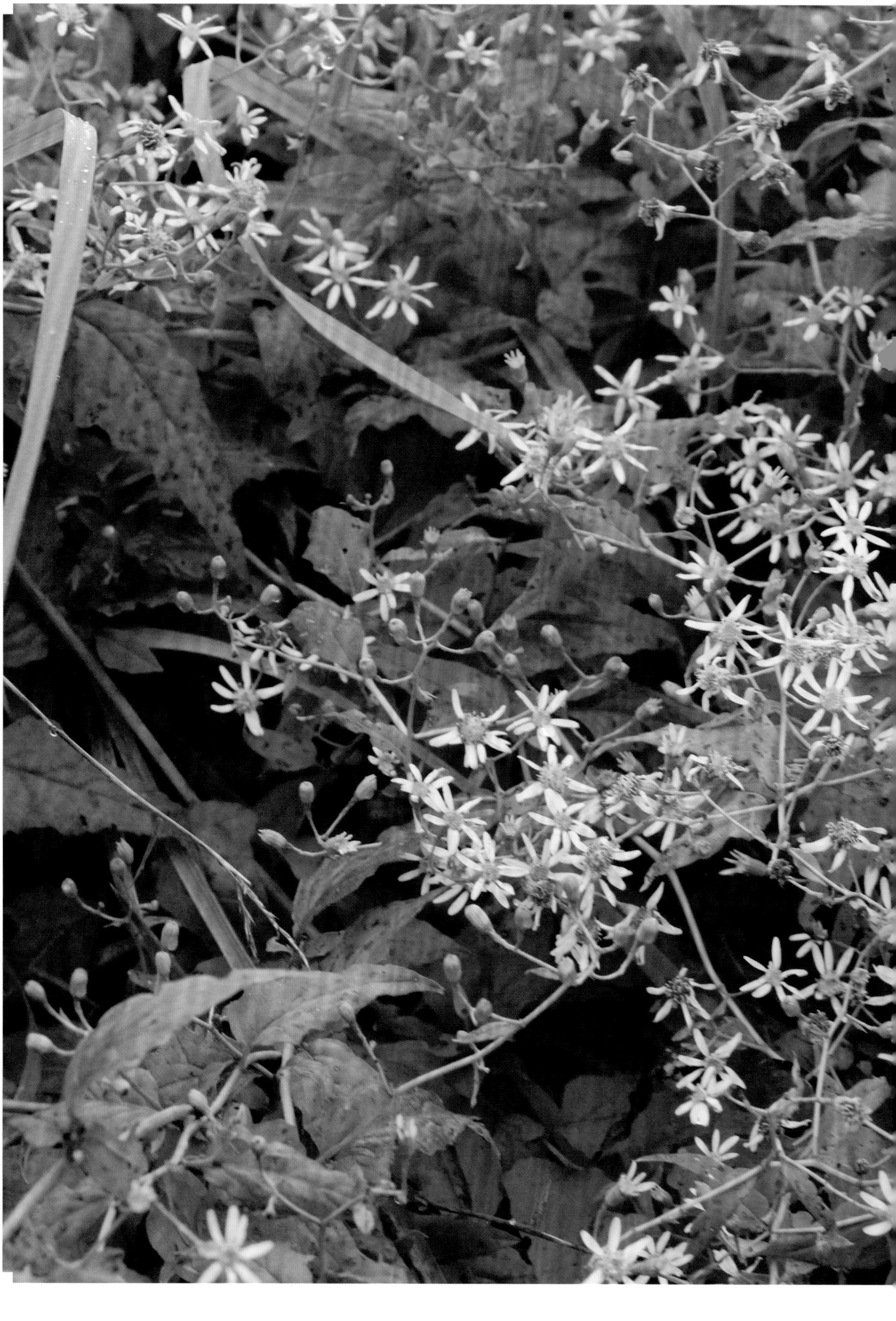

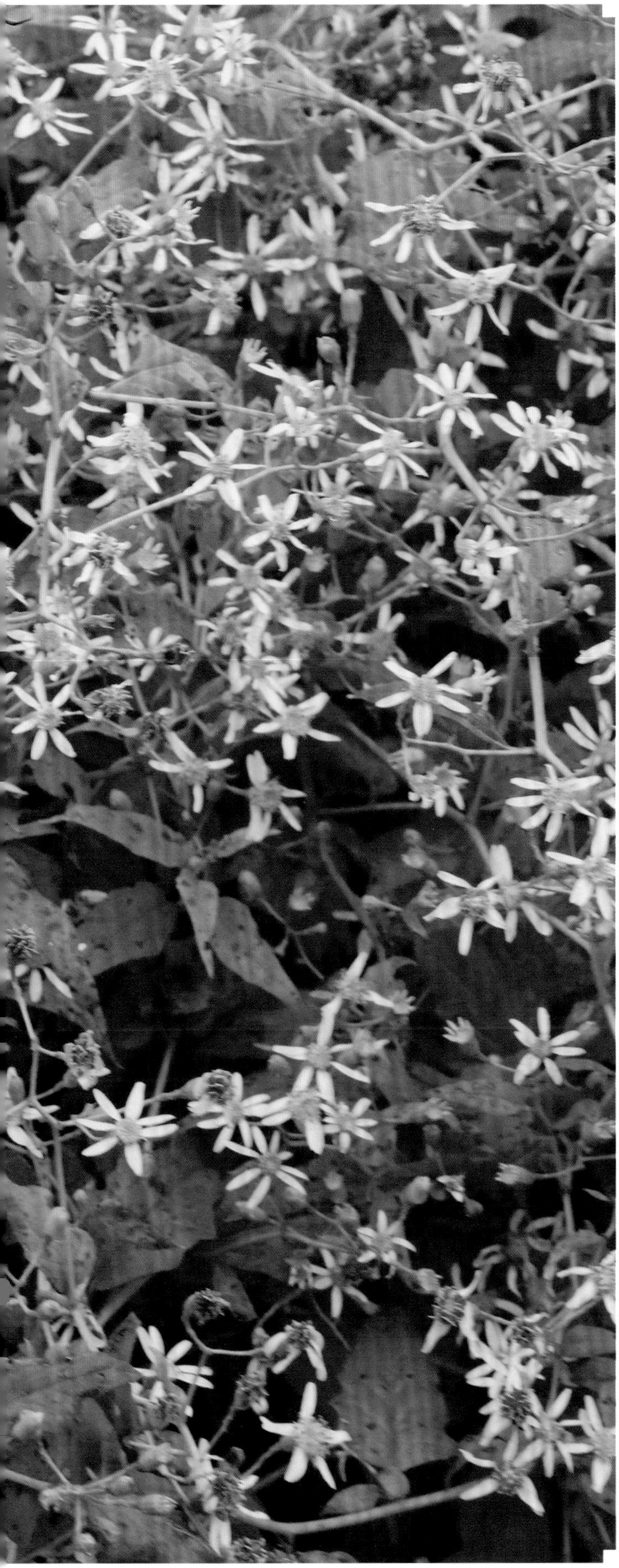

# 千里光

【蒙药名】格奇给讷。

【别　名】古瑞、千里及、乌都力格、古瑞曼巴。

【来　源】本品为菊科植物千里光 *Senecio scandens* Buch-Ham. Ex D. Don 的全草。

【性味归经】味苦，性寒。归热经。

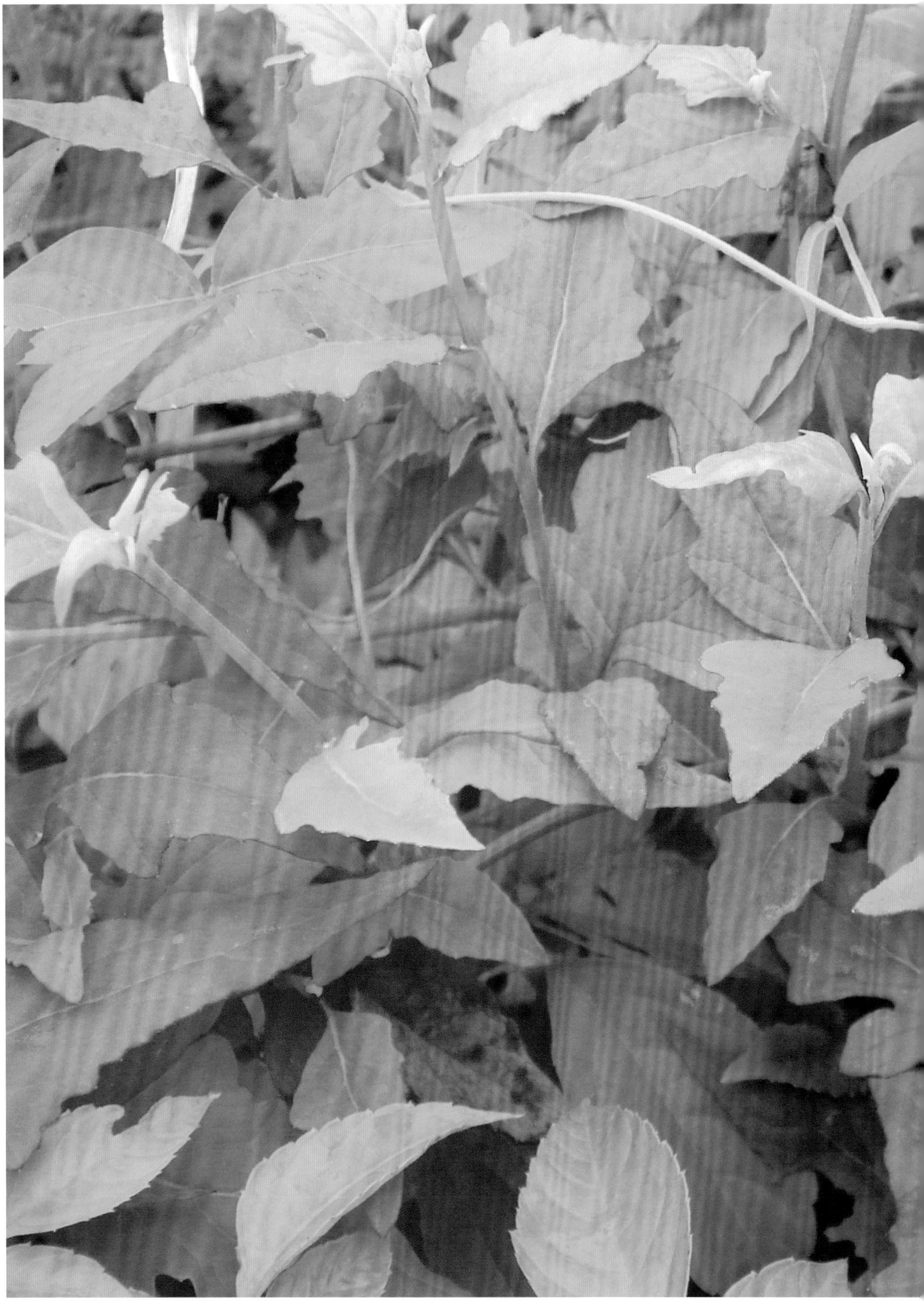

# 千里光

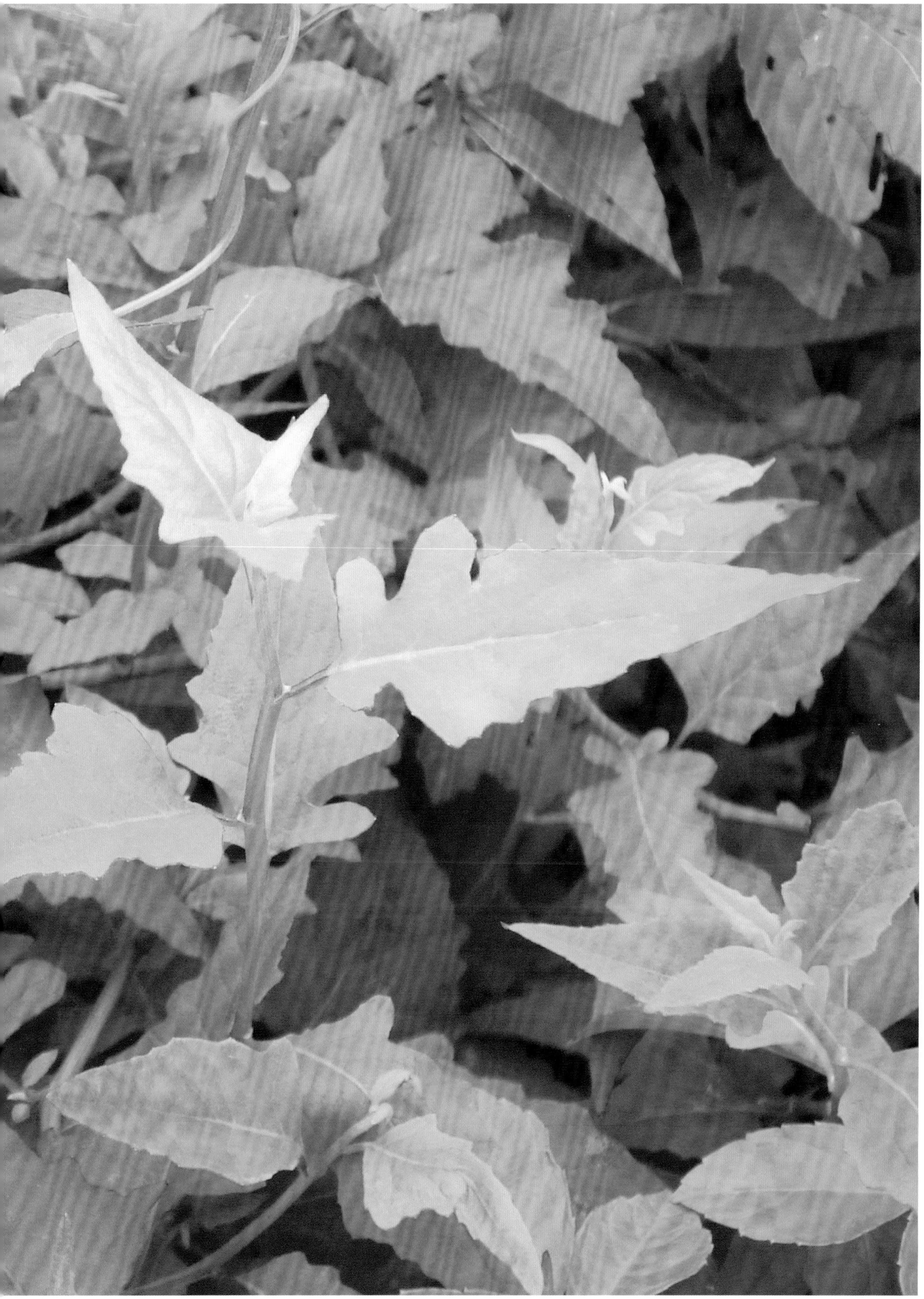

千里光

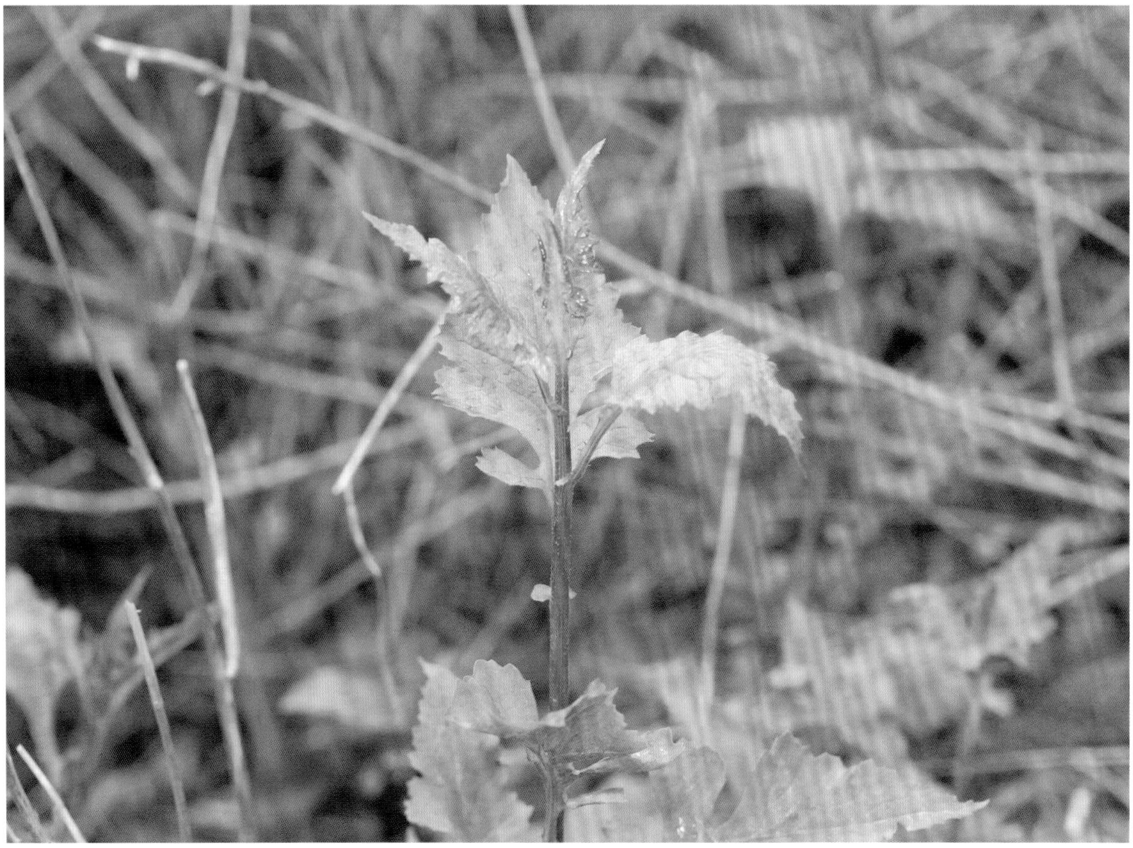

千里光

## 识别特征

多年生攀缘草本植物，高 2 ~ 5 m，根状茎圆柱形，木质，下有多条粗根及少量须根。茎老时木质，圆柱形，细长曲折，呈攀缘状，上部多分枝，密被柔毛或无毛。叶互生，长三角形或卵状披针形，长 6 ~ 11 cm，宽 2.5 ~ 4.5 cm，先端渐尖，基部戟形至宽楔形，边缘具不规则撕状齿或波状齿，两面被短柔毛。头状花序顶生，排列成伞房状。花黄色；总苞圆柱珠筒状，总苞片 1 层，苞片 10 ~ 12 片，条披针形或狭椭圆形，先端尖，长 5 ~ 6 mm，宽 2 ~ 3 mm；边花舌状，雌性，8 ~ 9 朵，长 9 ~ 10 mm，宽 2 ~ 3 mm；中央花筒状，两性，多数，长 6 ~ 7 mm，瘦果圆筒形，长约 3 mm，被细毛；冠毛白色，长约 7 mm。花期 10 月至翌年 3 月，果期 2—5 月。

## 生境分布

生长于海拔 500 ~ 3000 m 的山坡林间、灌木丛、沟谷、河滩、沟旁、路边及荒野。分布于华东、中南、西南及河北、陕西、甘肃等省区。

## 采收加工

夏、秋二季收割全草，洗净，晒干或鲜用。

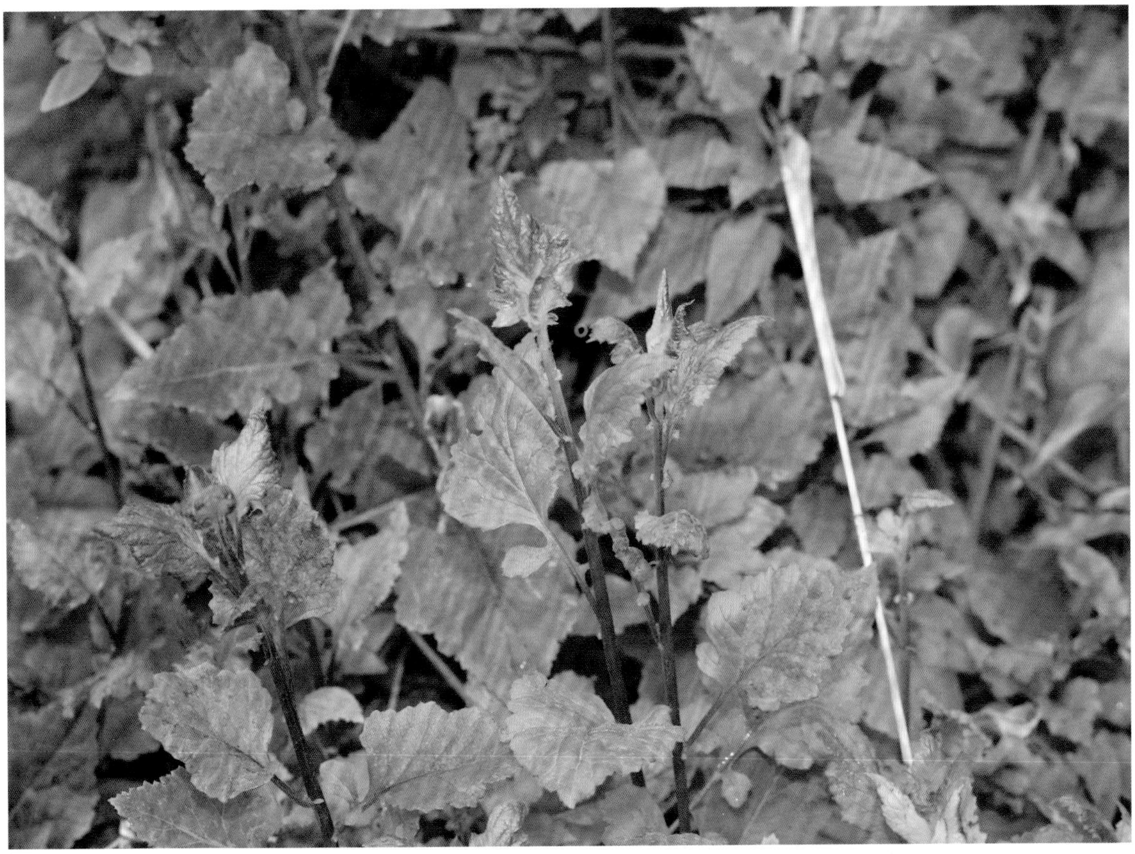

千里光

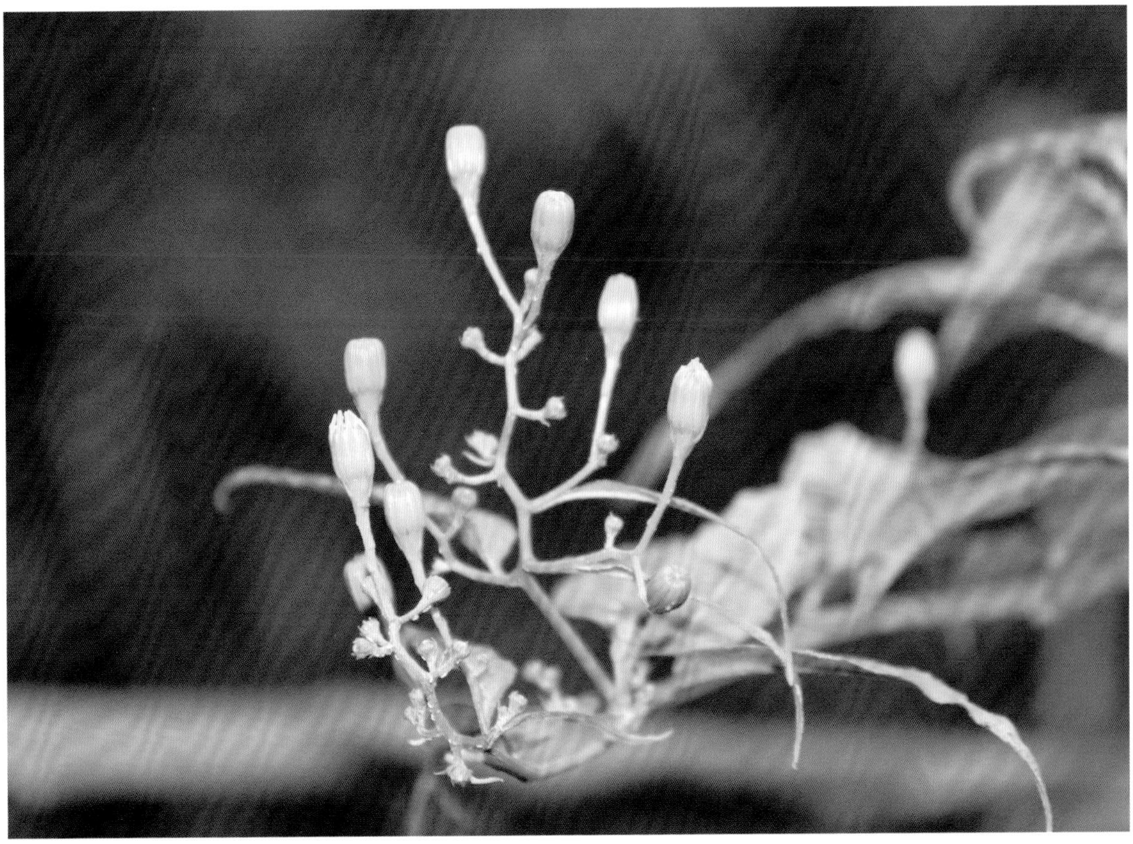

千里光

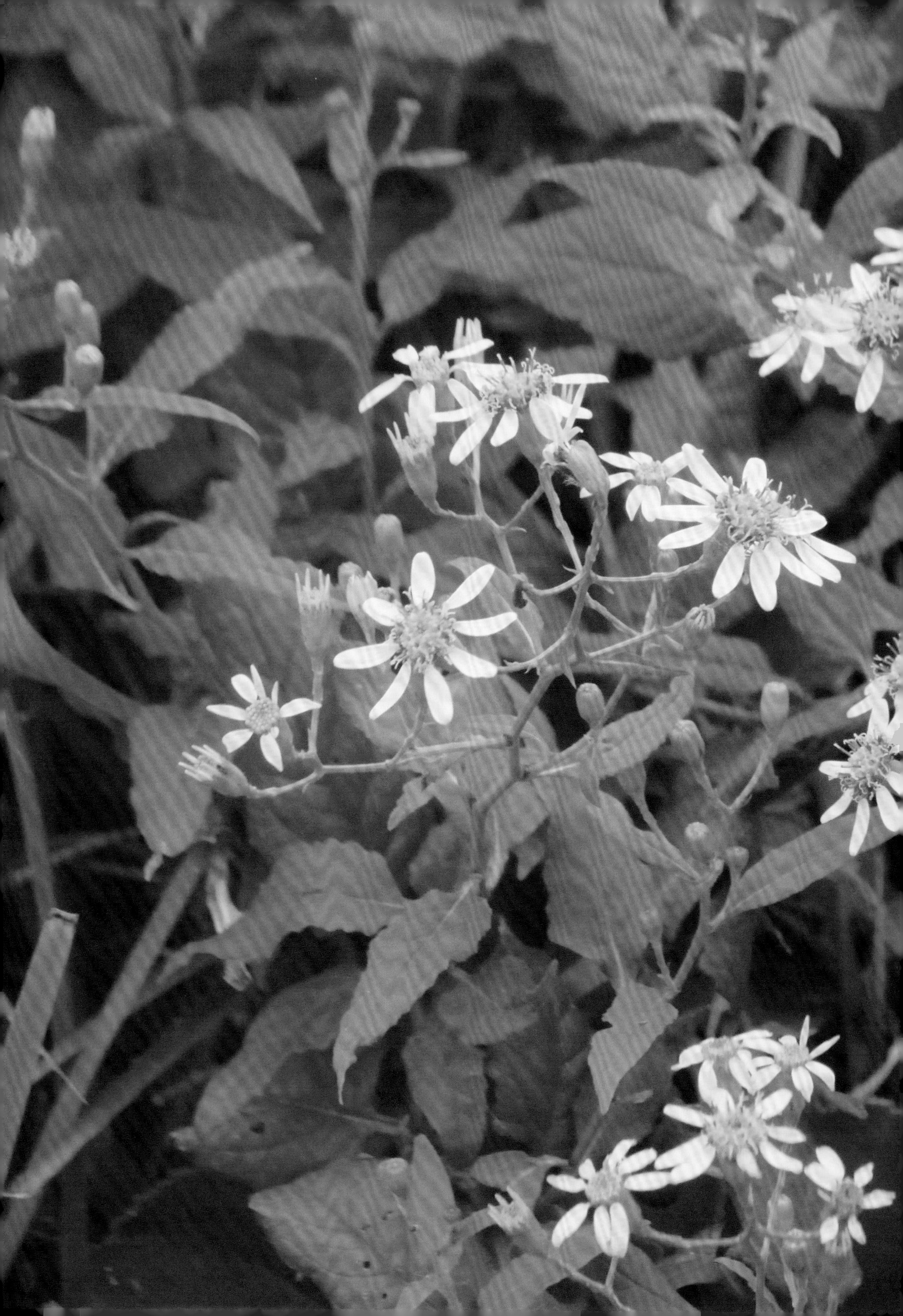

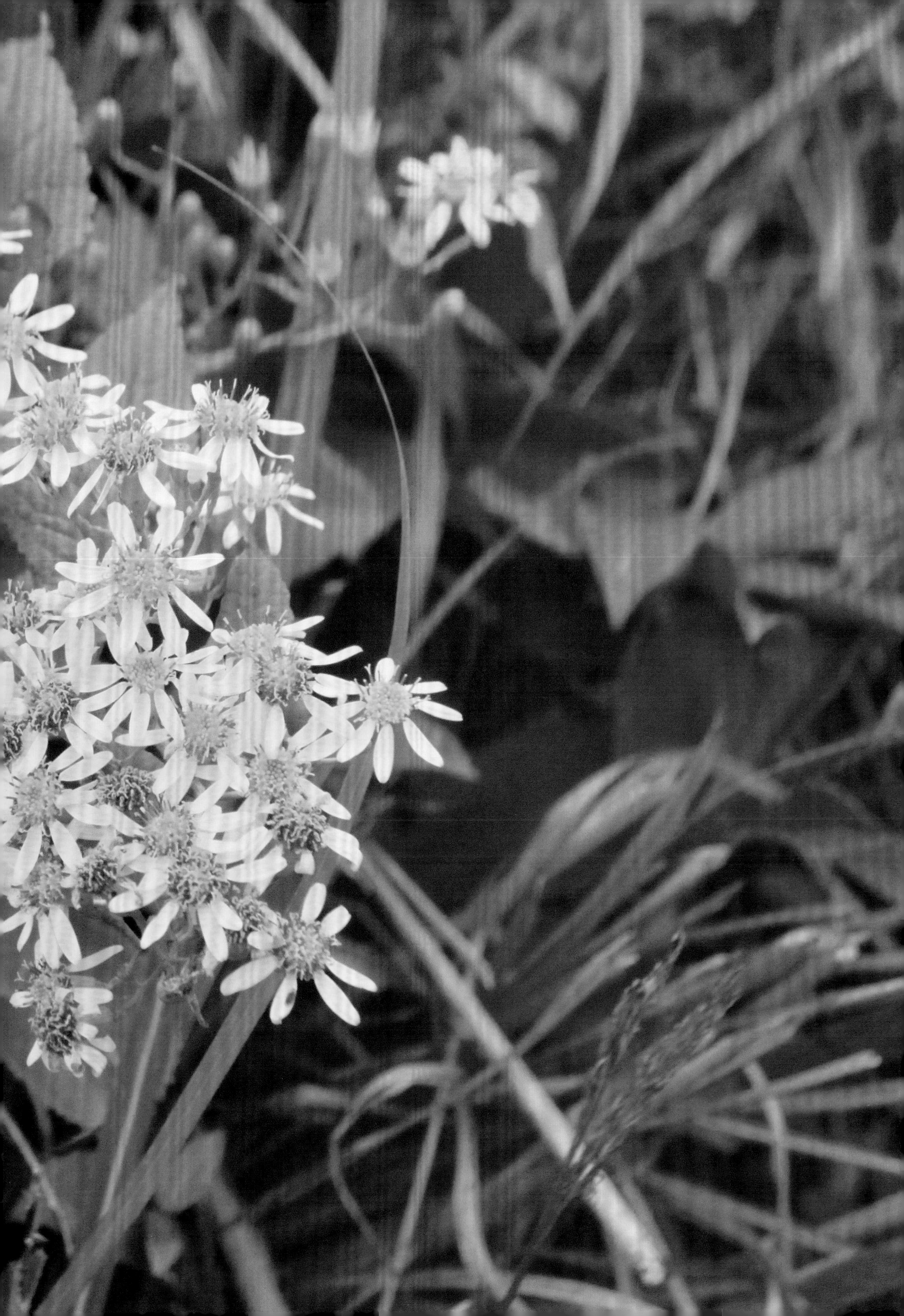

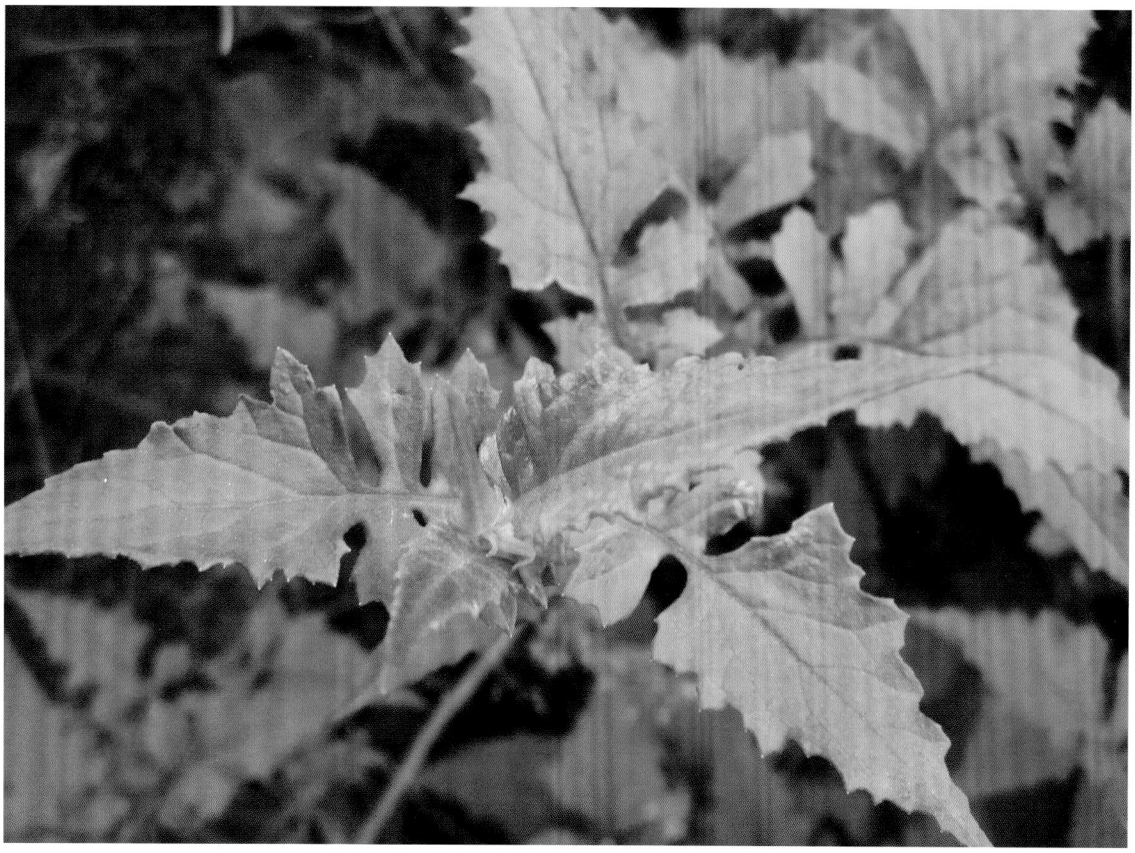

千里光

## 药材鉴别

茎圆柱形，细长，稍曲折，上部分枝，表面灰绿色或深棕色，具纵棱，基部木质，断面髓部白色。叶互生，多蜷缩，展平呈多边卵形或卵状披针形，边缘具不规则齿裂，暗绿色或棕灰色，两面有细柔毛。顶生伞房状头状花序，花黄色。气微，味苦。

## 功效主治

清热解毒，明目退翳，杀虫止痒。主治上呼吸道感染、扁桃体炎、肺炎、肠炎、急性角膜炎、角膜溃疡、变应性皮炎、湿疹、滴虫阴道炎。

## 用法用量

内服：15 ~ 30 g。鲜品 50 g，煎服。外用：适量，煎水洗，捣烂外敷或捣汁涂。

## 民族药方

**1．疮毒溃烂久不收口**　千里光 500 ~ 1000 g。熬成膏汁敷患处，每日换药 1 次。

**2．脓疱疮**　千里光 100 g，三颗针、十大功劳各 50 g，地肤子 30 g，白芷 20 g。水煎洗患处，每日 2 次。

**3．痔疮**　千里光、冰片各 15 g，田螺 1 只。共捣烂，敷于患处。

**4．皮肤瘙痒、湿疹、风疹等**　千里光、及己各 15 g，杠板归 30 g，合萌 60 g。用水煎汤洗患处。

**5．脉伤，脏伤**　千里光、胡黄连、漏芦花、丹参、吉勒泽、榜参布柔、五灵脂各等份。制成水丸，温开水送服，每次 1.5 ~ 3.0 g，每日 2 ~ 3 次。

**6．黏疫**　千里光、地锦草、冬葵果、石花、川木香、红花、多叶棘豆各等份。制成水丸，温开水送服，每次 1.5 ~ 3.0 g，每日 1 ~ 2 次。

**7．目赤肿痛，流泪**　千里光、野菊花各 10 g。水煎服。

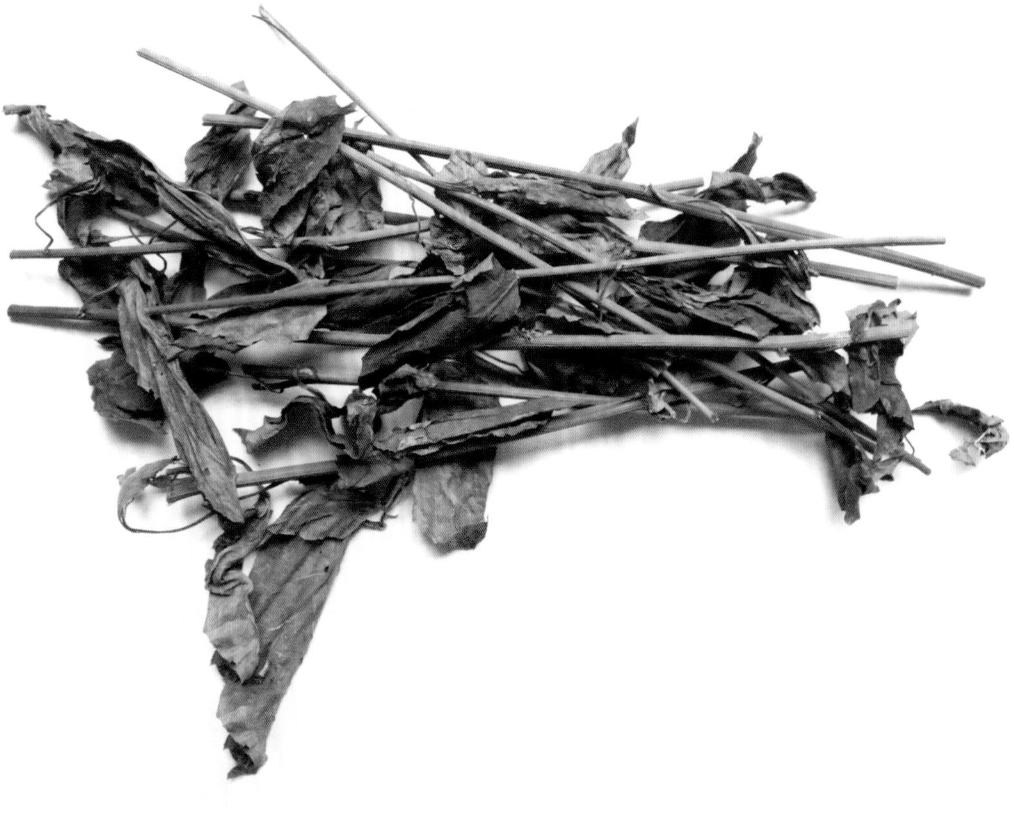

千里光药材

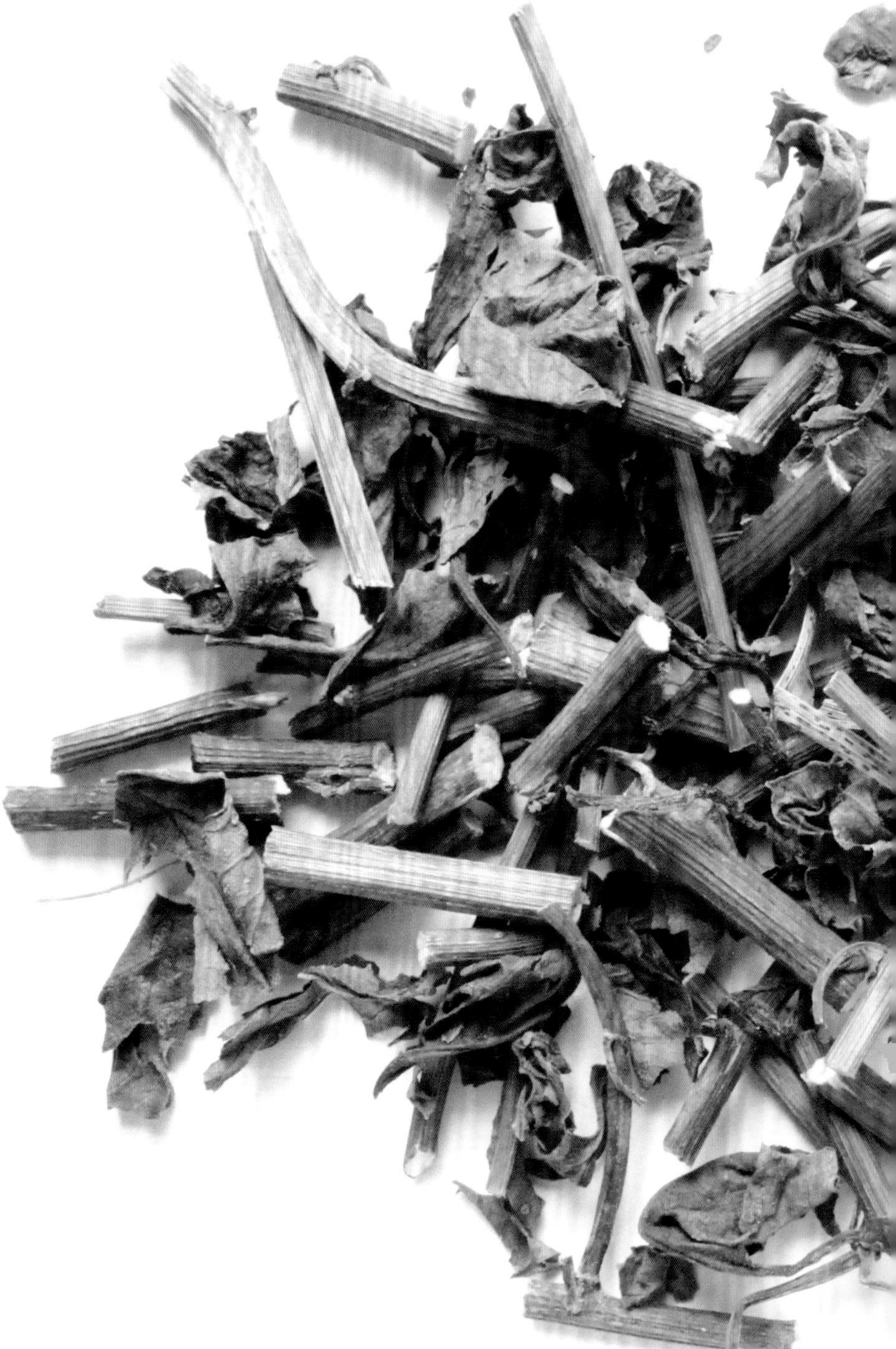

# 千里光

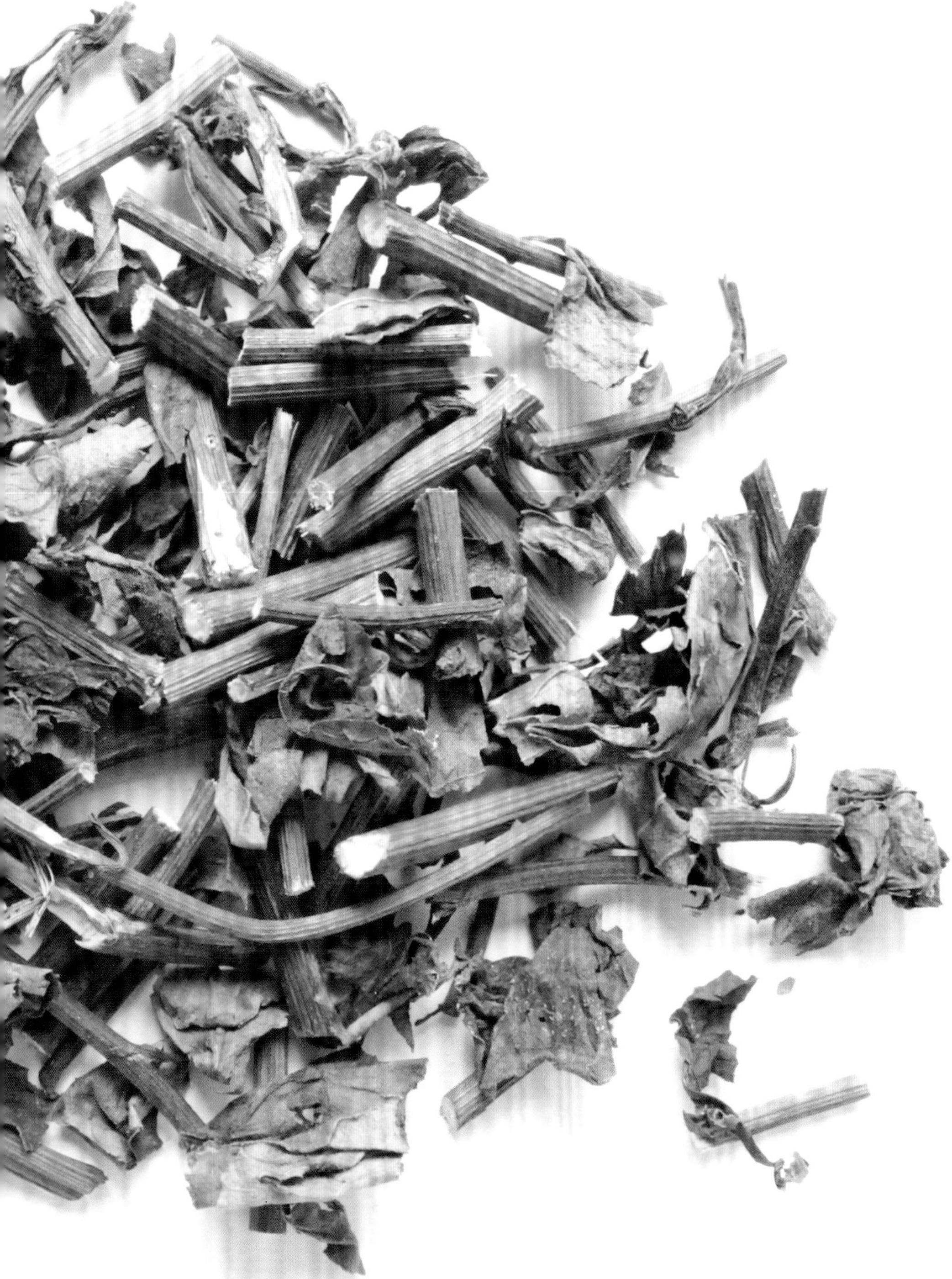

千里光饮片

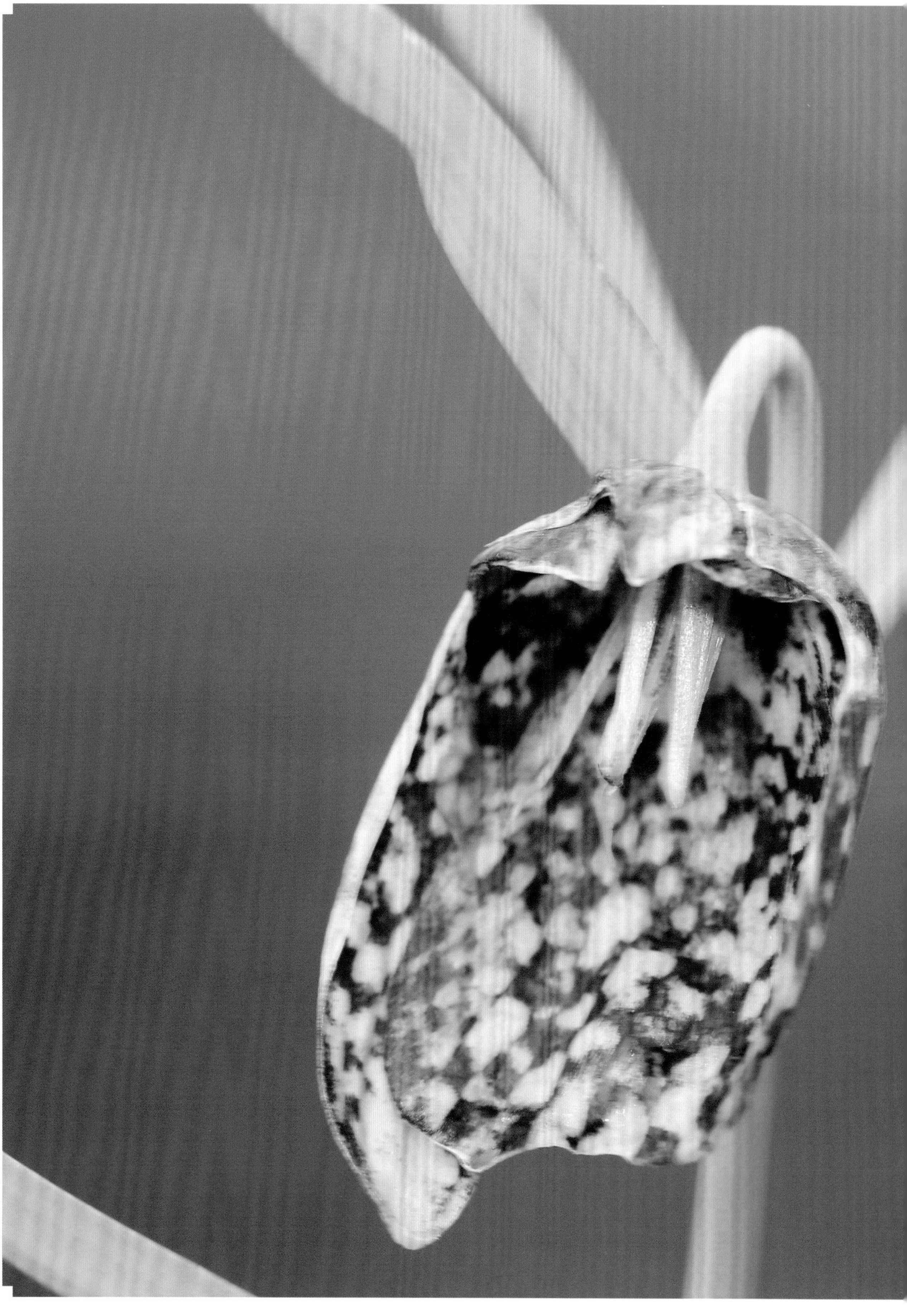

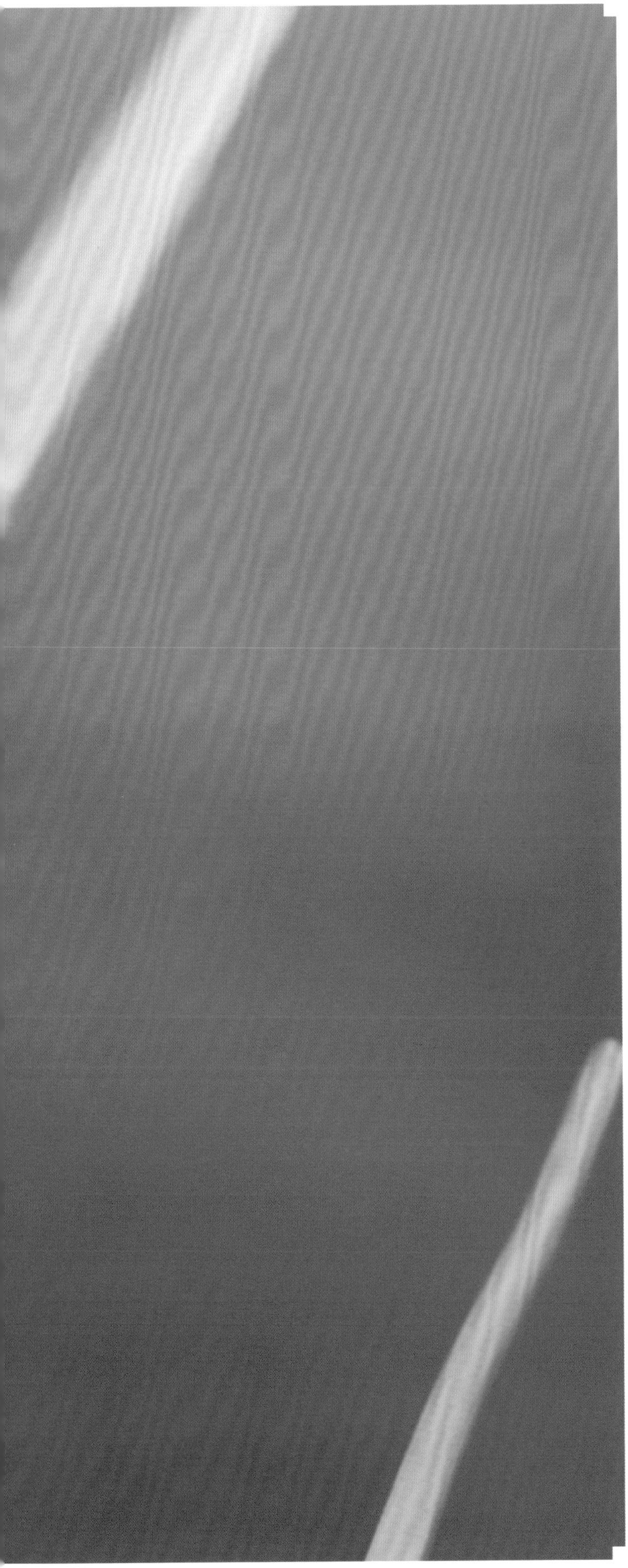

# 川贝母

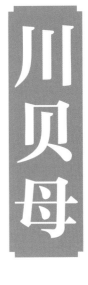

【蒙药名】吉吉格。

【别　名】尼瓦、川贝、青贝、松贝、炉贝、尼比萨瓦。

【来　源】本品为百合科植物川贝母 *Fritillaria cirrhosa* Don、暗紫贝母 *Fritillaria unibracteata* Hsiao et K. C. Hsia、甘肃贝母 *Fritillaria przewalskii* Maxim. 或梭砂贝母 *Fritillaria delavayi* Franch. 的干燥鳞茎。前三者按性状不同分别习称『松贝』和『青贝』，后者习称『炉贝』。

【性味归经】味甘、苦，性微寒。归肺、心经。

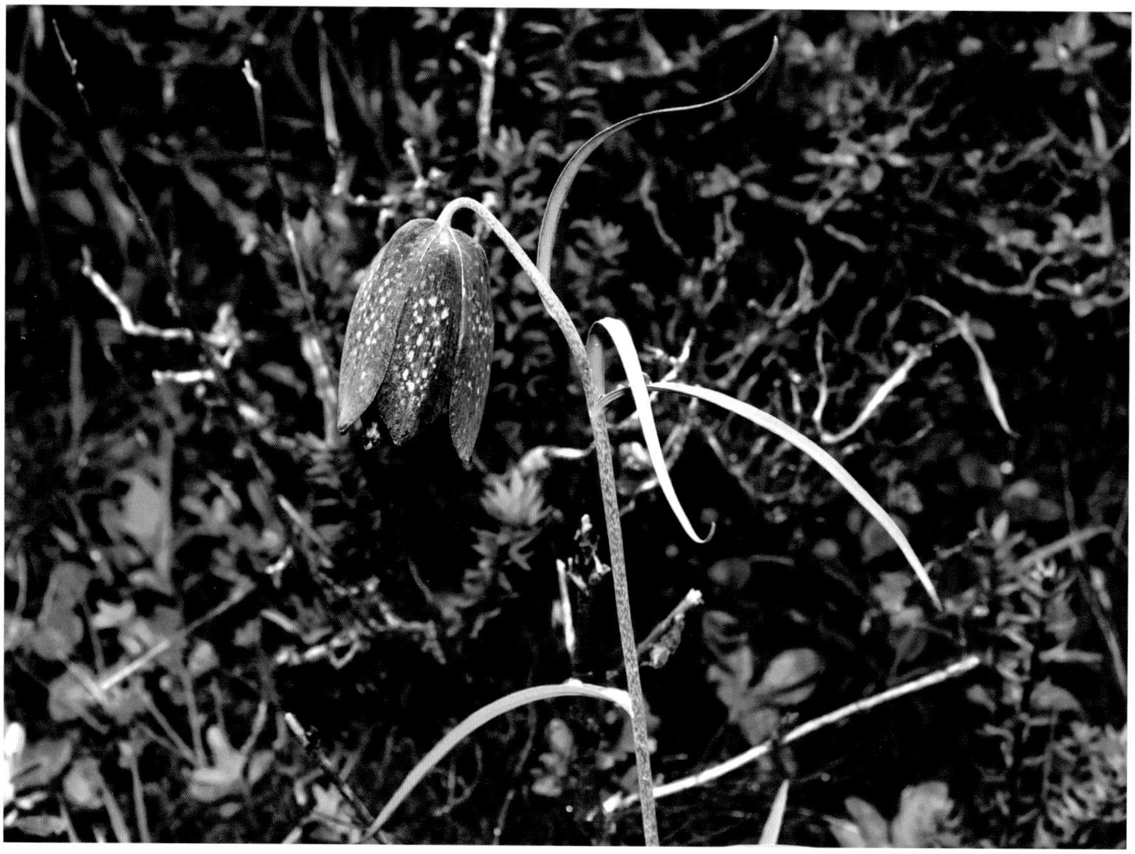

川贝母

## 识别特征

川贝母为多年生草本，鳞茎圆锥形，茎直立，高 15 ~ 40 cm。叶 2 ~ 3 对，常对生，少数在中部间有散生或轮生，披针形至线形，先端稍卷曲或不卷曲，无柄。花单生茎顶，钟状，下垂，每花具狭长形叶状苞片 3 枚，先端多弯曲呈钩状。花被通常紫色，较少绿黄色，具紫色斑点或小方格，蜜腺窝在北面明显凸出。花期 5—7 月，果期 8—10 月。

## 生境分布

生长于高寒地区、土壤比较湿润的向阳山坡。分布于四川、云南、甘肃等省区。以四川产量较大。以松贝为贝母之佳品。此外。分布于东北等地的平贝母的干燥鳞茎及分布于青海、新疆等地的伊贝母（新疆贝母或伊犁贝母）的干燥鳞茎，均作为川贝母入药。

## 采收加工

夏、秋二季或积雪融化时，采挖地下鳞茎，除去须根、粗皮及泥沙，晒干或低温干燥。

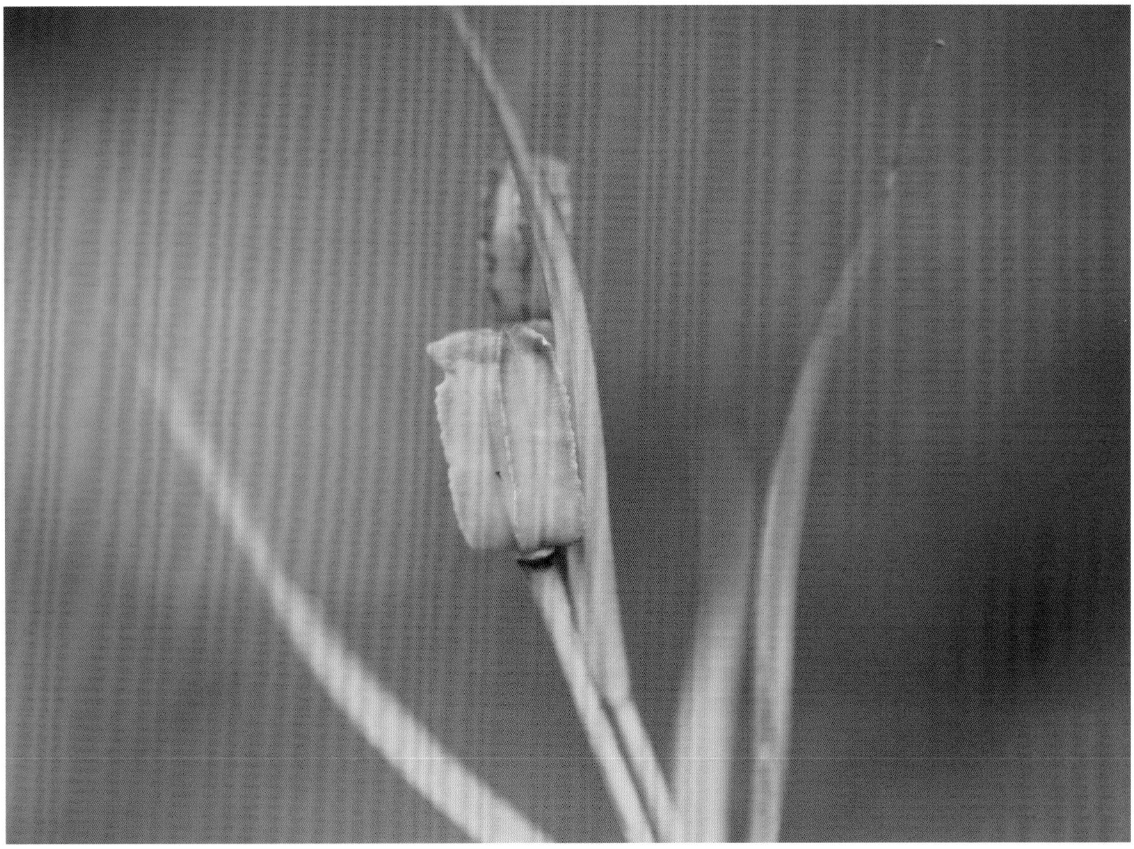

川贝母

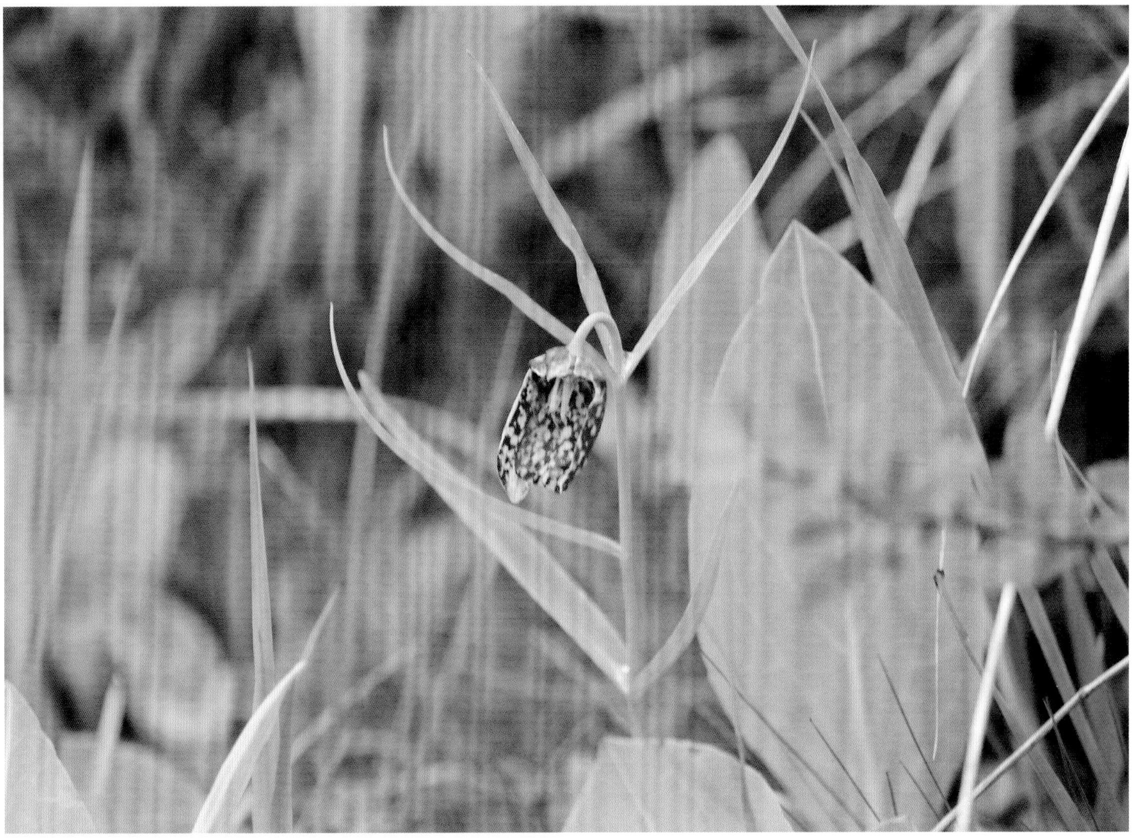

川贝母

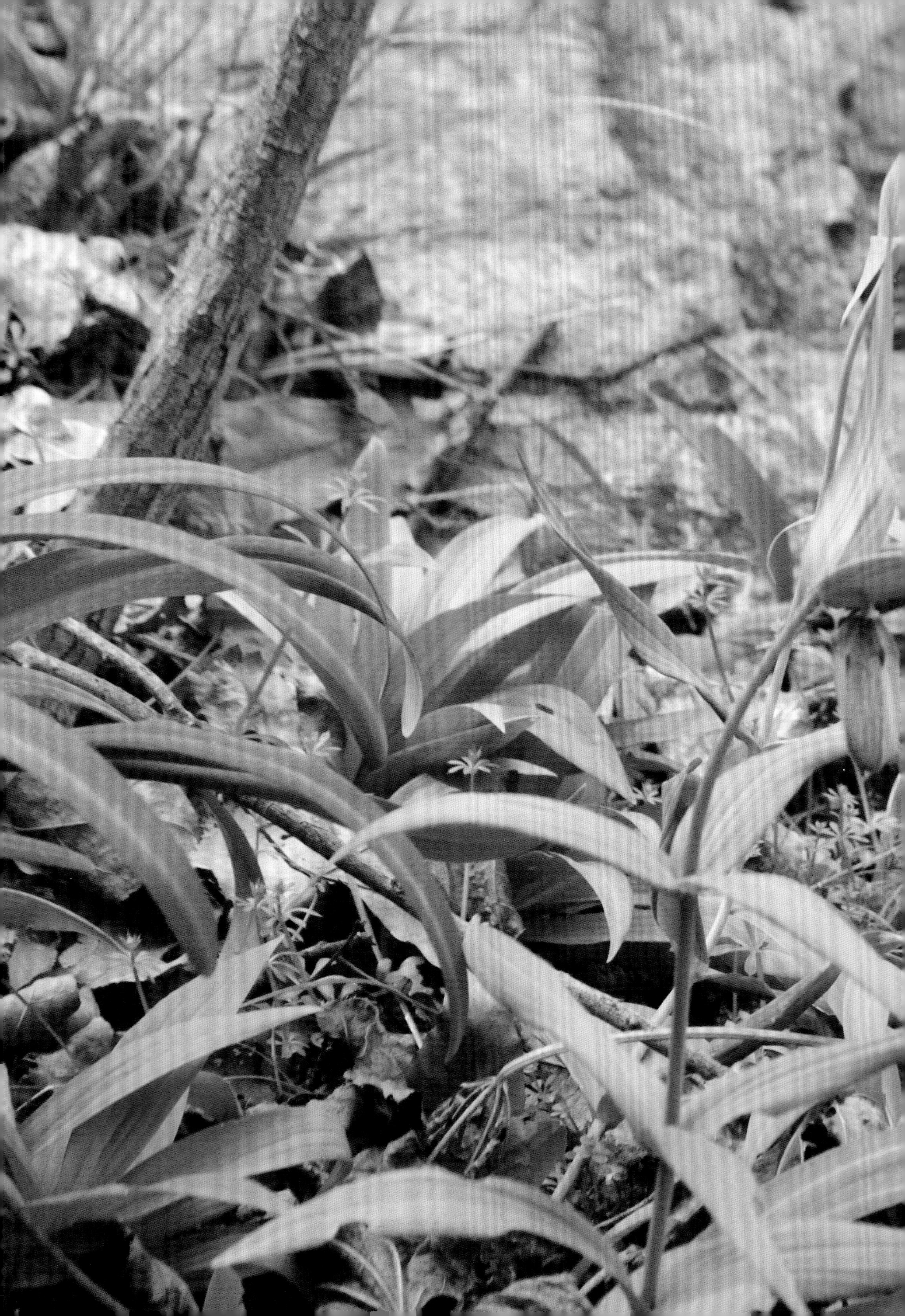

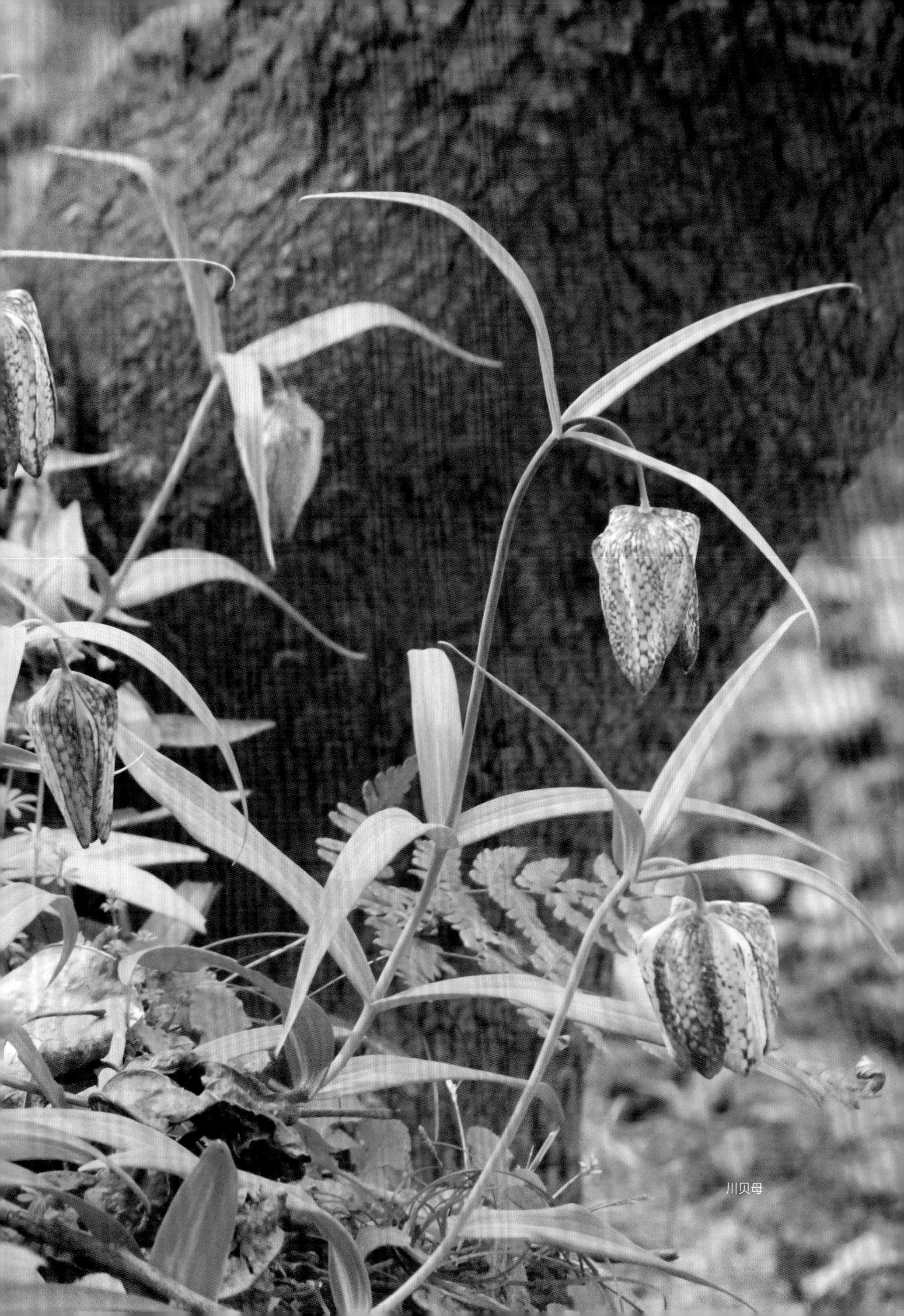

川贝母

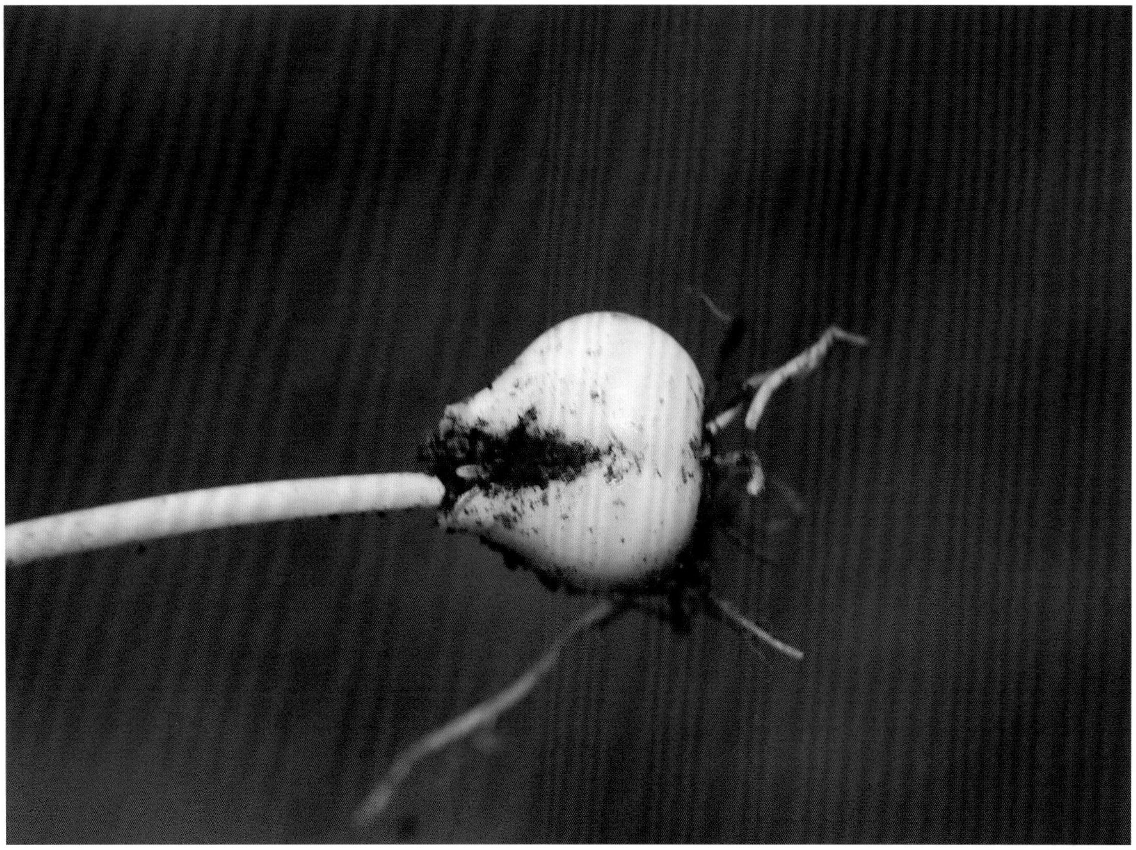

川贝母

## 药材鉴别

本品为类圆形、肾形、细条形或不规则形的薄片，直径 0.3 ~ 2.5 cm。外表面类白色至淡棕黄色，有的可见棕褐色基部和稍尖的顶端。切面类白色，粉性，有的可见中间微凹的长条形浅槽。质坚脆。气微，味微苦。

## 功效主治

清热化痰，润肺止咳，散结消肿。本品苦泄甘润，微寒清热，能清肺热，润肺燥而化痰止咳；又苦寒泄热降痰火，痰火祛则痈肿瘰疬消。故有清热化痰、润肺止咳、散结消肿之功效。

## 用法用量

内服：3 ~ 10 g，煎服；研末服 1 ~ 2 g。

## 民族药方

**1. 百日咳** 川贝母、生甘草各 10 g，白花蛇舌草 5 g。共粉碎，过筛，混合均匀，口服，每次 1.5 ~ 3.0 g，每日 3 次。

**2．下乳**　川贝母、牡蛎、知母各适量。共研为细末，同猪蹄汤调下。

**3．乳腺炎**　川贝母、金银花各 10 g。共研为细末，好酒调，饭后服，每次 10 g。

**4．气管炎**　川贝母 5 g，梨 1 个。川贝母研细末，梨切开去核，将贝母粉填入梨空处合紧，蒸或煎水服均可。

**5．婴幼儿消化不良**　川贝母适量。研成细末备用，按每日每千克体重 0.1 g 计量，每日 3 次，一般情况下需连用 2 ~ 4 日。

**6．感冒咳嗽，肺热**　川贝母、查干泵嘎、石膏、北沙参、麝香、黑云香、草乌芽各等份。制成水丸，温开水送服，每次 1.5 ~ 3.0 g，每日 1 ~ 2 次。

**7．肺痨，协日或巴达干性咳嗽，肺脓肿**　川贝母 20 g，石膏、红花、丁香、远志、北沙参、查干泵嘎、吉勒泽各 10 g。制成散剂，温开水送服，每次 1.5 ~ 3.0 g，每日 1 ~ 2 次。

## 使用注意

本品性质寒润，善化热痰、燥痰，若寒痰、湿痰者则不宜用。反乌头。

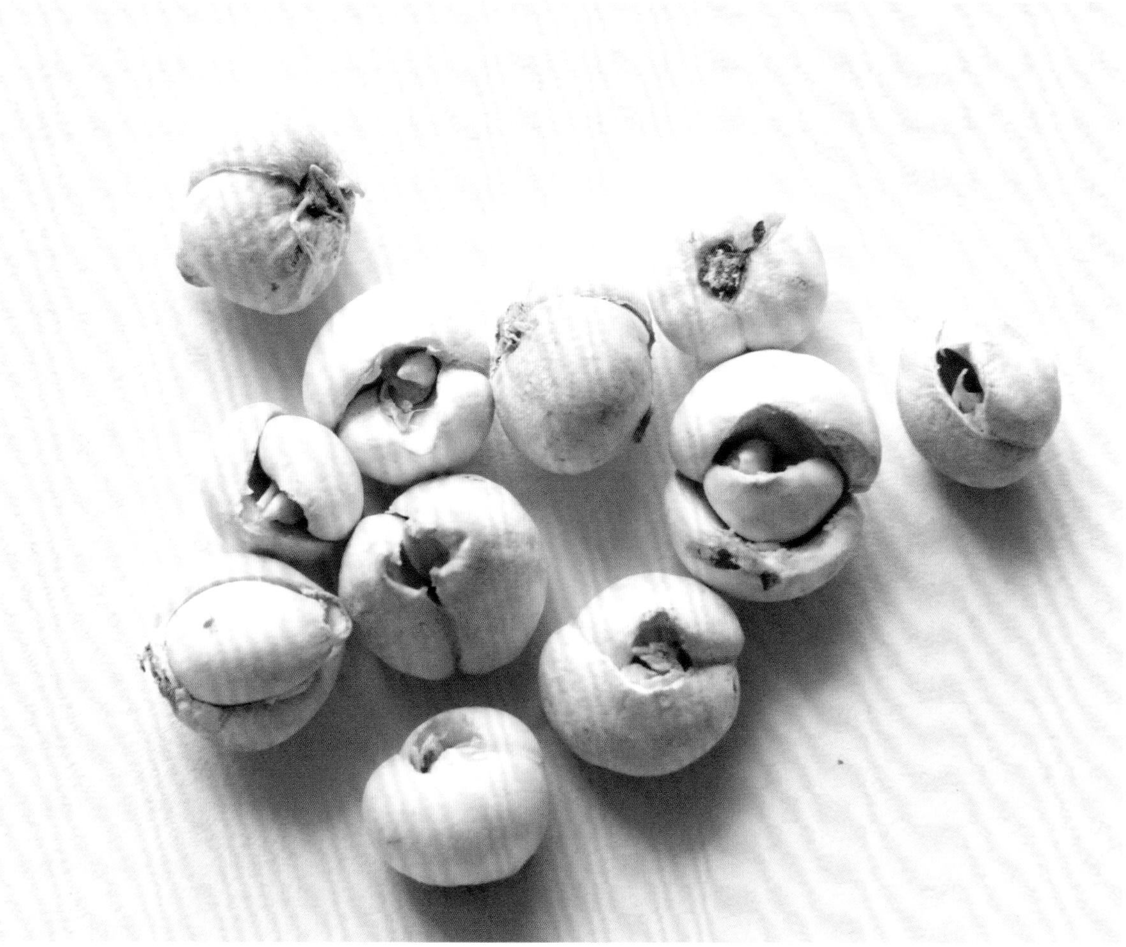

川贝母药材

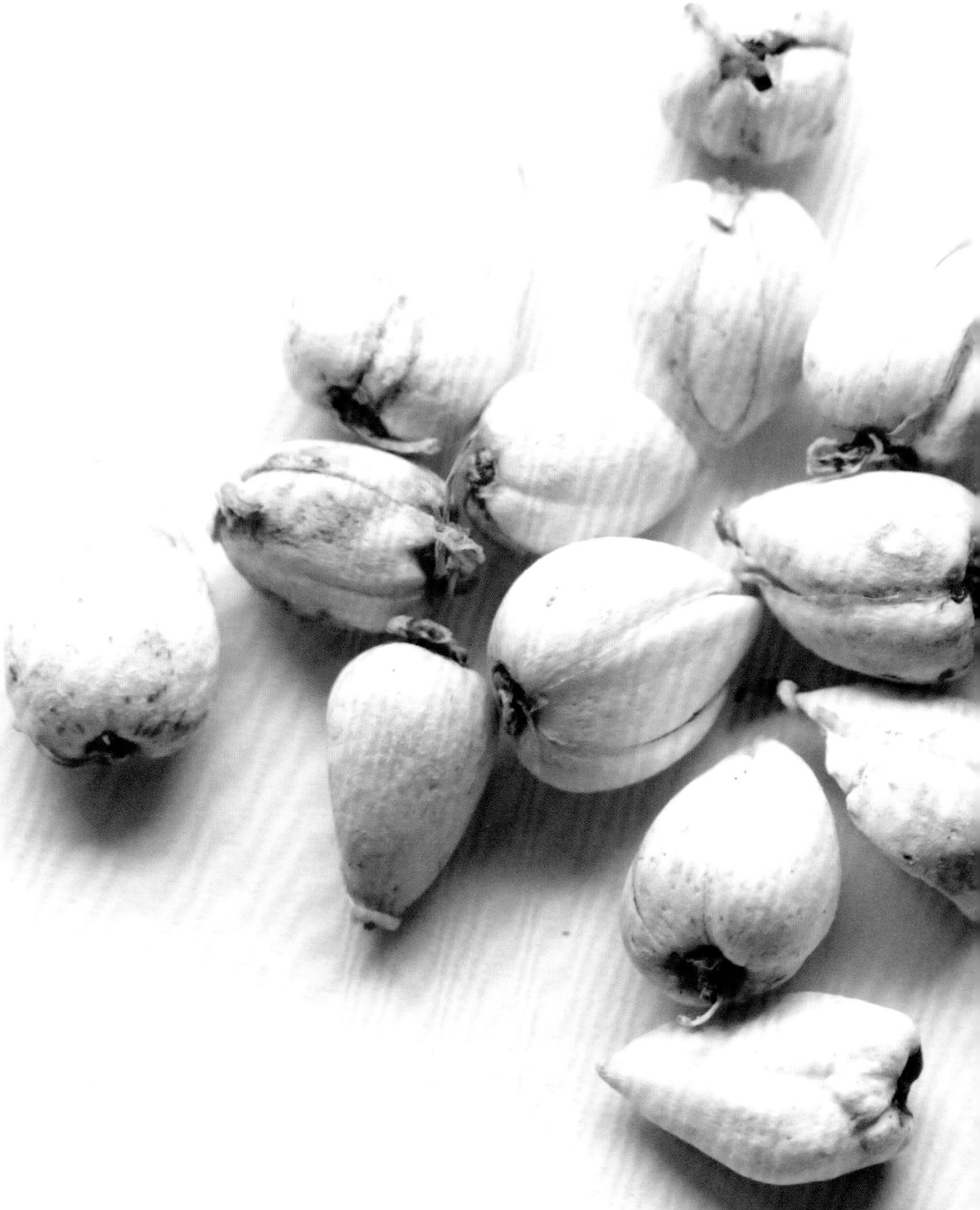

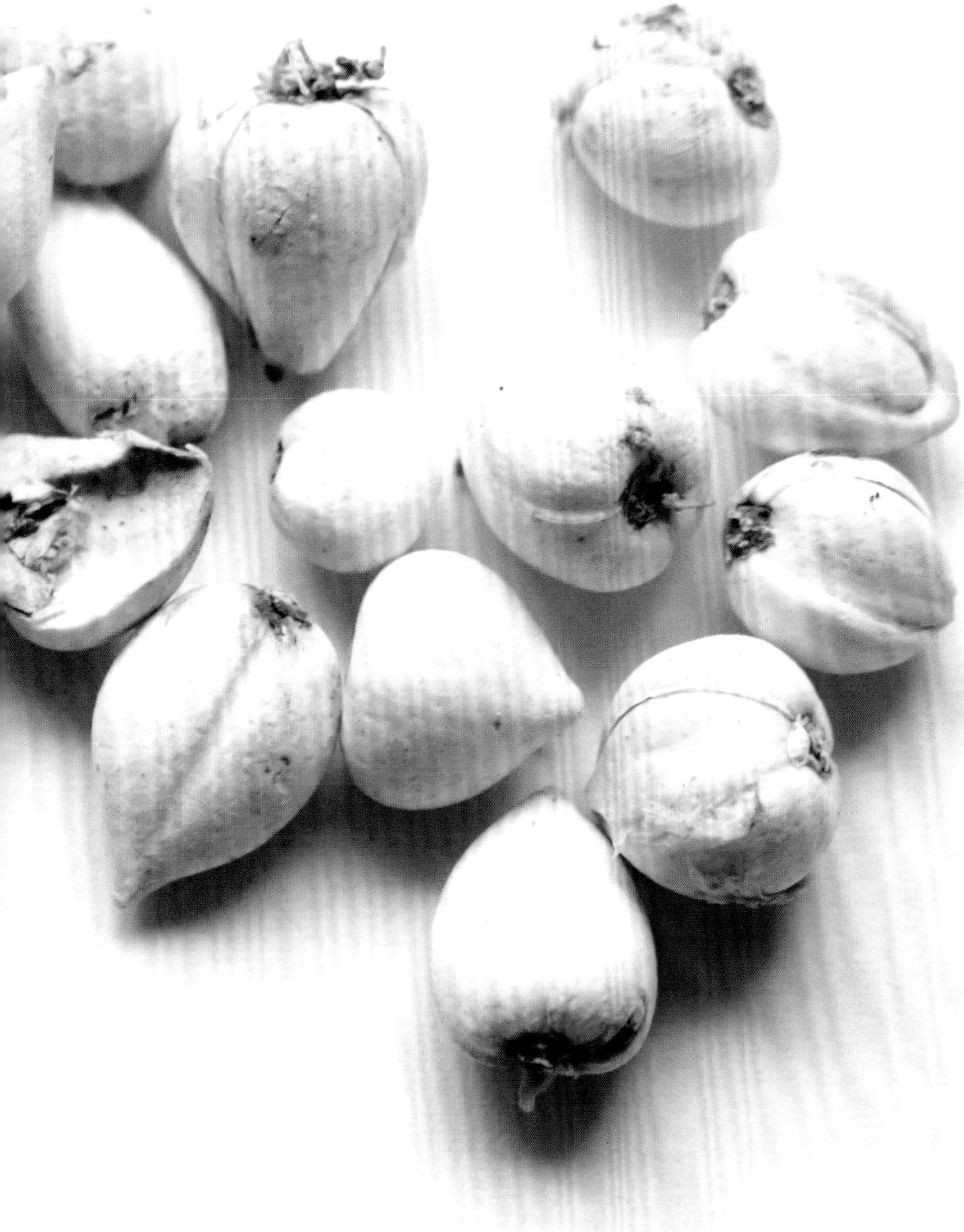

川贝母药材

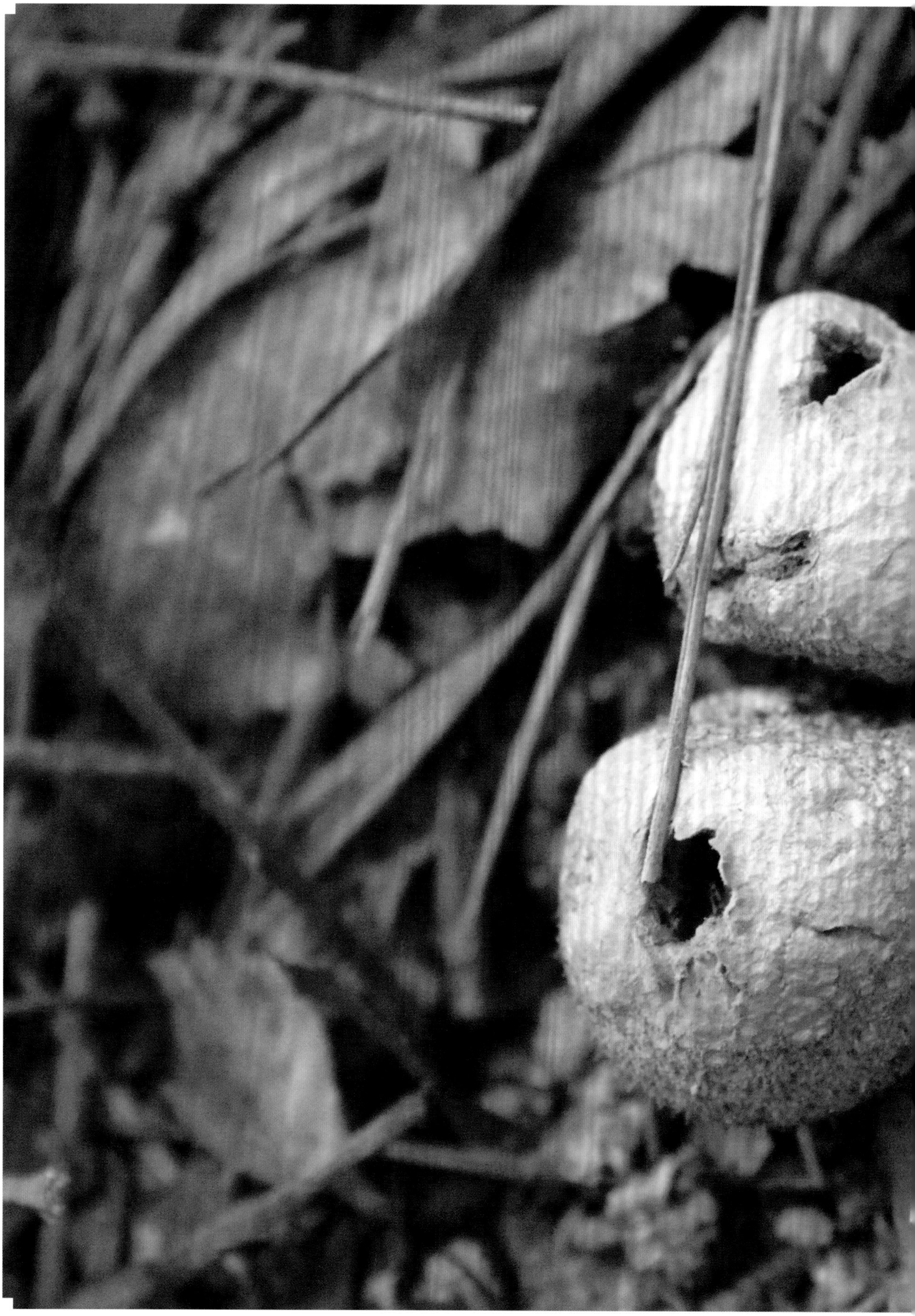

# 马勃

【蒙药名】都力。

【别　名】乌力、灰包、热沙芒、马粪包、希他森贵。

【来　源】本品为灰包科真菌脱皮马勃 *Lasiosphaera fenzlii* Reich.、大马勃 *Calvatia gigantea*（Batsch ex Pers.）Lloyd 或紫色马勃 *Calvatia lilacina*（Mont.et Berk.）Lloyd 的干燥子实体。

【性味归经】味辛，性平。归肺经。

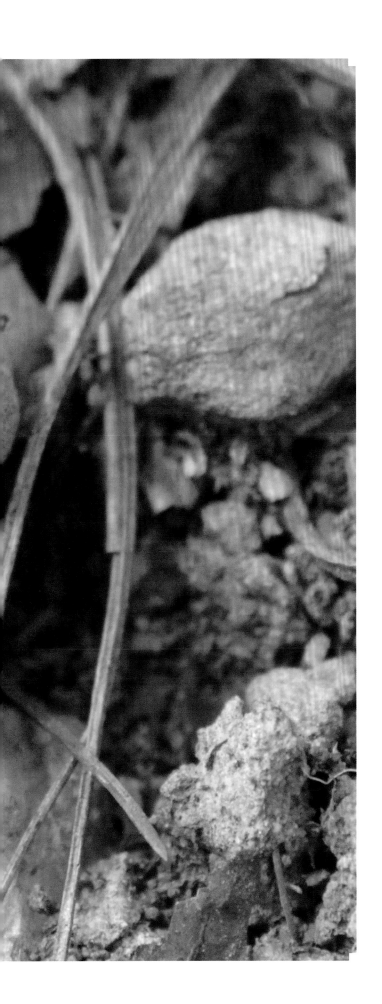

## 识别特征

子实体球形至近球形，直径 15 ~ 45 cm 或更大，基部或很小，由粗菌索与地面相连。包被白色，老后污白色。初期有细纤毛，渐变光滑，包被两层，外包被膜状，内包被较厚，成熟后块状脱落，露出浅青褐色孢体。孢子形，具微细小疵，淡青黄色，抱丝分枝，横隔稀少。

## 生境分布

生长于旷野草地上。分布于内蒙古、甘肃、吉林、辽宁等省区。

## 采收加工

夏、秋二季子实体成熟时及时采收，除去泥沙及外层硬皮，干燥。

## 药材鉴别

本品呈不规则的小块，包被灰棕色至黄褐色，纸质，多破碎呈片块状，或已全部脱落。孢体灰褐色，紧密，有弹性，撕开内有灰褐色棉絮状丝状物，触之则孢子尘土样飞扬，手捻有细腻感。气似尘土，无味。

## 功效主治

清热解毒，利咽，止血。本品味辛质轻，专入肺经，既能宣散肺经风热，又能清泻肺经实火，长于解毒利咽，为治咽喉肿痛之常用药。此外，还有止血之功。

## 用法用量

内服：3 ~ 6 g，煎服。外用：适量。

## 民族药方

**1．外伤出血，鼻衄，拔牙后出血**　马勃适量。撕去皮膜，取内部海绵绒样物压迫出血部位或塞入鼻孔，填充牙龈处。

**2．痈疽疮疖**　马勃孢子粉适量。以蜂蜜调和涂敷患处。

**3．妊娠吐血，鼻血**　马勃适量。研为细末，浓米汤送服 2.5 g。

**4．病毒性心肌炎**　马勃、紫草、白薇、玉竹、苦参、防风、白术各 10 g，黄芪 30 g，炙甘草 40 g，蒲公英 20 g，板蓝根、大青叶各 15 g，龙齿 12 g，琥珀（冲服）3 g。水煎取药汁，每日 1 剂，分 2 次服。

**5．失音** 马勃、芒硝各等份。研为细末，加砂糖和成丸子，如芡子大，噙口内。

**6．久咳** 马勃适量。研为细末，加蜂蜜做成丸子，如梧桐子大。每次服 20 丸，白汤送下。

**7．月经淋漓，外伤出血** 马勃、蜀葵花、红花、石韦、猪胆粉各等份。制成水丸，温开水送服，每次 1.5 ～ 3.0 g，每日 1 ～ 3 次。

## 使用注意

风寒伏肺咳嗽失音者禁服。

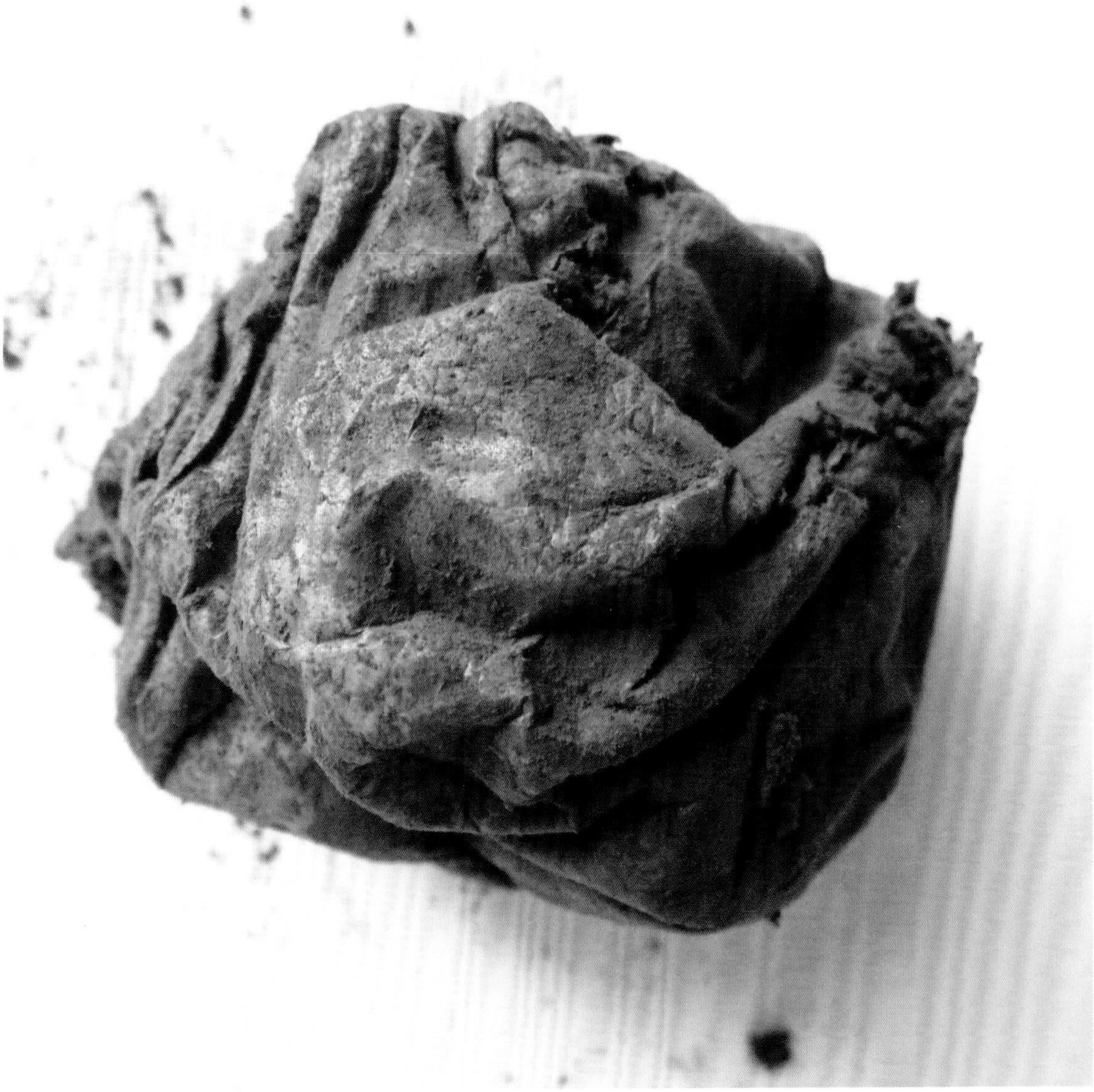

马勃

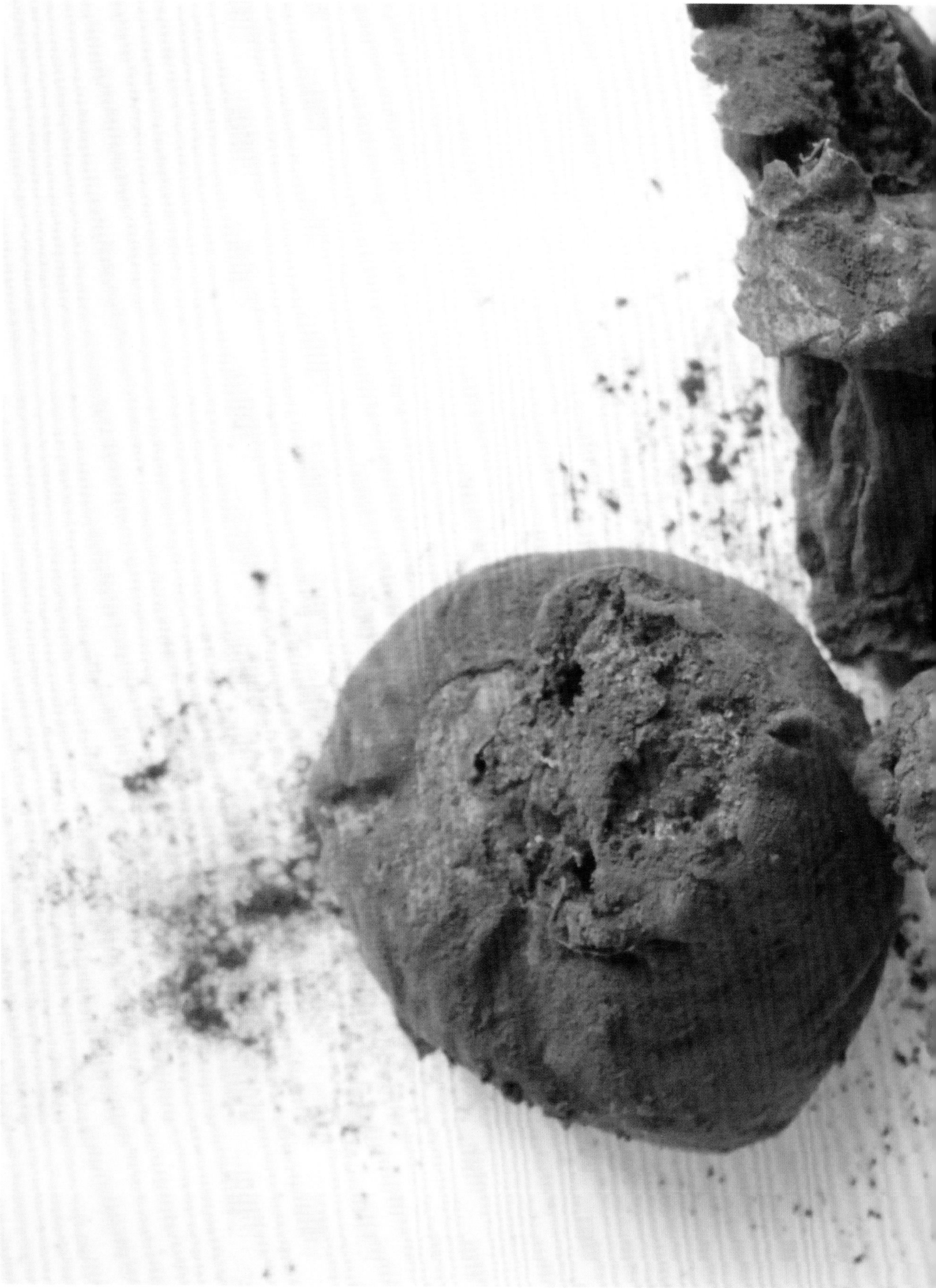

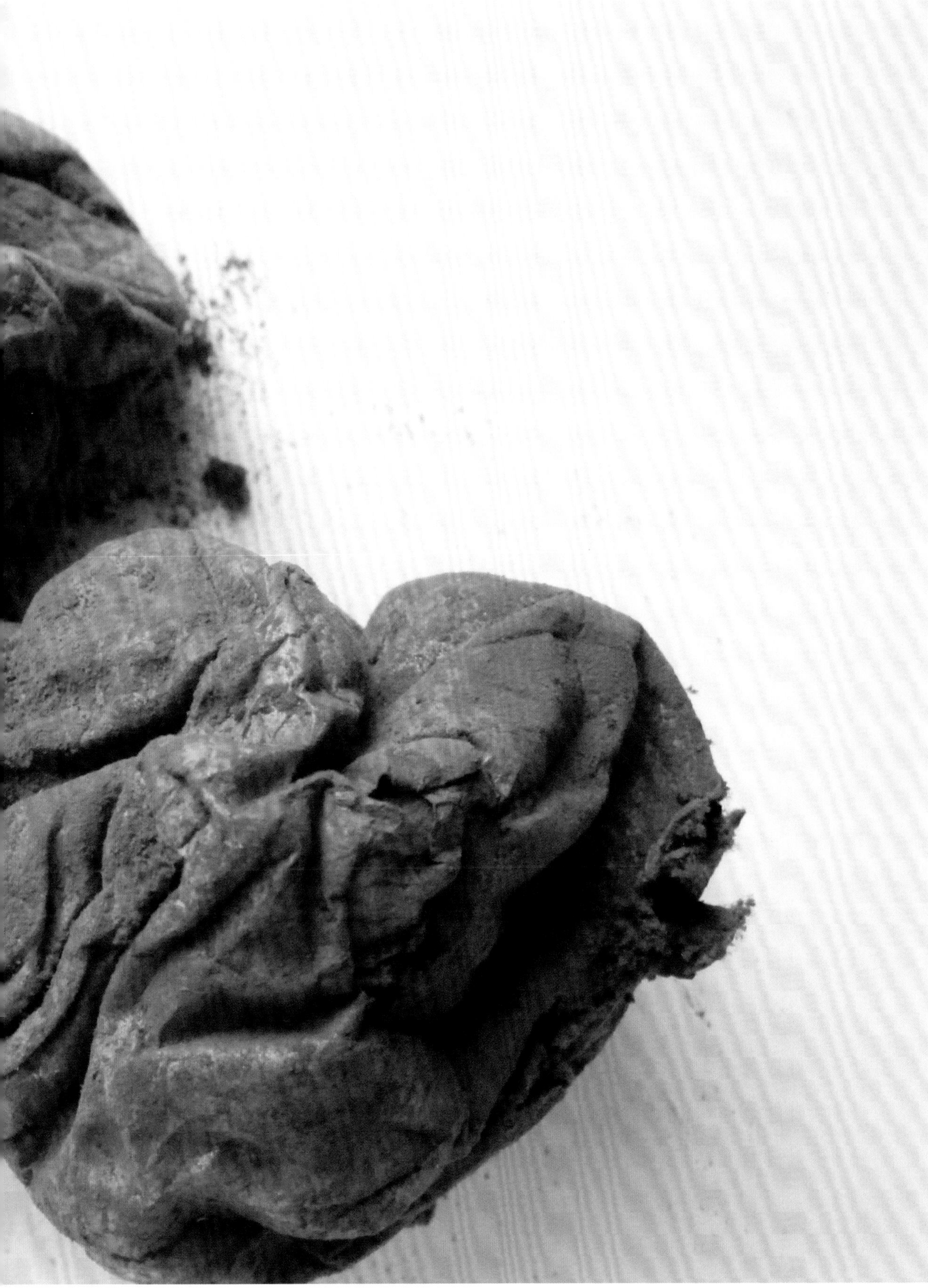

马勃饮片

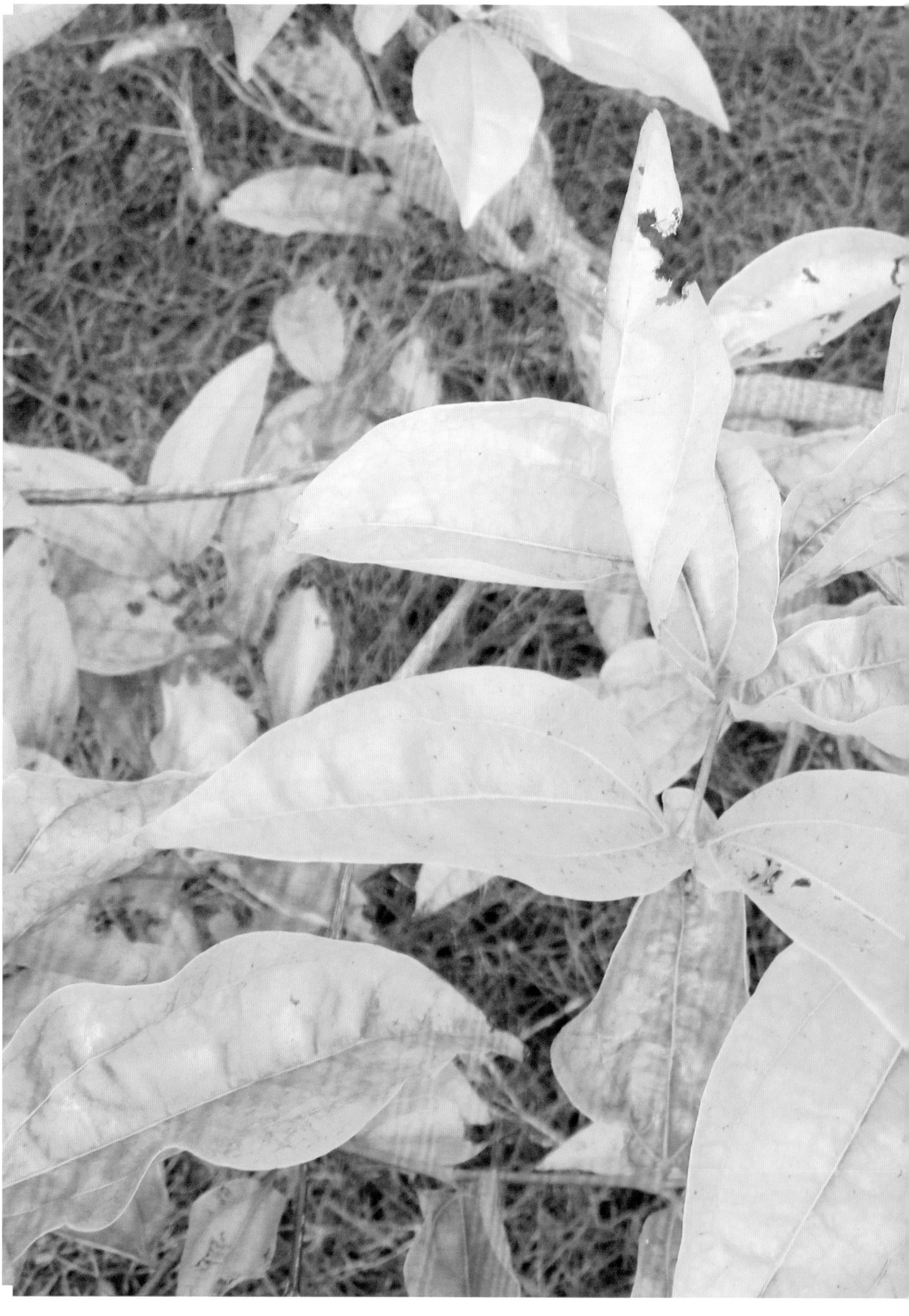

# 马钱子

【蒙药名】浑齐勒。

【别　名】马前子、都木达克、制马钱子、普日勒布、油马钱子。

【来　源】本品为马钱科植物马钱 *Strychnos nux-vomica* L. 的干燥成熟种子。

【性味归经】味苦，性寒；有毒。归肝、脾经。

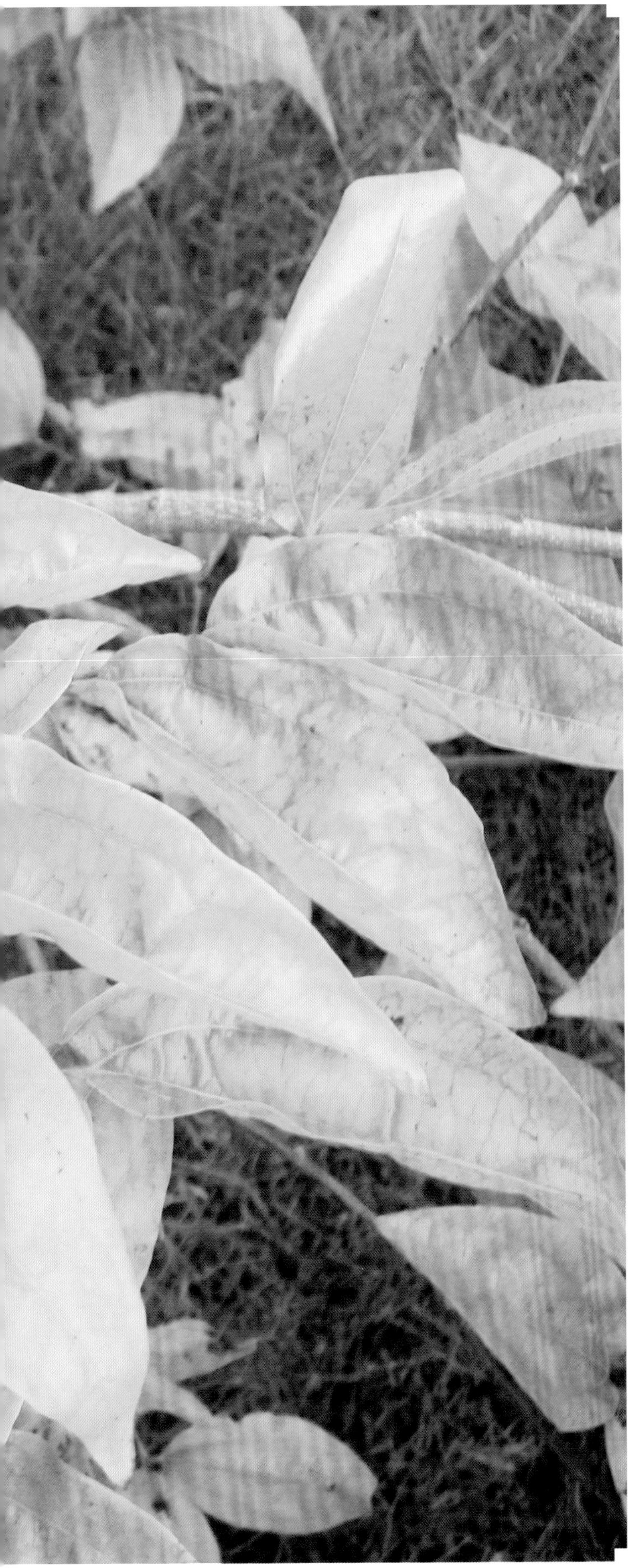

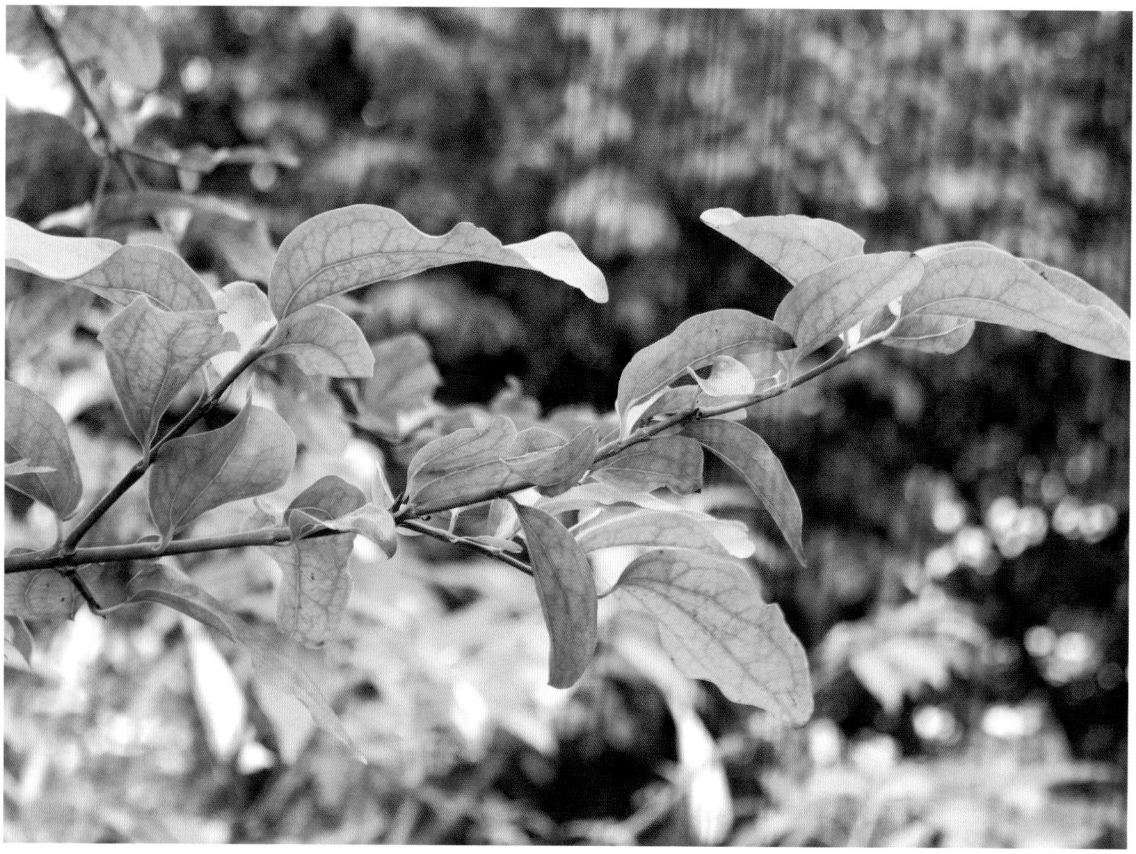

马钱

## 识别特征

乔木，高 10 ~ 13 m。树皮灰色，具皮孔，枝光滑。叶对生，叶柄长 4 ~ 6 mm；叶片草质，广卵形或近于圆形，长 6 ~ 15 cm，宽 3.0 ~ 8.5 cm，先端急尖或微凹，基部广楔形或圆形，全缘，两面均光滑无毛，有光泽，主脉 5 条，罕 3 条，在背面凸起，两侧者较短，不达叶端，细脉呈不规则的网状，在叶的两面均明显；叶腋有短卷须。聚伞花序顶生枝端，长 3 ~ 5 cm，直径 2.5 ~ 5.0 cm，被短柔毛；总苞片及小苞片均小，三角形，先端尖，被短柔毛；花白色，几无梗，花萼绿色，先端 5 裂，被短柔毛；花冠筒状，长 10 ~ 12 mm，先端 5 裂，裂片卵形，长 2.5 ~ 4.0 mm，内面密生短毛；雄蕊 5，花药黄色，椭圆形，无花丝；子房卵形，光滑无毛，花柱细长，柱头头状。浆果球形，直径 6 ~ 13 cm，幼时绿色，成熟时橙色，表面光滑。种子 3 ~ 5 粒或更多，圆盘形，直径 1.5 ~ 2.5 cm，表面灰黄色，密被银色茸毛，柄生于一面的中央，另一面略凹入，有丝光。花期春、夏二季，果期 8 月至翌年 1 月。

## 生境分布

生长于山地林中。主要分布于印度、越南、缅甸、泰国等国，我国云南、广东、海南等地有栽培。

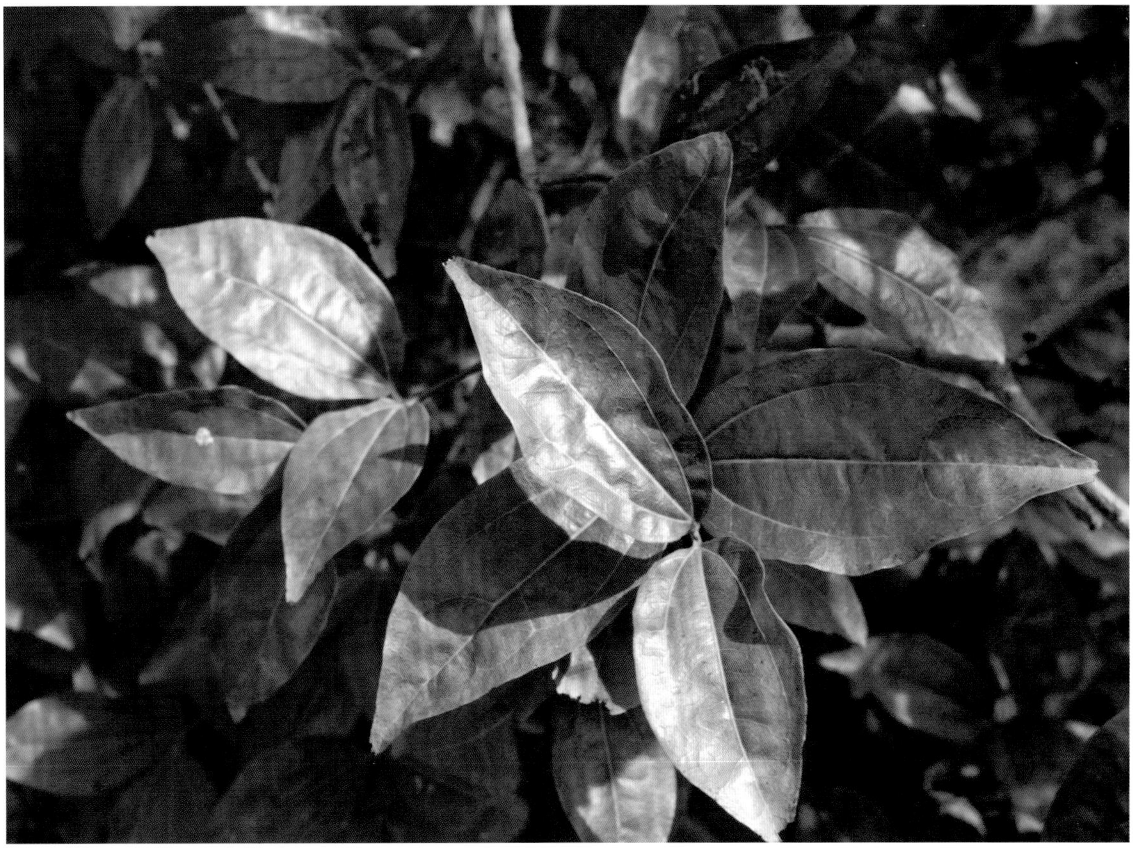

马钱

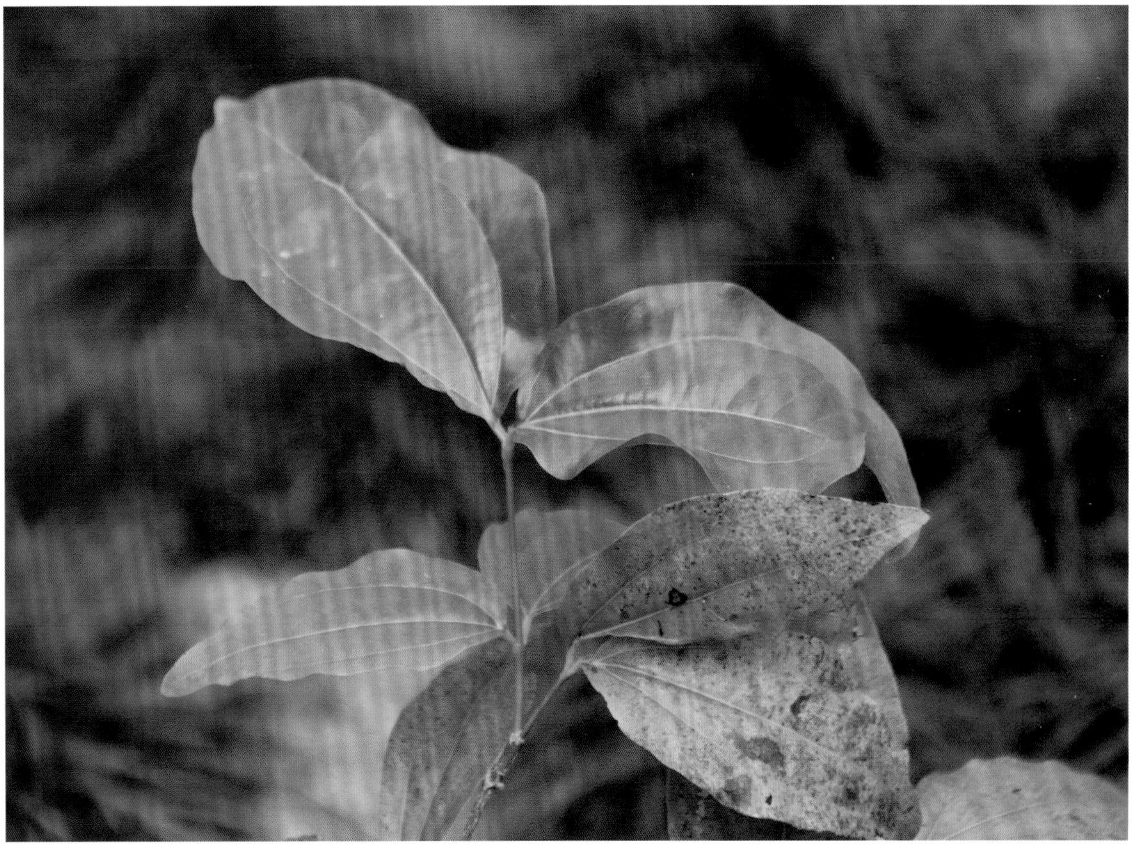

马钱

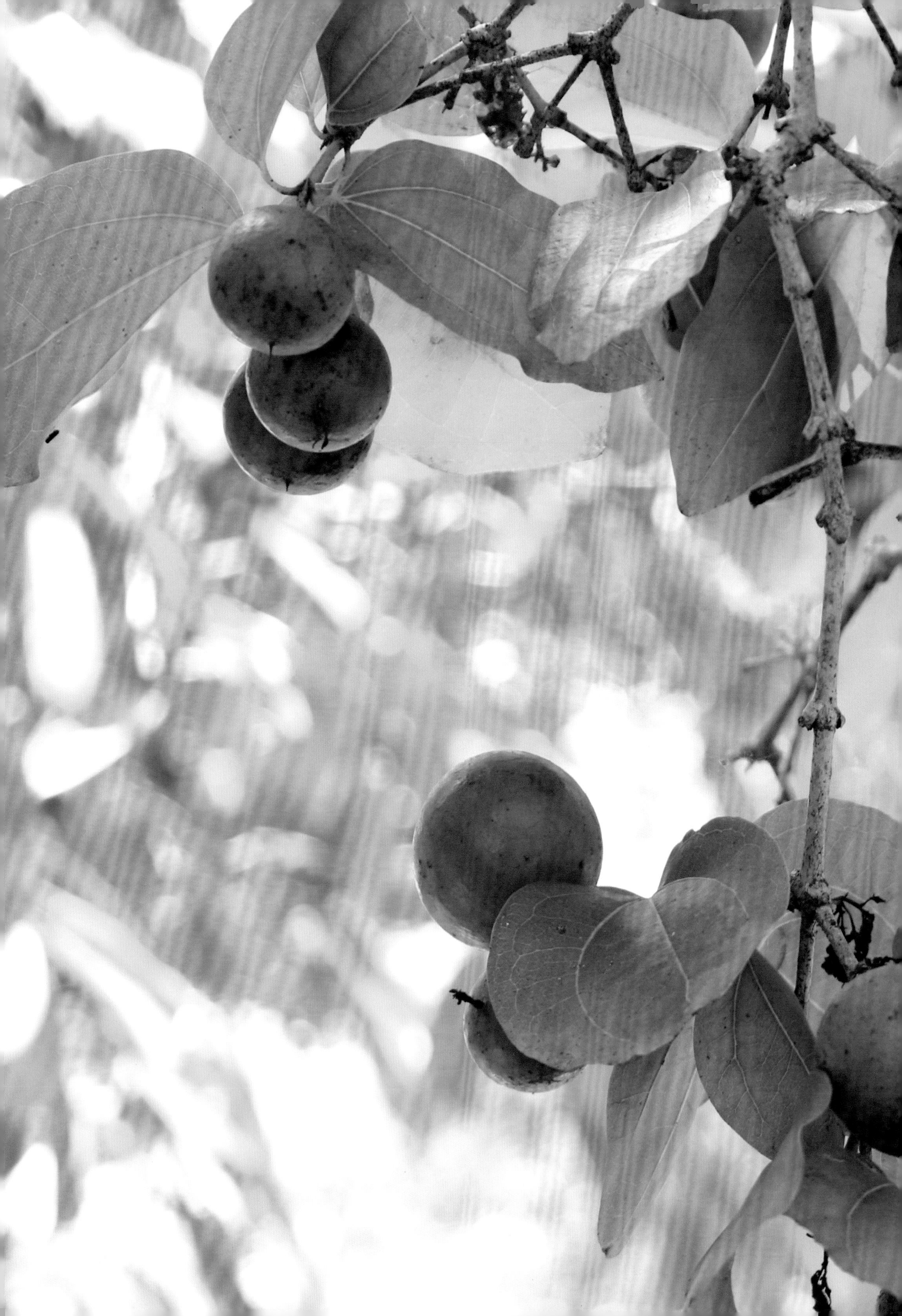

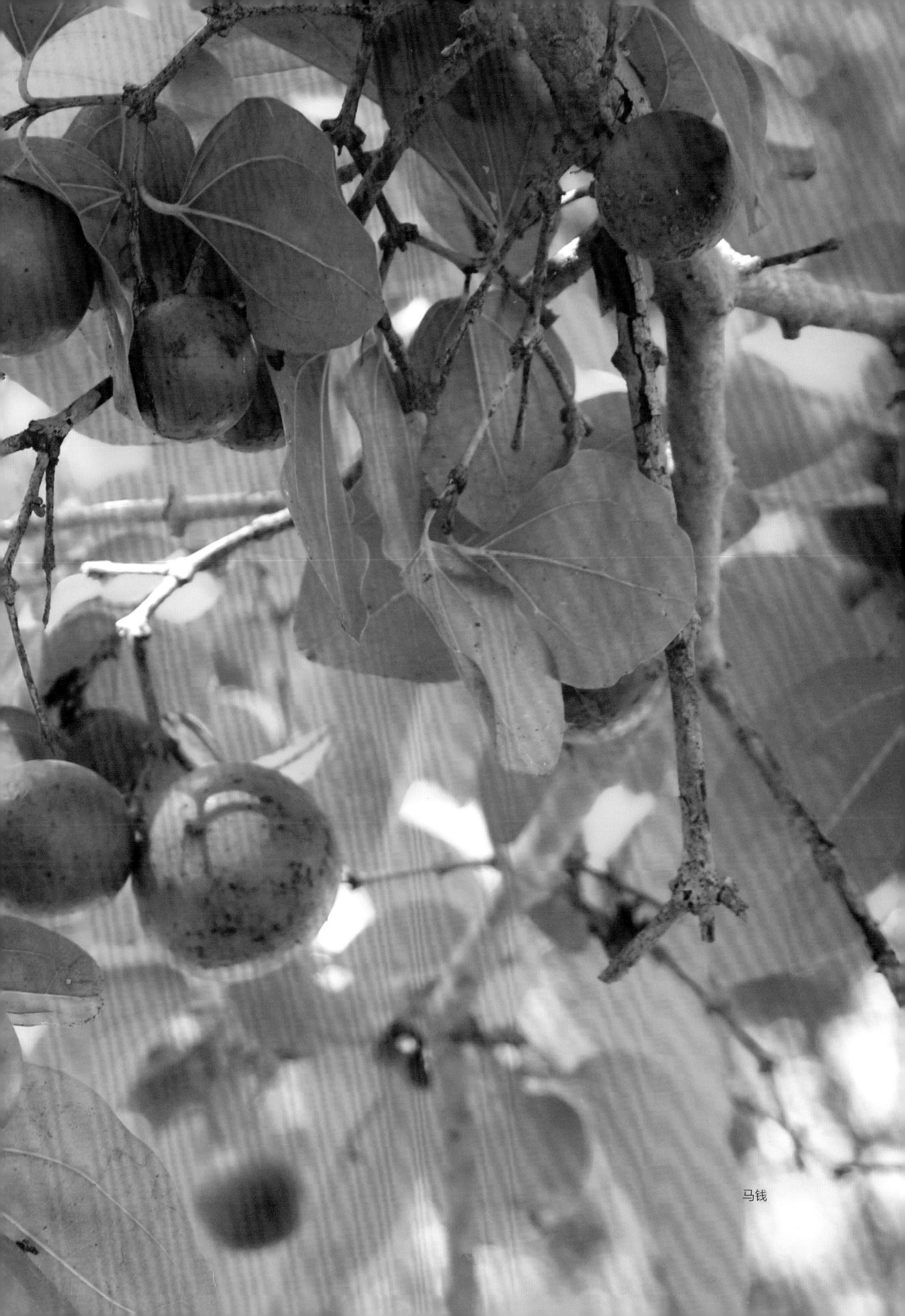

马钱

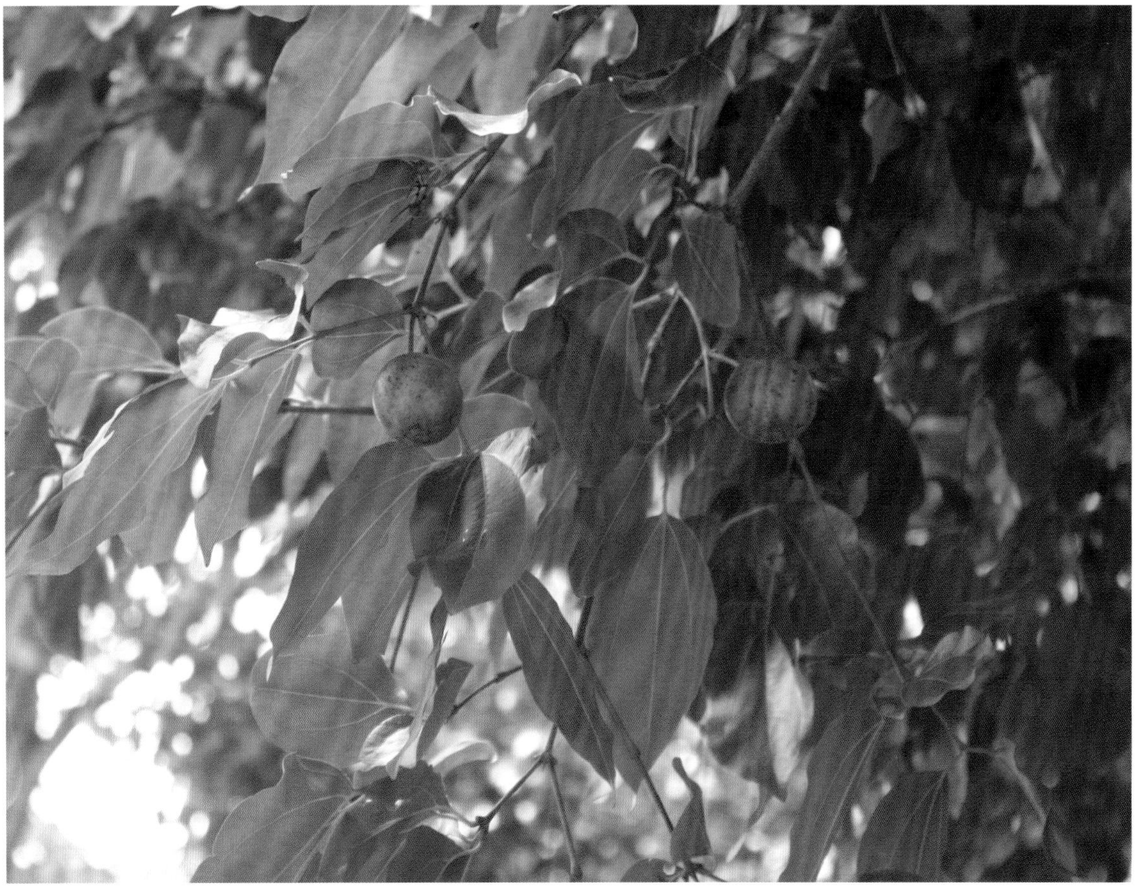

马钱子

## 采收加工

冬季采取成熟果实，取出种子，晒干。

## 药材鉴别

本品呈扁圆状，中间略鼓起，棕褐色或深棕色。质松脆，味苦。

## 功效主治

消肿散结，通络止痛。本品味苦性寒，其毒强烈，开通经络、透达关节之力甚捷，兼可攻毒。故具有消肿散结、通络止痛之功效。

## 药理作用

本品对中枢神经系统有兴奋作用，首先，兴奋脊髓的反射功能；其次，兴奋延髓的呼吸中枢及血管运动中枢，能提高大脑皮质的感觉中枢功能，大剂量可引起惊厥。士的宁刺激味觉感受器，反射性增加胃酸分泌；马钱子碱有明显的镇咳作用，对感觉神经末梢有麻痹作用；水煎剂对皮肤真菌有抑制作用。

## 用法用量

内服：0.3 ~ 0.6 g，入丸、散。外用：适量，研末，吹喉或调涂。

## 民族药方

**1．喉炎肿痛**　马钱子、青木香、山豆根各等份。研为末，吹入喉中。

**2．面神经麻痹**　马钱子适量。湿润后切成薄片，6 g 可切 18 ~ 24 片，排列于橡皮膏上，贴敷于患侧面部（向左歪贴右，向右歪贴左），7 ~ 10 日调换 1 张，至恢复正常为止。

**3．胸背刺痛，胸闷气喘**　马钱子（制）25 g，木香、白云香、天竺黄、红花各 10 g，诃子 15 g，沉香 20 g。制成散剂，温开水送服，每次 1.5 ~ 3.0 g，每日 1 ~ 2 次。

**4．黏刺痛，赫依刺痛，血刺痛**　马钱子（制）、草乌芽各 25 g，土木香 20 g，肉豆蔻 15 g，木香、沉香各 10 g。制成散剂，温开水送服，每次 1.5 ~ 3.0 g，每日 1 ~ 2 次。

## 使用注意

本品为行血散瘀之品，不宜久服，凡阴虚火旺、阴虚无瘀者，均应慎用。

马钱子药材

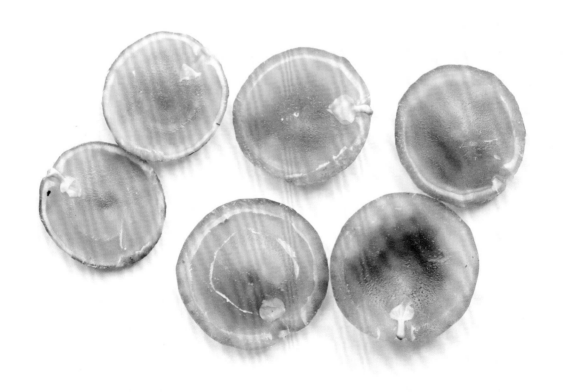

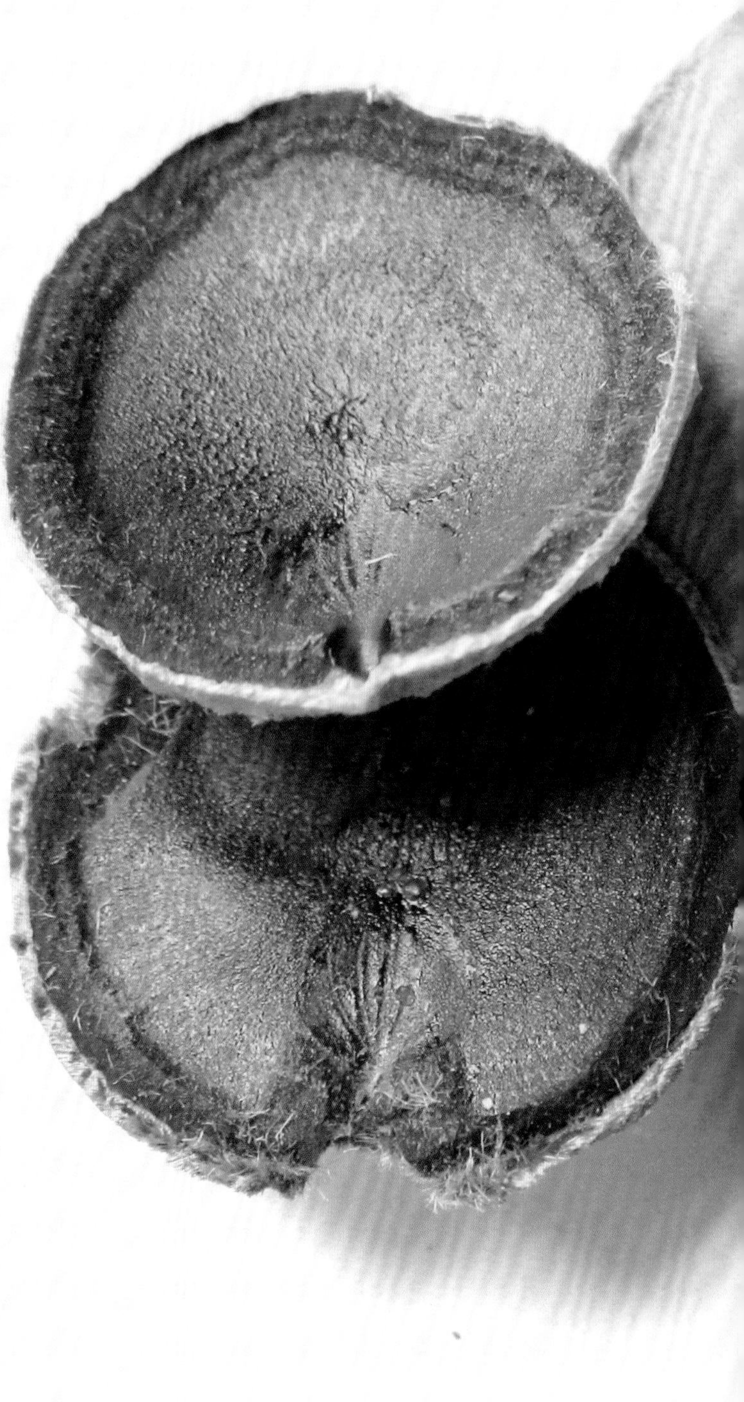

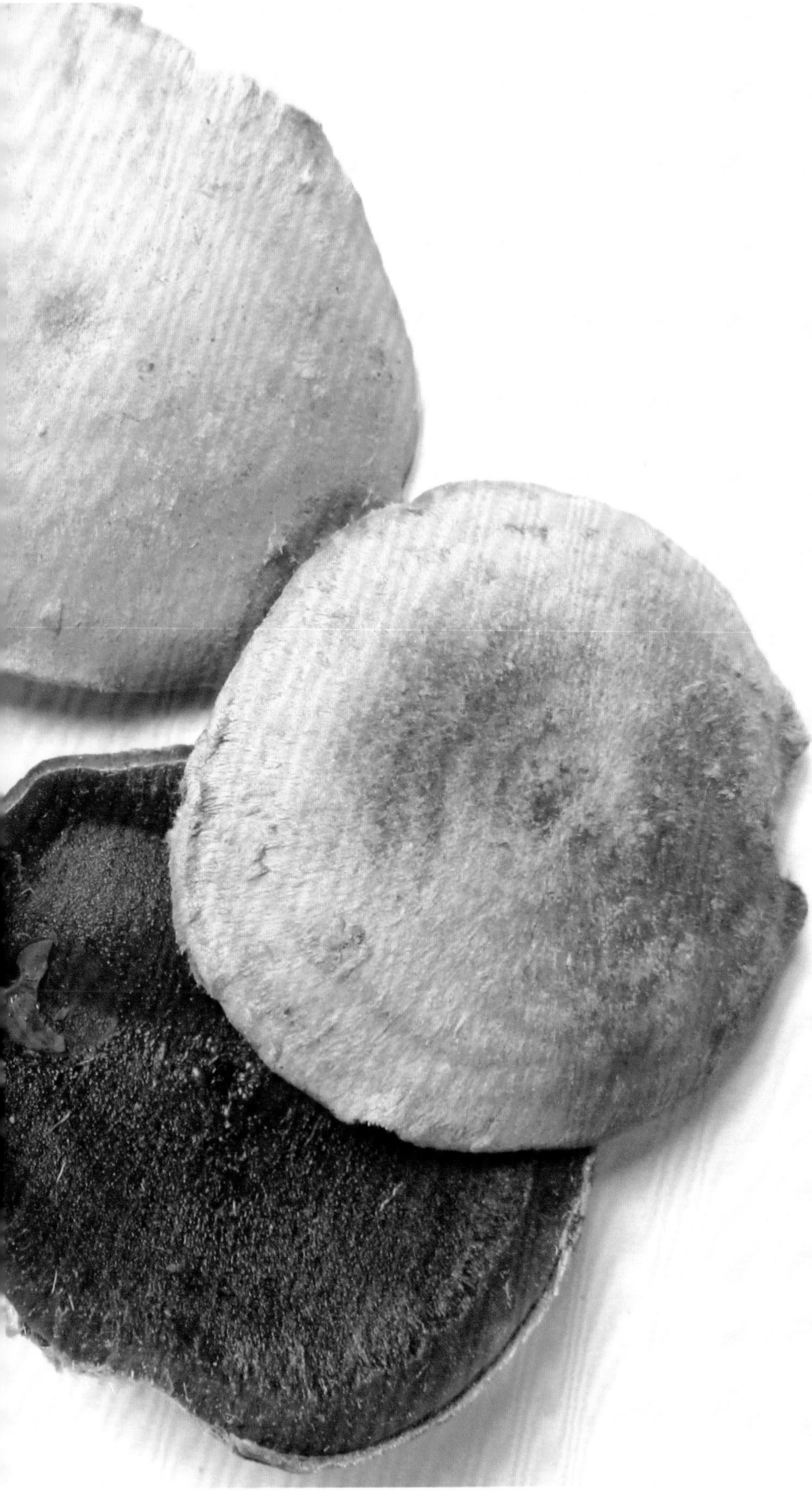

马钱子（烘烤品）

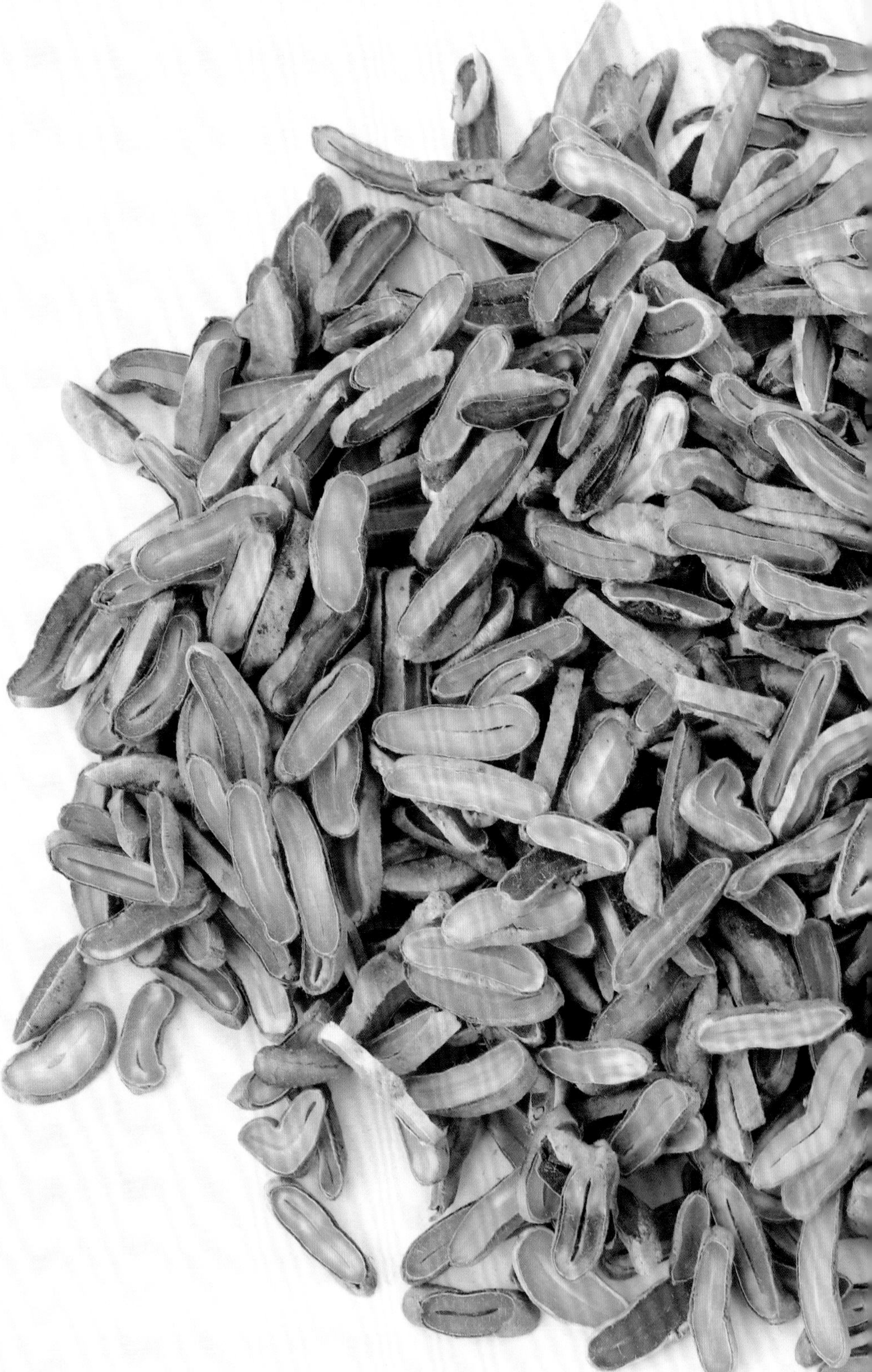

# 马钱子

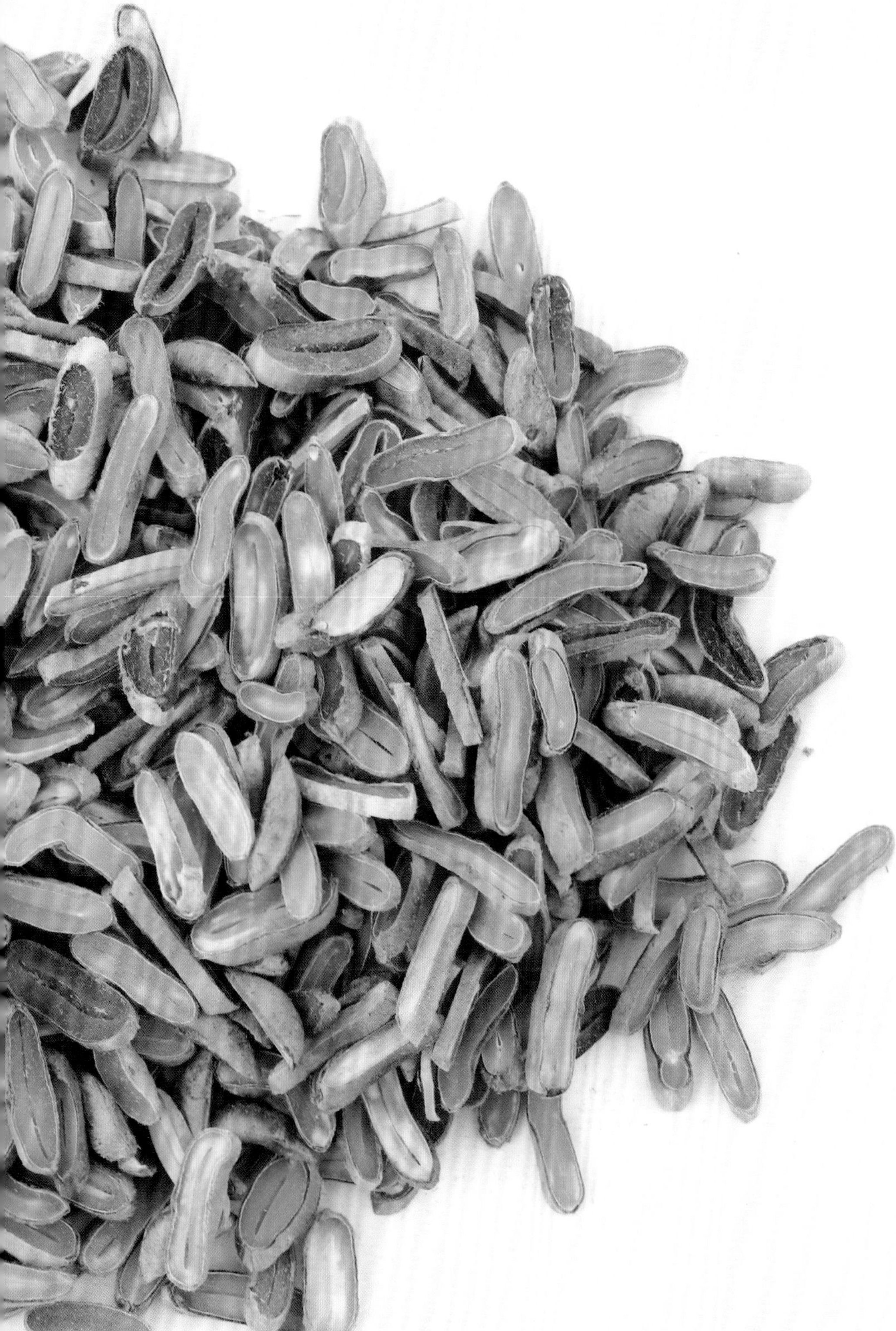

马钱子饮片

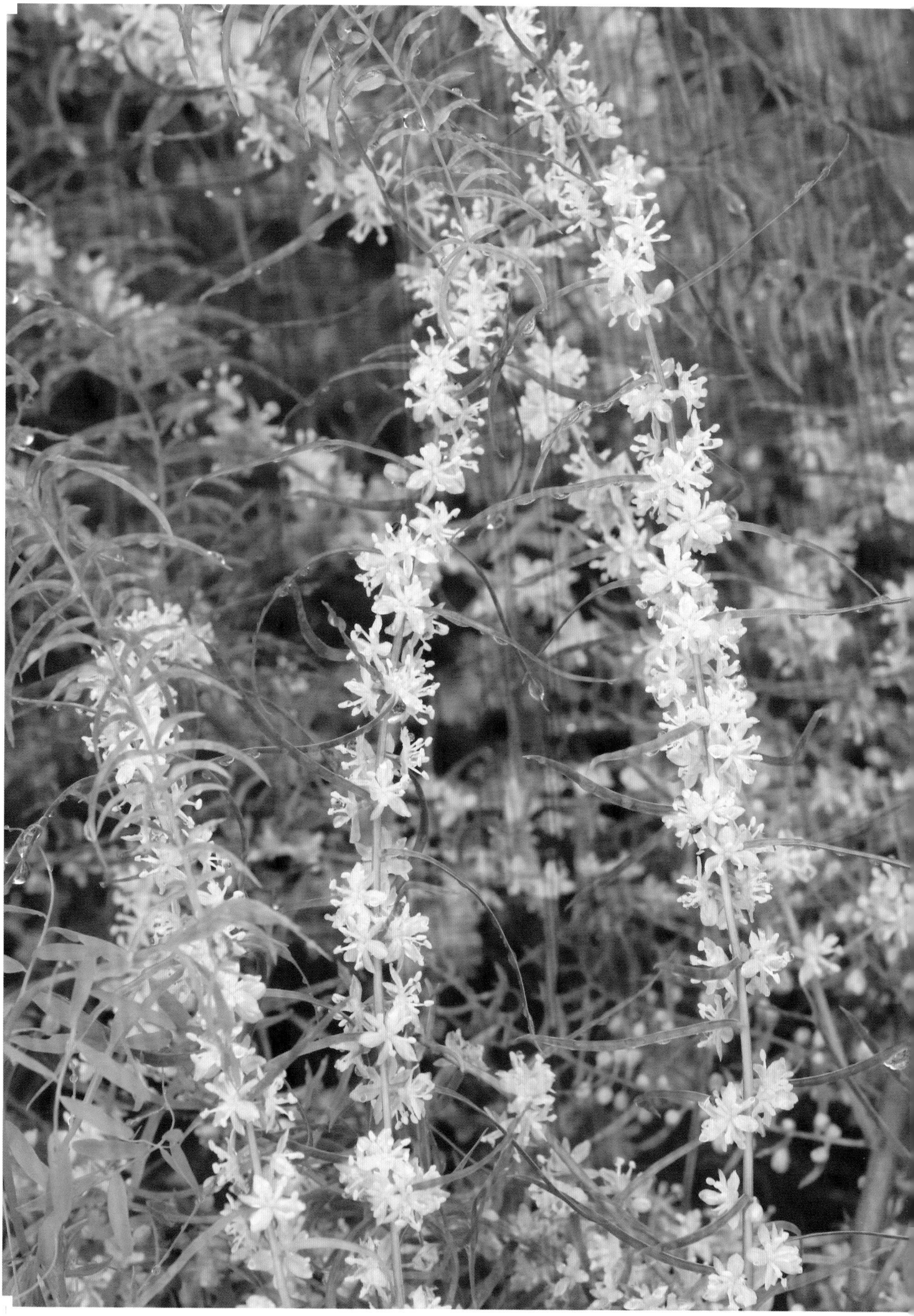

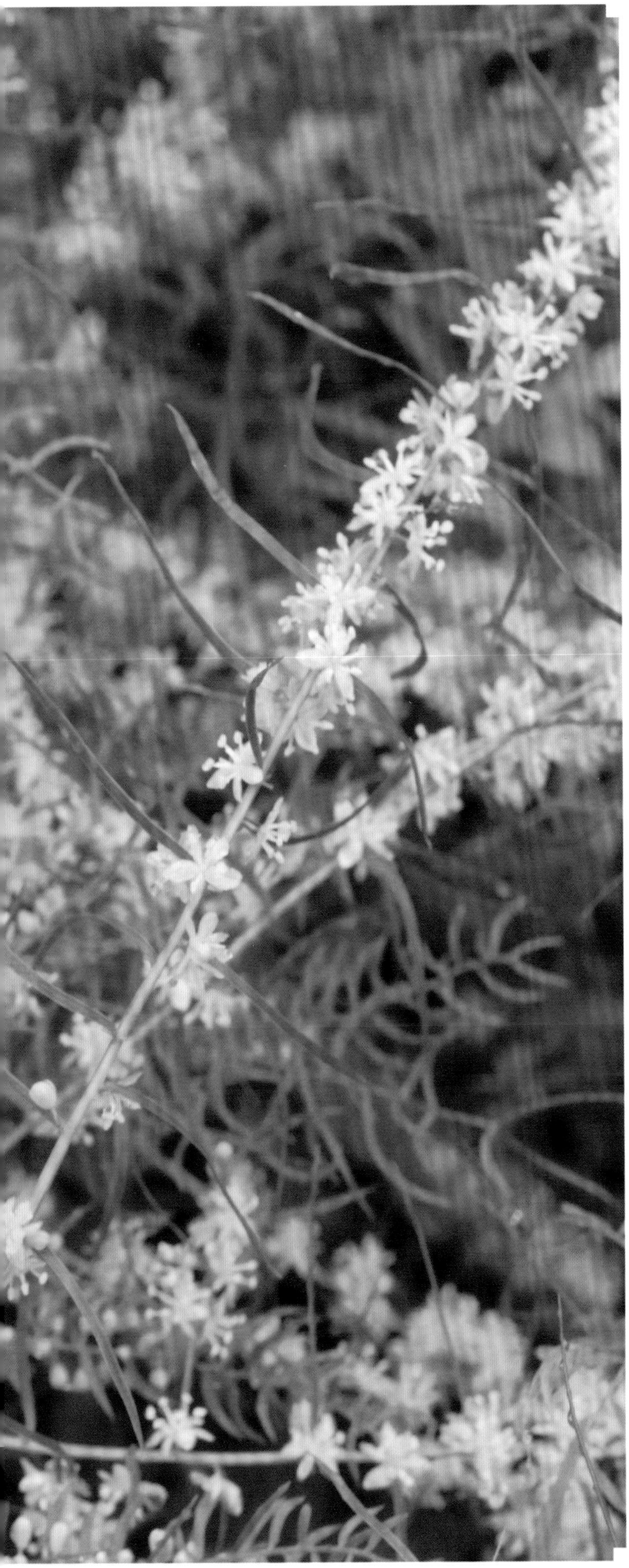

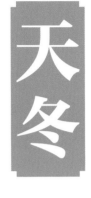

# 天冬

**【蒙药名】**赫日严。

**【别　名】**尼兴、天冬、敖兰、明天冬。

**【来　源】**本品为百合科植物天冬 *Asparagus cochinchinensis* (Lour.) Merr. 的干燥块根。

**【性味归经】**味甘、苦，性寒。归肺、肾经。

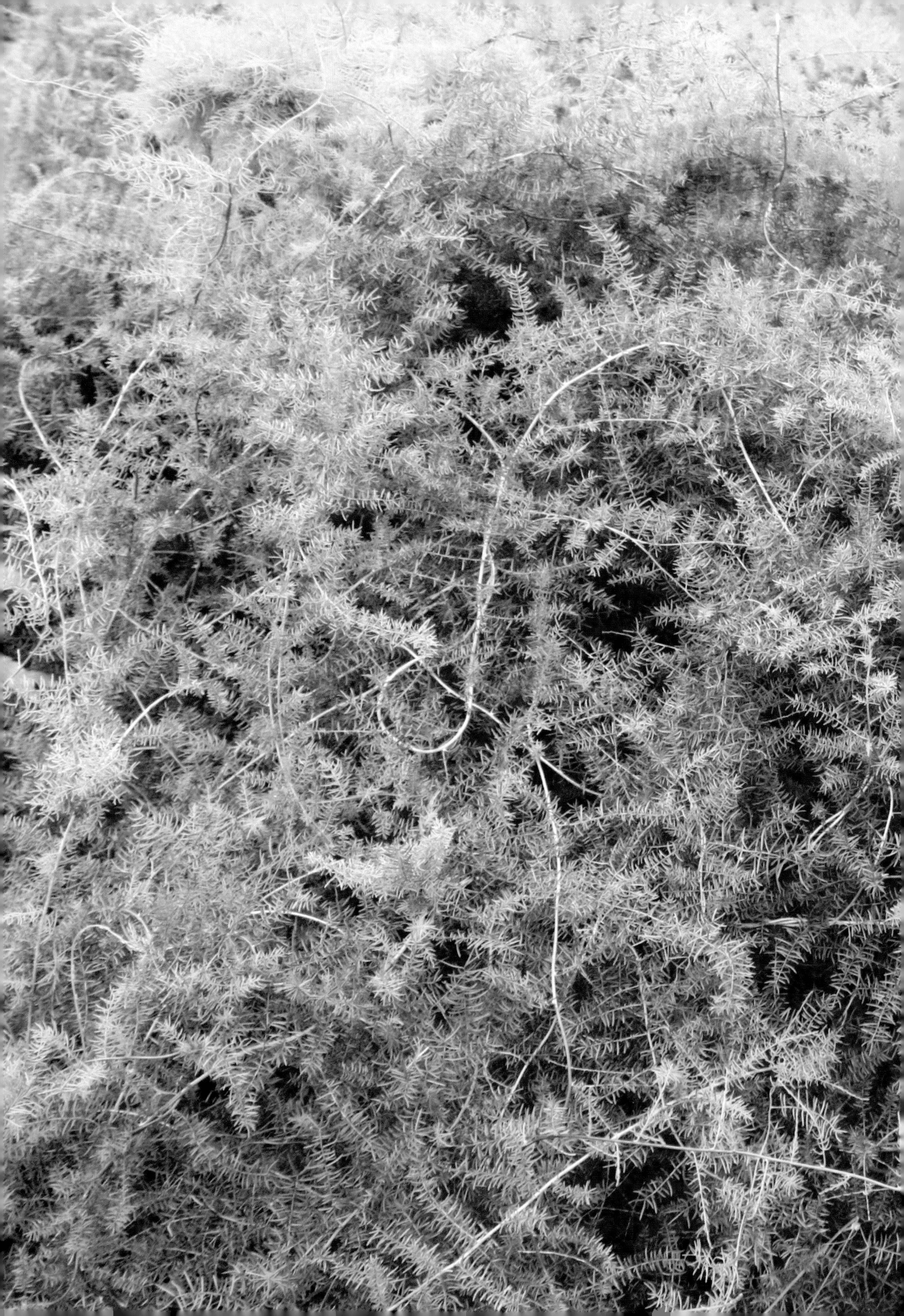

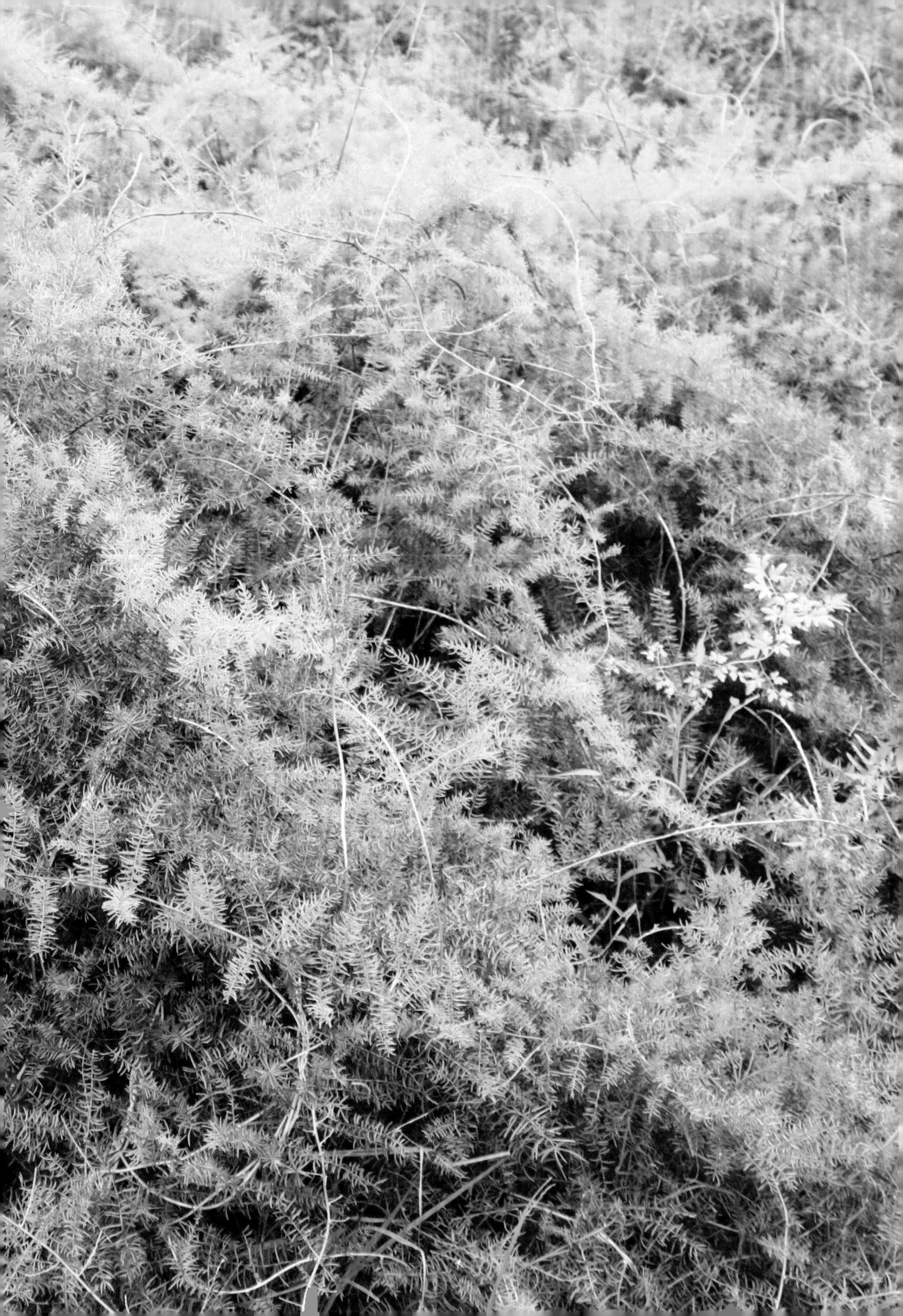

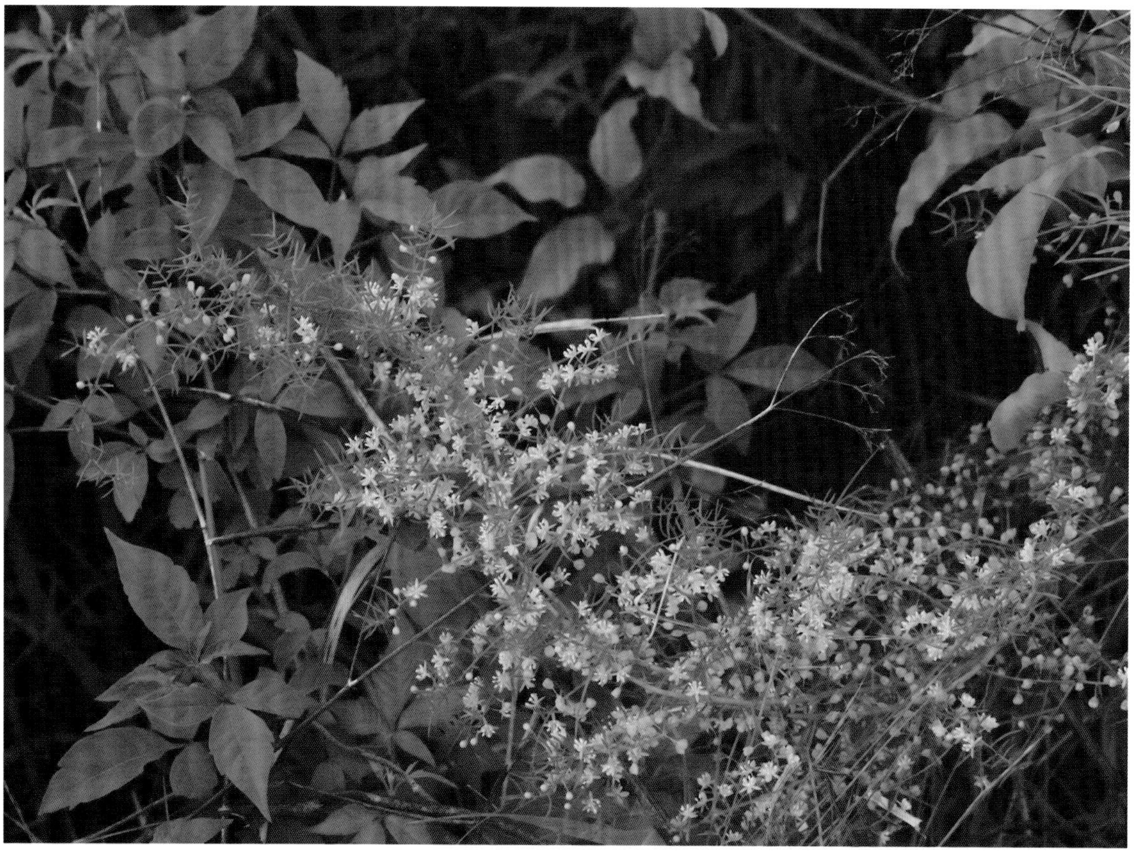

天冬

## 识别特征

攀缘状多年生草本。块根肉质，簇生，长椭圆形或纺锤形，灰黄色。茎细，常扭曲，多分枝，有纵槽纹。主茎鳞片状叶，顶端尖长，叶基部生长为 2.5 ~ 3.0 cm，木质倒生刺，在分枝上的刺较短或不明显，叶状枝 2 ~ 3 枚簇生叶腋，扁平有棱，镰刀状。花通常 2 朵腋生，淡绿色，单性，雌雄异株，雄花花被 6，雄蕊 6 枚，雌花与雄花大小相似，具 6 枚退化雄蕊。浆果球形，熟时红色，有种子 1 粒。花期 5—7 月，果期 8 月。

## 生境分布

生长于阴湿的山野林边、山坡草丛或丘陵地带灌木丛中。分布于贵州、四川、广西、浙江、云南等省区。陕西、甘肃、湖北、安徽、河南、江西也产。

## 采收加工

秋、冬二季采挖，洗净，除去茎基和须根，置沸水中煮或蒸至透心，趁热除去外皮，洗净干燥。

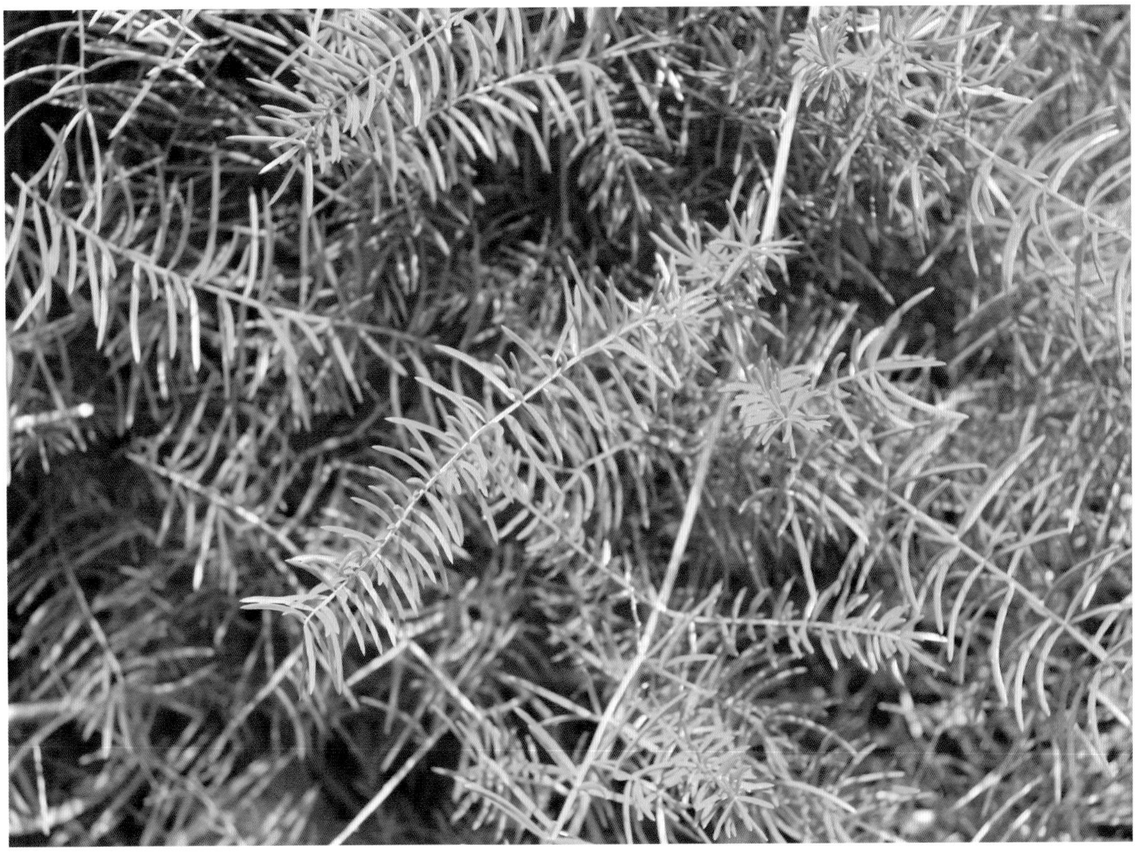

天冬

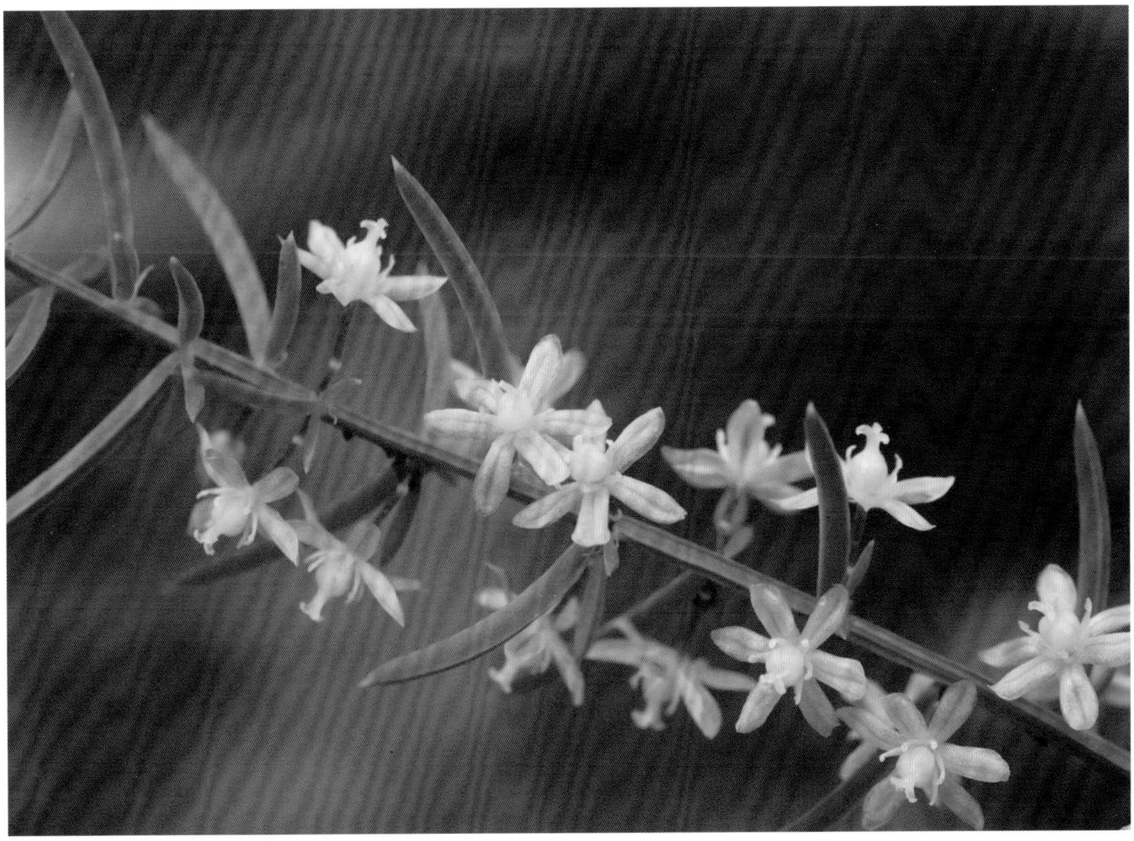

天冬

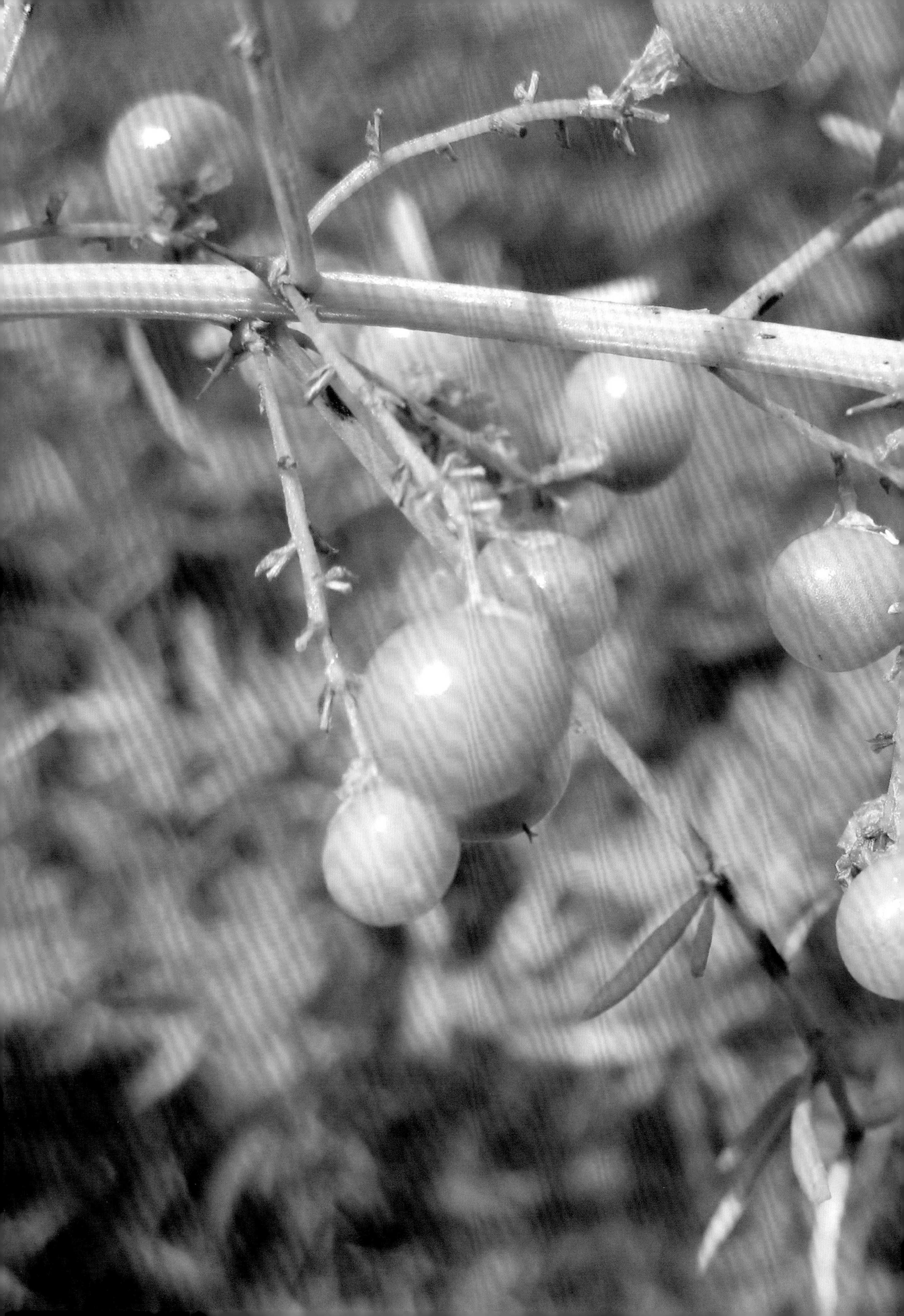

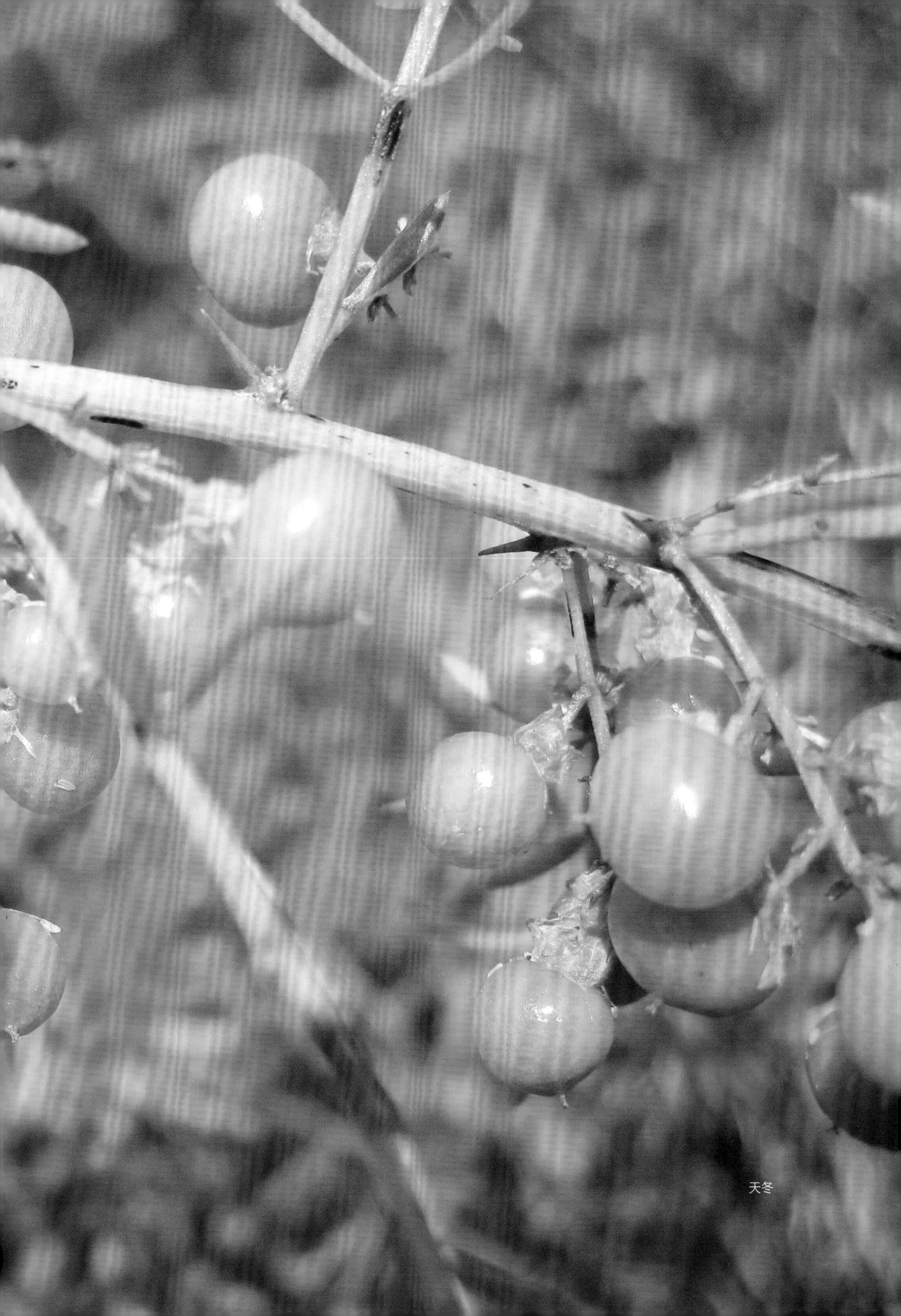

天冬

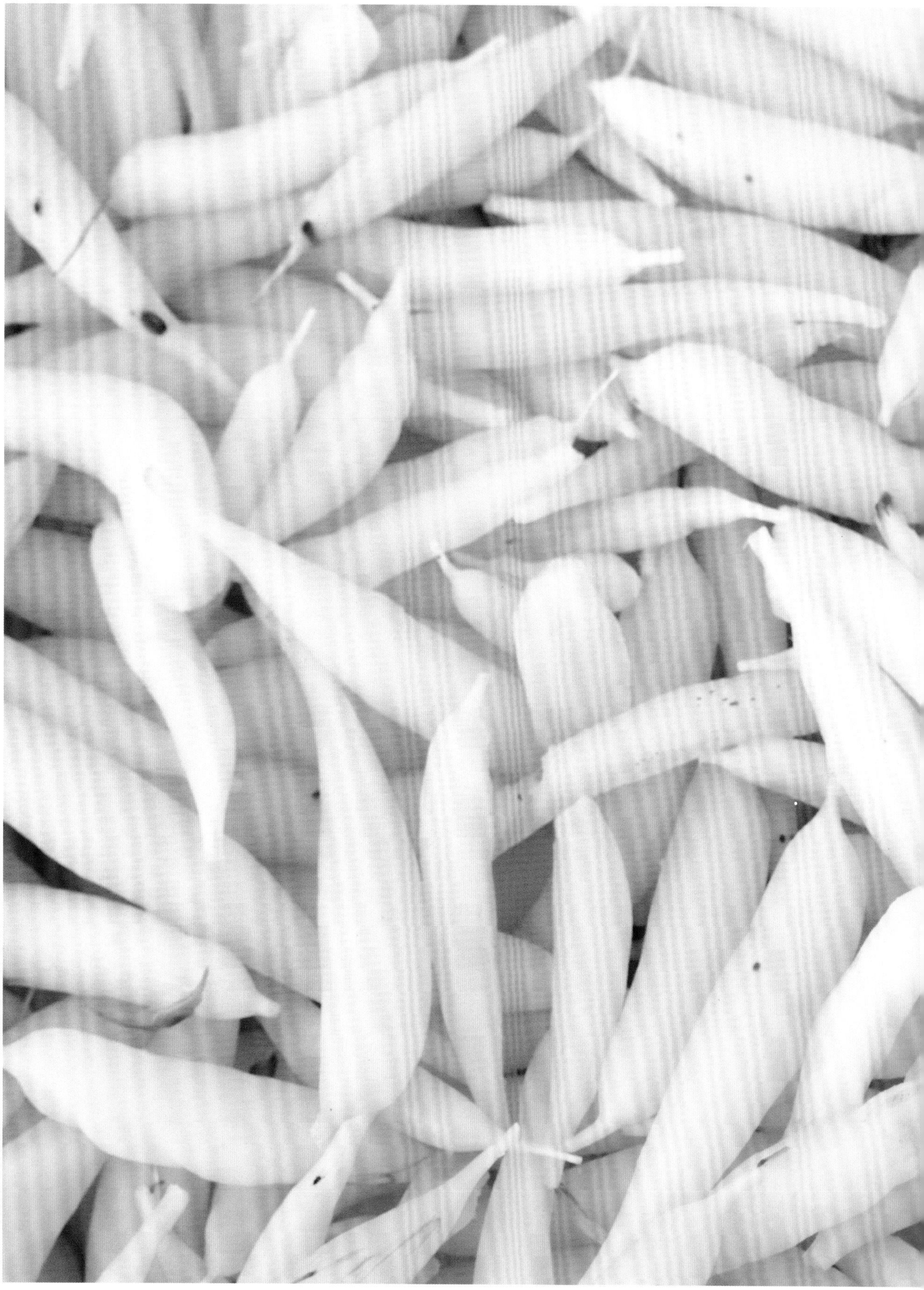

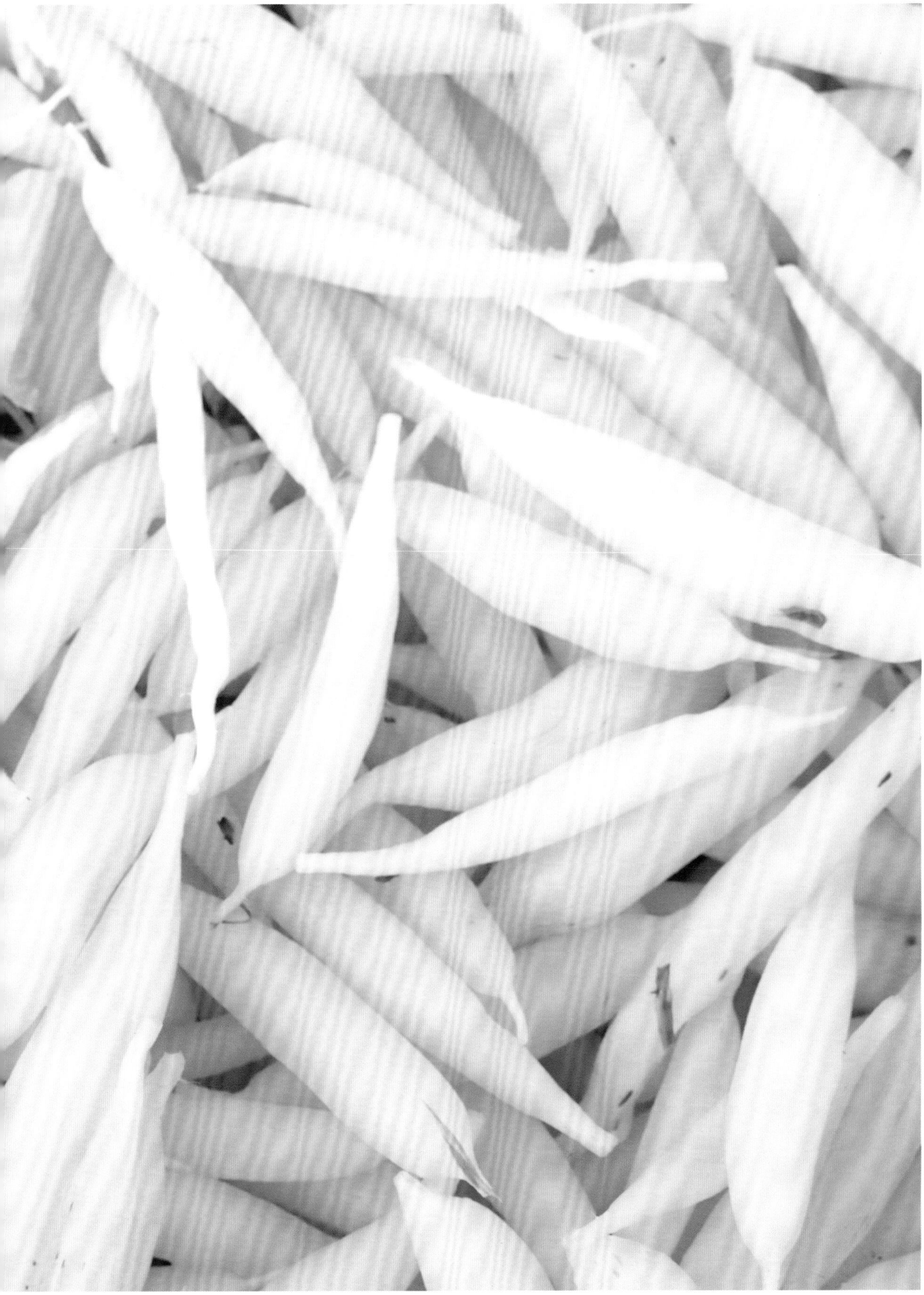

天冬药材

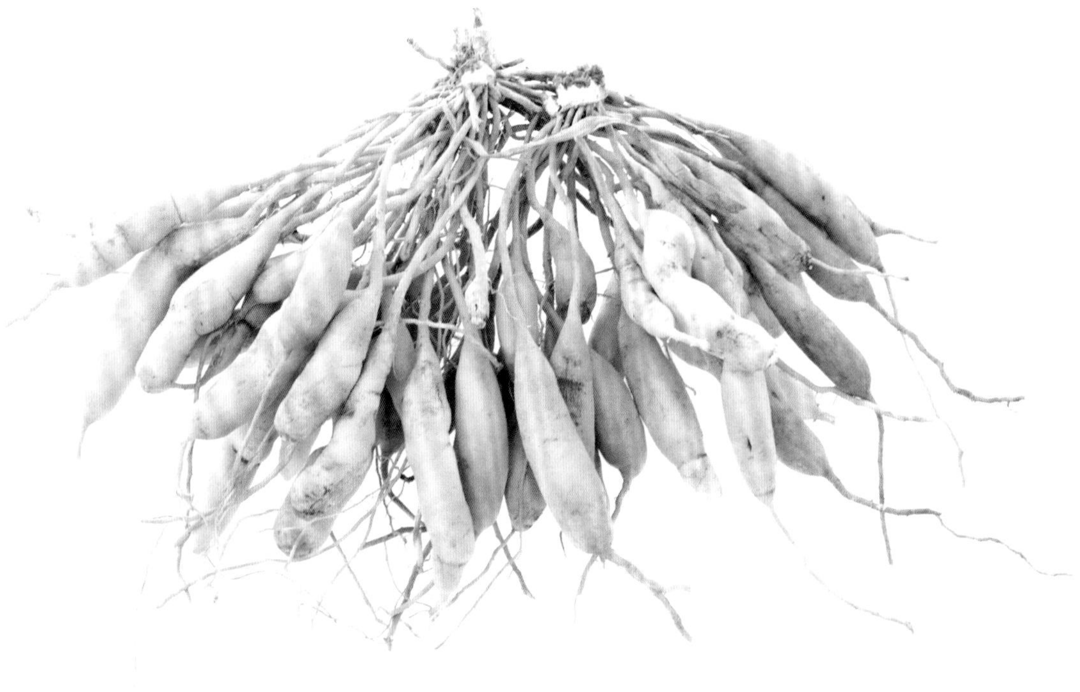

天冬

## 药材鉴别

本品呈长纺锤形，略弯曲。外表皮黄白色至淡黄棕色，半透明，光滑或具深浅不一的纵皱纹，偶有灰棕色外皮残存。质硬或柔润，有黏性，切面角质样，中柱黄白色。气微，味甘、微苦。

## 功效主治

养阴清热，润肺滋肾。本品甘寒清润，有养阴清热之功效，归肺、肾经，既可养阴清肺，又可滋肾润燥。

## 用法用量

内服：6 ~ 15 g，煎服。

## 民族药方

**1．疝气**　鲜天冬 25 ~ 50 g。去皮，水煎服，酒为引。

**2．催乳**　天冬 100 g。炖肉服。

**3．风痫发作（耳如蝉鸣、两胁牵痛）**　天冬（去心、皮）适量。晒干，捣为末，每次 1 匙，酒送下，每日 3 次。

**4．心烦**　天冬、麦冬各 15 g，水杨柳 9 g。水煎服。

**5．扁桃体炎，咽喉肿痛**　天冬、山豆根、麦冬、桔梗、板蓝根各 9 g，甘草 6 g。水煎服。

**6．高血压**　天冬、白芍、玄参、龙骨、牡蛎、龟甲各 15 g，赭石、牛膝各 30 g，胆南星 6 g。水煎取汁 250 ml，每日 1 剂，分 2 ~ 4 次服。

**7．食管癌放射治疗后引起放射性食管炎**　天冬、金银花各 30 g，蜂蜜 20 g。将天冬、金银花洗净，入锅加水适量，煎煮 30 分钟，去渣取汁，待药汁转温后调入蜂蜜即成。代茶频饮，每日 1 剂。

**8．甲状腺功能亢进症**　天冬、麦冬、昆布、沙参、海藻、天花粉、生地黄各 15 g，五倍子、浙贝母各 10 g。水煎取药汁，每日 1 剂，分 2 次服。

**9．月经过多（血热型）**　天冬 15 ~ 30 g，白糖适量。将天冬放入砂锅，加水 500 ml 煎至 250 ml，趁沸加入白糖，调匀即成。月经前每日 1 剂，分 3 次温饮。连服 3 ~ 4 剂。

**10．心肾赫依病，白带过多，腰腿酸痛，身重无力**　天冬、黄精、佛手参、肉豆蔻、丁香、沉香各 25 g，豆蔻 150 g。制成散剂，温开水或羊肉汤送服，每次 1.5 ~ 3.0 g，每日 2 ~ 3 次。

**11．肾寒，遗精，下淋，腰痛**　天冬、红花、冬葵果、玉竹、紫茉莉、蒺藜（制）各 15 g，全石榴 50 g，豆蔻 25 g，荜茇、黄精各 20 g，肉桂 5 g。制成水丸，温开水送服，每次 1.5 ~ 3.0 g，每日 12 次。

## 使用注意

脾胃虚寒、大便溏薄及感冒风寒或痰饮湿浊咳嗽者忌服。

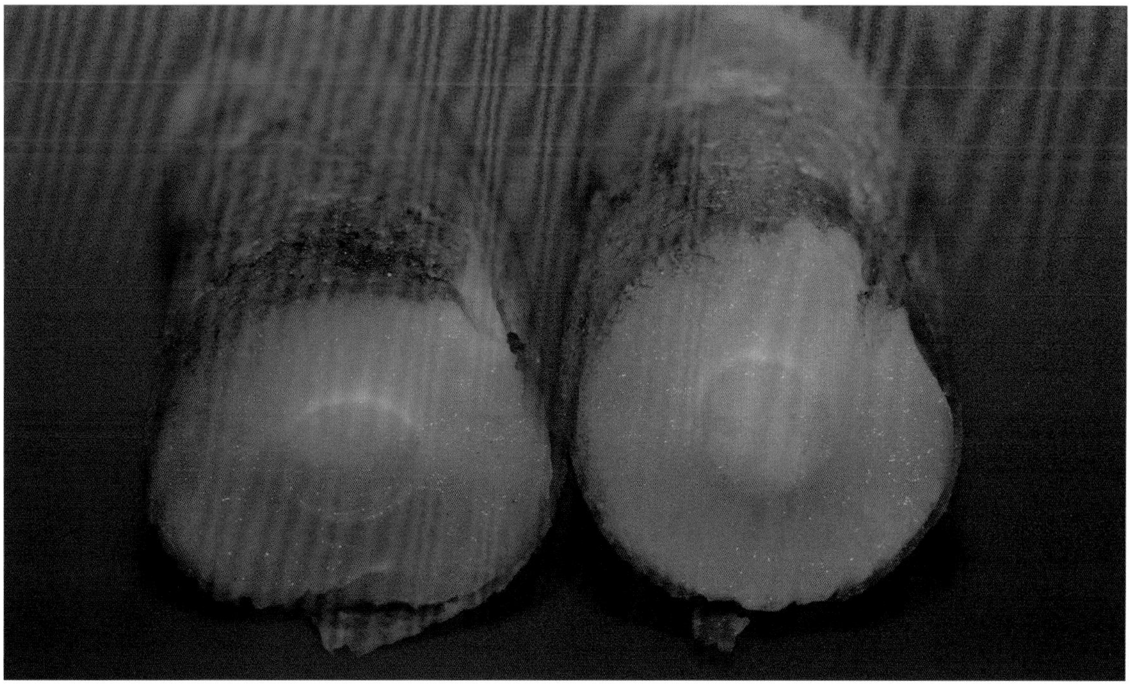

天冬药材

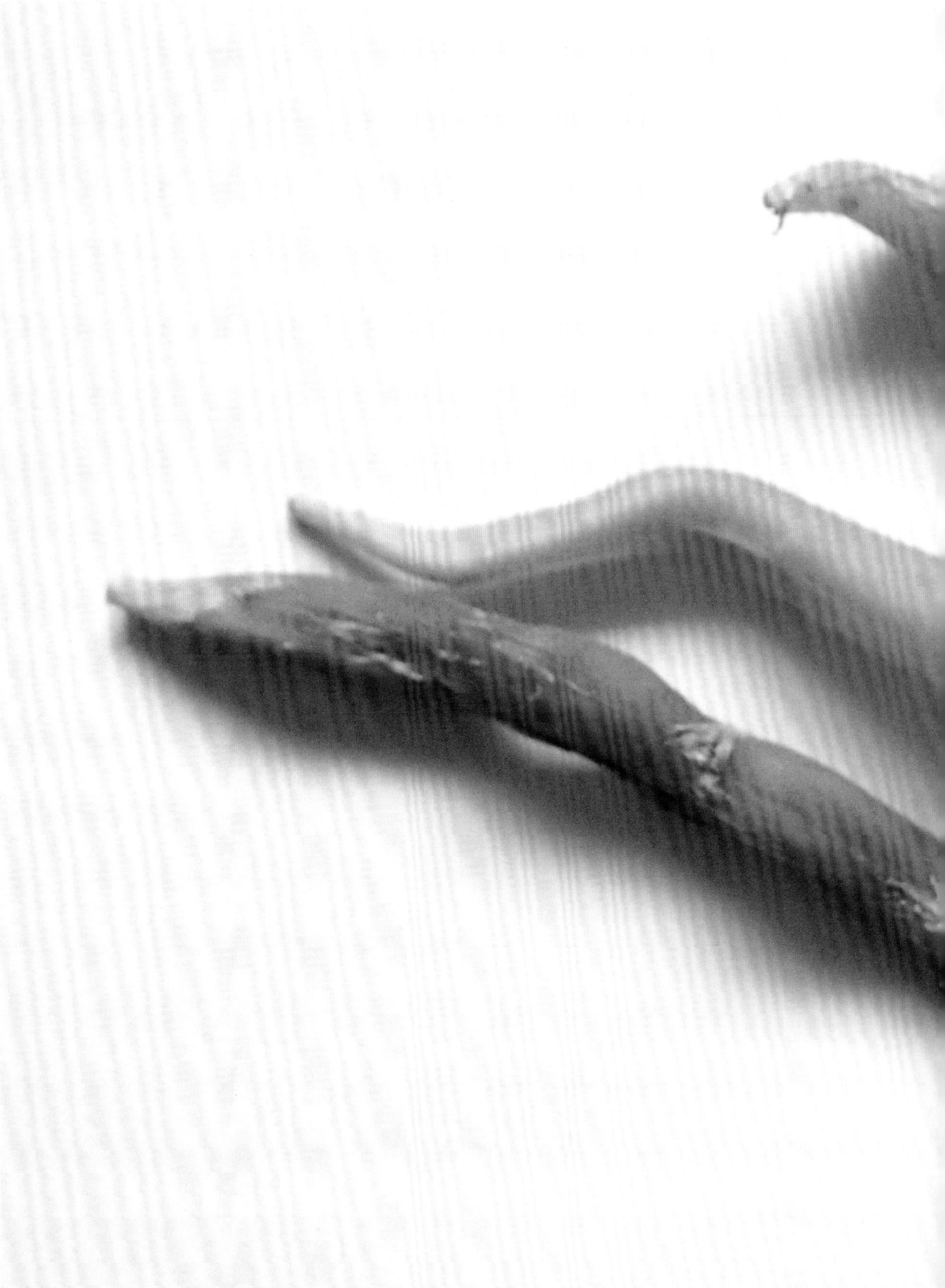

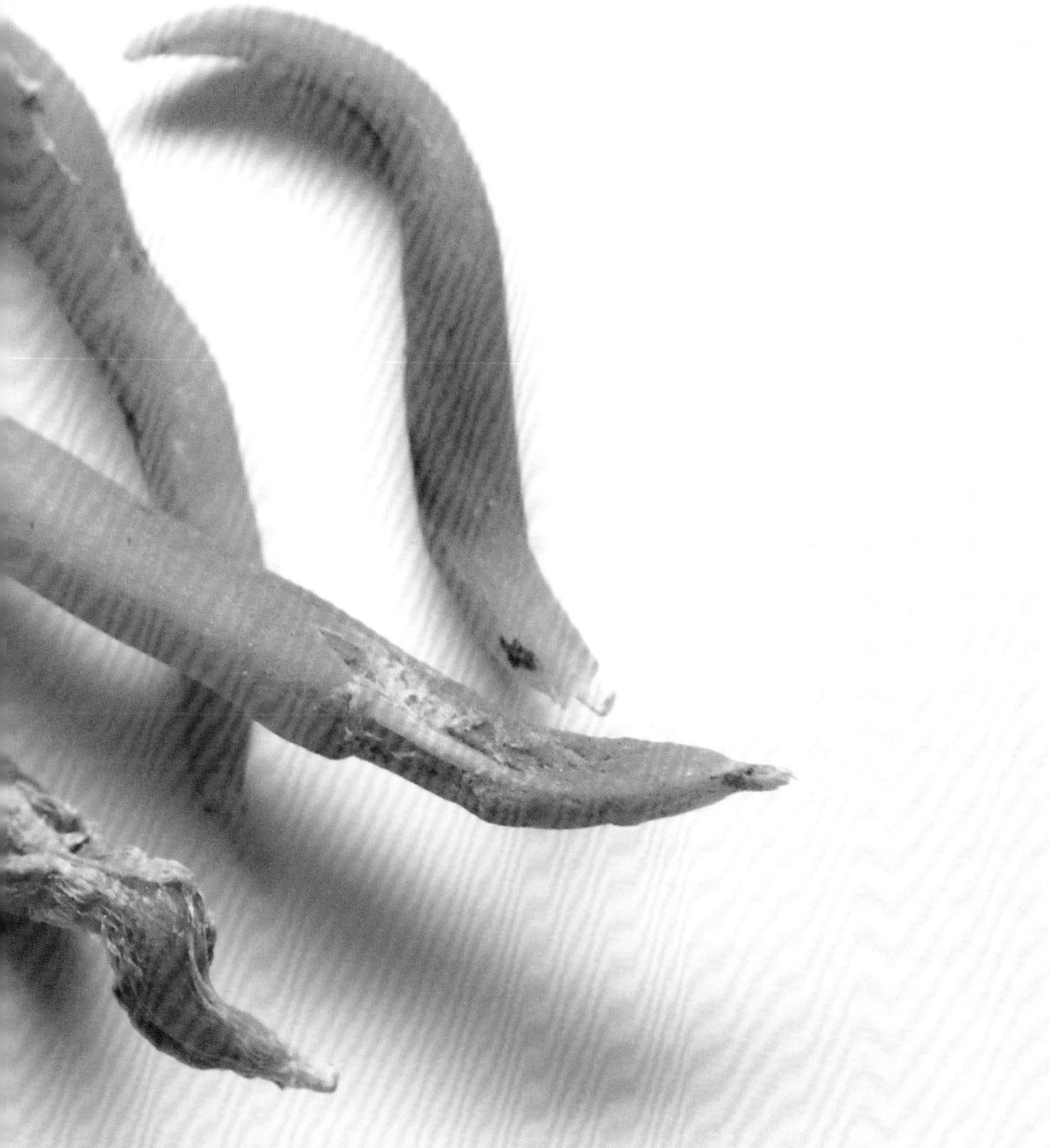

天冬药材

# 天冬

天冬饮片

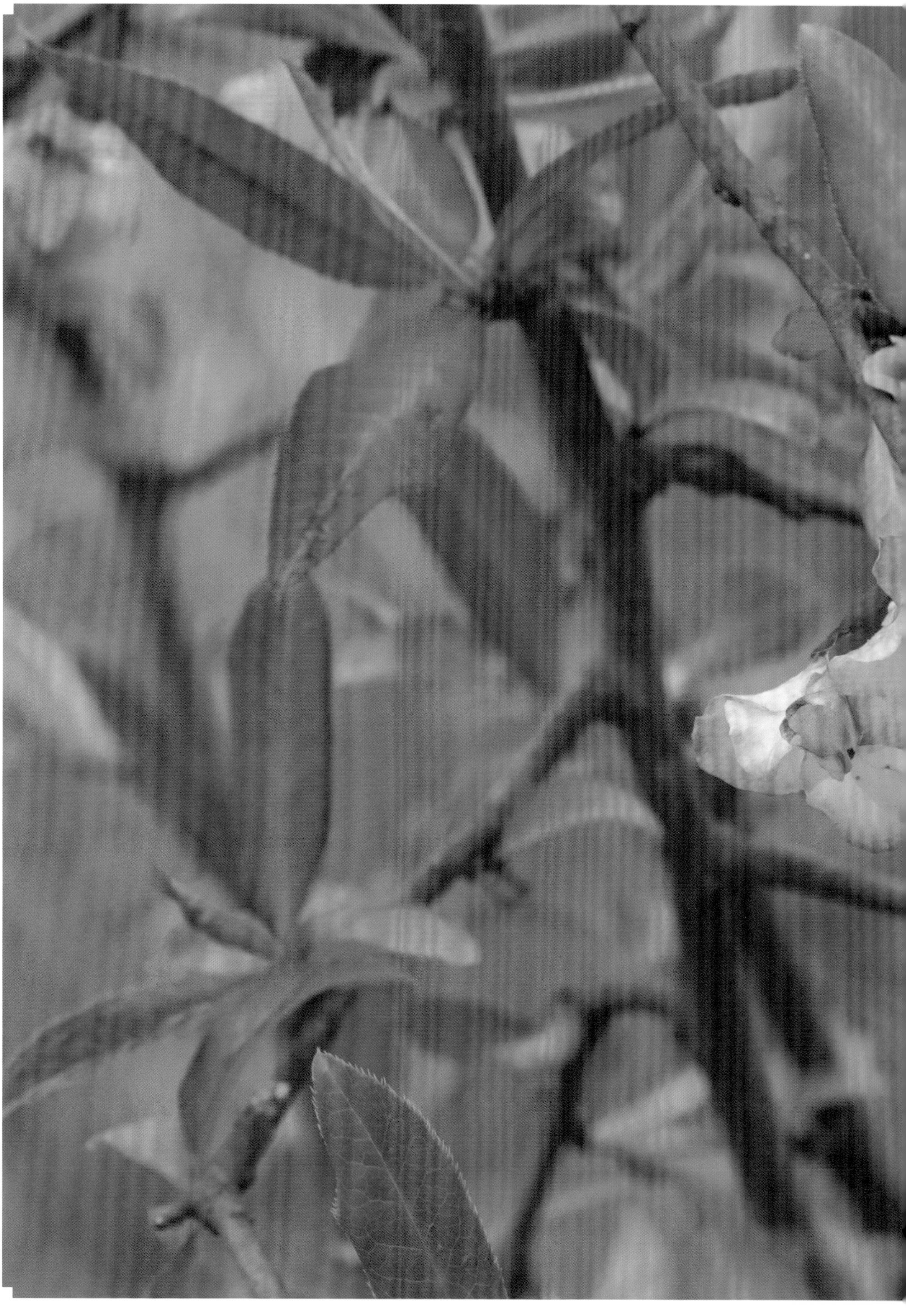

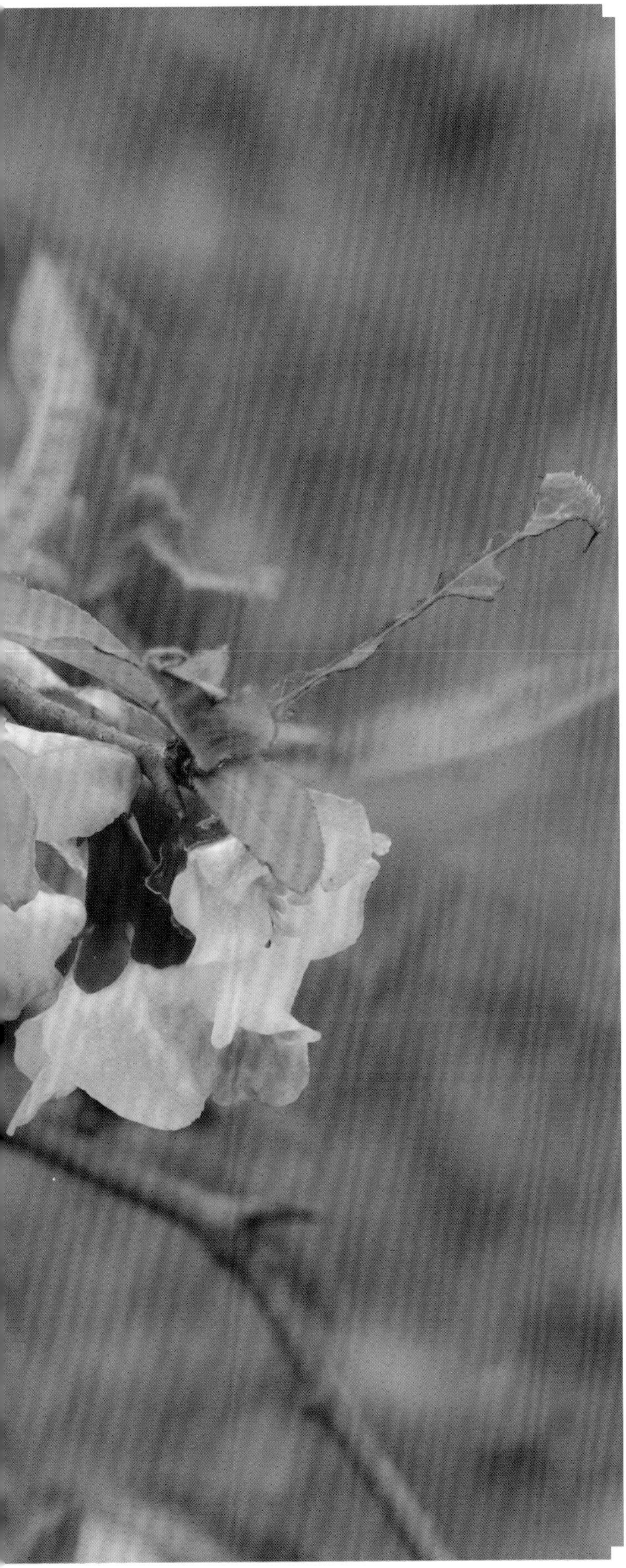

# 木瓜

【蒙药名】嘎迪拉。

【别　名】毛朱尔、宣木瓜、干木瓜、炒木瓜、毕勒瓦。

【来　源】本品为蔷薇科落叶灌木贴梗海棠 *Chaenomeles speciosa*（Sweet）Nakai 的干燥近成熟果实。

【性味归经】味酸，性温。归肝、脾经。

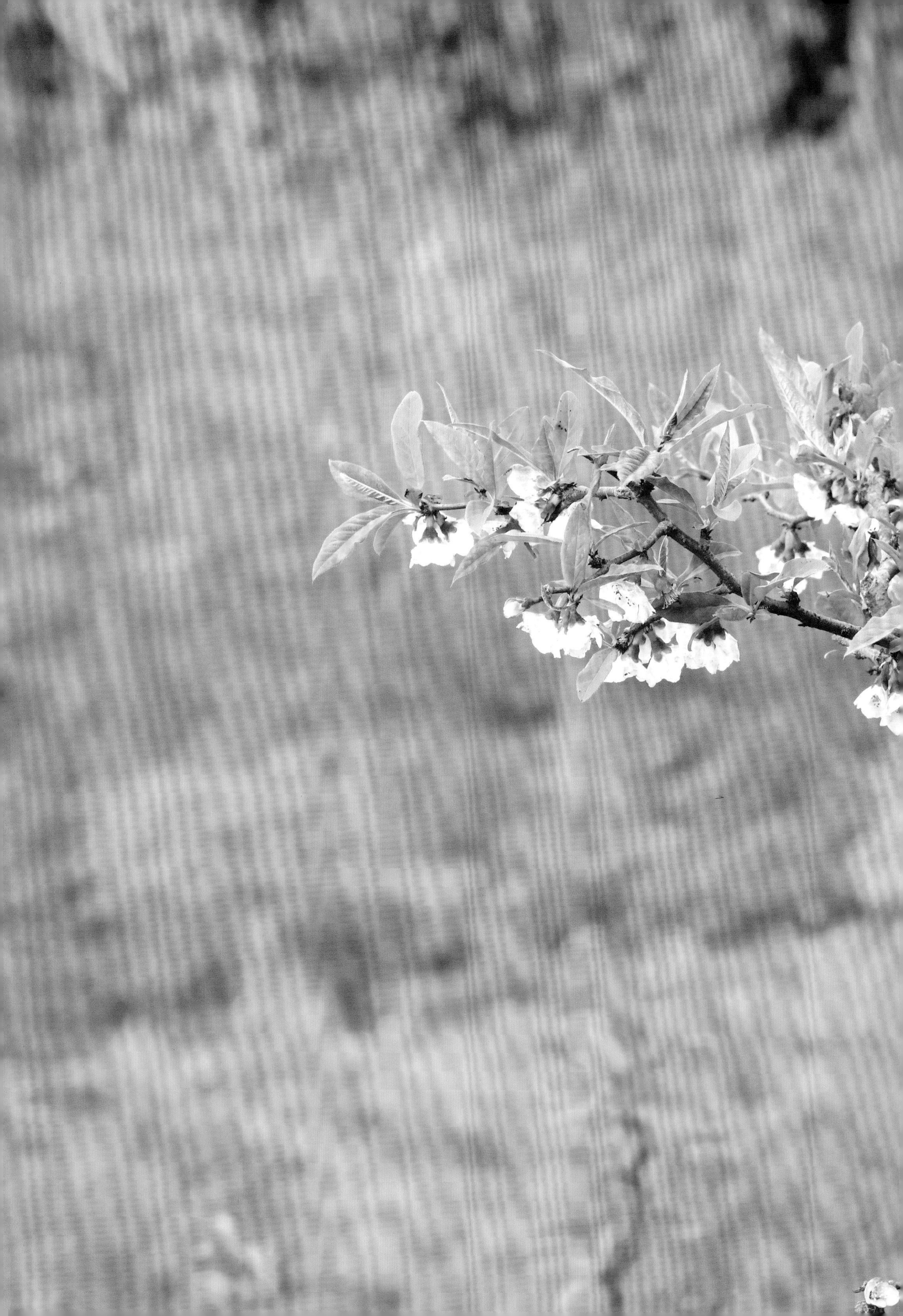

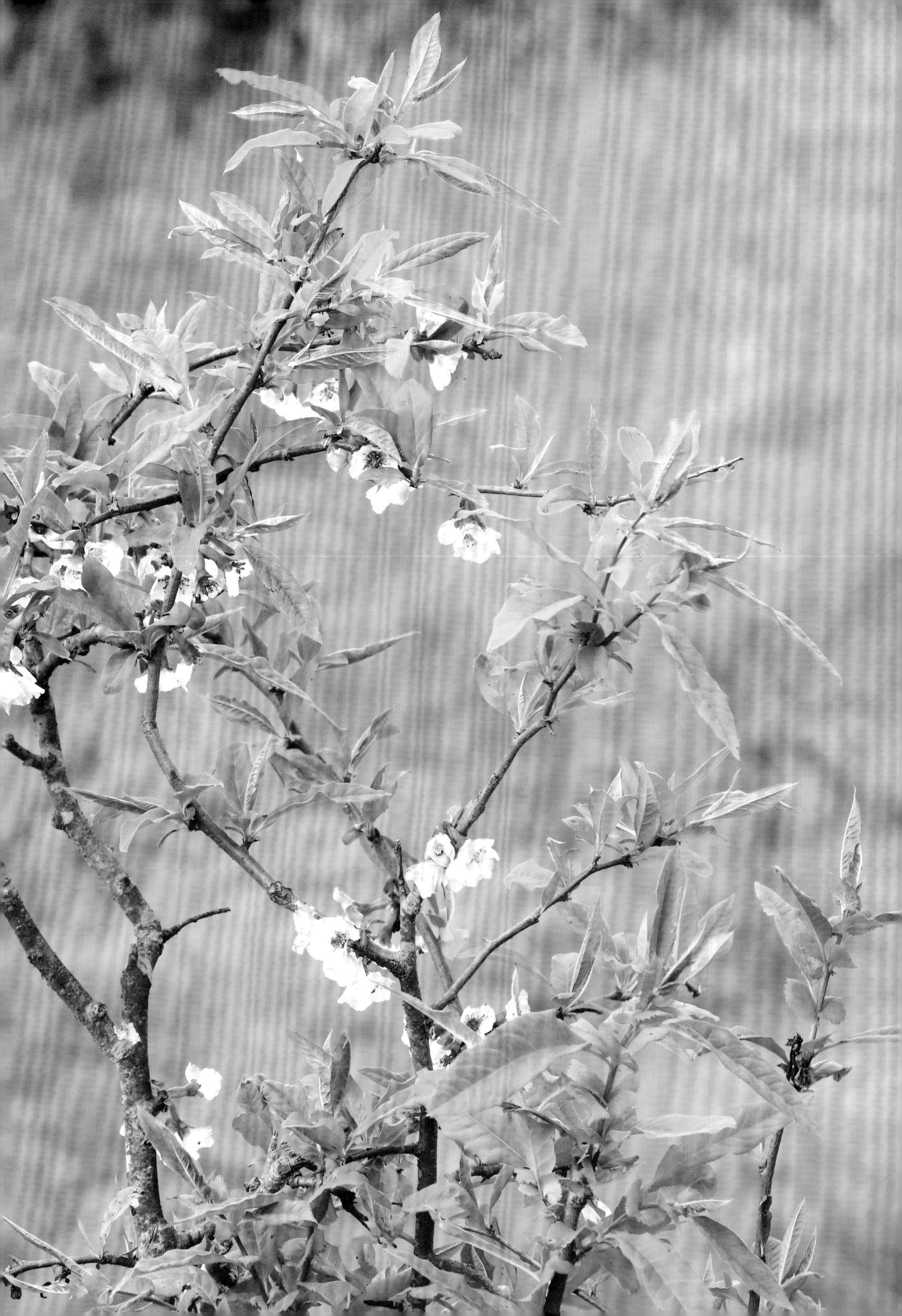

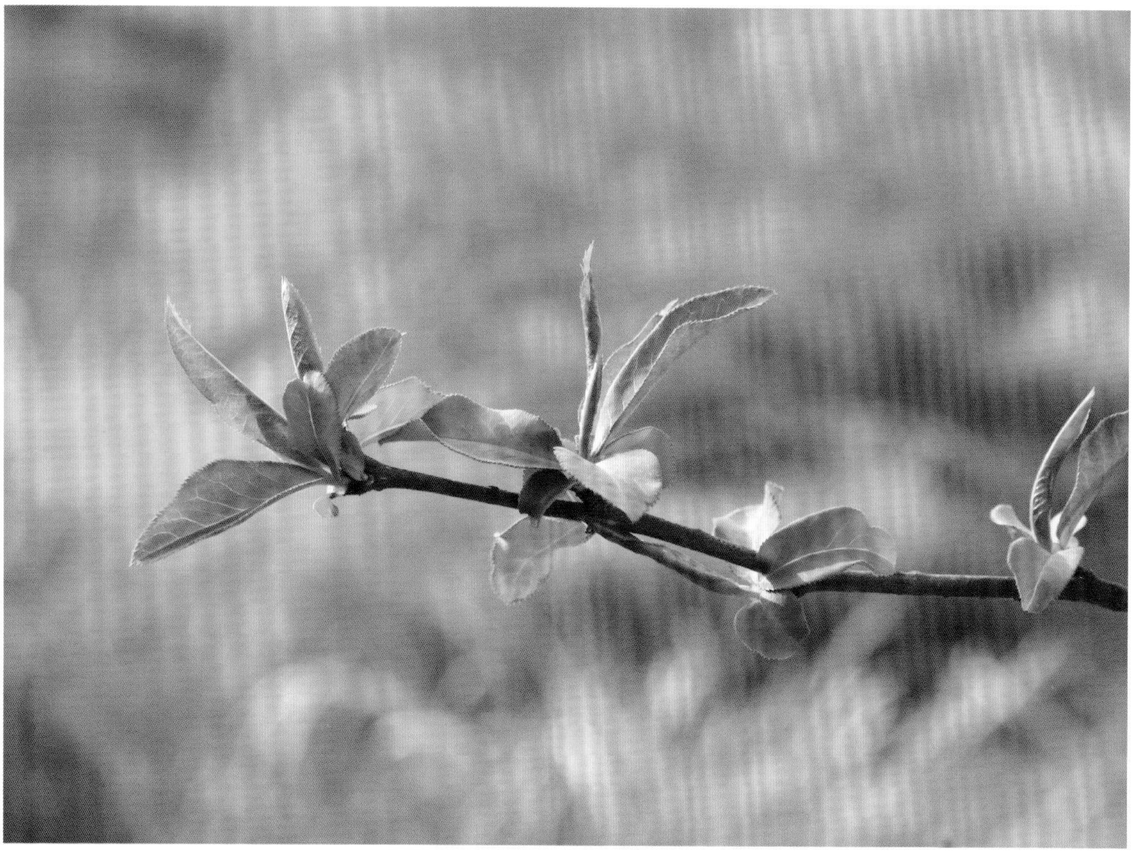

贴梗海棠

## 识别特征

落叶灌木，高达 2 m，小枝无毛，有刺。叶片卵形至椭圆形，边缘有尖锐重锯齿；托叶大，肾形或半圆形，有重锯齿。花 3 ~ 5 朵簇生于两年生枝上，先叶开放，绯红色，稀淡红色或白色；萼筒钟状，基部合生，无毛。梨果球形或长圆形，木质，黄色或黄绿色，干后果皮皱缩。花期 4 月，果期 9—10 月。

## 生境分布

生长于山坡地、田边地角、房前屋后。分布于山东、河南、陕西、安徽、江苏、湖北、四川、浙江、江西、广东、广西等省区。

## 采收加工

夏、秋二季果实绿黄时采摘，置沸水中煮 5 ~ 10 分钟，捞出，晒至外皮起皱时纵剖为 2 块或 4 块，再晒至颜色变红为度。若日晒夜露经霜，则颜色更为鲜艳。

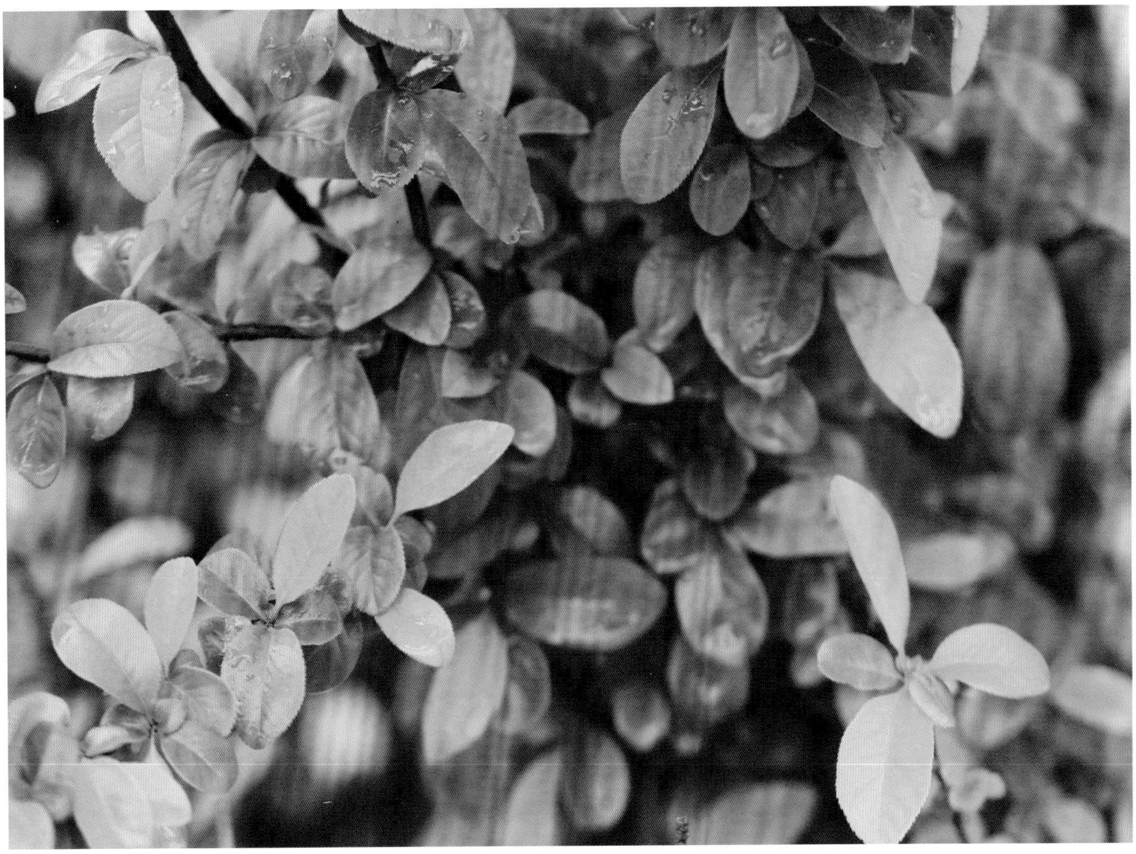

贴梗海棠

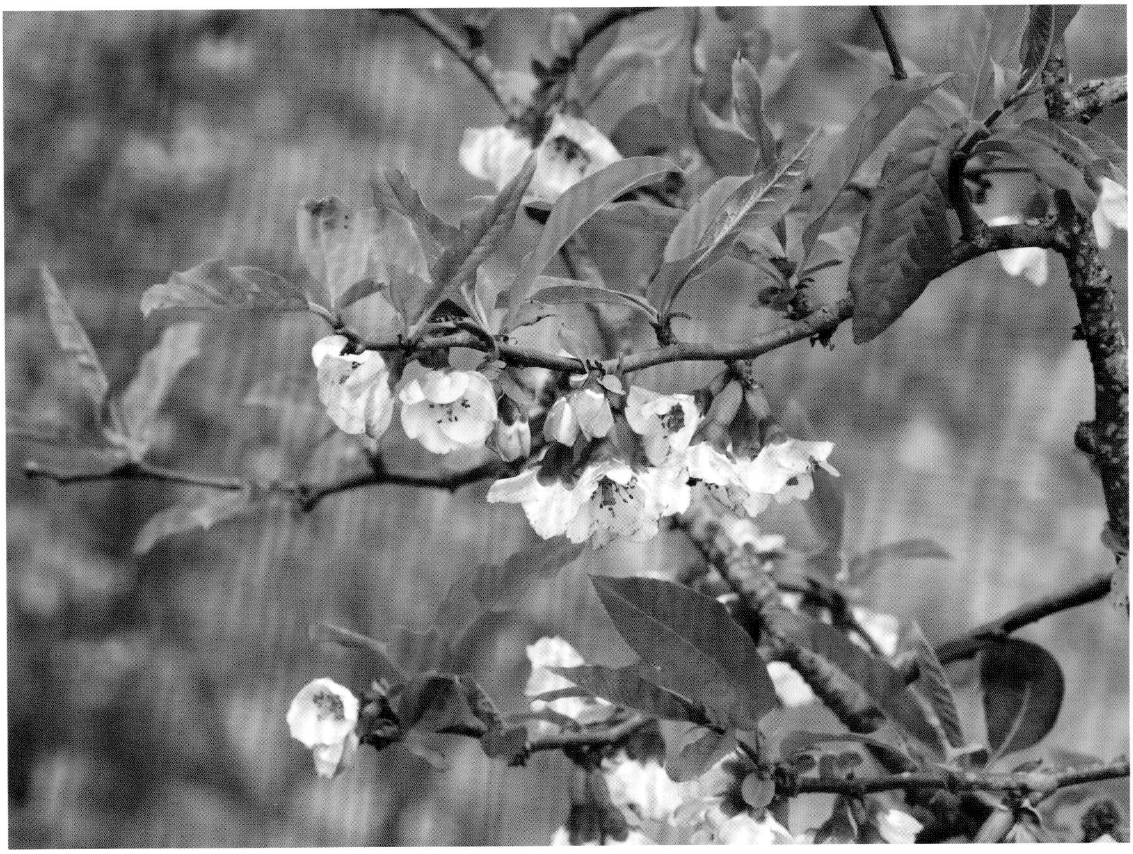

贴梗海棠

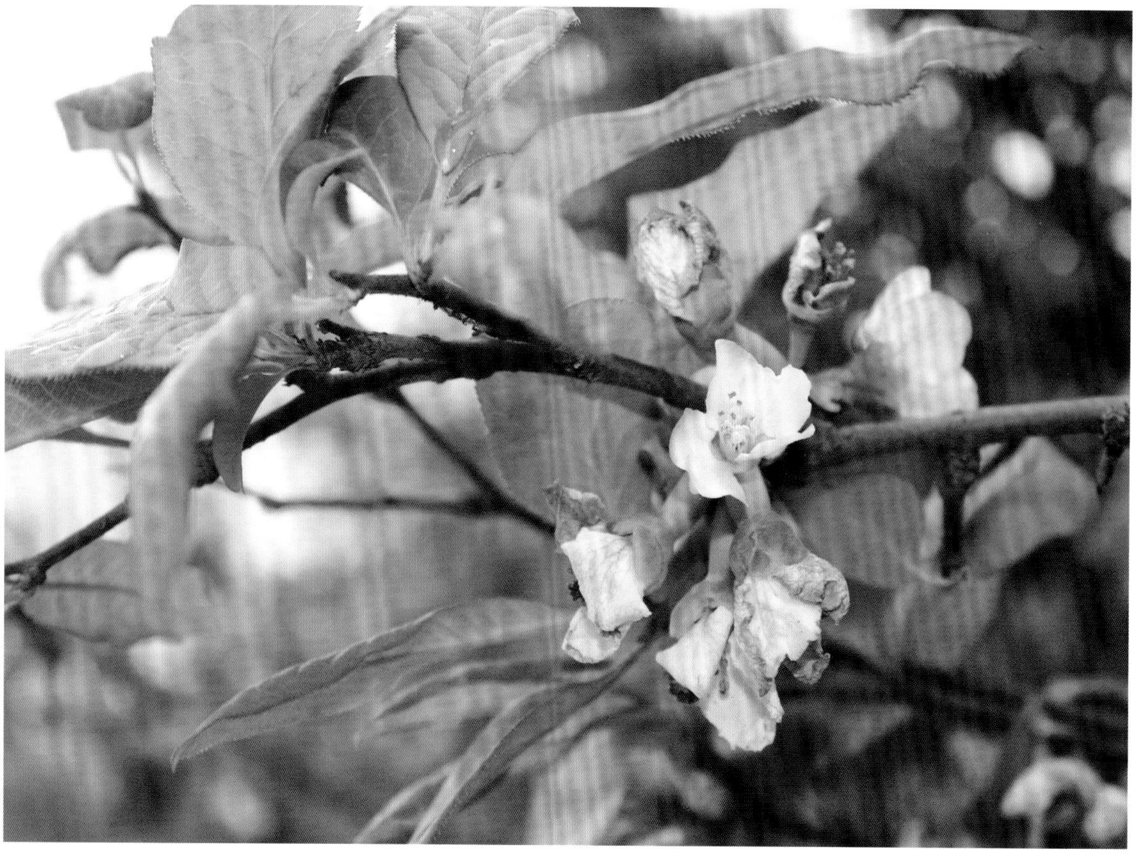
贴梗海棠

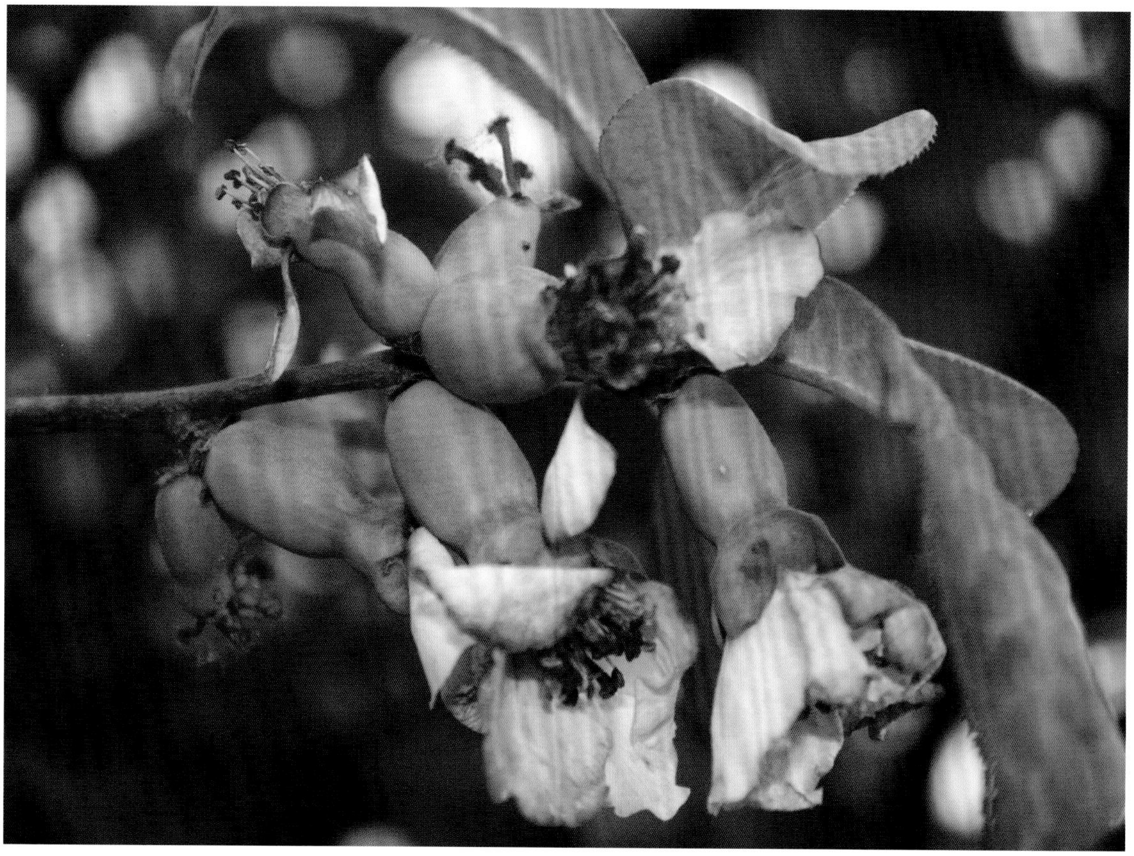
贴梗海棠

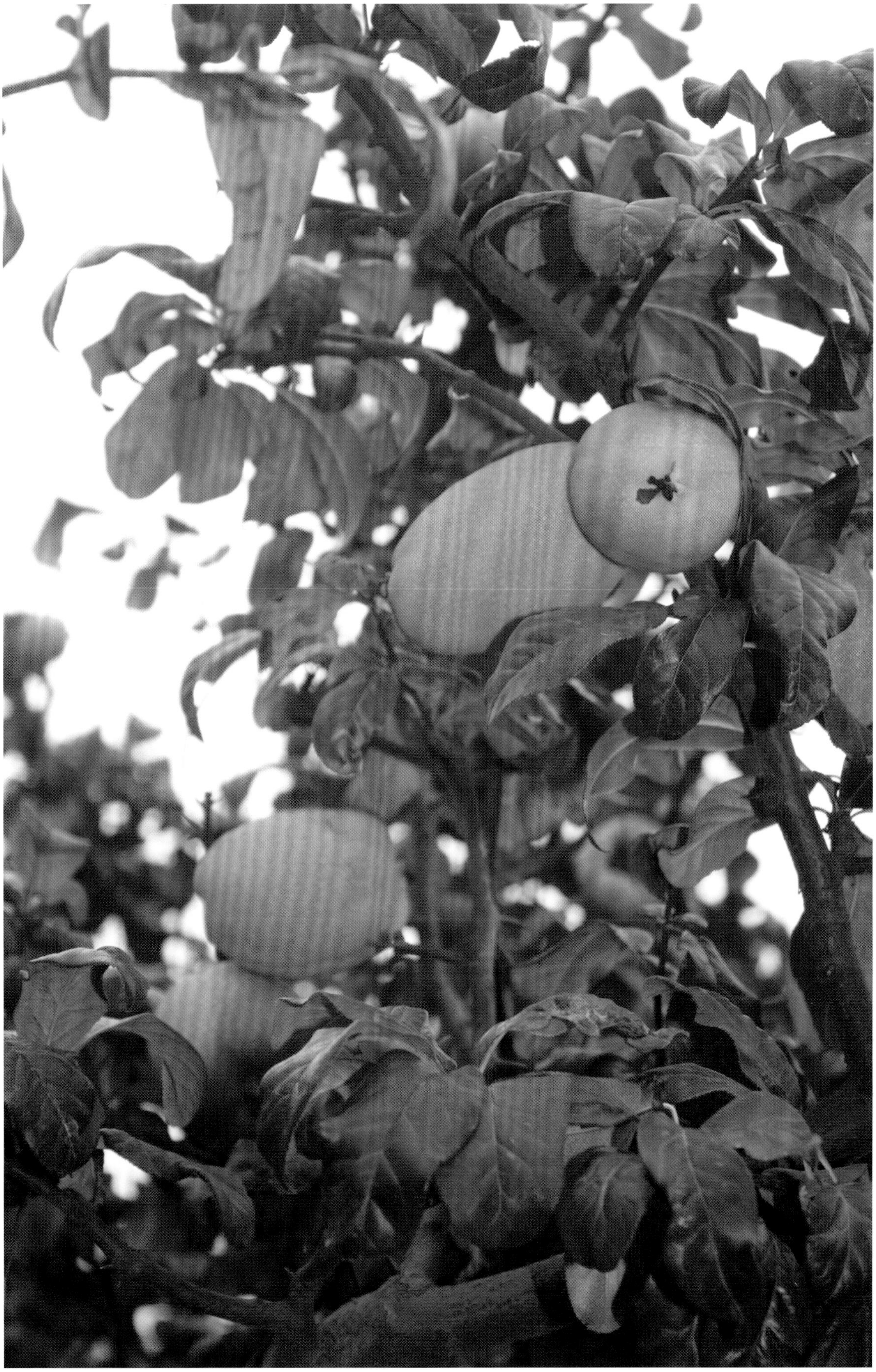

贴梗海棠

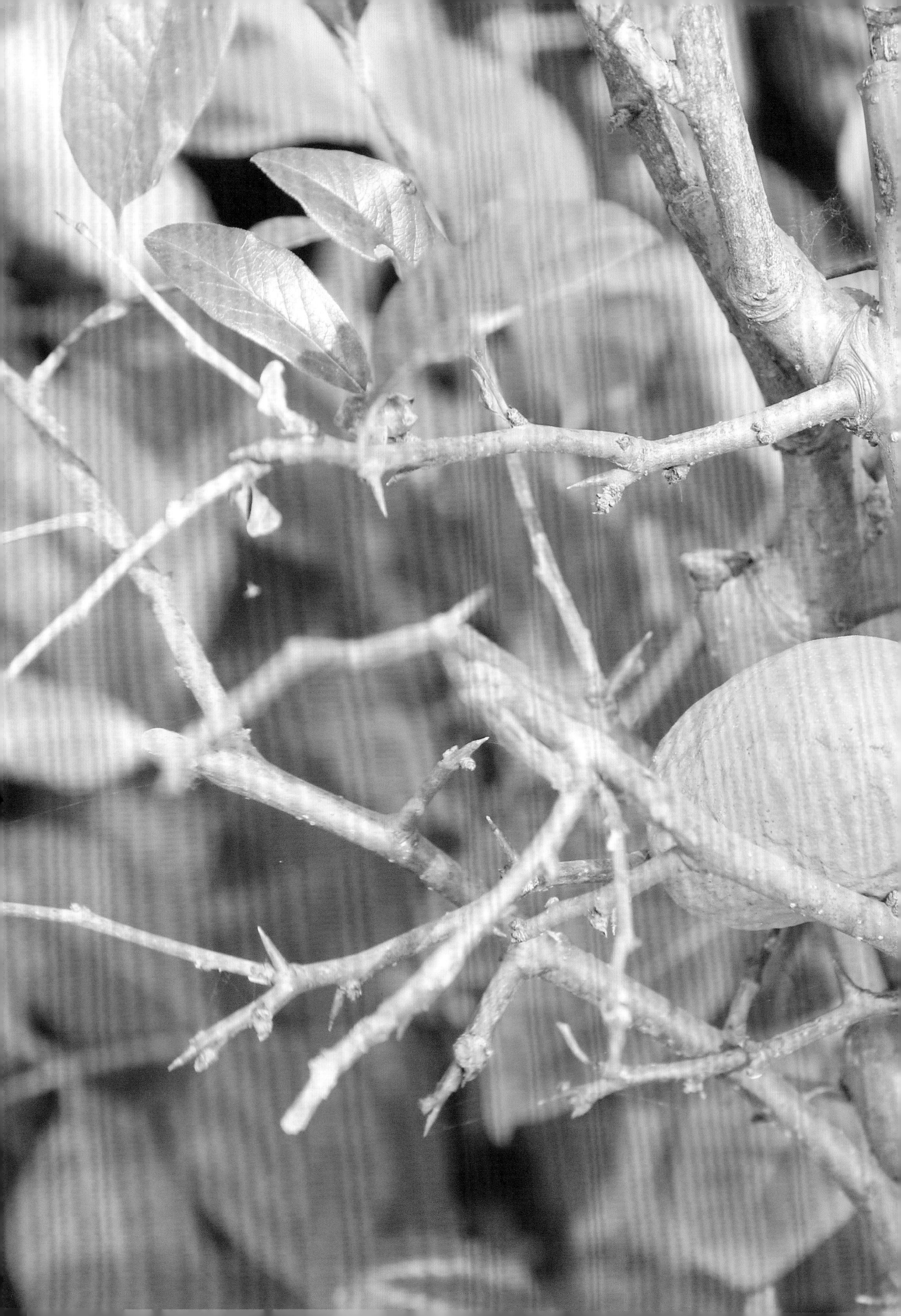

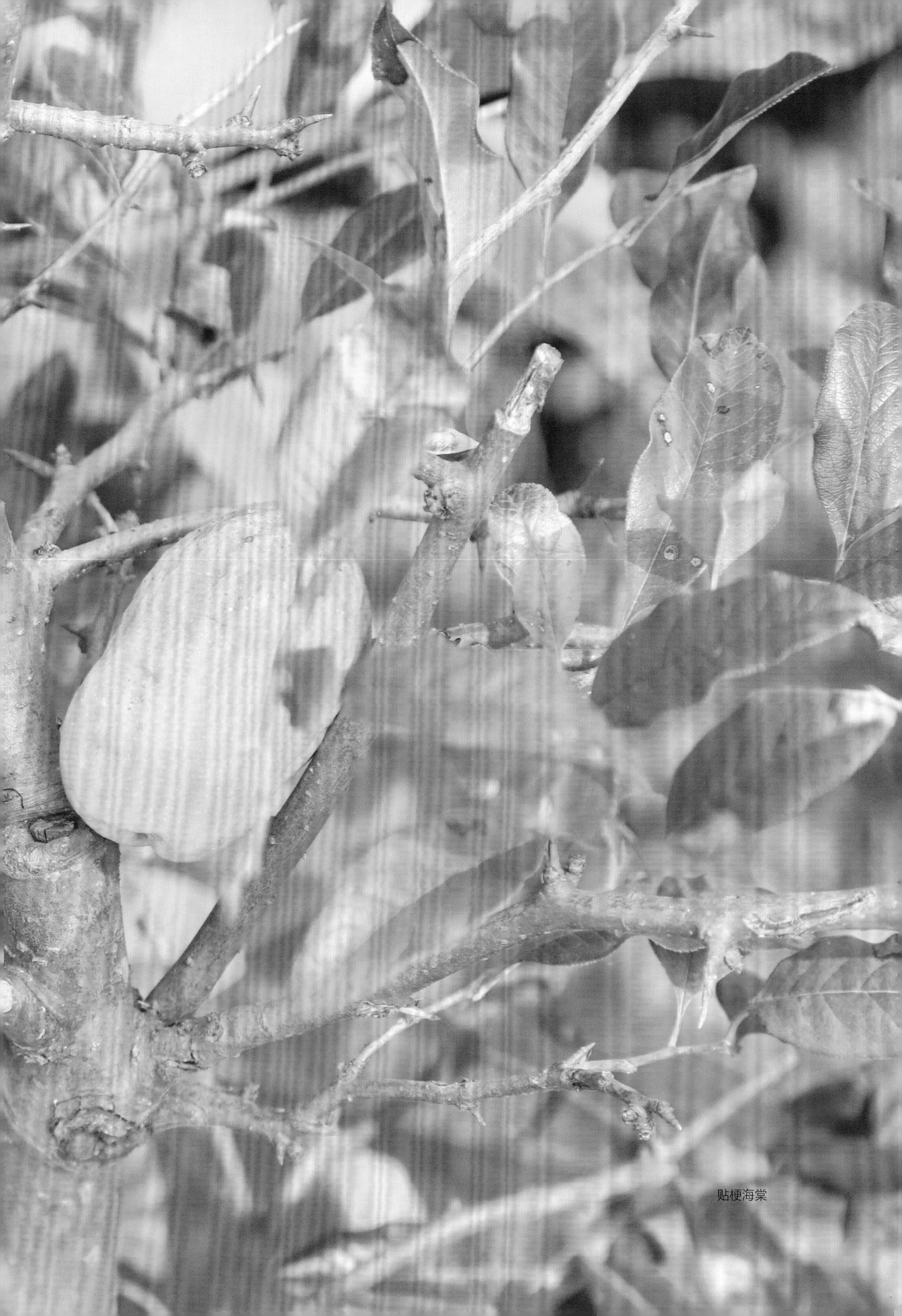

贴梗海棠

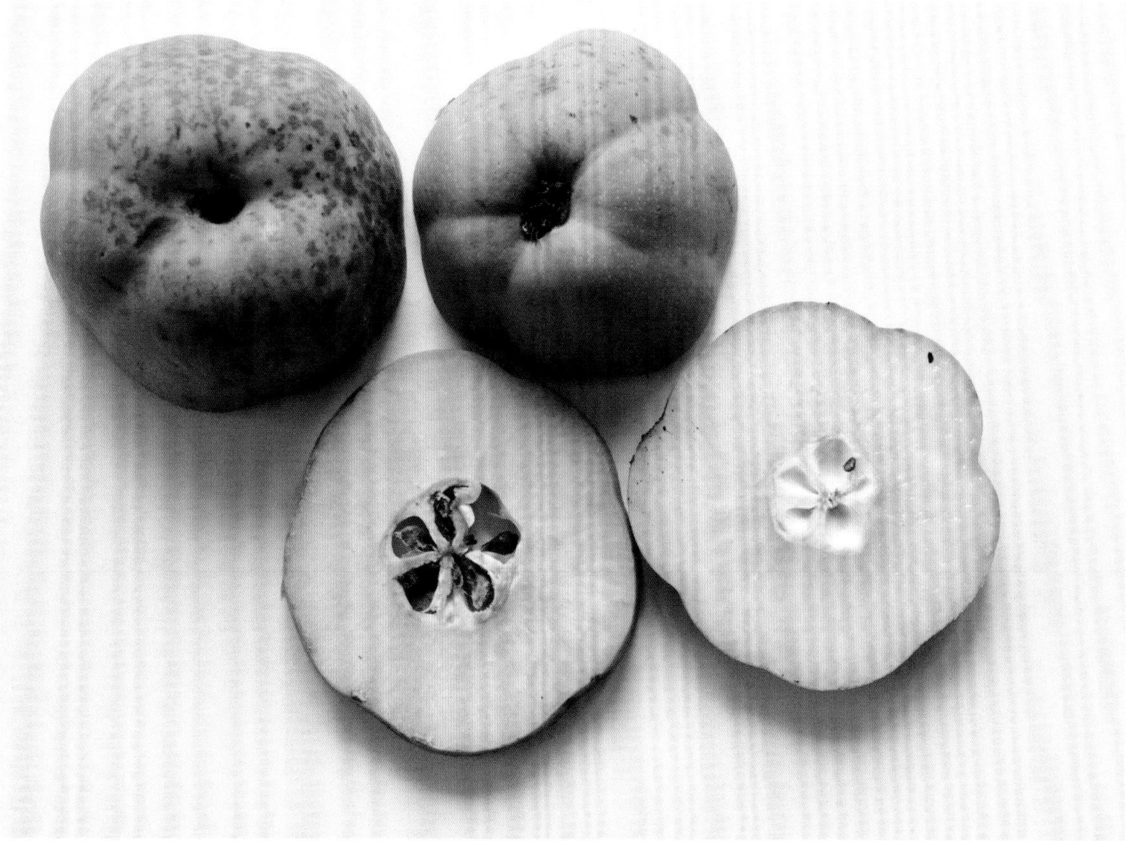

木瓜药材

## 药材鉴别

本品呈类月牙形薄片。外表紫红色或棕红色，有不规则的深皱纹。切面棕红色。质坚实，气微清香，味酸。以外皮抽皱、肉厚、内外紫红色、质坚实、味酸者为佳。

## 功效主治

舒筋活络，除湿和胃。本品性温气香，归脾助阳而和胃化湿，脾和则肝旺，加之香则走窜（肝主筋脉），故又能舒筋活络。

## 用法用量

内服：10 ~ 15 g，煎服，或入丸、散剂。外用：适量，煎水熏洗。

## 民族药方

**1．消化不良** 木瓜 10 g，麦芽、谷芽各 15 g，木香 3 g。水煎服。

**2．产后体虚、乳汁不足** 鲜木瓜 250 g，切块，猪蹄 500 g。加水适量，炖熟，再将鲜木瓜放入汤中，炖至烂熟，食用即可。

**3．脚气** 干木瓜 1 个，明矾 50 g。水煎，趁热熏洗。

**4．荨麻疹**　木瓜 18 g。水煎服，分 2 次服，每日 1 剂。

**5．银屑病**　木瓜片 100 g，蜂蜜 300 ml，生姜 2 g。加水适量共煮沸，改小火再煮 10 分钟，吃瓜喝汤。

**6．风湿性关节炎**　木瓜、豨莶草、老鹳草各 15 g。水煎服。

**7．支气管肺炎**　木瓜、草豆蔻、百合、乌梅各 6 ~ 9 g，青黛 3 g，银杏 4 ~ 6 g。水煎取药汁，每日 1 剂，分 2 次服，3 ~ 5 日为 1 个疗程，一般需 1 ~ 2 个疗程。

**8．肩周炎，腰背劳损疼痛**　木瓜、桑寄生各 30 g，红花 15 g。放入盛有开水的保温瓶内，浸泡 20 分钟。取汁代茶饮用，每日 1 剂，分服，连服 15 ~ 30 日。

**9．热泻**　木瓜 40 g，香附子、木通、橡子、茯苓、五味子、木鳖子（制）各 20 g，查干泵嘎、红花、连翘各 25 g，丹参 15 g。制成散剂，温开水送服，每次 1.5 ~ 3.0 g，每日 1 ~ 2 次。

**10．久泻**　木瓜、鼠曲草、香附、橡子、山柰、芫荽各 5 g。制成散剂，温开水送服，每次 1.5 ~ 3.0 g，每日 1 ~ 3 次。

## 使用注意

本品味酸收敛，凡表证未解、痢疾初期，或胃酸过多者不宜用。

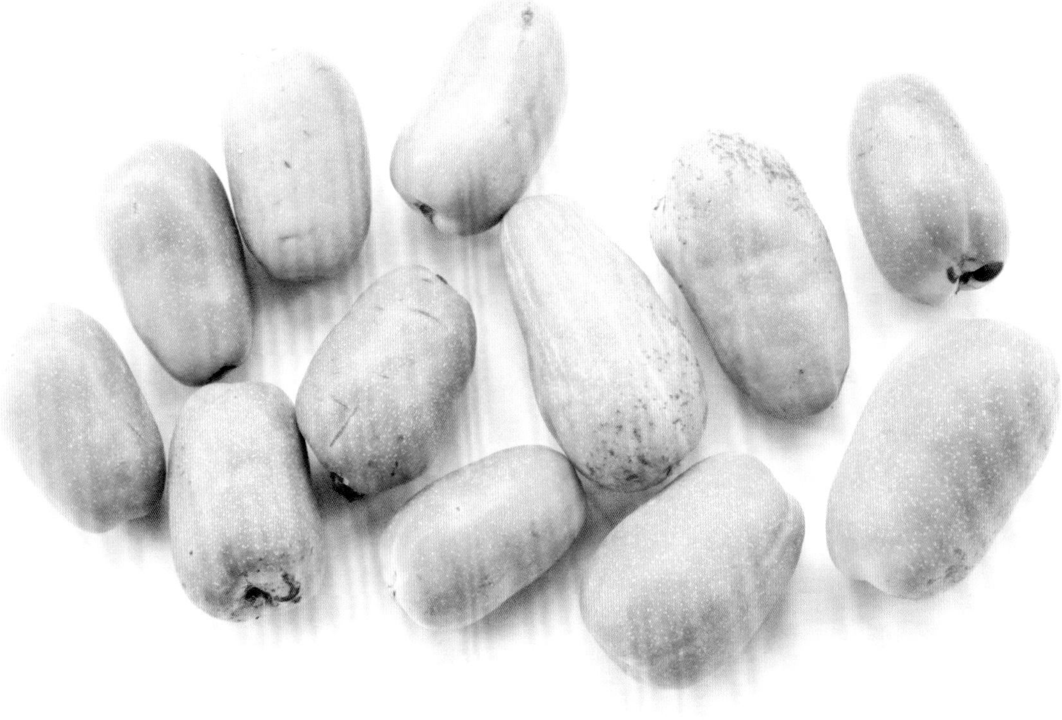

木瓜药材

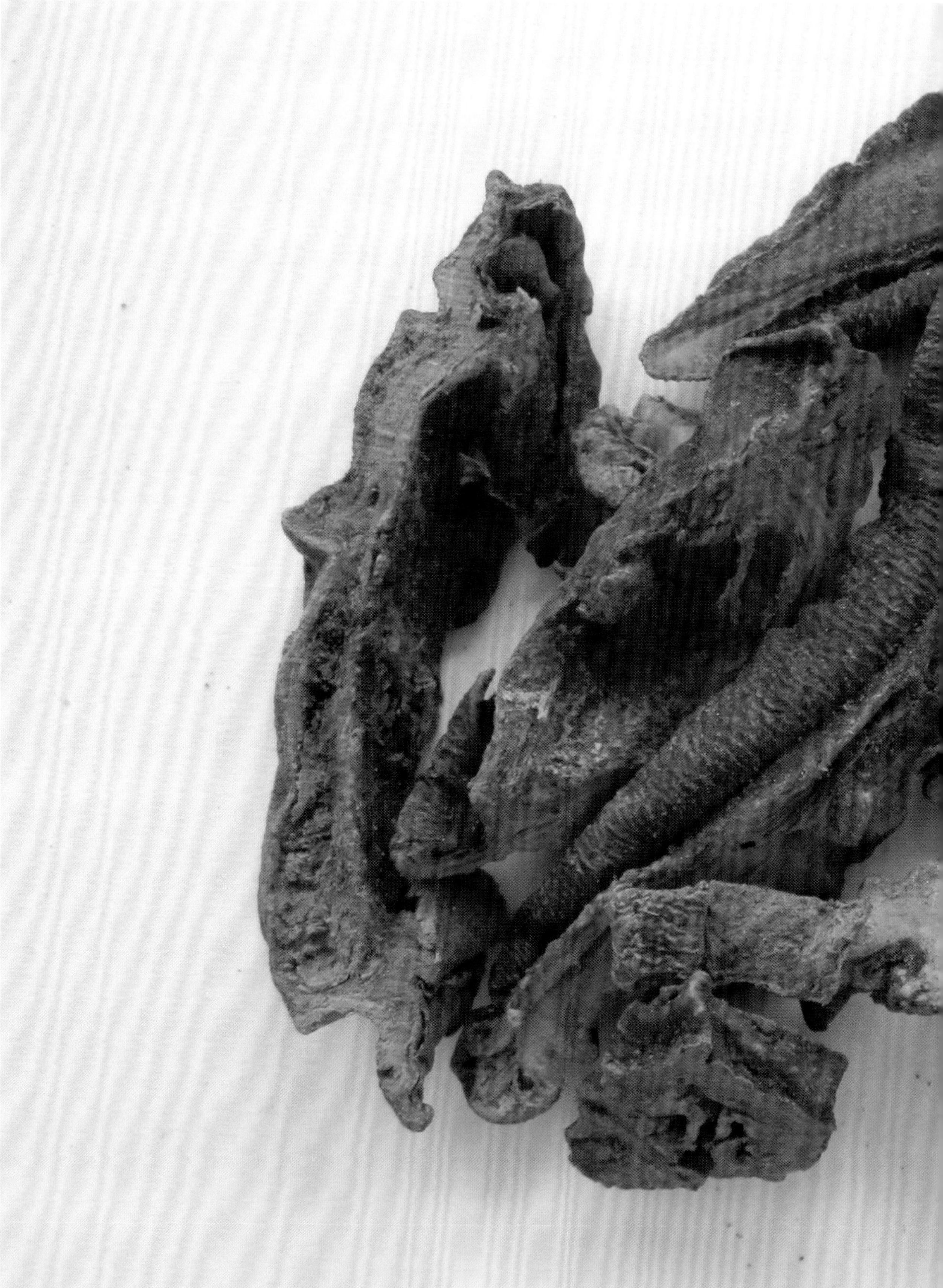

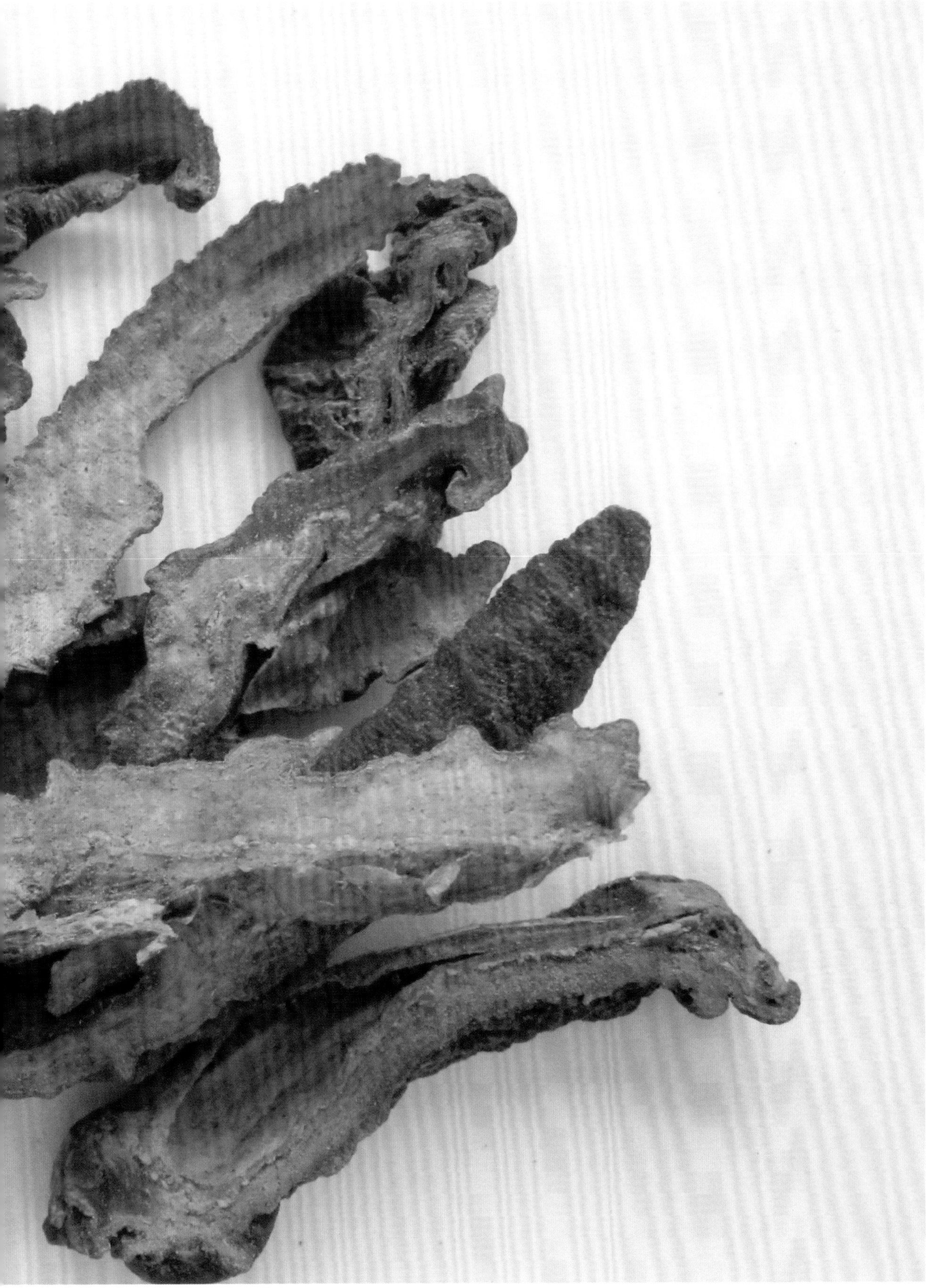

木瓜饮片

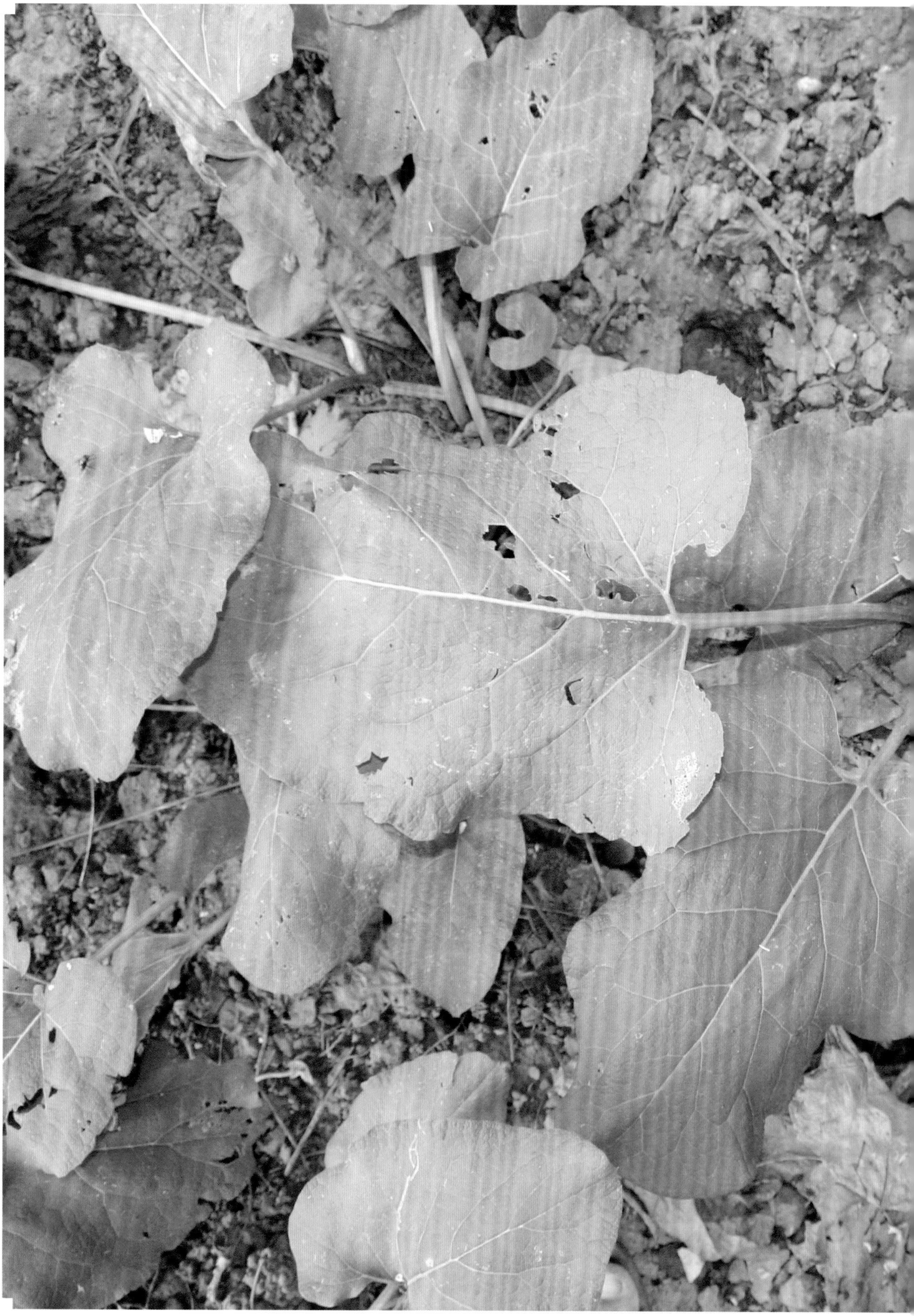

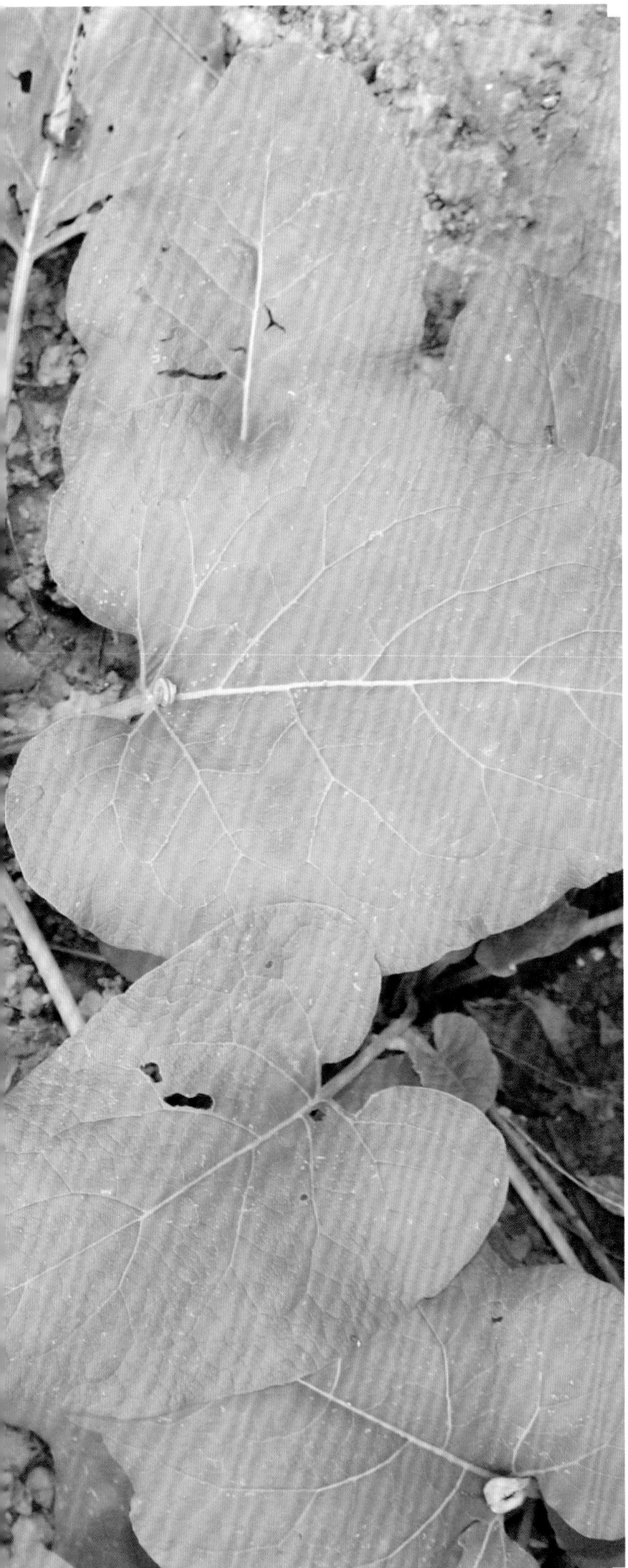

# 木香

【蒙药名】如达。

【别　名】广木香、煨木香、玛奴如达、沙泡如达。

【来　源】本品为菊科植物木香 *Aucklandia lappa* Decne. 的干燥根。

【性味归经】味辛、苦，性温。归脾、胃、大肠、胆、三焦经。

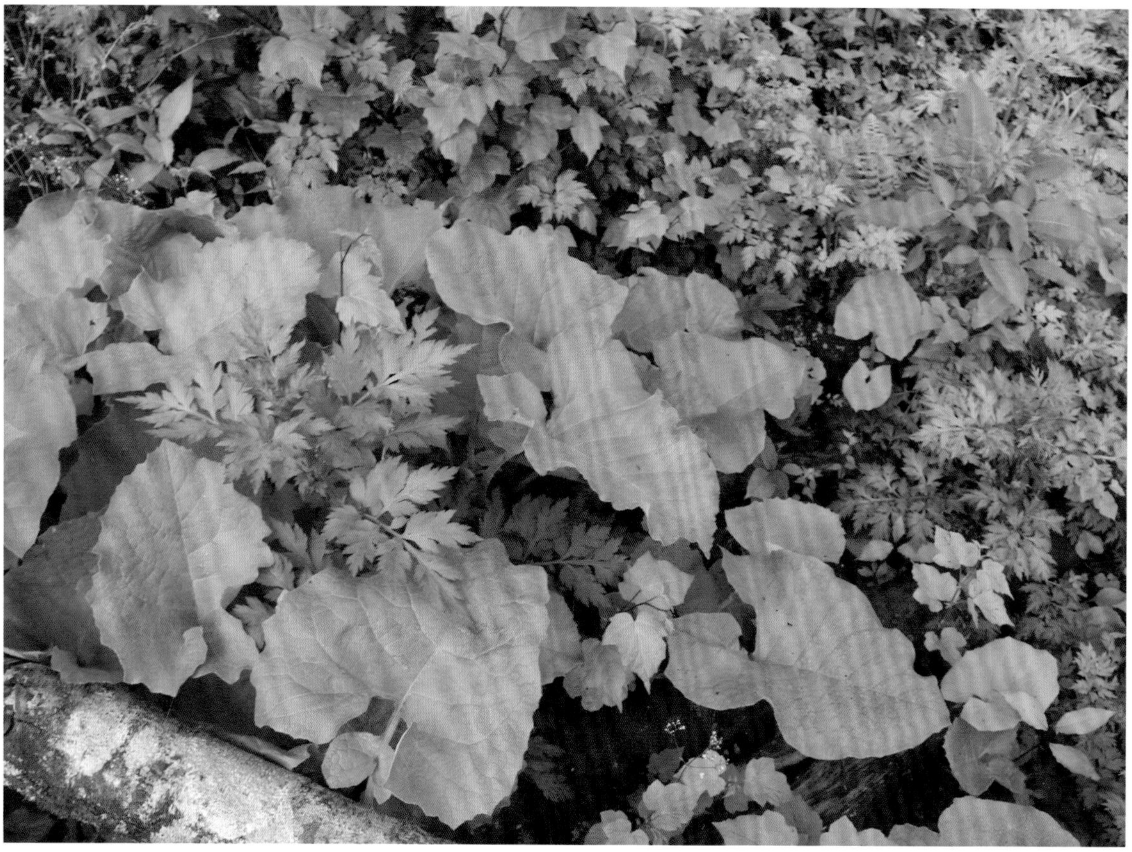

木香

## 识别特征

多年生草本，高 1 ~ 2 m。主根粗壮，圆柱形。基生叶大型，具长柄，叶片三角状卵形或长三角形，基部心形，边缘具不规则的浅裂或呈波状，疏生短刺；基部下延成不规则分裂的翼，叶面被短柔毛；茎生叶较小呈广椭圆形。头状花序 2 ~ 3 个丛生于茎顶，叶生者单一，总苞由 10 余层线状披针形的薄片组成，先端刺状；花全为管状花。瘦果线形，有棱，上端着生一轮黄色直立的羽状冠毛。花期夏、秋二季，果期 9—10 月。

## 生境分布

生长于高山草地和灌木丛中。分布于我国云南、广西者，称为“云木香”；分布于印度、缅甸者，称为“广木香”；分布于我国四川、西藏等省区者，称为“川木香”。

## 采收加工

秋、冬二季采挖，除去泥土及须根，切段，大的再纵剖成瓣，干燥后撞去粗皮。

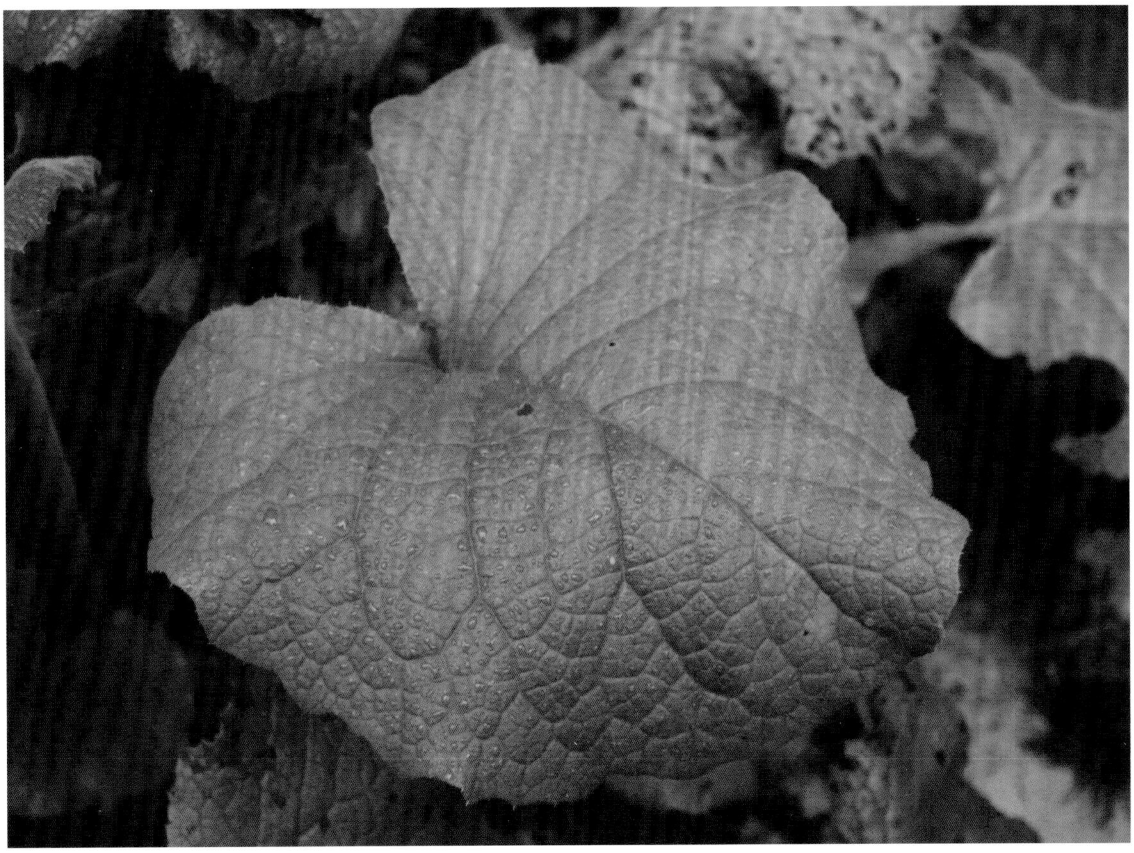

木香

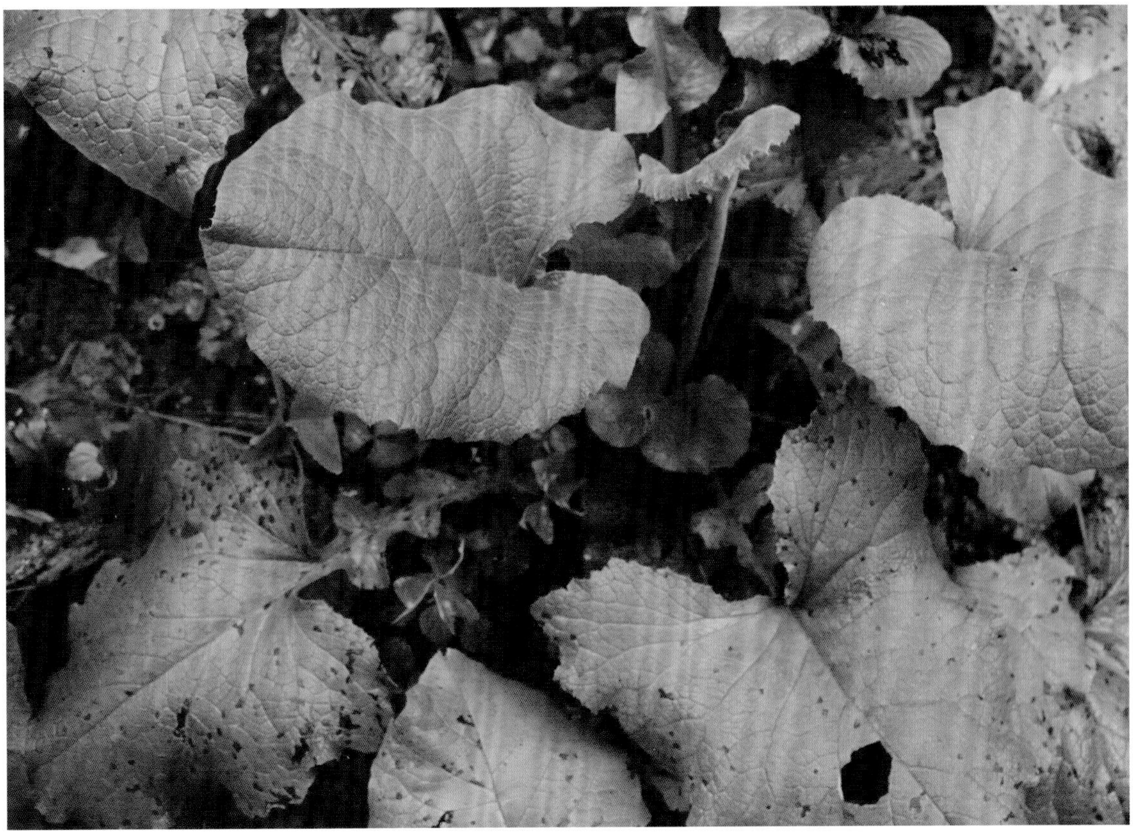

木香

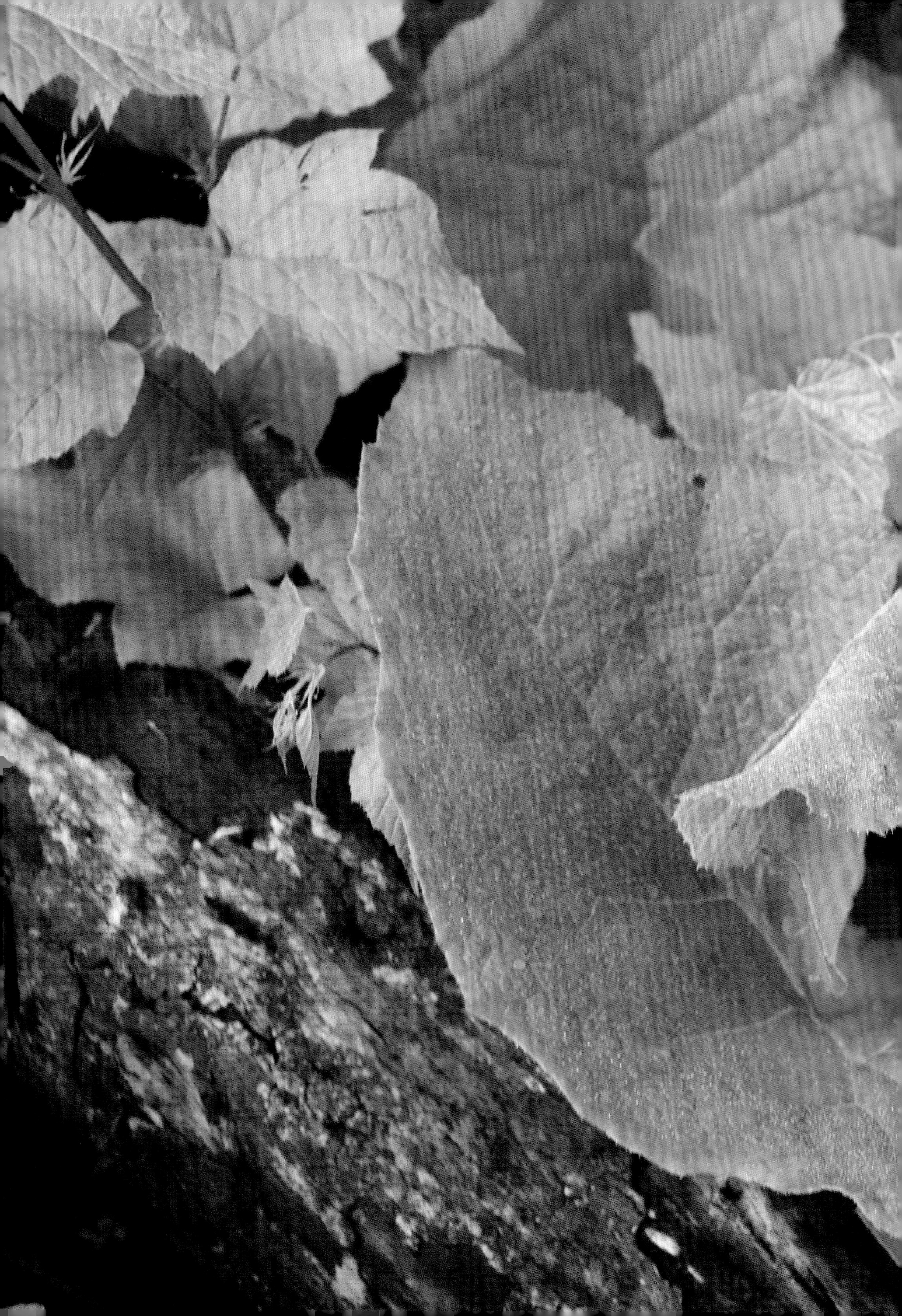

木香

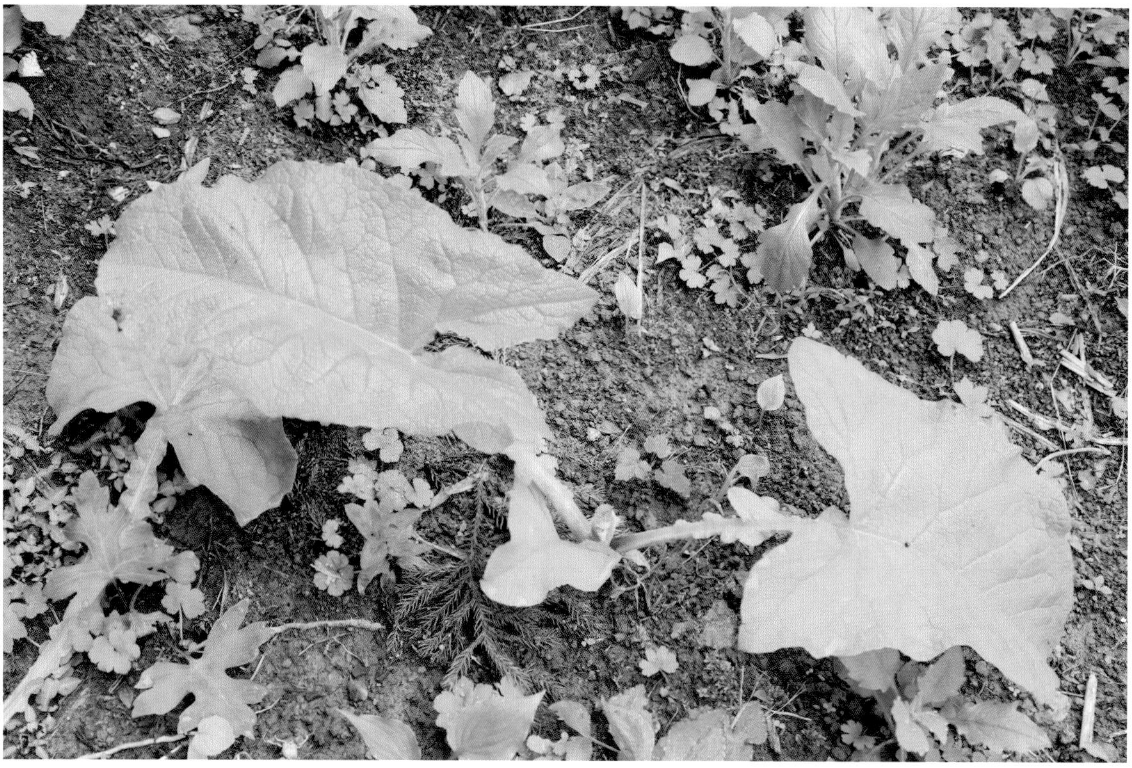

木香

## 药材鉴别

本品为类圆形或不规则形的厚片。外表皮黄棕色至灰褐色，有明显的皱纹、纵沟及侧根痕。质坚，不易折断。切面棕黄色至暗褐色，中部有明显菊花心状的放射纹理，形成层环棕色，褐色油点（油室）散在。气香特异，味微苦。

## 功效主治

行气止痛。本品辛行苦降温通，芳香气烈而味厚，为脾、胃、大肠经之主药。又能通行三焦气分，故有行气止痛之功效。

## 药理作用

木香对胃肠道有兴奋或抑制的双向作用。有促进消化液分泌、松弛气管平滑肌的作用，还有抑制伤寒沙门菌、志贺菌属、大肠埃希菌及多种真菌的作用。有利尿及促进纤维蛋白溶解等作用。

## 用法用量

内服：3 ~ 10 g，煎服。生用行气力强，煨用行气力缓而多用于止泻。

## 民族药方

**1. 一切气不和** 木香适量。温水磨浓，热酒调下。

**2. 肝炎** 木香适量。研细末，每日 9 ~ 18 g，分 3 ~ 4 次服。

**3. 痢疾腹痛** 木香 6 g，黄连 12 g。水煎服。

**4. 糖尿病** 木香 10 g，川芎、当归各 15 g，黄芪、葛根、山药、丹参、益母草各 30 g，苍术、赤芍各 12 g。水煎服。

**5. 便秘** 木香、厚朴、番泻叶各 10 g。用开水冲泡，当茶饮。

**6. 胃气痛** 木香 0.9 g，荔枝核（煅炭）2.1 g。共研细末，烧酒调服。

**7. 脾虚，气滞，久泻** 木香 9 g，大枣 10 枚。先将大枣煮沸，入木香再煎片刻，去渣温服。

**8. 胆绞痛** 木香 10 g，生大黄 10 ~ 20 g。加开水 300 ml 浸泡 10 分钟，频频饮服。

**9. 偏头痛，耳流脓水** 木香、诃子各 10 g。制成煮散剂，水煎，每次 3 ~ 5 g，清汤滴耳。

**10. 咳嗽，肺脓疡** 木香 15 g，沙棘 18 g，甘草 9 g，葡萄干 12 g，栀子 6 g。制成散剂，温开水送服，每次 1.5 ~ 3.0 g，每日 2 ~ 3 次。

**11. 巴达干包如引起的呃逆、呕吐、胃痧等症** 木香 80 g，栀子 40 g，全石榴、瞿麦各 48 g，白豆蔻 36 g，荜茇 40 g。制成散剂，温开水送服，每次 1.5 ~ 3.0 g，每日 2 ~ 3 次。

## 使用注意

阴虚、津液不足者慎用。

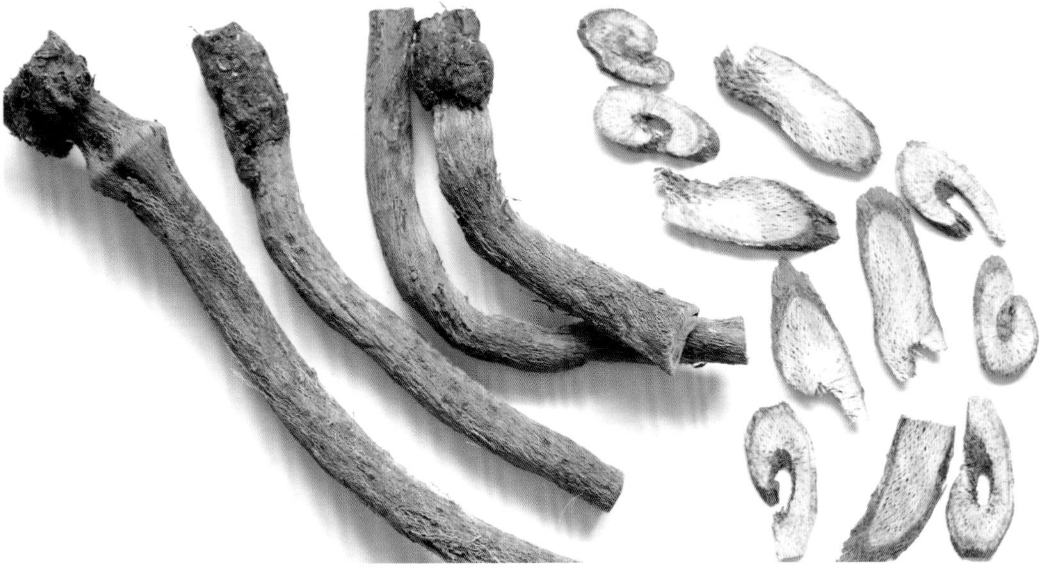

木香药材

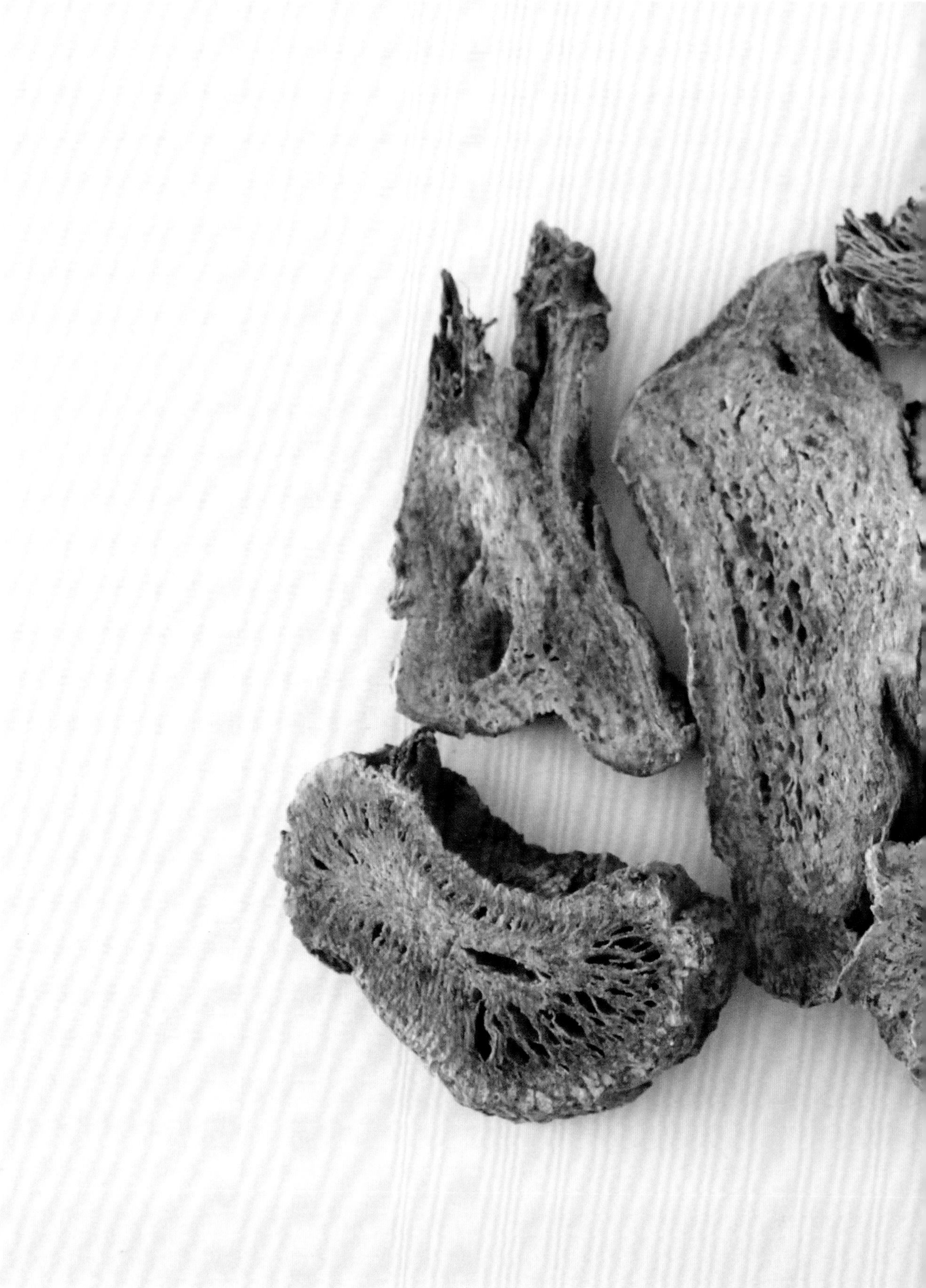

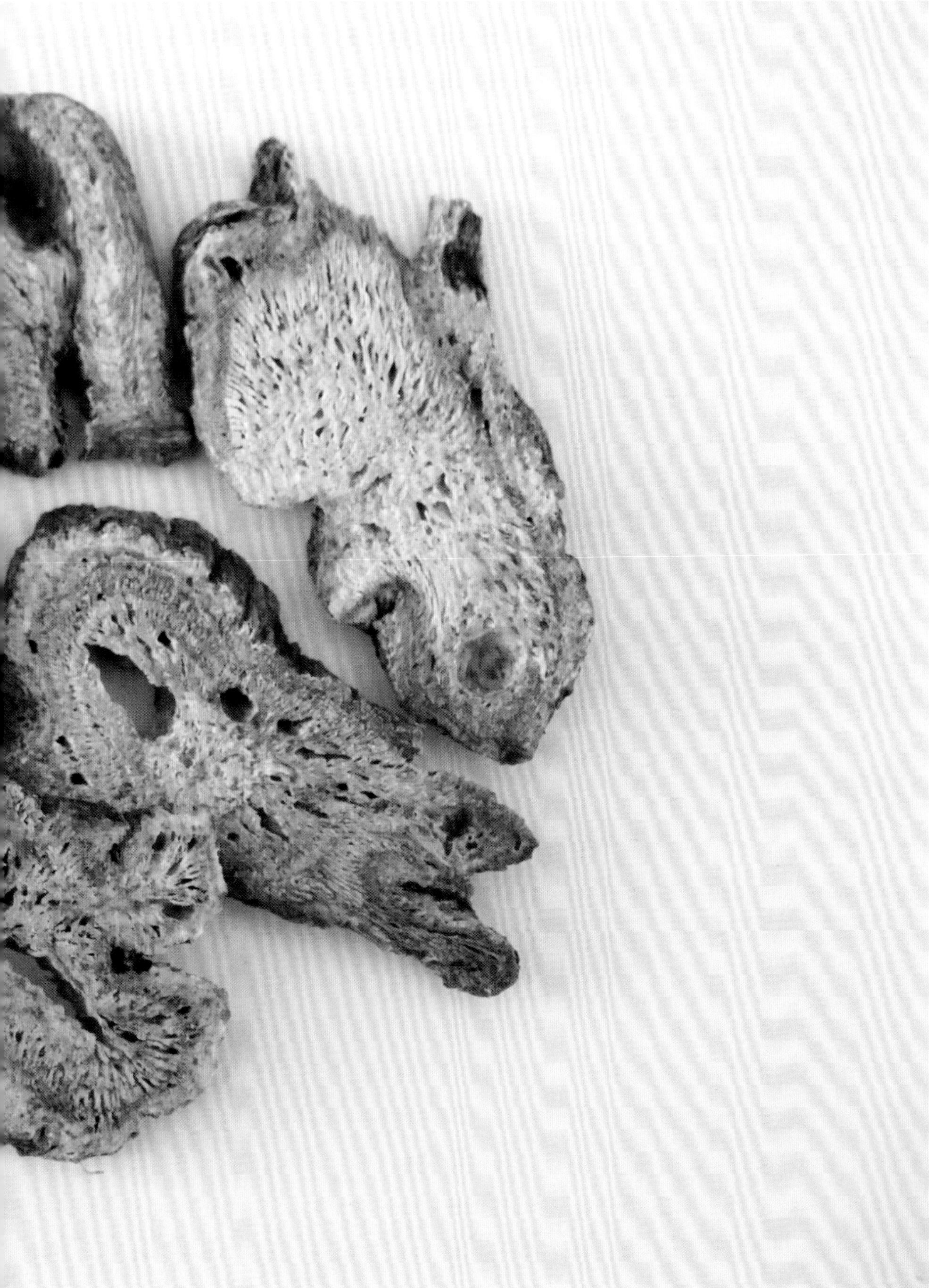

木香饮片

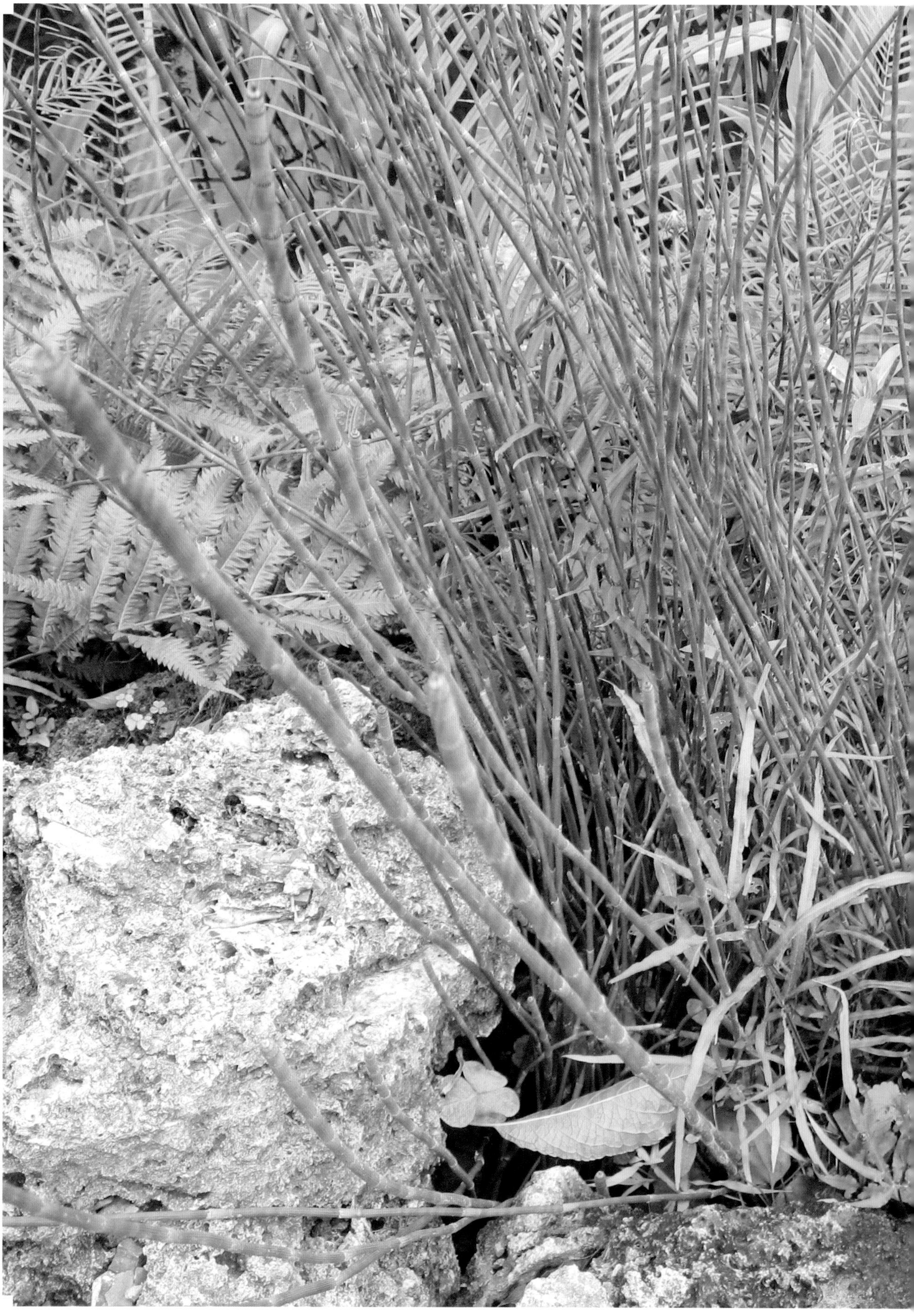

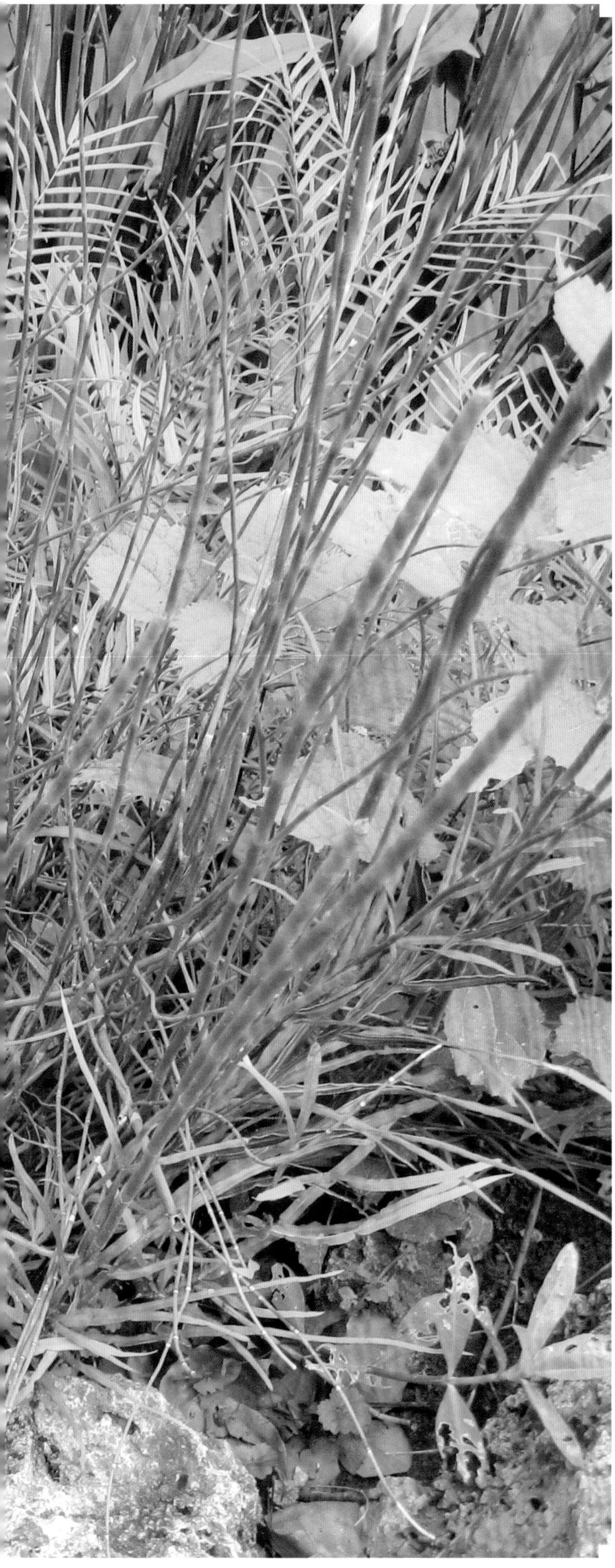

# 木贼

【蒙药名】奥尼苏。

【别　名】阿拉、木贼草。

【来　源】本品为木贼科植物木贼 *Equisetum hiemale* L. 的干燥地上部分。

【性味归经】味甘、苦，性平。归肺、肝经。

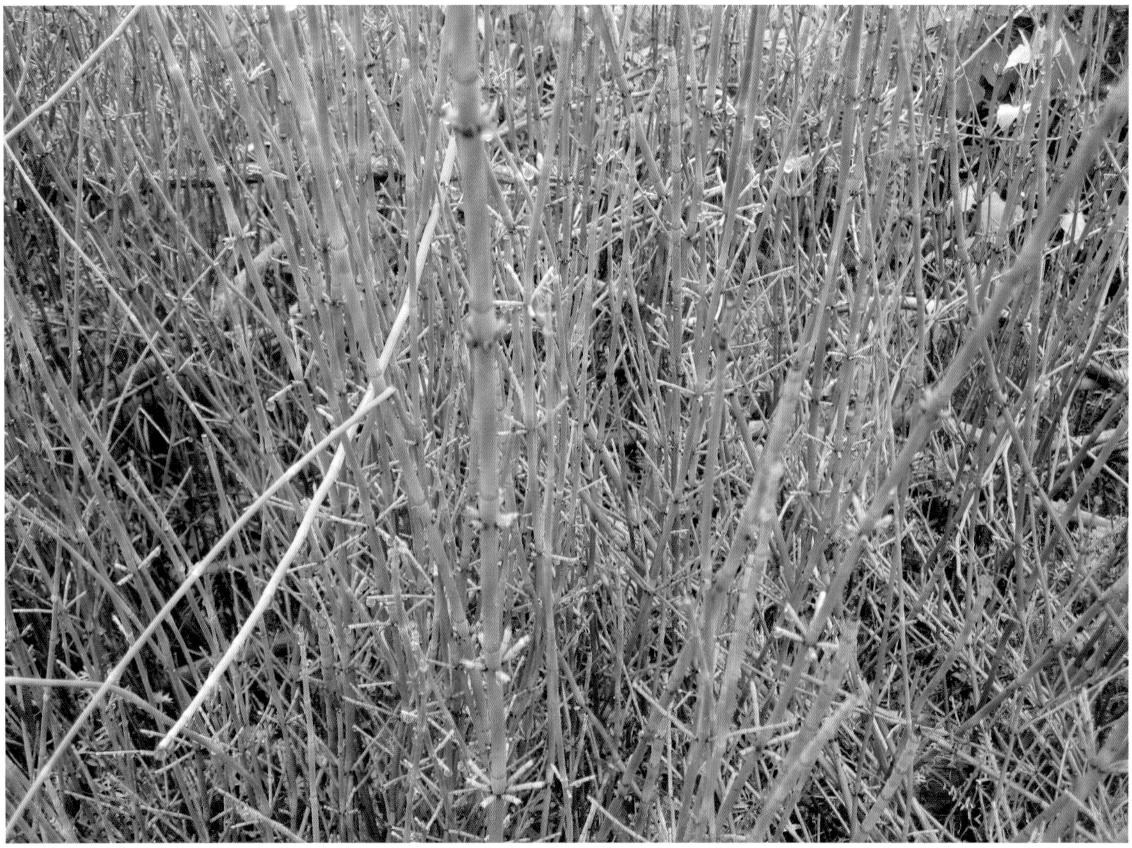

木贼

## 识别特征

一年或多年生草本蕨类植物，根茎短，棕黑色，匍匐丛生；植株高达 100 cm。枝端产生孢子叶球，矩形，顶端尖，形如毛笔头。地上茎单一枝，不分枝，中空，有纵列的脊，脊上有疣状突起 2 行，极粗糙。叶呈鞘状，紧包节上，顶部及基部各有一黑圈，鞘上的齿极易脱落。孢子囊生于茎顶，长圆形，无柄，具小尖头。孢子囊穗 6—8 月间抽出。

## 生境分布

生长于河岸湿地、坡林下阴湿处、溪边等阴湿的环境。分布于东北、华北和长江流域一带。

## 采收加工

夏、秋二季采割。除去杂质，晒干或阴干。

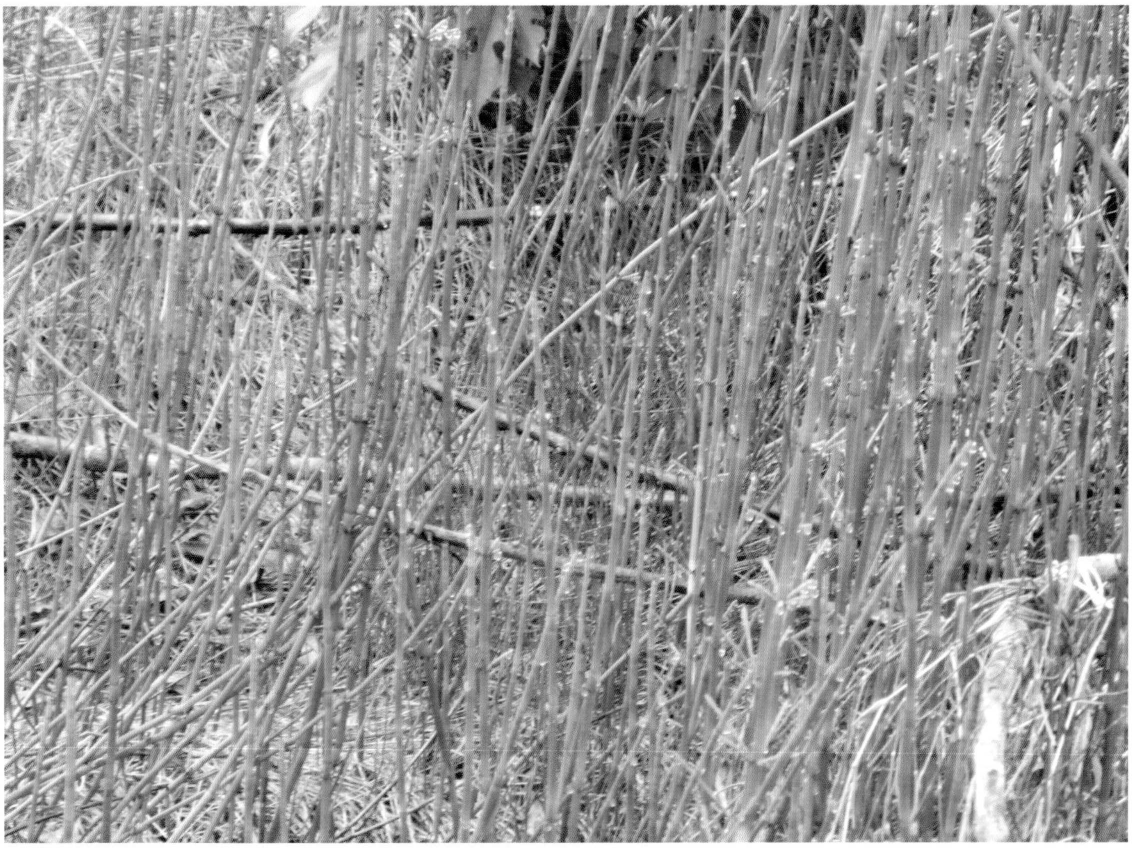

木贼

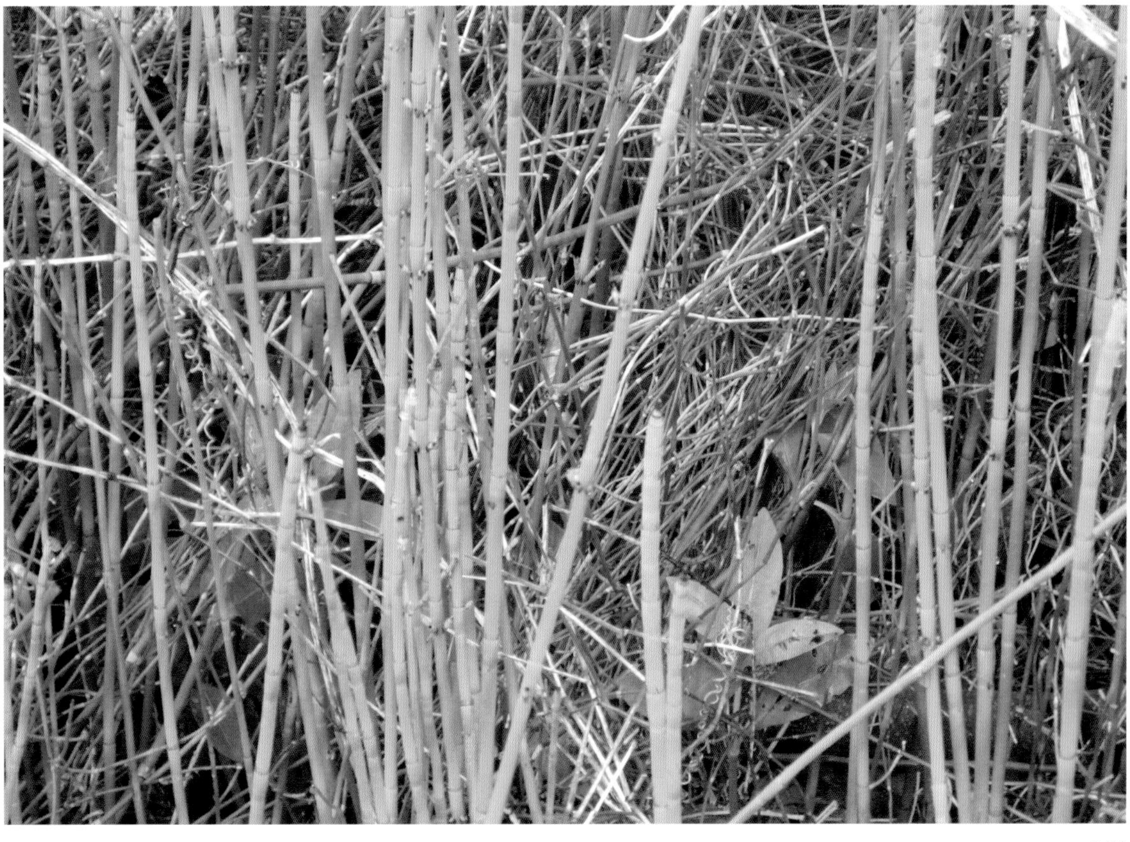

木贼

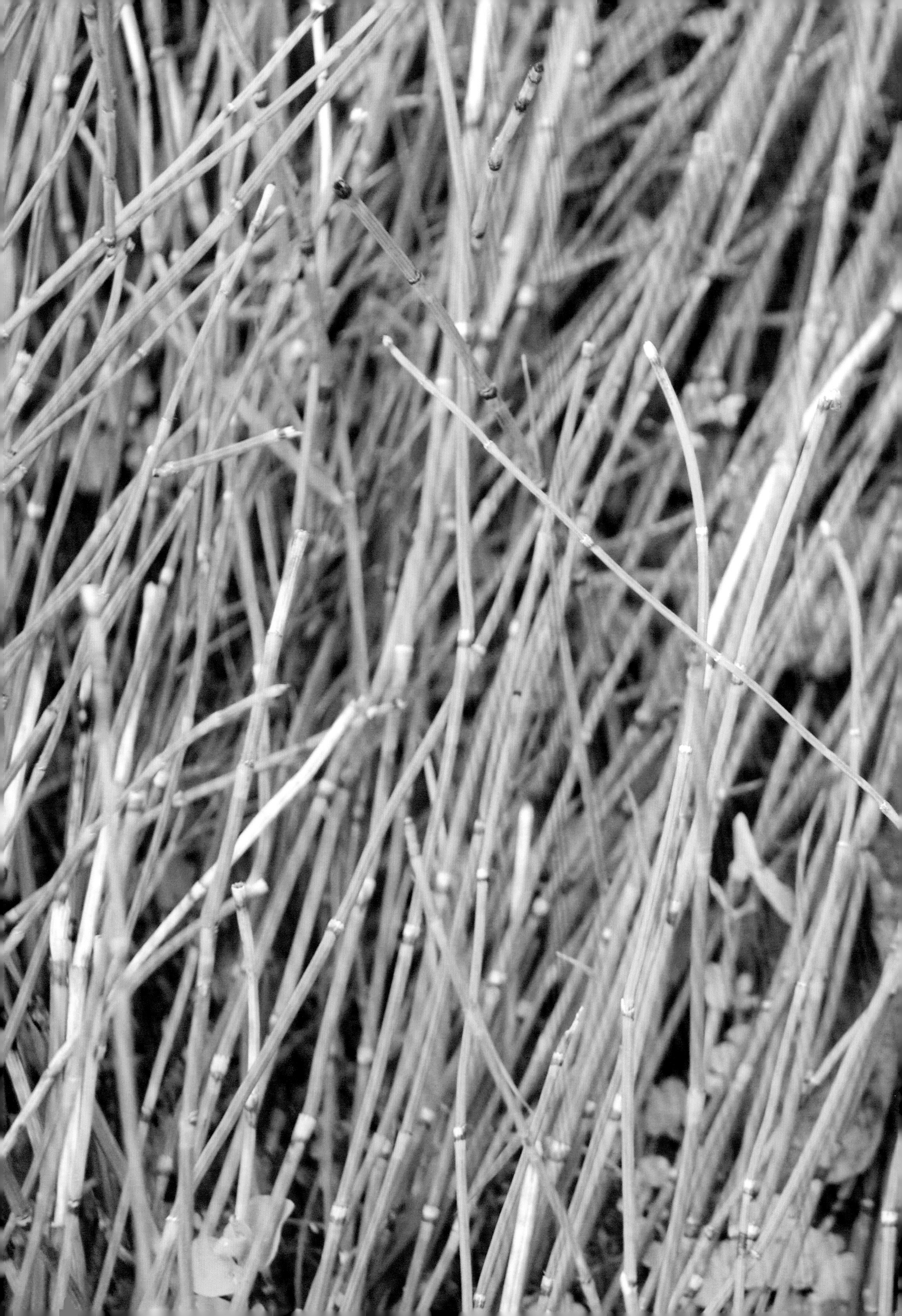

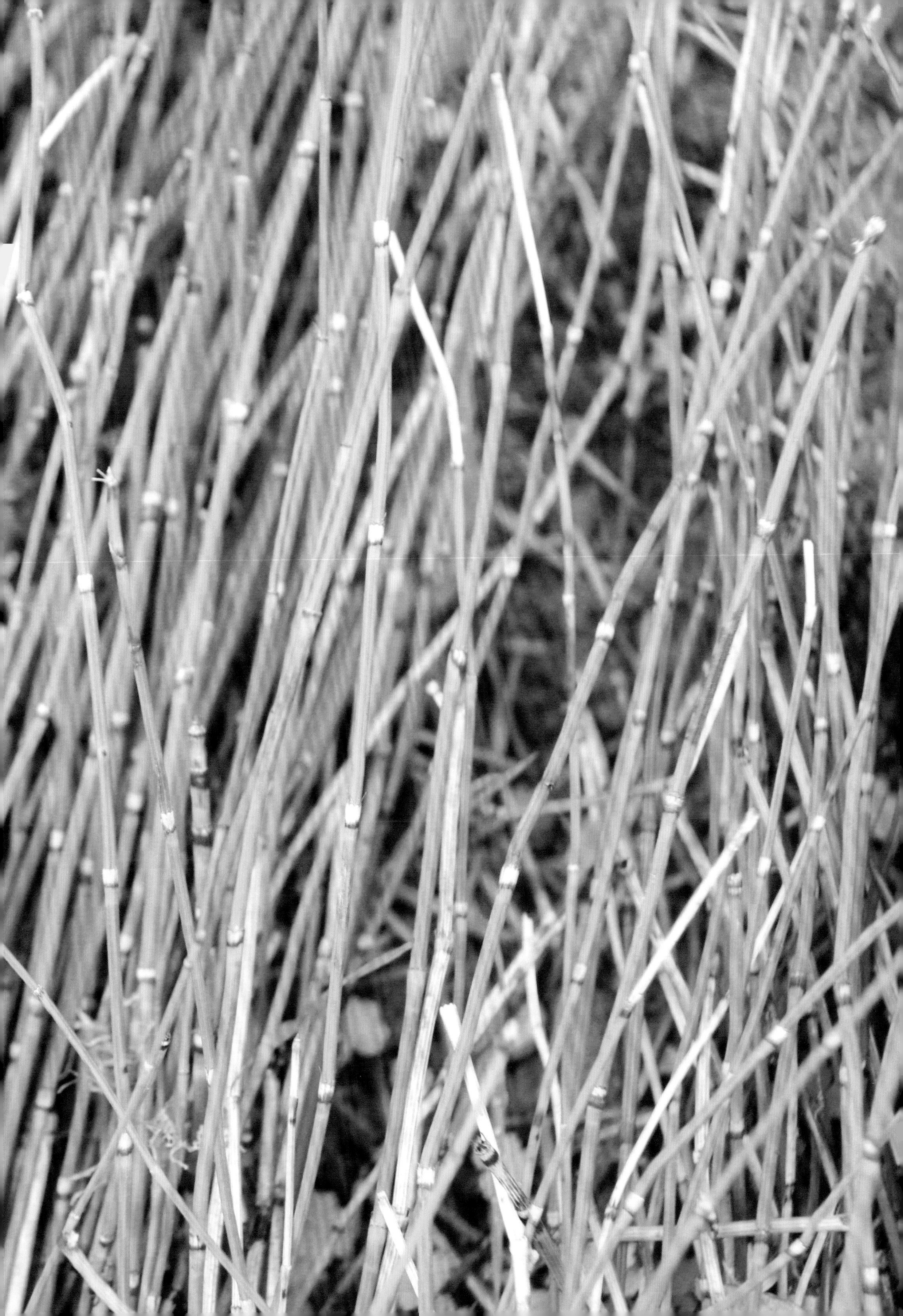

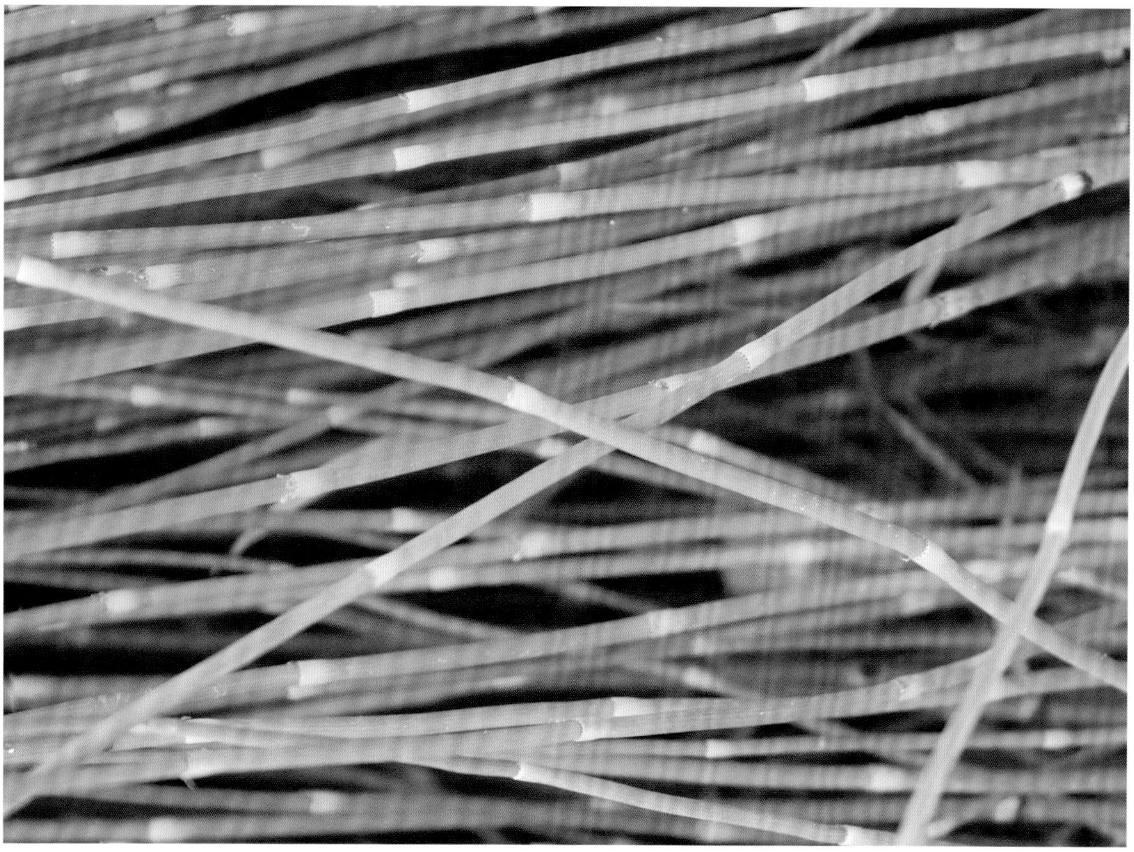

木贼

## 药材鉴别

本品为管状的段，直径 2 ~ 7 mm。表面灰绿色或黄绿色，有多数纵棱，顺序排列，棱上有多数细小光亮的疣状突起，触之有粗糙感；节明显，节上着生筒状鳞叶，叶鞘基部和鞘齿黑棕色，中部淡棕黄色。切面中空，周边有多数圆形的小空腔。气微，味甘淡、微涩，嚼之有沙粒感。

## 功效主治

疏散风热，明目退翳。本品性味平淡，质地轻浮，有疏散之性，能疏散风热以明目退翳。

## 用法用量

内服：3 ~ 10 g，煎服。外用：研末撒敷。

## 民族药方

**1．肠风下血**　木贼（去节，炒）30 g，木馒头（炒）、枳壳（制）、槐角（炒）、茯苓、荆芥各 15 g。研为细末，每服 6 g，浓煎，枣汤调下。

**2．翳膜遮睛**　木贼草6 g，蝉蜕、谷精草、黄芩、苍术各9 g，蛇蜕、甘草各3 g。水煎服。

**3．目赤生翳**　木贼、蝉蜕、谷精草、甘草、苍术、蛇蜕、黄芩各等份。水煎服。

**4．目昏多泪**　木贼、苍术各等份。共为细末，温开水调服，每次6 g，或为蜜丸服。

**5．胎动不安**　木贼（去节）、川芎各等份。研为细末，每服9 g，水 1 盏，入金银花 3 g 煎服。

**6．风热目赤，急性黄疸性肝炎**　木贼草 30 g，板蓝根、茵陈各 15 g。水煎服。

**7．急性膀胱炎**　木贼草 10 g，马鞭草 20 g。水煎取药汁，每日 1 剂，分 2 次服。

**8．扁平疣**　木贼草、穿山甲、马齿苋、薏苡仁各 30 g，红花、紫草各 10 g。水煎取药汁，每日 1 剂，分 2 次服。第 3 次煎汁加食醋适量，擦患处至皮肤发红或发热止，每日 1 次，妇女避开月经期。

## 使用注意

气血虚者慎服。

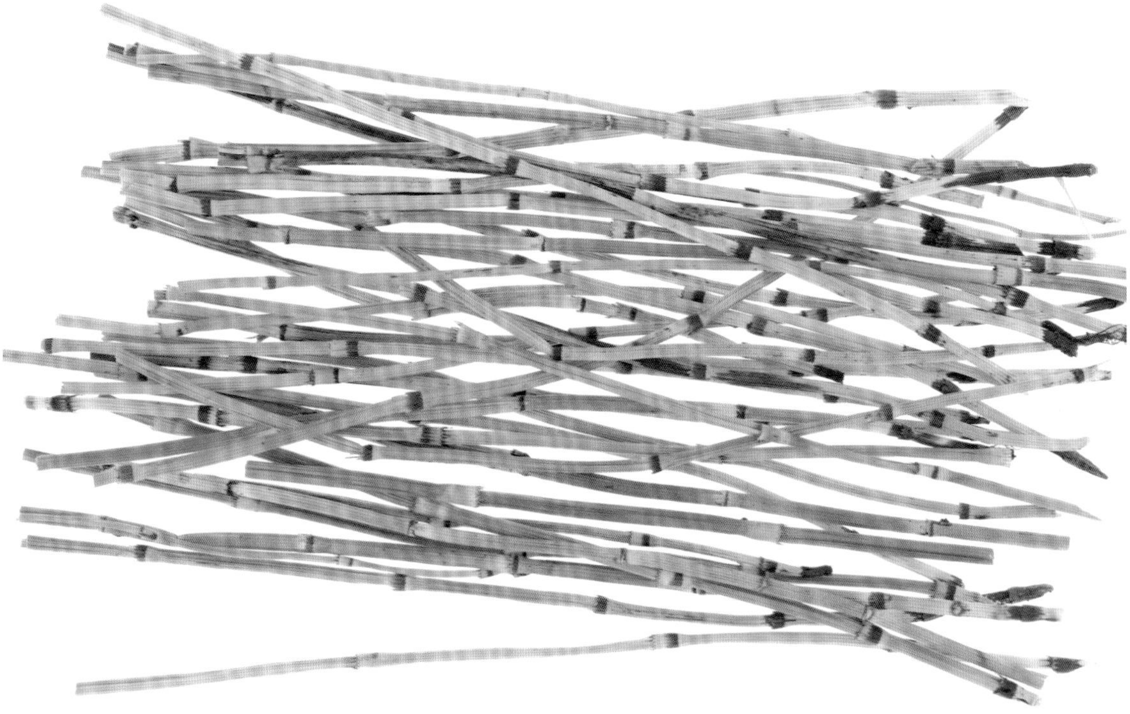

木贼

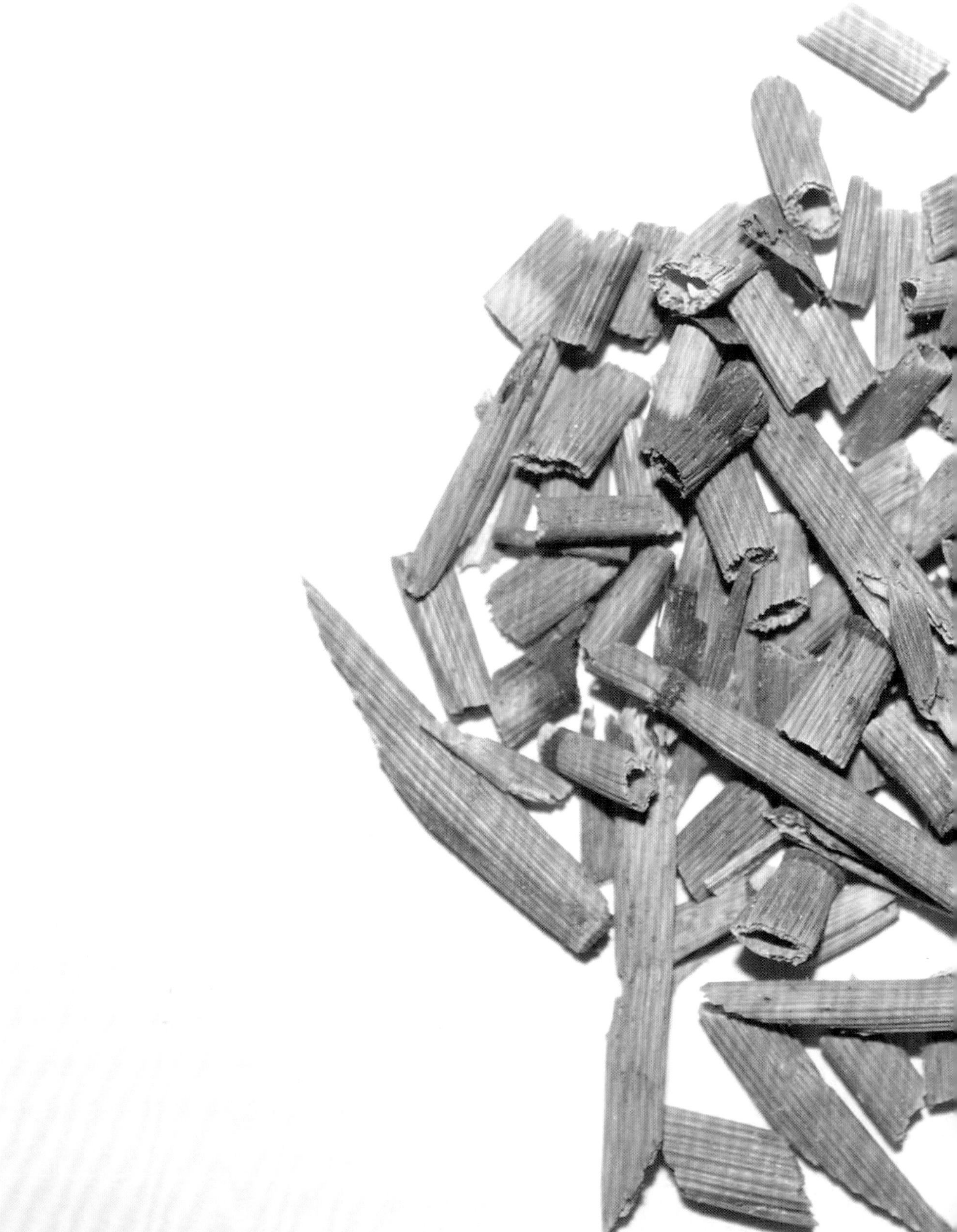

# 木贼

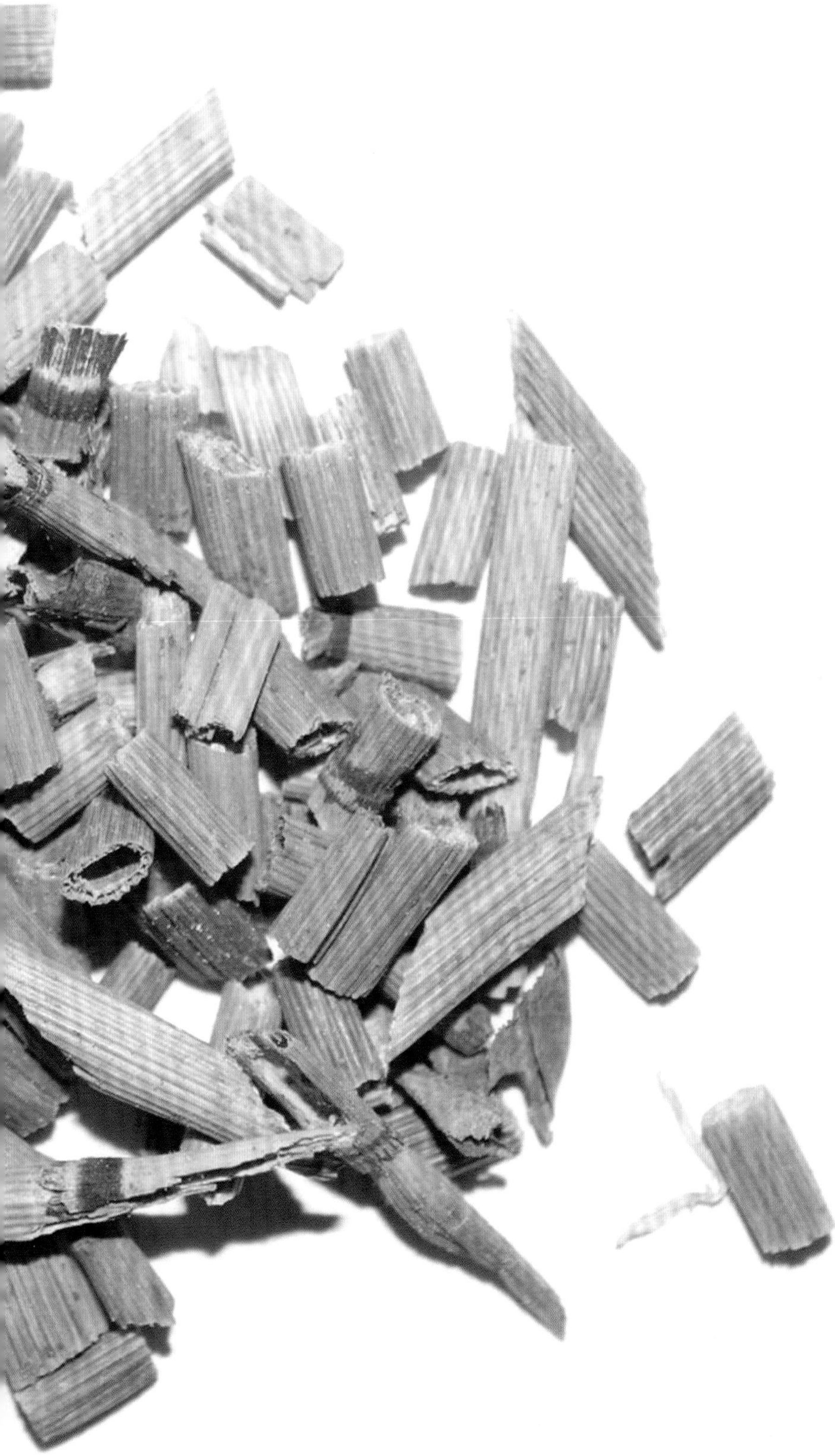

木贼饮片

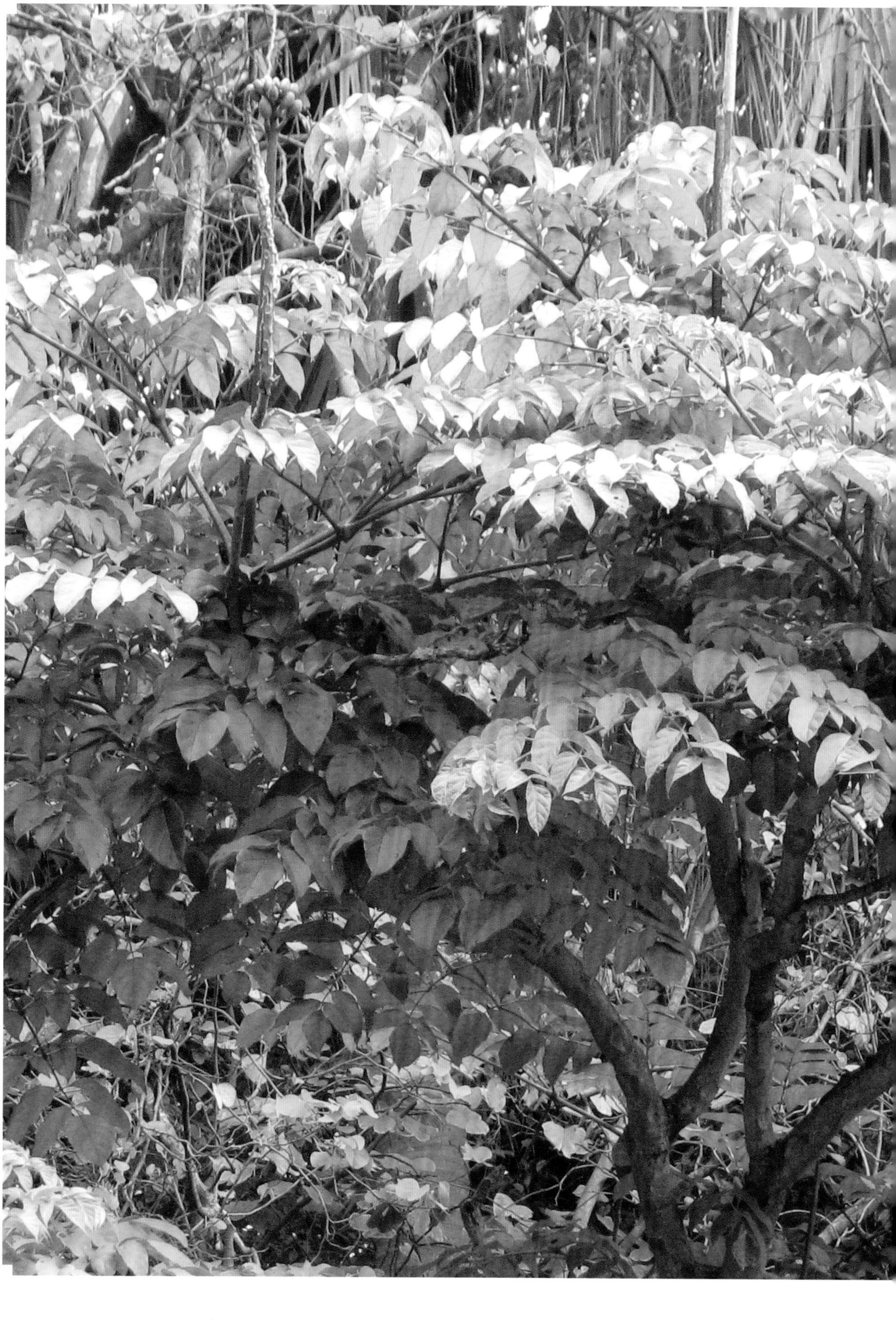

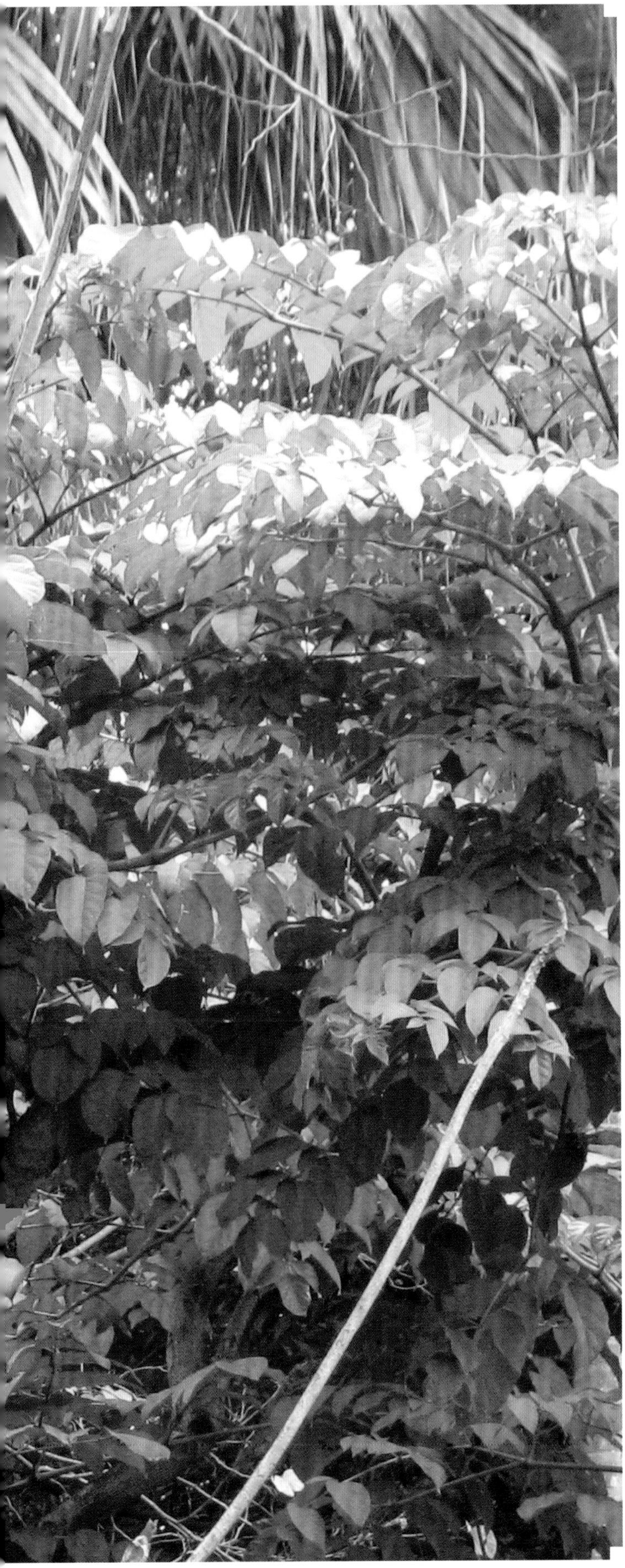

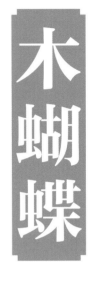

# 木蝴蝶

【蒙药名】赞巴嘎。

【别　名】毛敦、玉蝴蝶、千张纸、白千层、云故纸。

【来　源】本品为紫葳科植物木蝴蝶 *Oroxylum indicum*（L.）Vent. 的干燥成熟种子。

【性味归经】味苦、甘，性凉。归肺、肝、胃经。

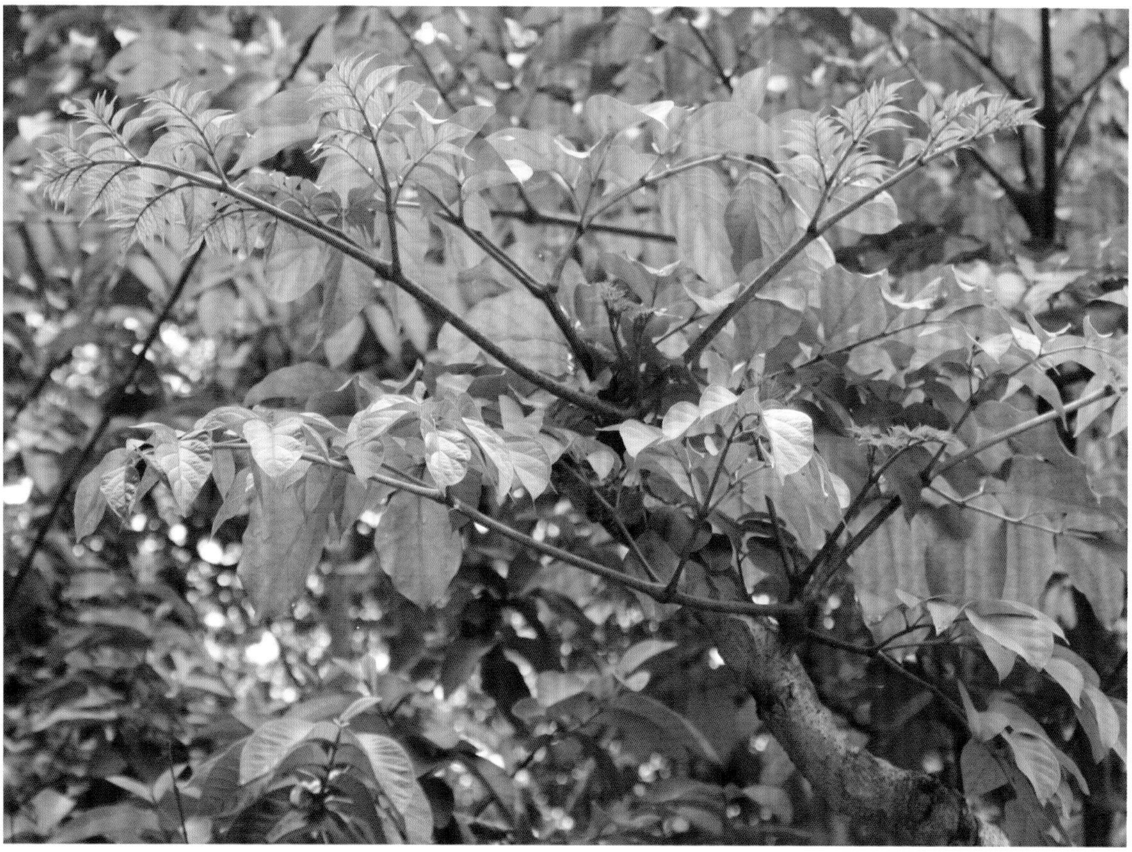

木蝴蝶

## 识别特征

叶对生，二至三回羽状复叶，着生于茎的近顶端；小叶多数，卵形，全缘。总状花序顶生，长约 25 cm。花大，紫红色，两性。花萼肉质，钟状。蒴果长披针形，扁平，木质。种子扁圆形，边缘具白色透明的膜质翅。花期 7—10 月，果期 10—12 月。

## 生境分布

生长于山坡、溪边、山谷及灌木丛中。分布于云南、广西、贵州等省区。

## 采收加工

10—12 月采摘成熟果实，取出种子，晒干或烘干。

## 药材鉴别

本品为蝶形薄片。白色半透明，有光泽，上有放射性纹理。质轻易裂，中部较厚，呈椭圆形，淡黄棕色。内有种仁 2 瓣，略似肾形，淡黄色。味微苦。

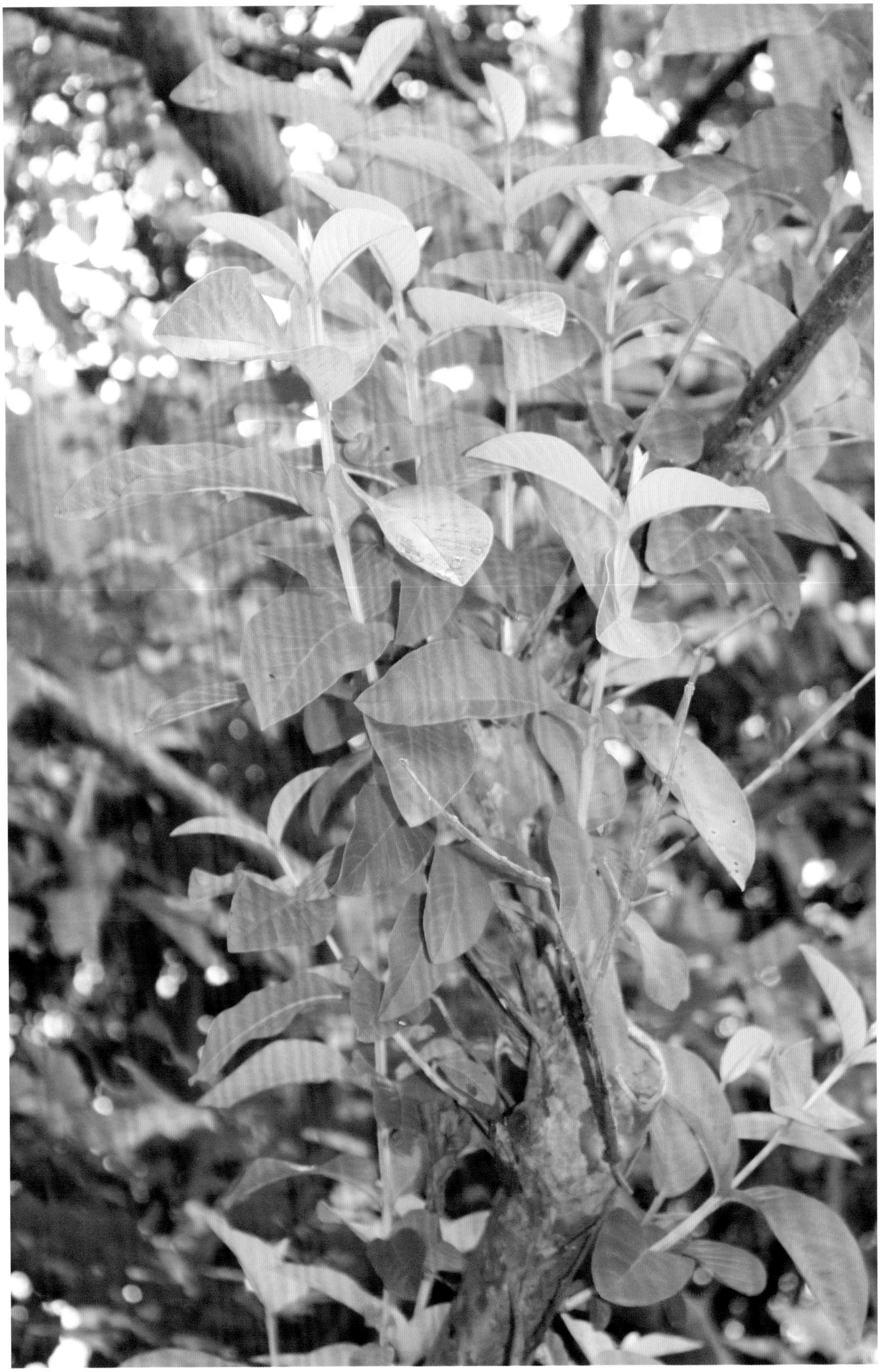

木蝴蝶

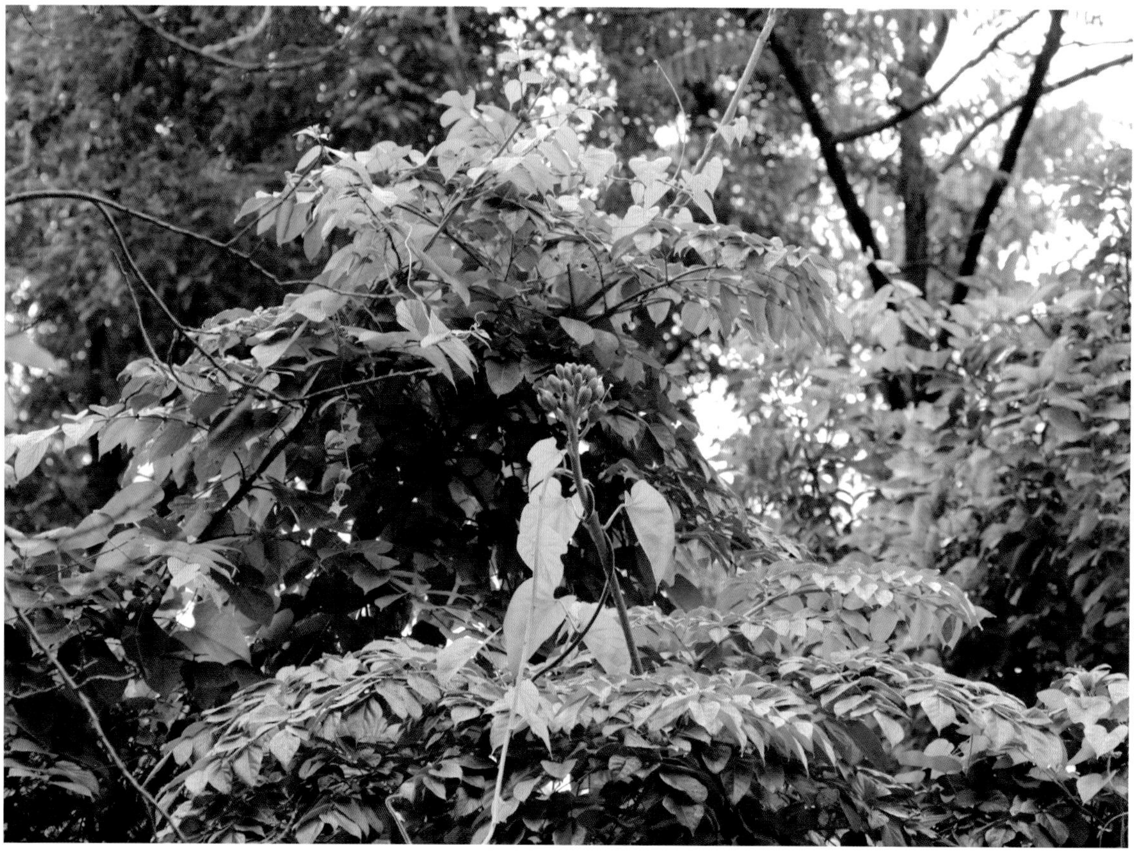

木蝴蝶

## 功效主治

清肺利咽，疏肝和胃。本品苦甘而凉，味苦能泄，性寒胜热。归肺经则能清肺热、利咽喉，归肝、胃经则能清泄肝胃之郁热，故有清肺利咽，疏肝和胃之功效。

## 用法用量

内服：煎汤，1.5 ~ 3.0 g；或研末。外用：敷贴。

## 民族药方

**1．久咳音哑** ①木蝴蝶、桔梗、甘草各 6 g。水煎服。②木蝴蝶 6 g，玄参 9 g，冰糖适量。水煎服。

**2．胁痛，胃脘疼痛** 木蝴蝶 2 g。研细粉，好酒调服。

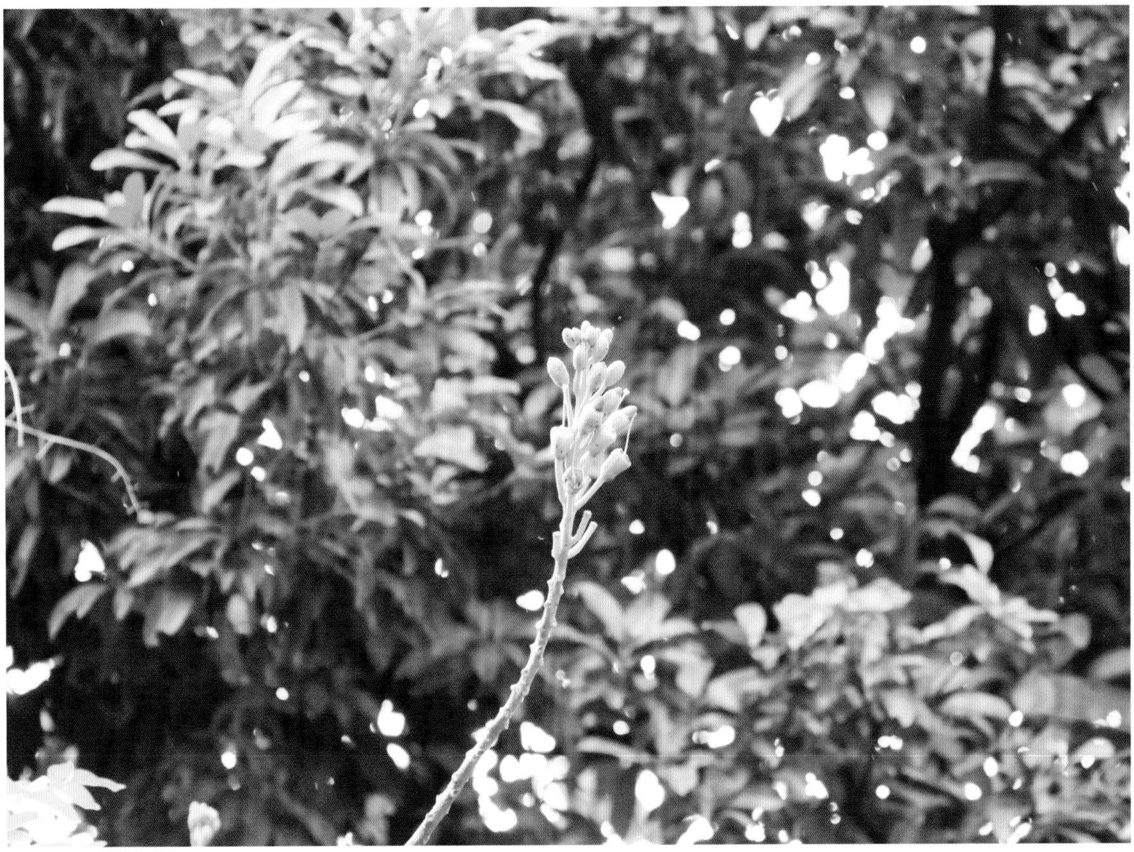

木蝴蝶

**3．慢性咽喉炎**　木蝴蝶 3 g，金银花、菊花、沙参、麦冬各 9 g。煎水当茶饮。

**4．干咳，音哑，咽喉肿痛**　木蝴蝶、甘草各 6 g，胖大海 9 g，蝉蜕 3 g，冰糖适量。水煎服。

**5．慢性萎缩性胃炎**　木蝴蝶、五灵脂、延胡索、草豆蔻、没药、白及各 10 g，人参 15 g。水煎取药汁。饭前半小时温服，每日 1 剂，分 2 次服，3 个月为 1 个疗程。

**6．膀胱炎**　木蝴蝶（鲜品）50 g，黑面神（鲜品）40 g。洗净切片，水煎取药汁备服，每日 1 剂，分 3 次服。

## 使用注意

本品苦寒，脾胃虚弱者慎用。

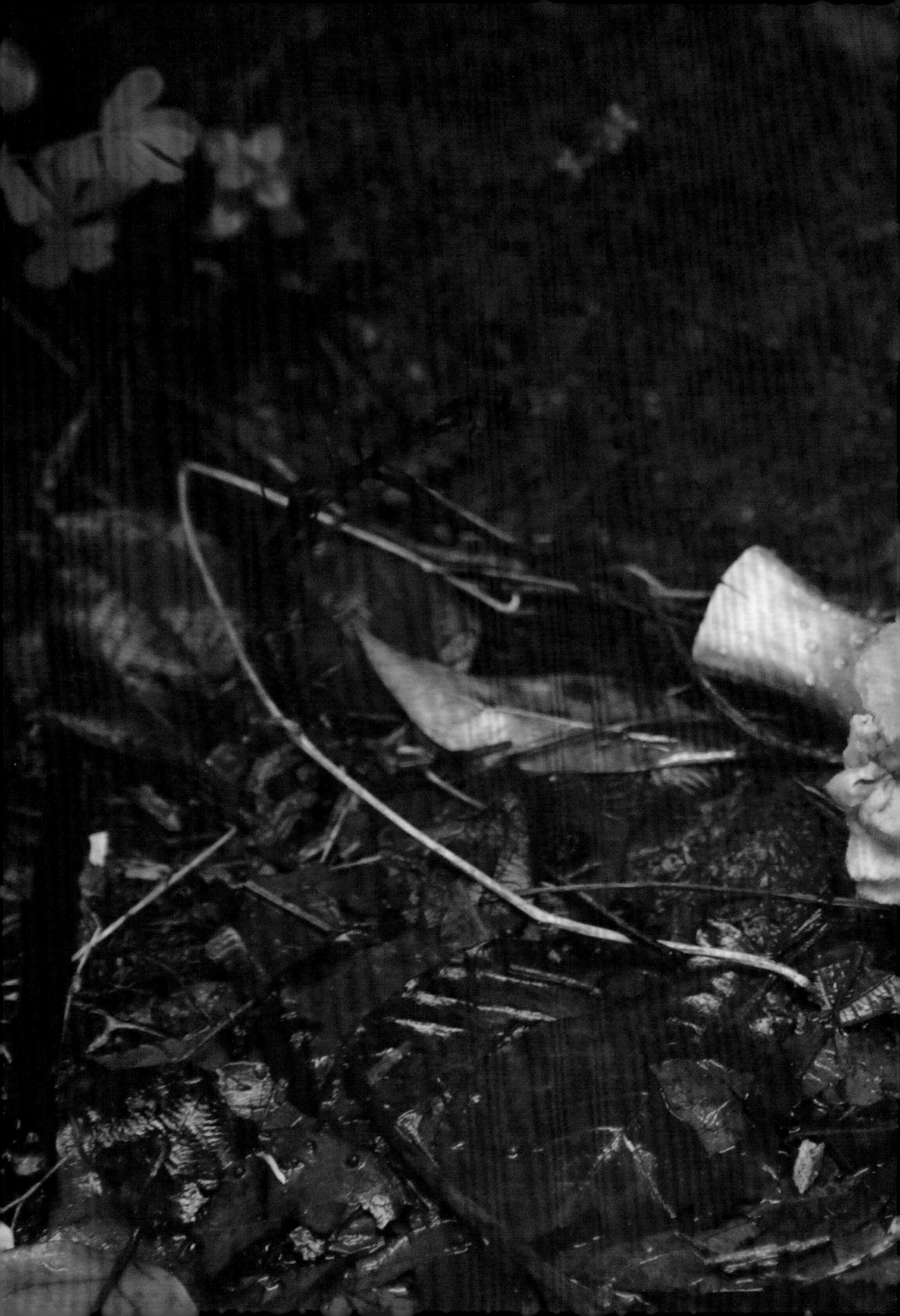

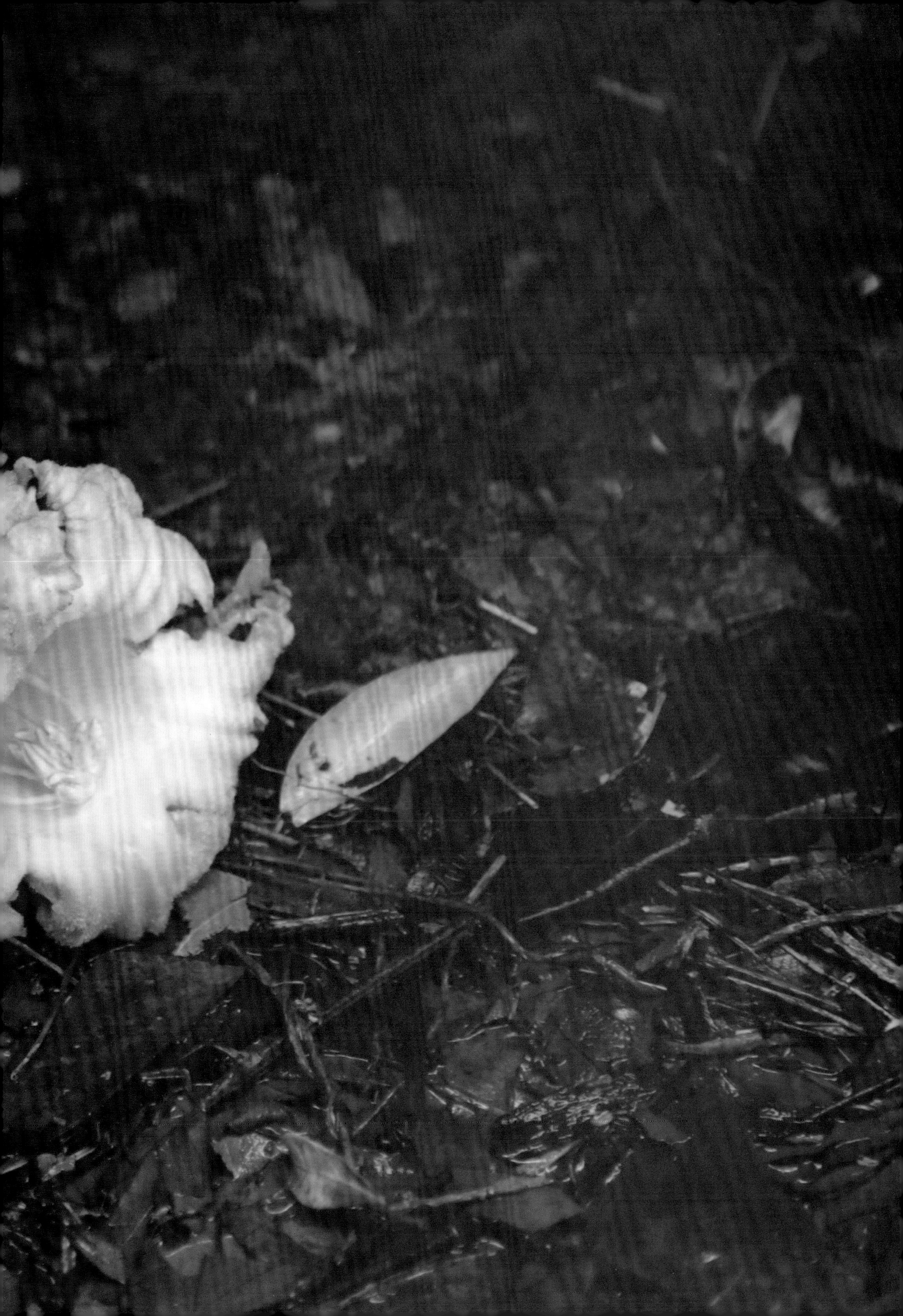

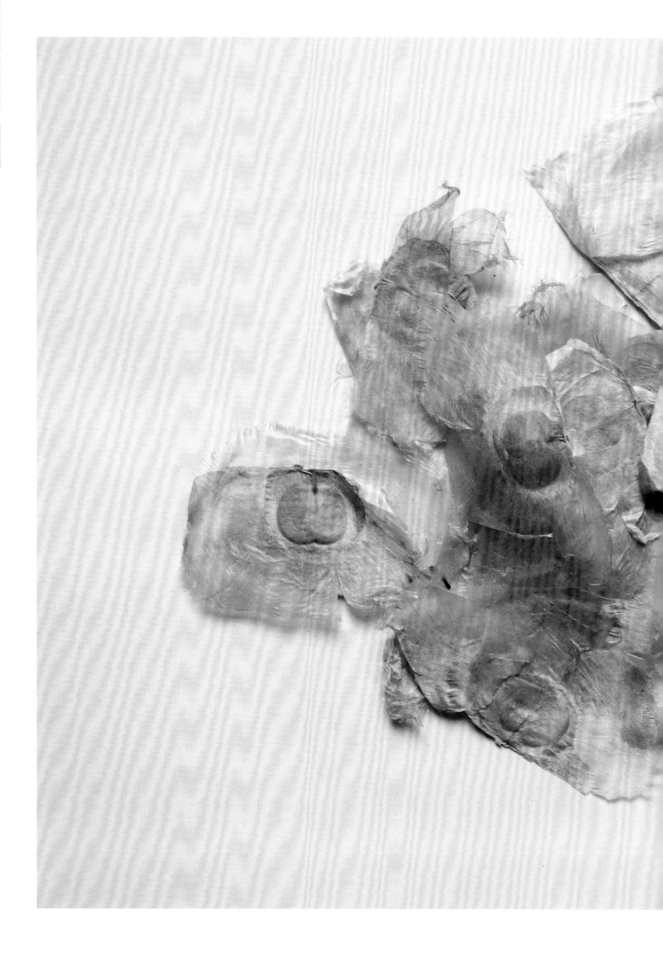

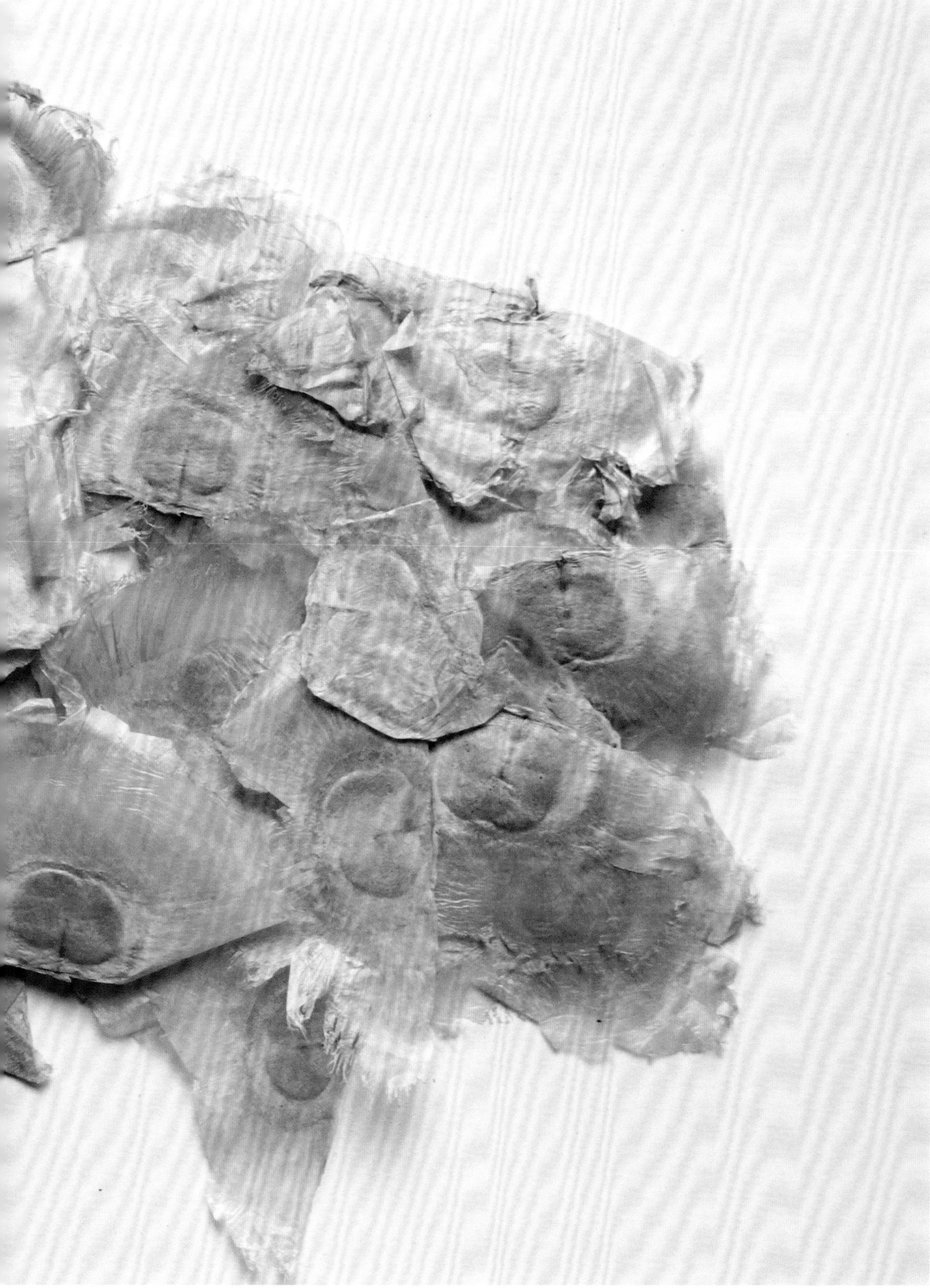

木蝴蝶饮片

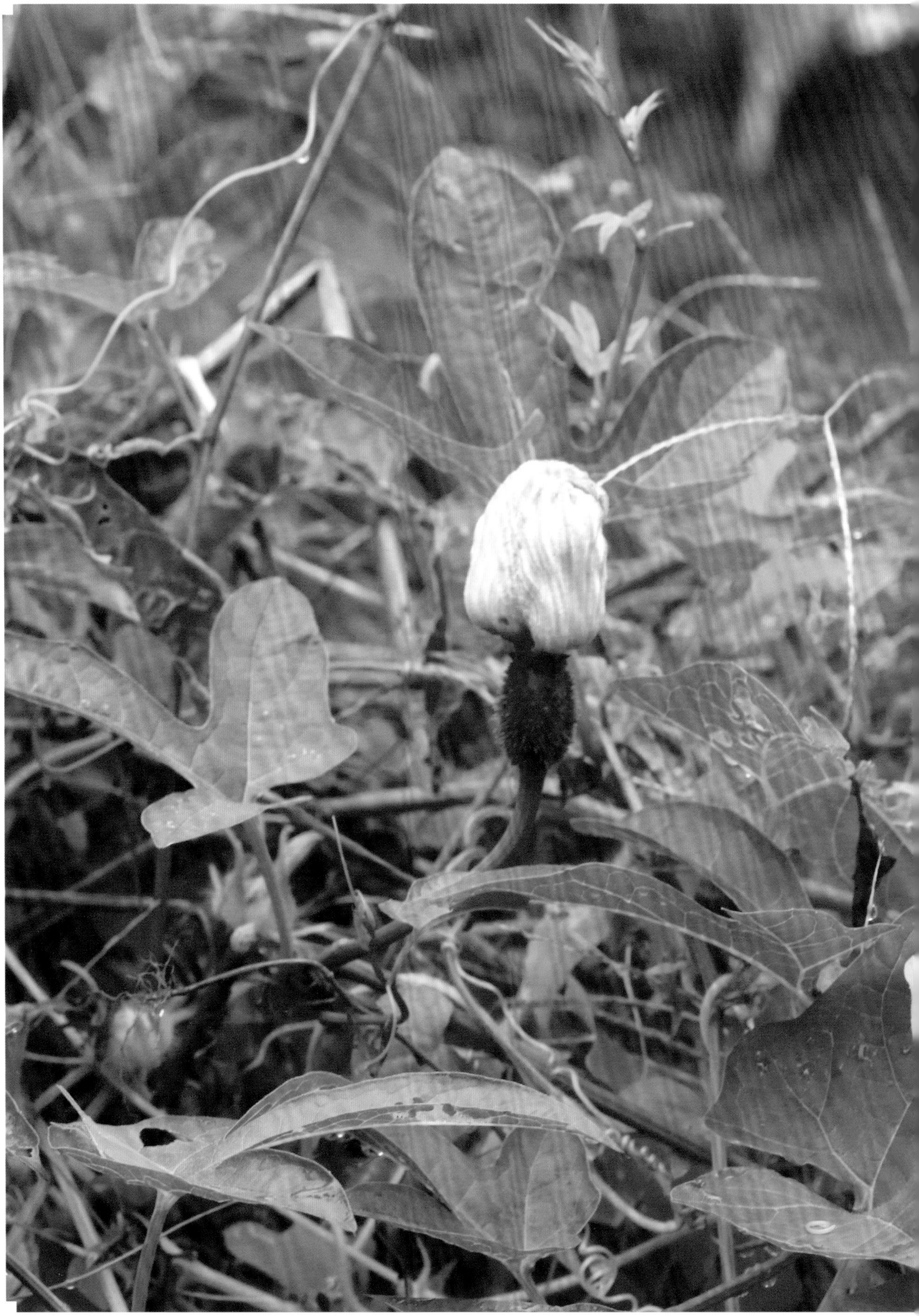

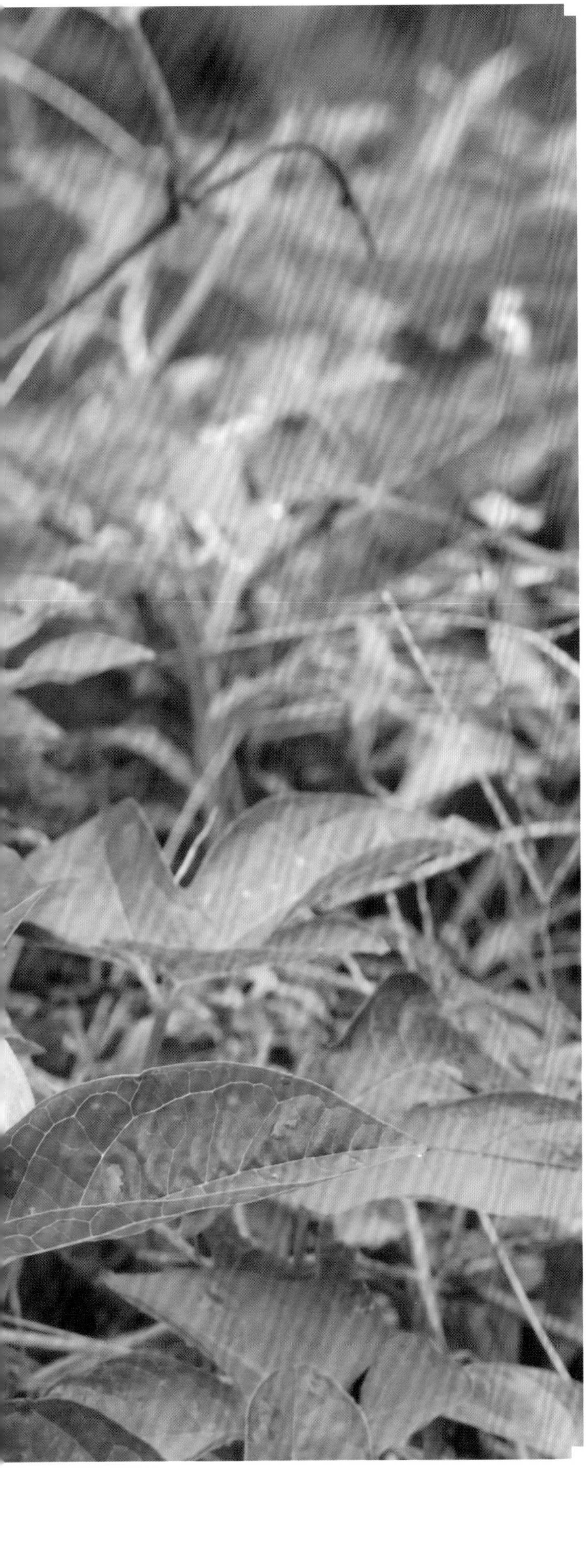

# 木鳖子

【蒙药名】陶木。

【别　名】木蟹、壳木鳖、木鳖瓜、色日吉莫德格。

【来　源】本品为葫芦科植物木鳖 *Momordica cochinchinensis*（Lour.）Spreng. 的种子。

【性味归经】味苦，性寒；有毒。归热经。

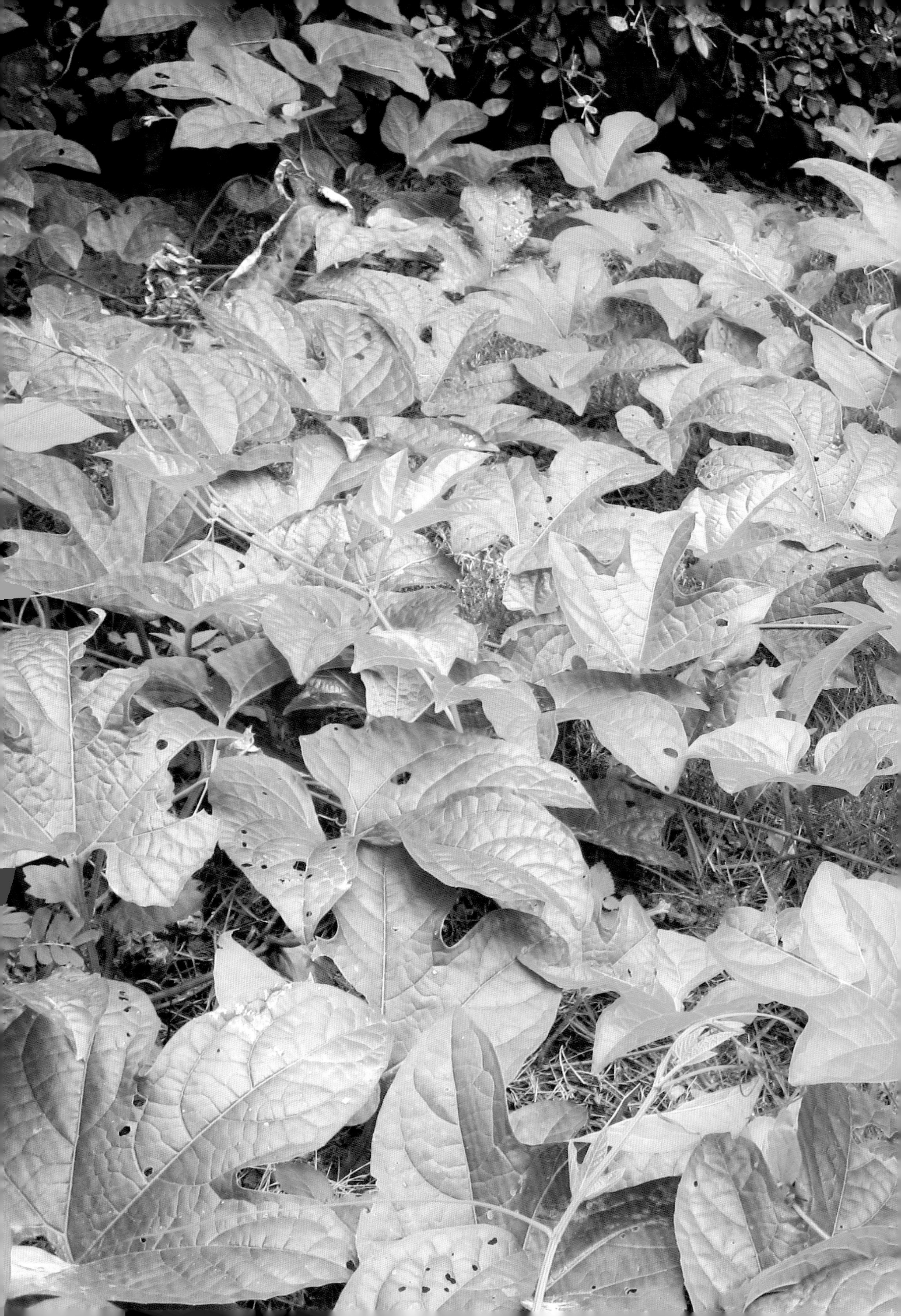

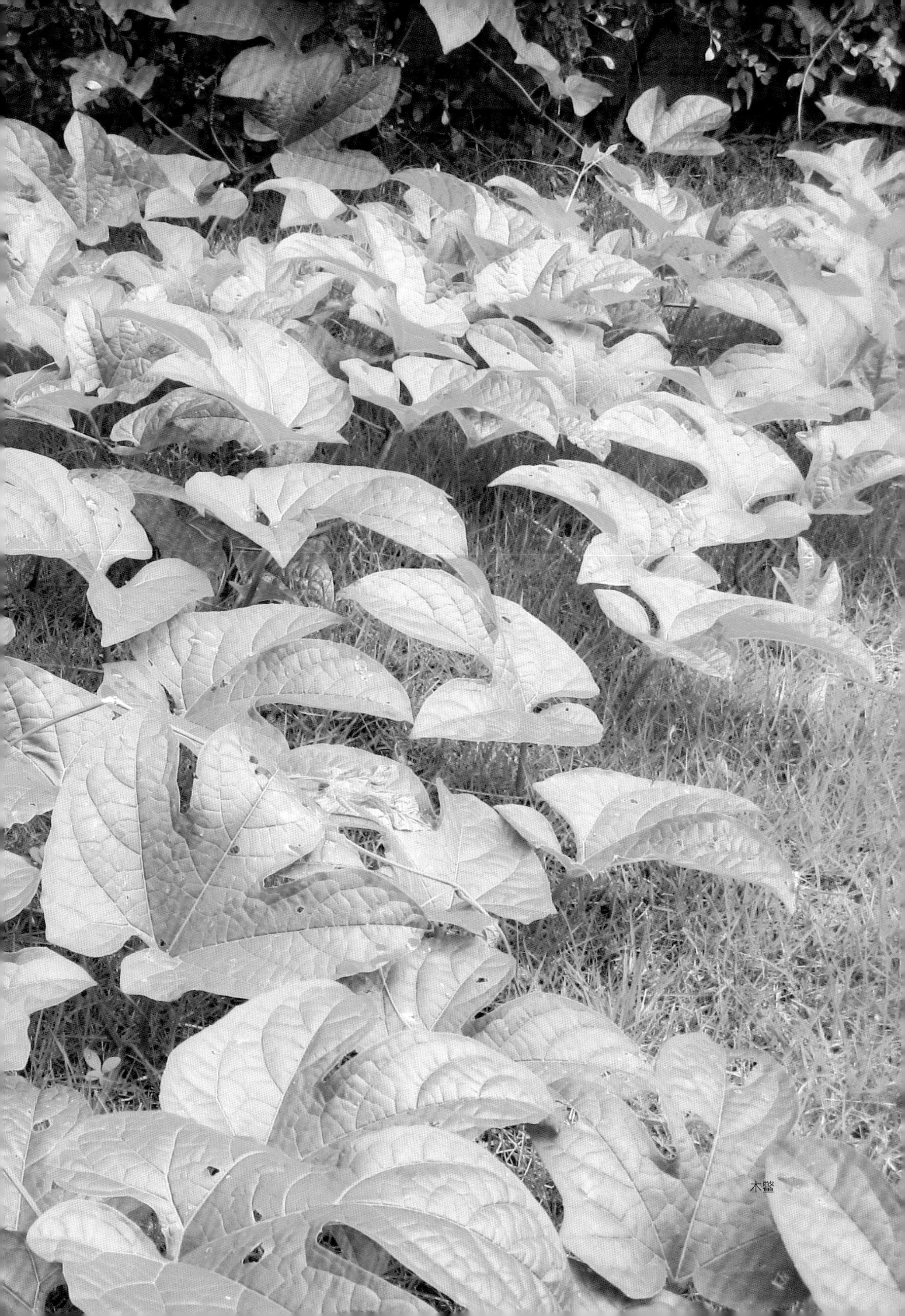

木鳖

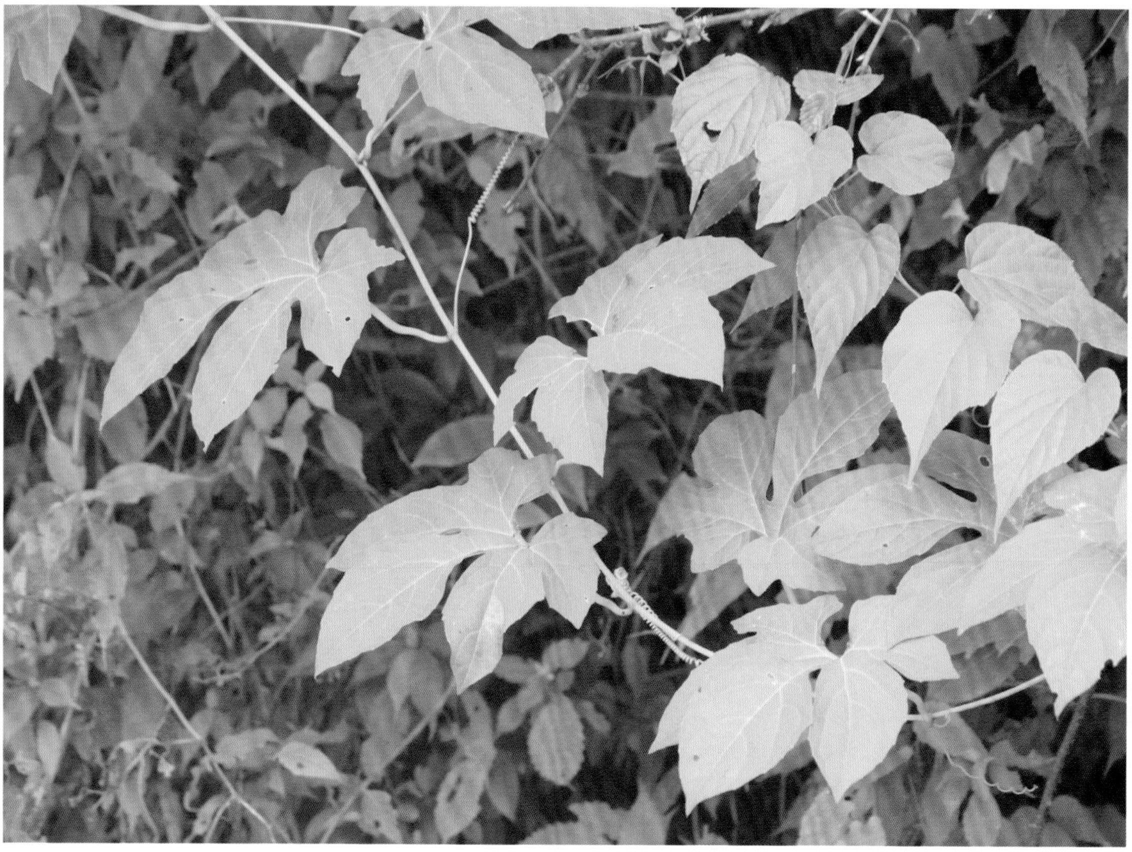

木鳖

## 识别特征

多年生粗壮大藤本植物，长达 15 m。根块状。卷须较粗壮，光滑无毛，不分歧。叶互生；叶柄粗壮，长 5 ~ 10 cm，初时被黄褐色柔毛，后近无毛，顶端或叶片基部有 2 ~ 4 个腺体；叶片卵状心形或宽卵状圆形，质较硬，长、宽均为 10 ~ 20 cm，3 ~ 5 中裂至深裂，叶脉掌状。雌雄异株；花单生于叶腋，花梗粗壮，长 6 ~ 12 cm，顶端有 1 圆肾形大苞片，花萼筒漏斗状，裂片宽披针形或长圆形，花冠淡黄色，5 裂，裂片卵状长圆形，密被长柔毛，基部有齿状黄色腺体，雄蕊 3，2 枚 2 室，1 枚 1 室；雌花，花梗长 5 ~ 10 cm，近中部生一苞片，苞片兜状，花冠花萼同雄花，子房下位卵状长圆形，密生刺状毛。果实卵球形，成熟时红色，肉质，密生刺状突起。种子多数，卵形，黑褐色，边缘有微齿。花期 6—8 月，果期 8—10 月。

## 生境分布

生长于海拔 450 ~ 1100 m 的山沟、林缘和路旁。分布于安徽、浙江、江西、福建、台湾、广东、广西、湖南、四川、贵州、云南、西藏等省区。

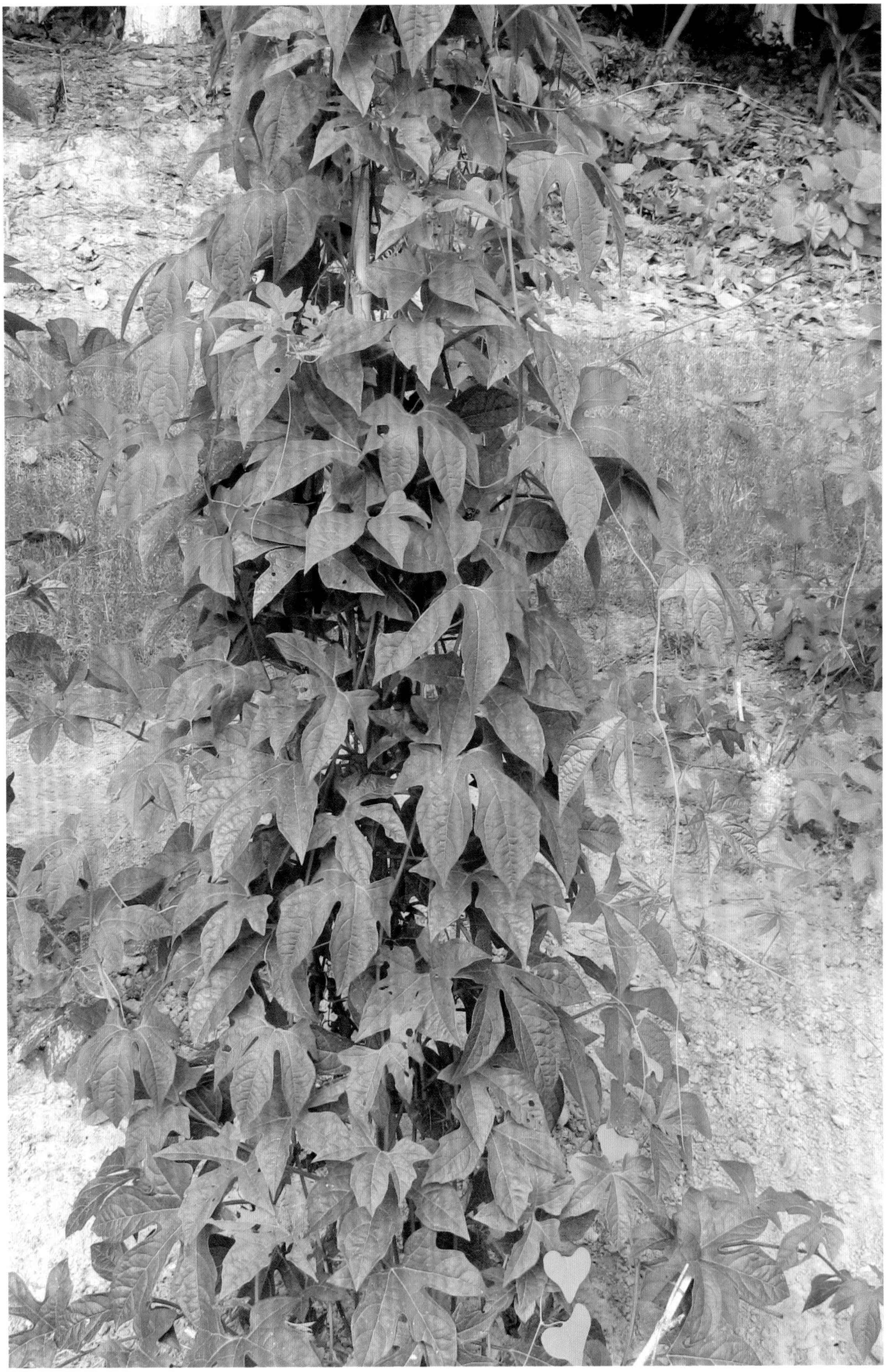

木鳖

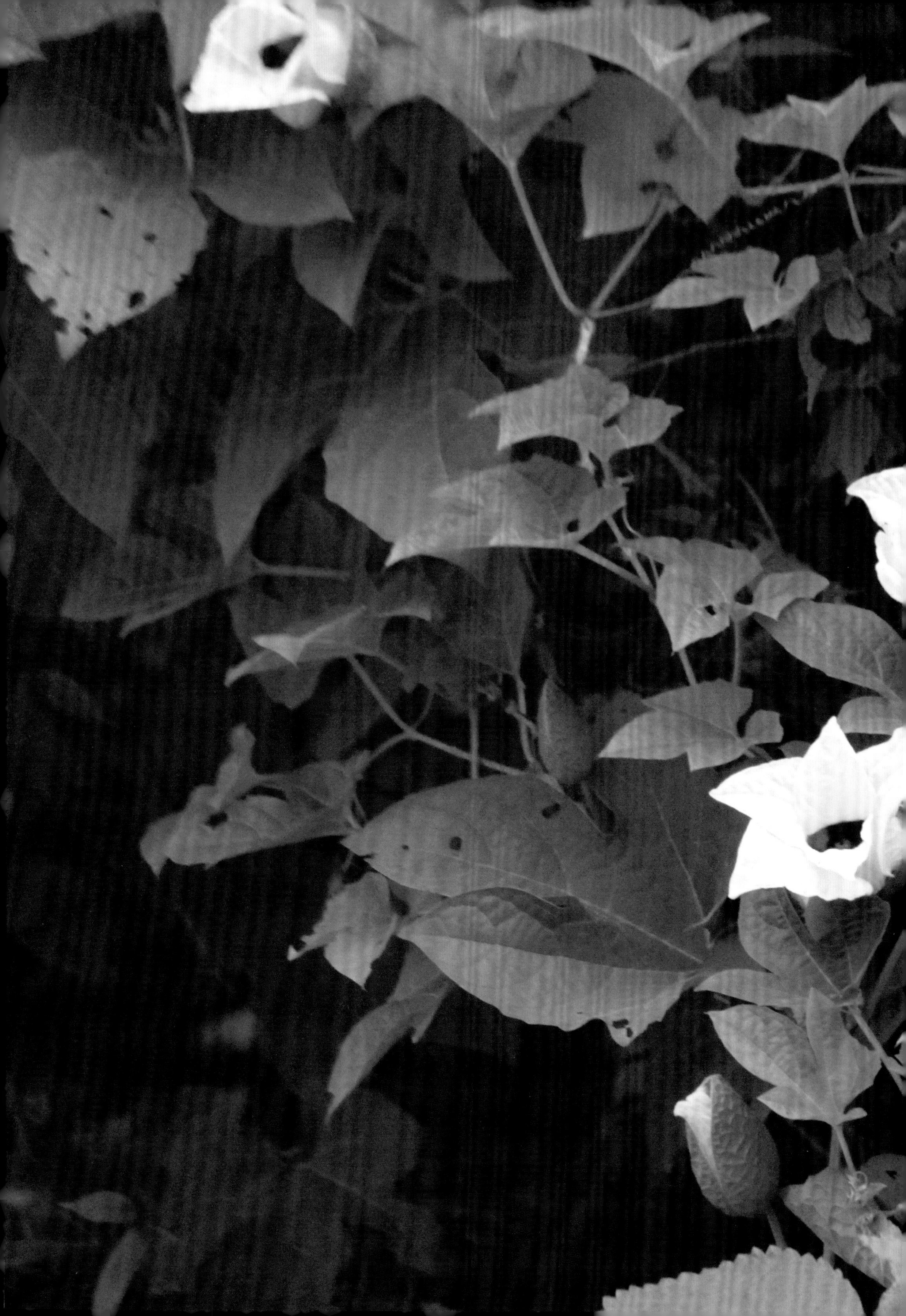

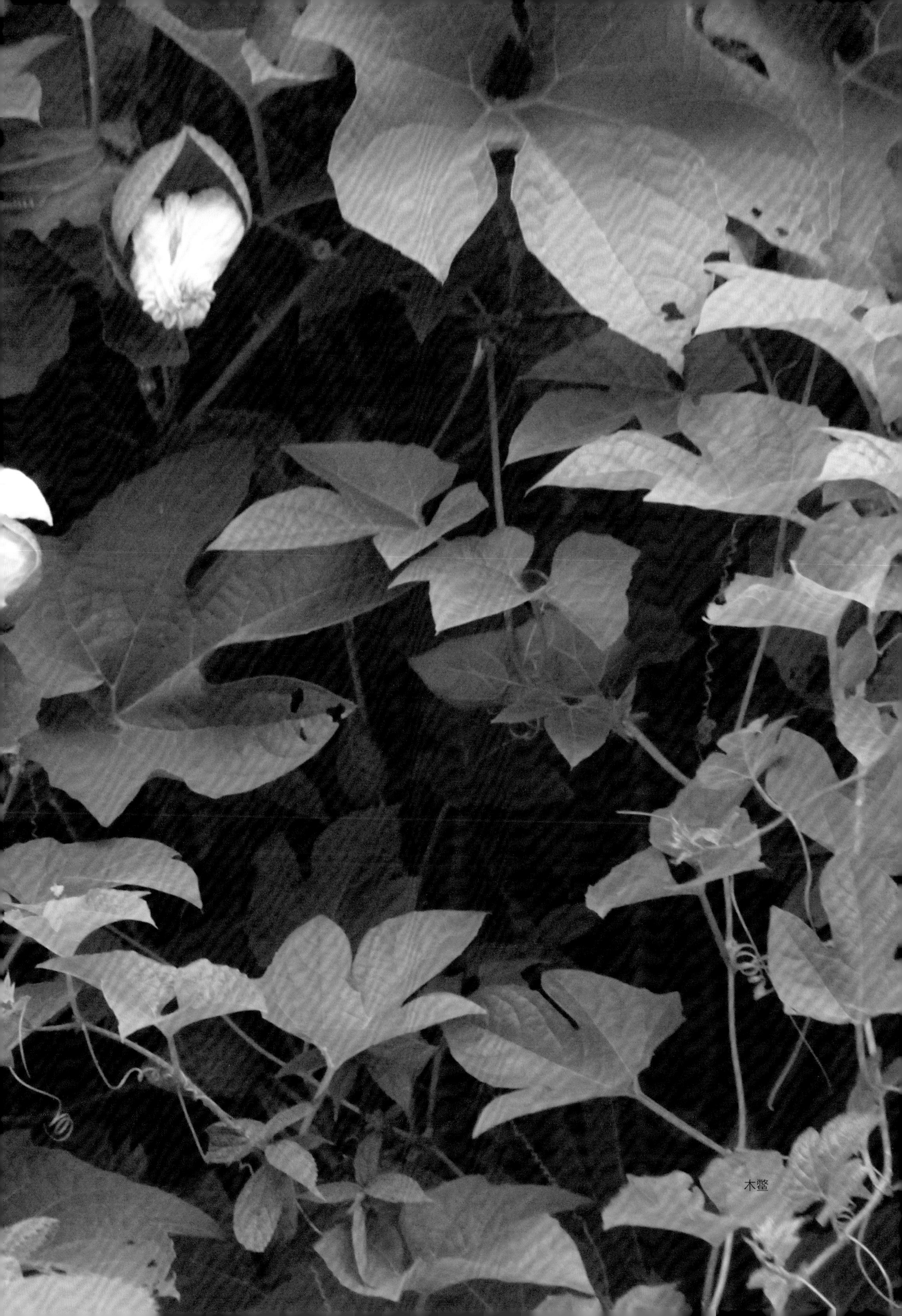

木鳖

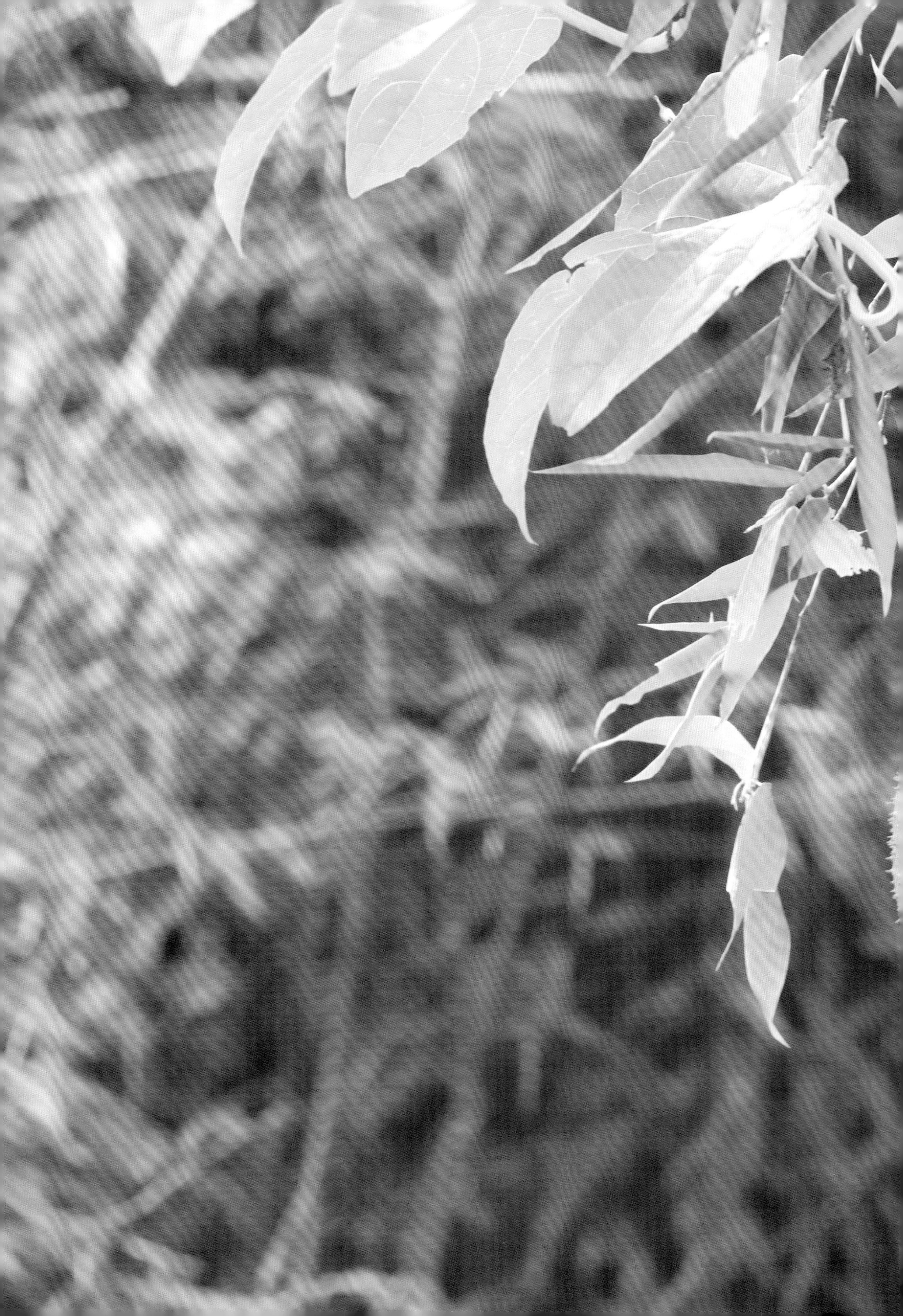

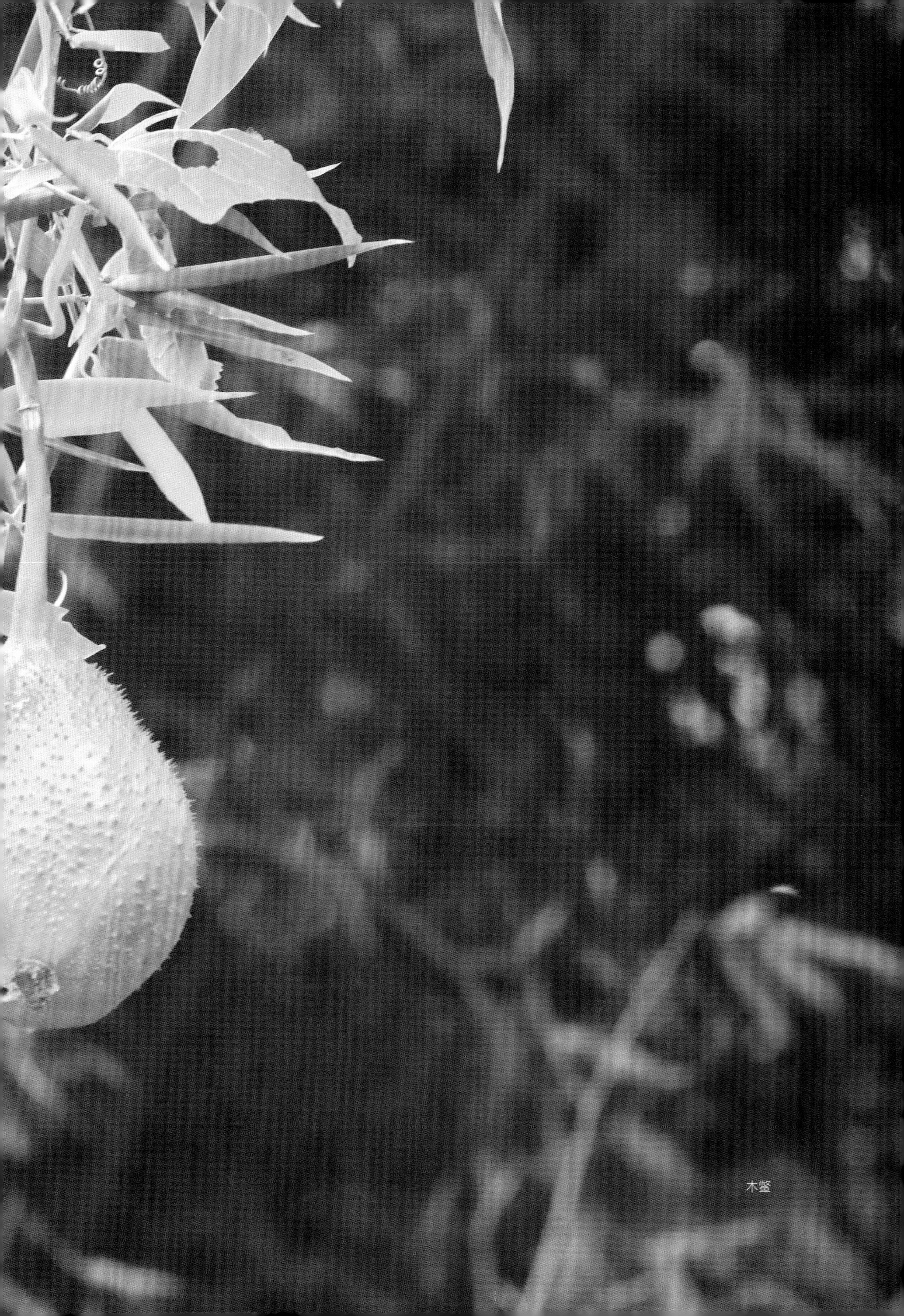

木鳖

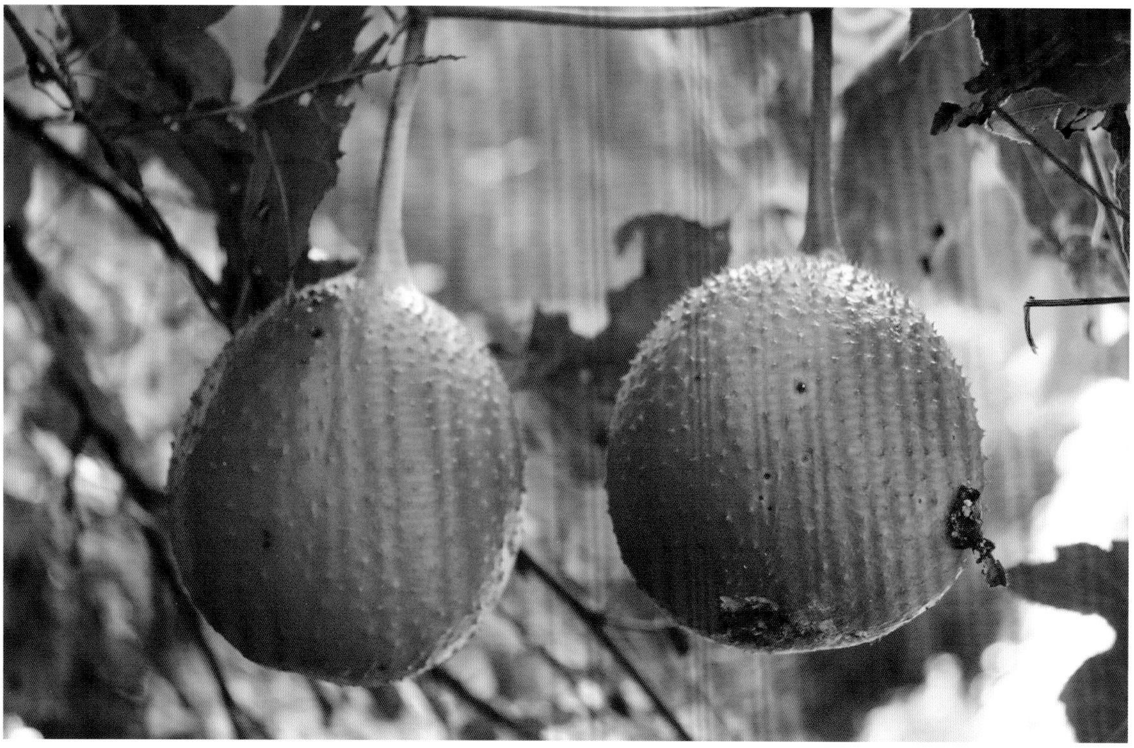

木鳖

## 采收加工

冬初时采收果实，沤烂果肉，洗净种子，晒干备用。

## 药材鉴别

种子呈扁平圆板状或略呈三角状，两侧多不对称，中间稍隆起或凹下，长 2 ~ 4 cm，宽 1.5 ~ 3.5 cm，厚约 5 mm。表面灰棕色至棕黑色，粗糙，有凹陷的网状花纹或仅有细皱纹。周边有数十个排列不规则的粗齿，有的波状，种脐端稍窄缩，端处近长方形。外壳质硬而脆，内种皮甚薄，其内为 2 片肥大子叶，黄白色，富油质。有特殊的油腻气，味苦。以饱满、外壳无破裂、种仁黄白色者为佳。

## 功效主治

消肿散结，解毒止痛。主治感冒头痛、发冷发热、神经痛。

## 用法用量

内服：煎汤，0.6 ~ 1.2 g；多入丸、散。外用：适量，研末调醋敷，磨汁涂，煎水熏洗。

## 民族药方

**1．无名肿毒，痈疽疖肿** 木鳖子适量。磨水或磨醋涂患处。

**2．跌打肿痛**　木鳖子适量。捣烂调酒敷患处。

**3．面神经麻痹**　木鳖子 10 枚。去壳，捣烂，加适量蜂蜜或陈醋调成泥糊状为药。外敷于病人面部麻痹一侧，每日 2 次，病情较重者，加用蜈蚣（去头尾）1 条，同捣如泥。10 日为 1 个疗程。

**4．脱肛**　木鳖子 15 g，生麻、乌梅、枳壳各 30 g。木鳖子研极细末备用，先用生麻、乌梅、枳壳煎水洗患处，洗后擦干，再用上述药液将木鳖子末调成糊状涂于患处，送入复位，躺 30 分钟即可。

**5．神经性皮炎**　木鳖子 1 个，升汞 3 g，甘油 10 ml。将木鳖子研碎，放入适量的 75% 乙醇溶液浸泡 48 ～ 72 小时后过滤，加入升汞和甘油，最后加 75% 乙醇溶液至 100 ml。用毛笔蘸药液涂搽，每日 2 ～ 3 次。

**6．寒性协日病**　木鳖子（制）、止泻木各 25 g，黑冰片 50 g，肉桂 45 g，全石榴、豆蔻各 40 g，金色诃子 20 g，荜茇 10 g，光明盐 15 g，熊胆 5 g。制成散剂，温开水送服，每次 1.5 ～ 3.0 g，每日 2 ～ 3 次。

**7．因胃肠部赫依协日相搏而宿食不消化和由肝胆之热而引起的黄疸**　木鳖子（制）4 g，诃子 40 g，全石榴 10 g，五灵脂 11 g，黑冰片 31 g。制成散制，温开水送服，每次 1.5 ～ 3.0 g，每日 2 ～ 3 次。

## 使用注意

孕妇及体虚者禁服。

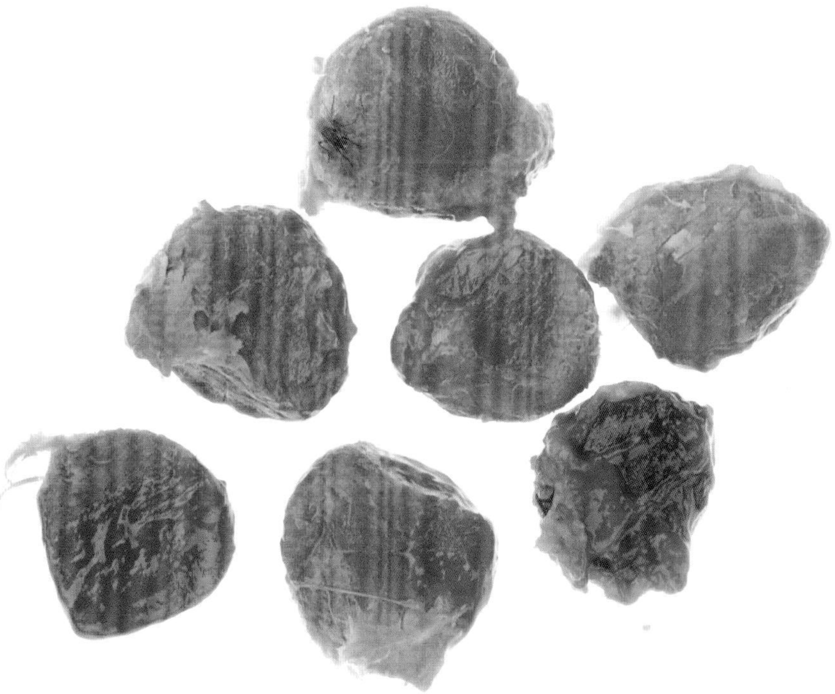

木鳖子药材

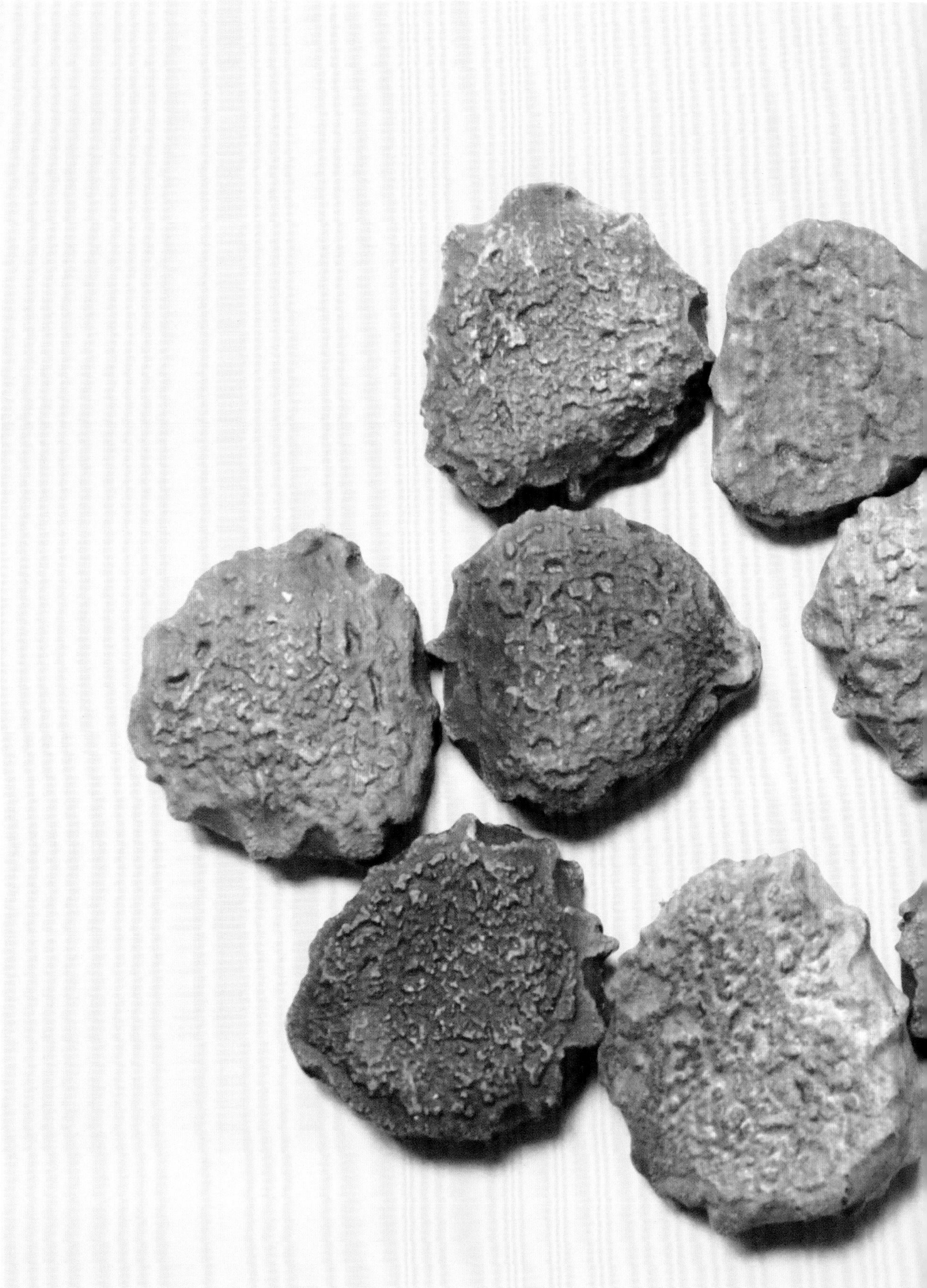

# 木鳖子

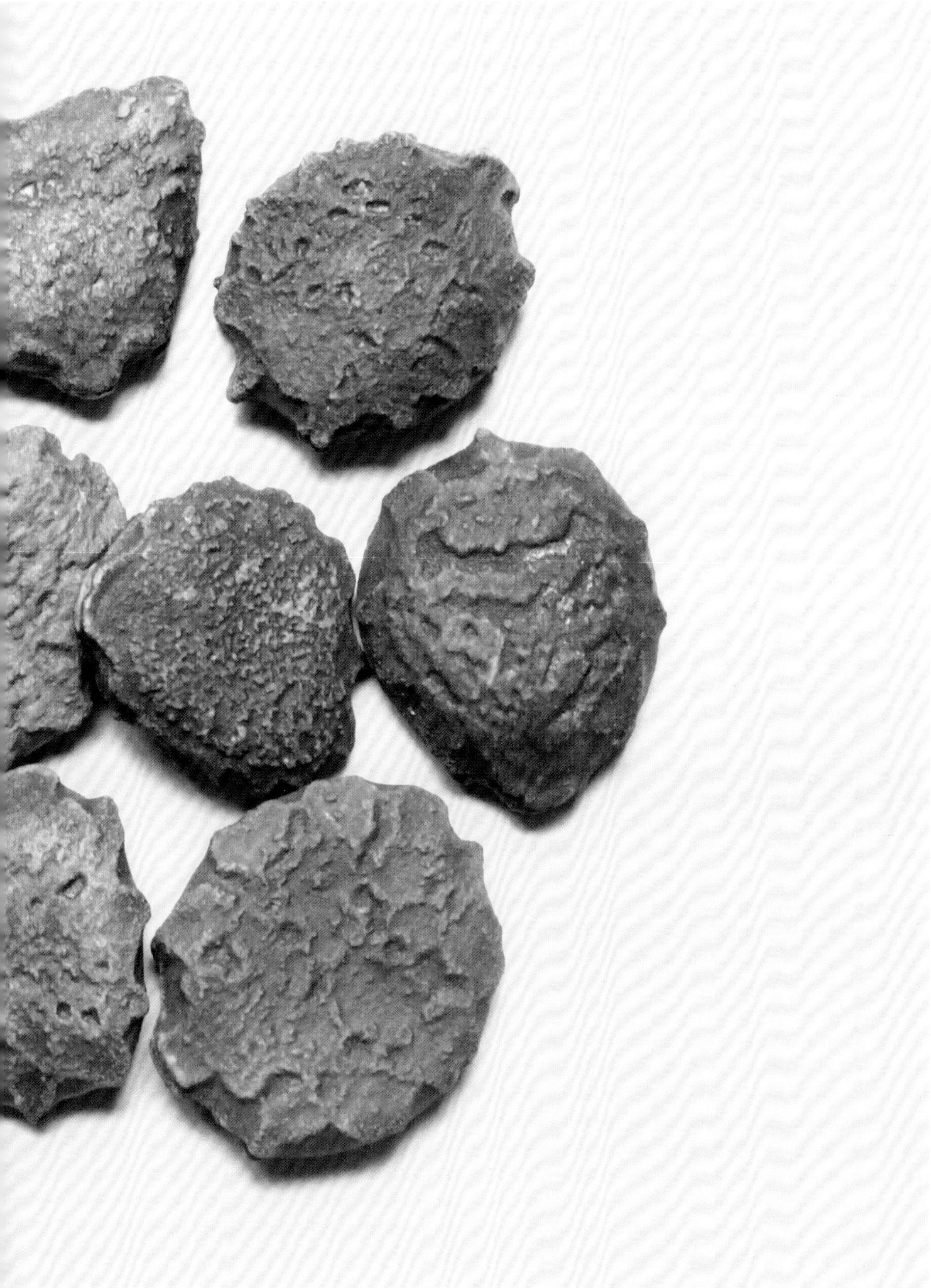

木鳖子药材

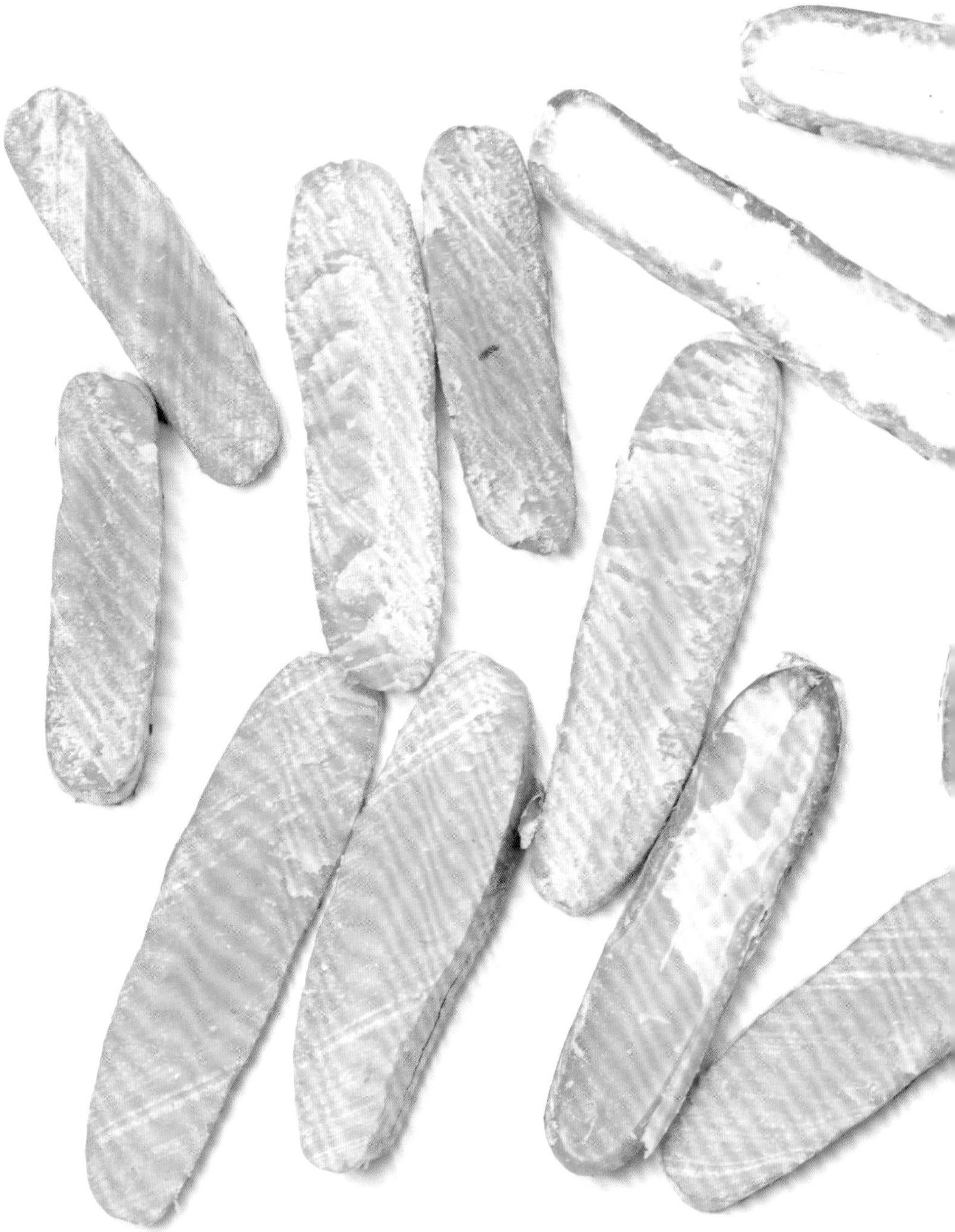

# 木鳖子

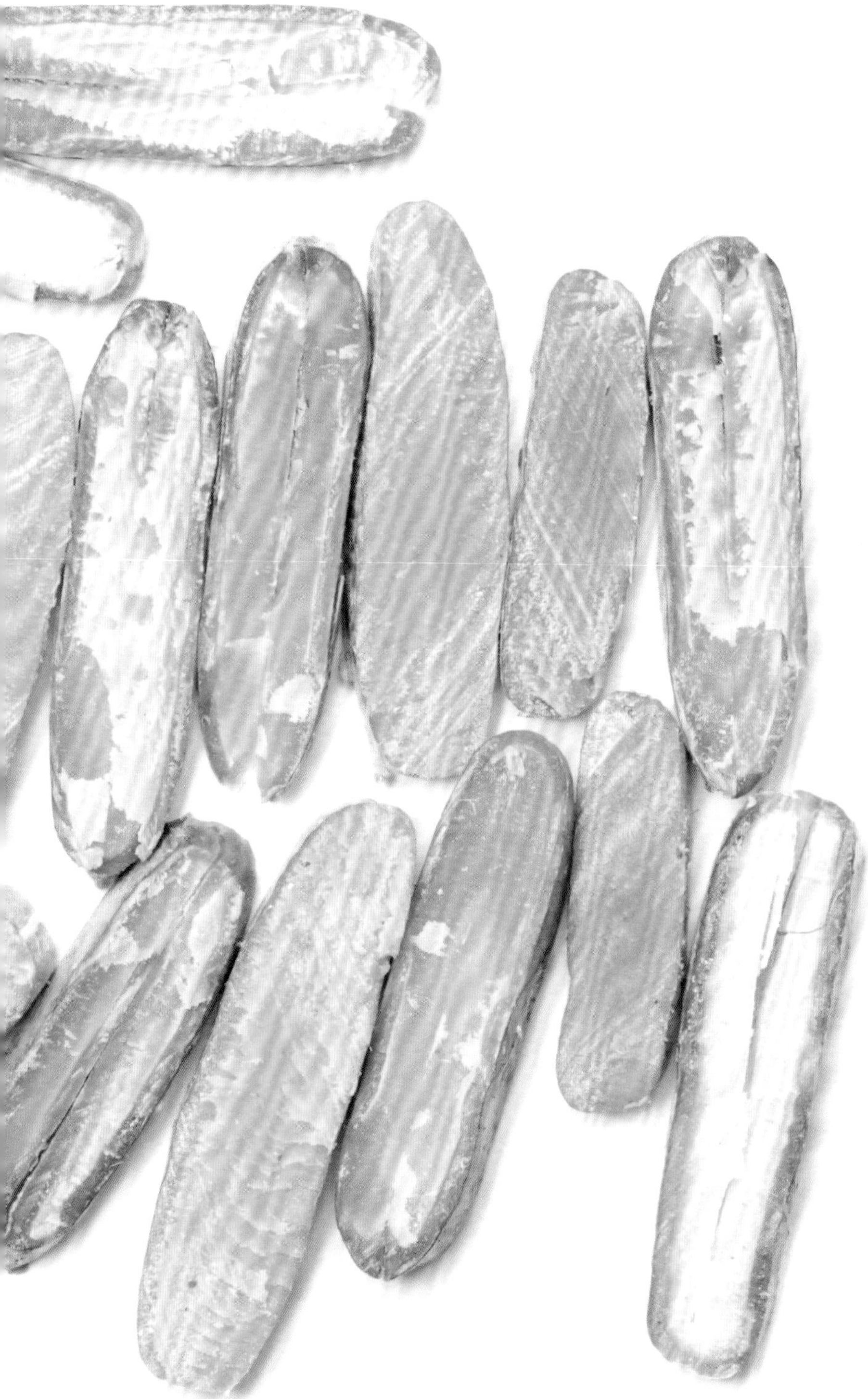

木鳖子仁饮片

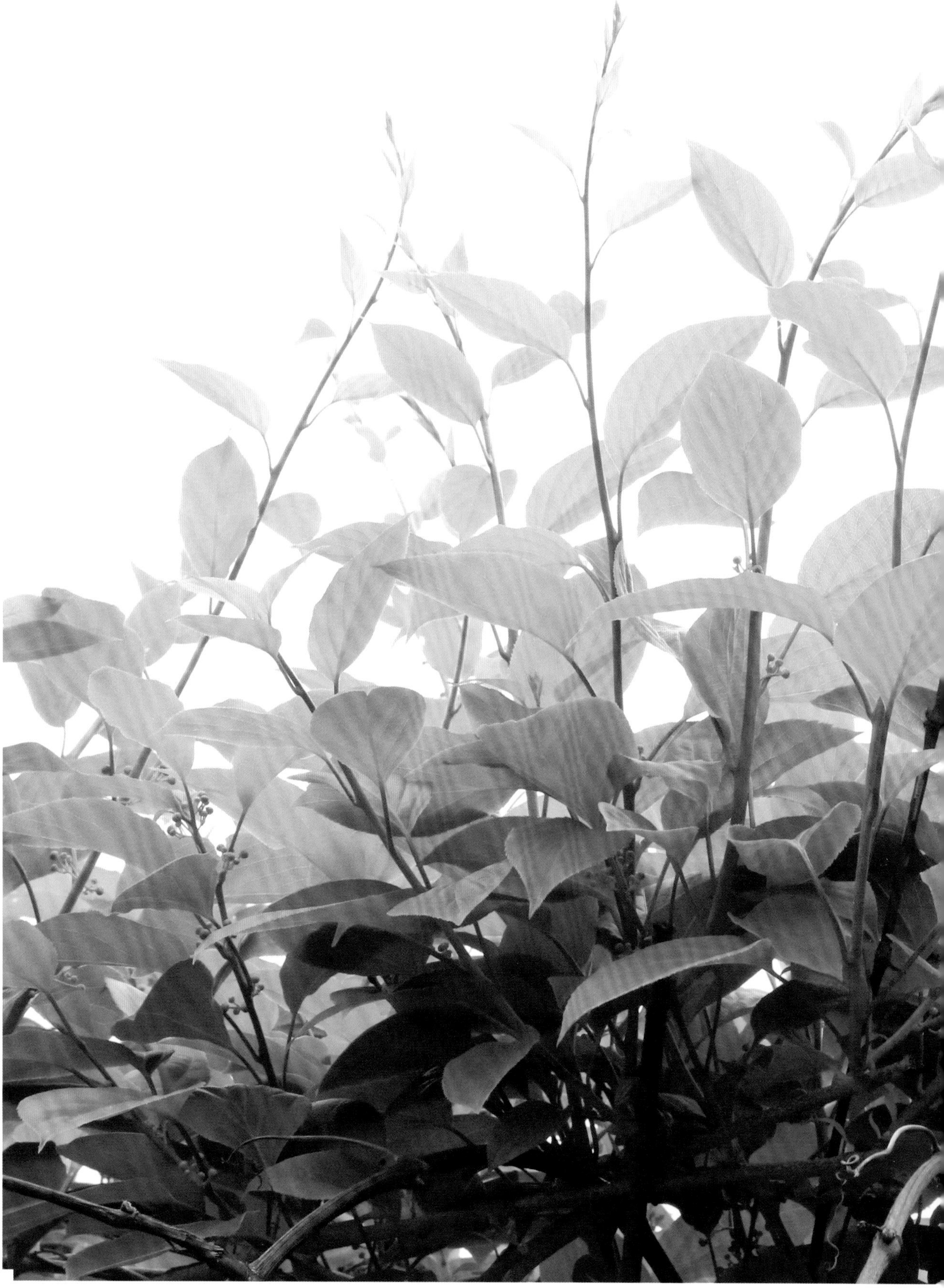

# 五味子

【蒙药名】乌拉勒吉嘎纳。

【别　名】久母、阿比亚、北五味子、达德日格。

【来　源】本品为木兰科植物五味子 *Schisandra chinensis*（Turcz.）Baill. 的干燥成熟果实。

【性味归经】味酸，性温。归肺、肾、心经。

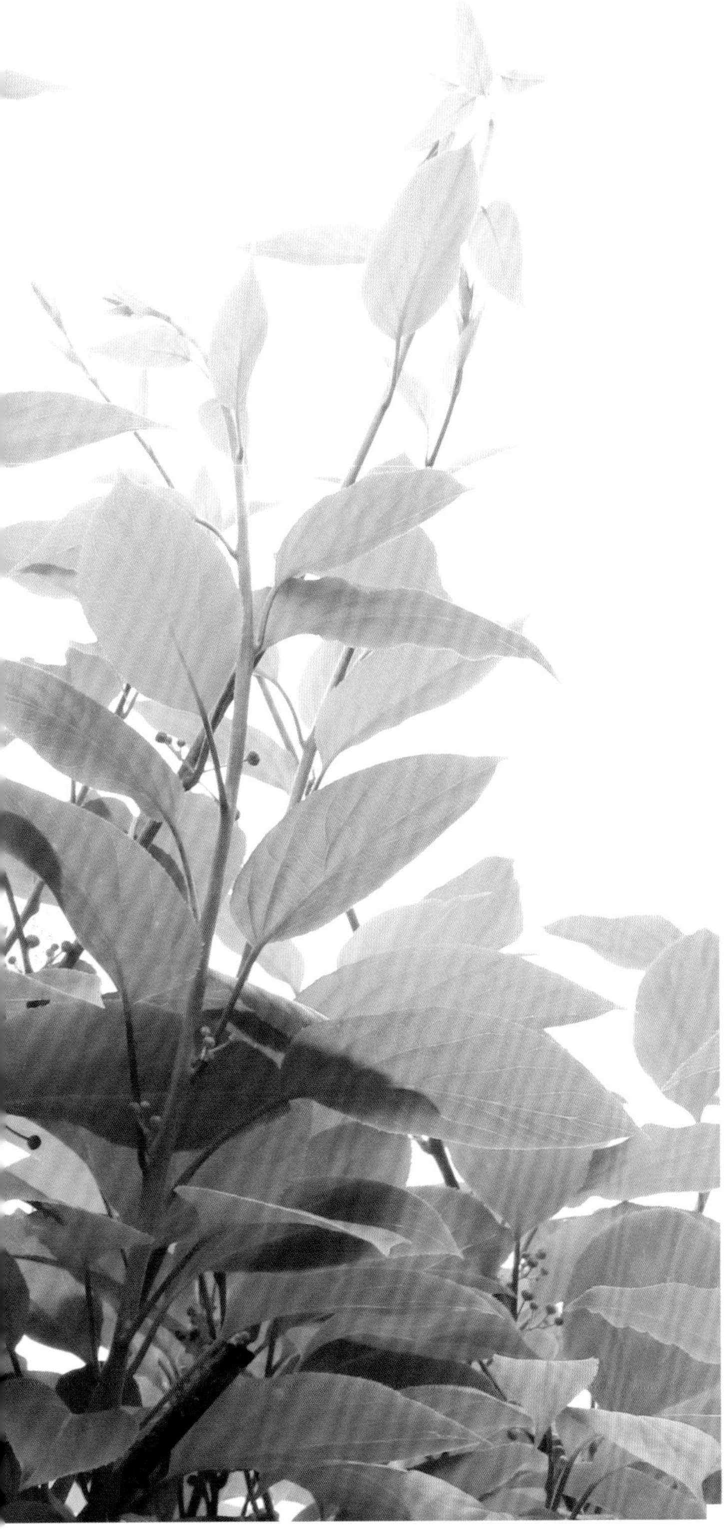

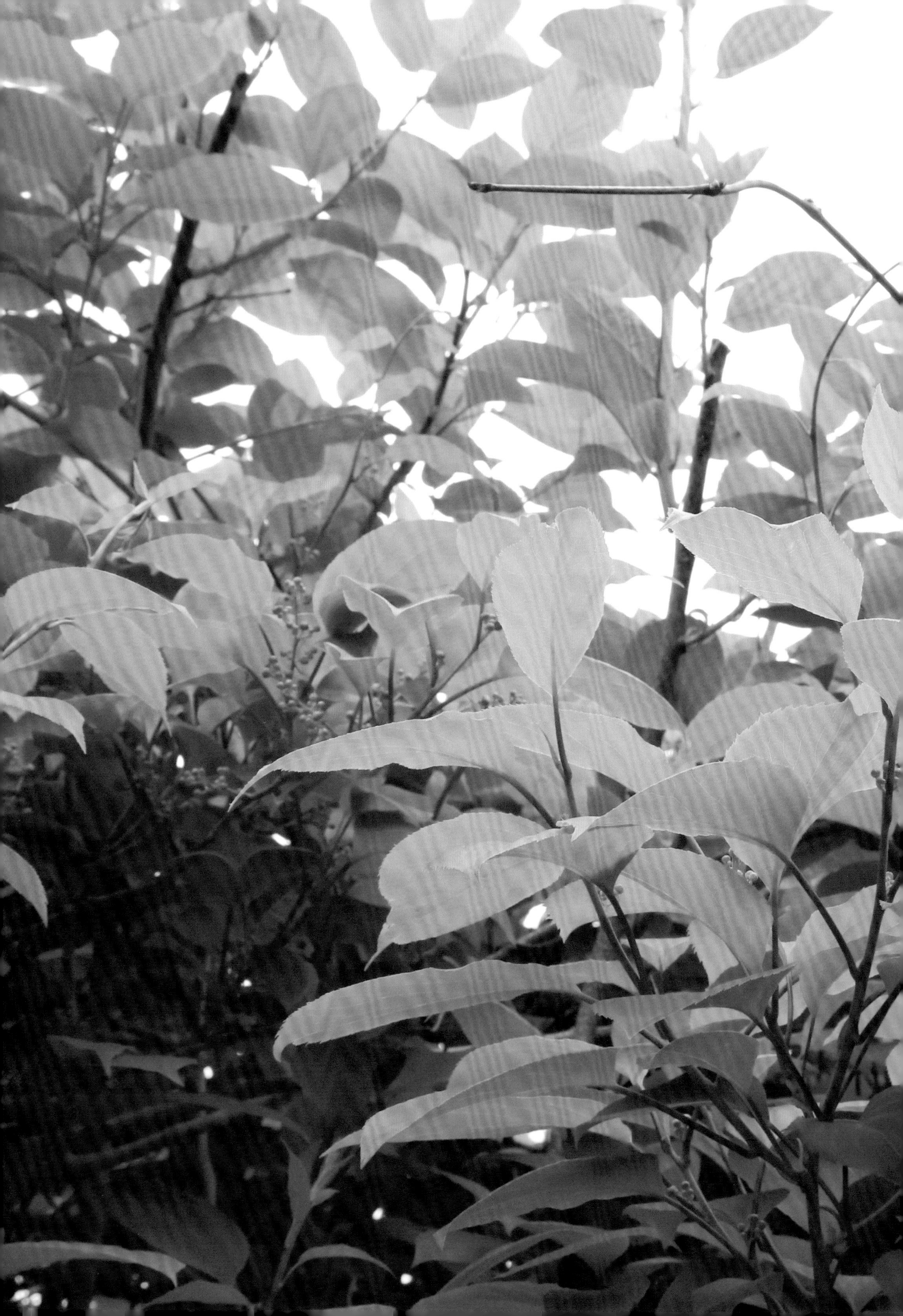

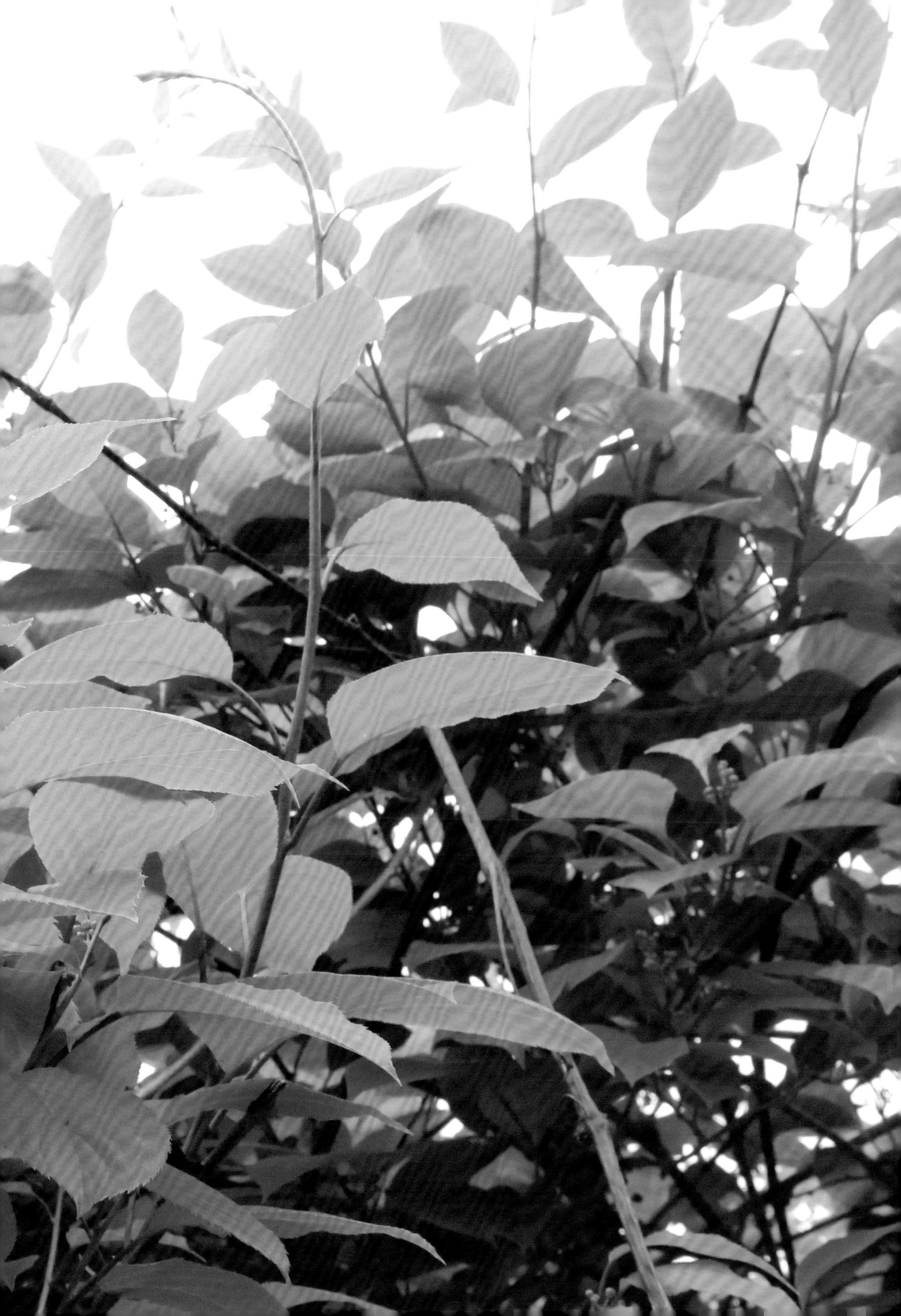

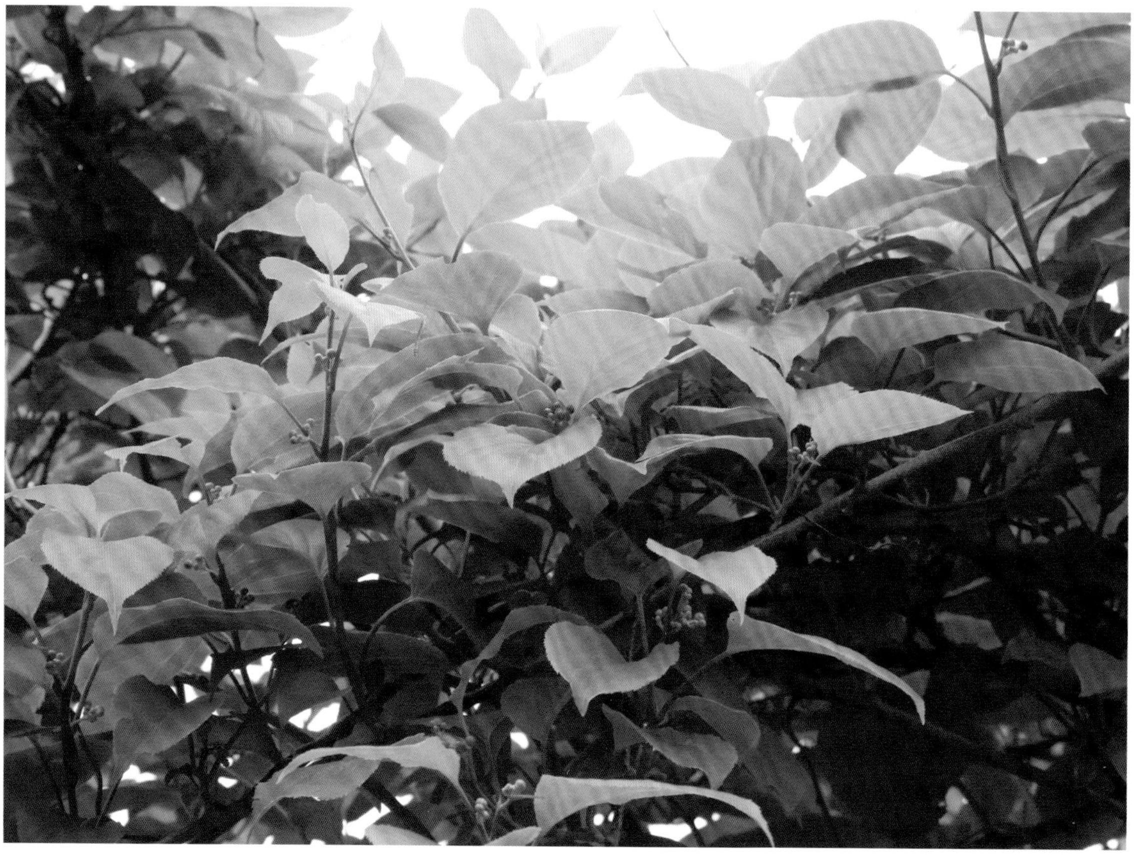

五味子

## 识别特征

落叶木质藤本，长达 8 m。茎皮灰褐色，皮孔明显，小枝褐色，稍具棱角。叶互生，柄细长，叶片薄而带膜质，卵形、阔倒卵形至阔椭圆形，长 5 ~ 11 cm，宽 3 ~ 7 cm，先端尖，基部楔形、阔楔形至圆形，边缘有小齿牙，上面绿色，下面淡黄色，有芳香。花单性，雌雄异株。雄花具长梗，花被 6 ~ 9，椭圆形，雄蕊 5，基部合生。雌花花被 6 ~ 9，雌蕊多数，螺旋状排列于花托上，子房倒梨形，无花柱，授粉后花托逐渐延长成穗状。浆果球形，直径 5 ~ 7 mm，成熟时呈深红色，内含种子 1 ~ 2 枚。花期 5—7 月，果期 8—9 月。

## 生境分布

生长于半阴湿的山沟、灌木丛中。北五味子分布于东北、内蒙古、河北、山西等地；南五味子多分布于长江流域以南及西南地区。

## 采收加工

秋季果实成熟时采收，拣去枝梗，晒干，备用。

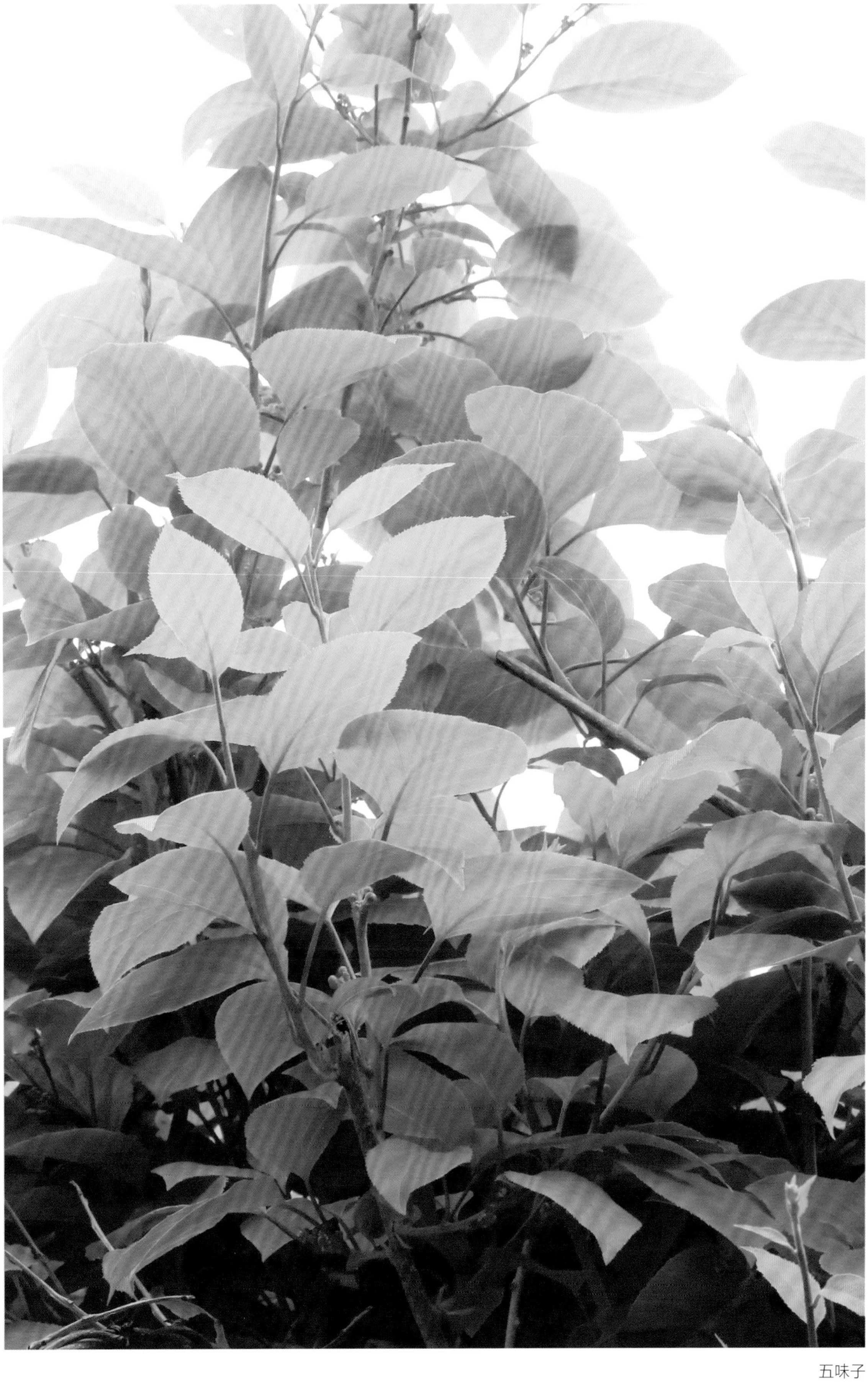

五味子

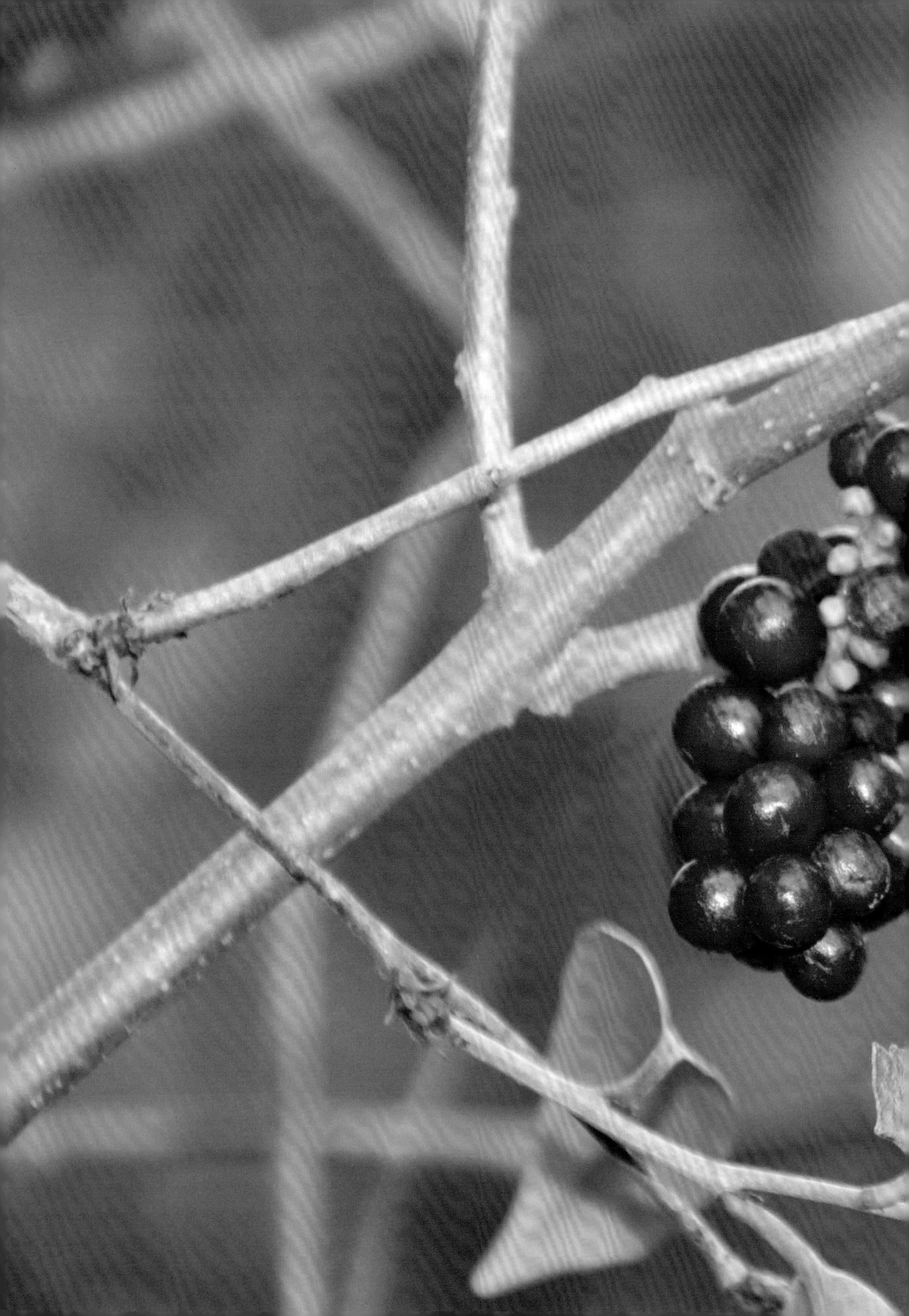

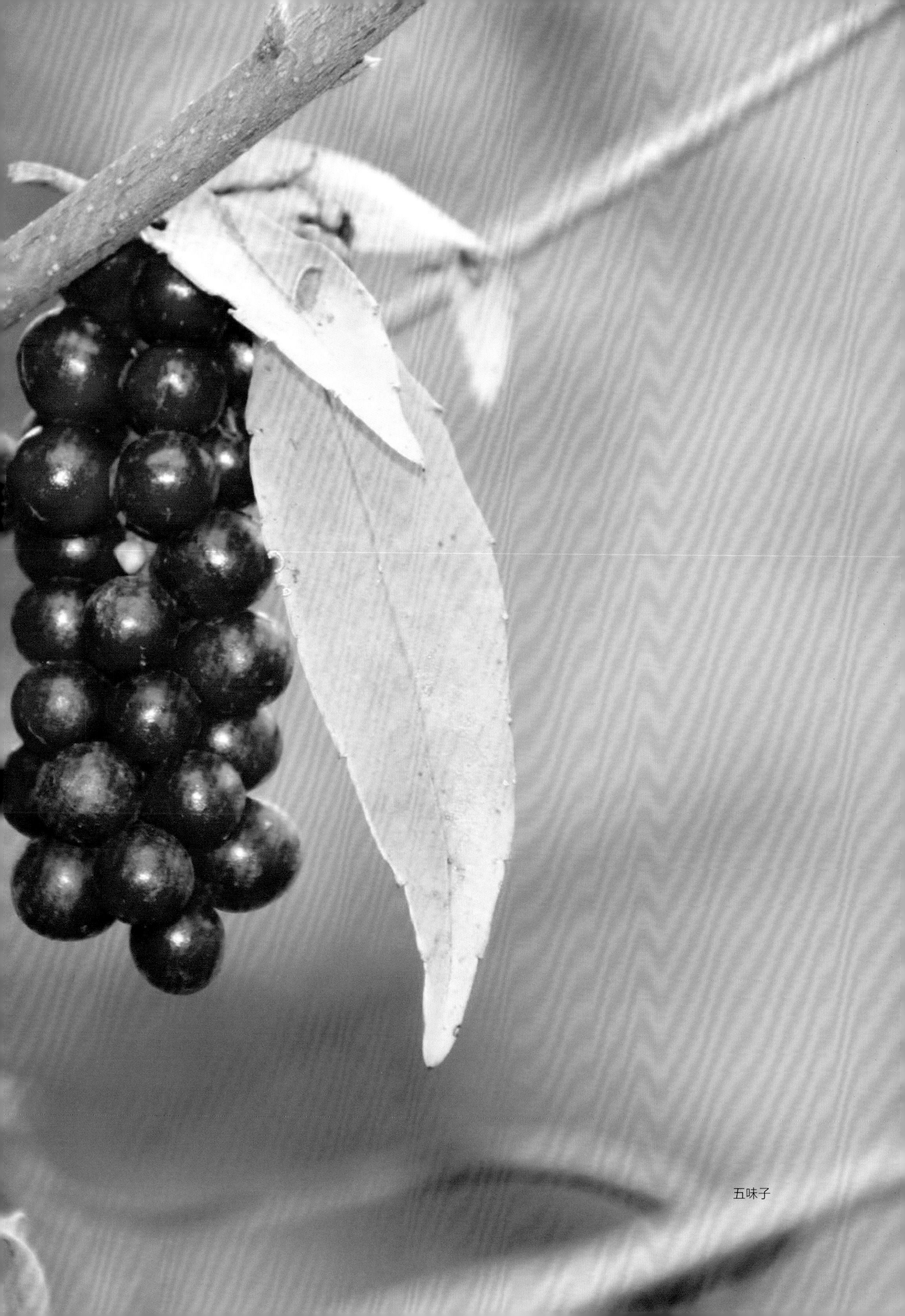

五味子

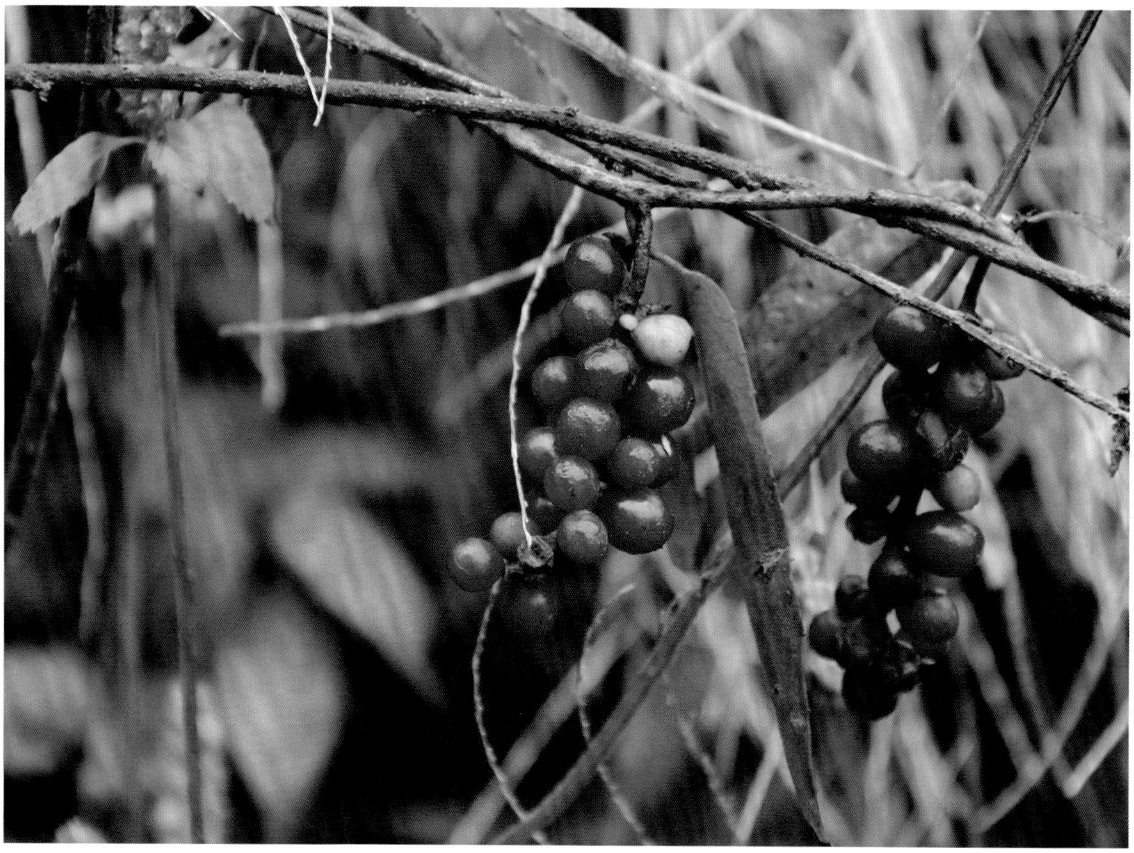

五味子

## 药材鉴别

本品呈类球形，直径 3 ~ 8 mm。外表面棕黑色或黑色，皱缩，果肉稍厚，略显油润，有的表面显黑红色或出现白霜。内有种子 1 ~ 2 枚，种皮薄而脆。肾形，红棕色，有光泽，质坚脆。气微，味酸、微辛。

## 功效主治

敛肺滋肾，涩精止泻，生津敛汗，宁心安神。本品酸能收敛，性温而润，归肺、肾、心三经。上能敛肺气而止咳、止汗，收心气而宁心安神，下能滋肾阴而涩精、止泻。

## 用法用量

内服：3 ~ 9 g，煎服。敛肺止咳用 3 ~ 6 g。滋肾宁心用 6 ~ 9 g。研末，每次服 1 ~ 3 g。

## 民族药方

**1. 肾虚遗精、滑精、虚羸少气** 五味子 250 g。加水适量，煎熬取汁，浓缩成稀膏，加适量蜂蜜，以小火煎沸，待凉备用。每次 1 ~ 2 匙，空腹时沸水冲服。

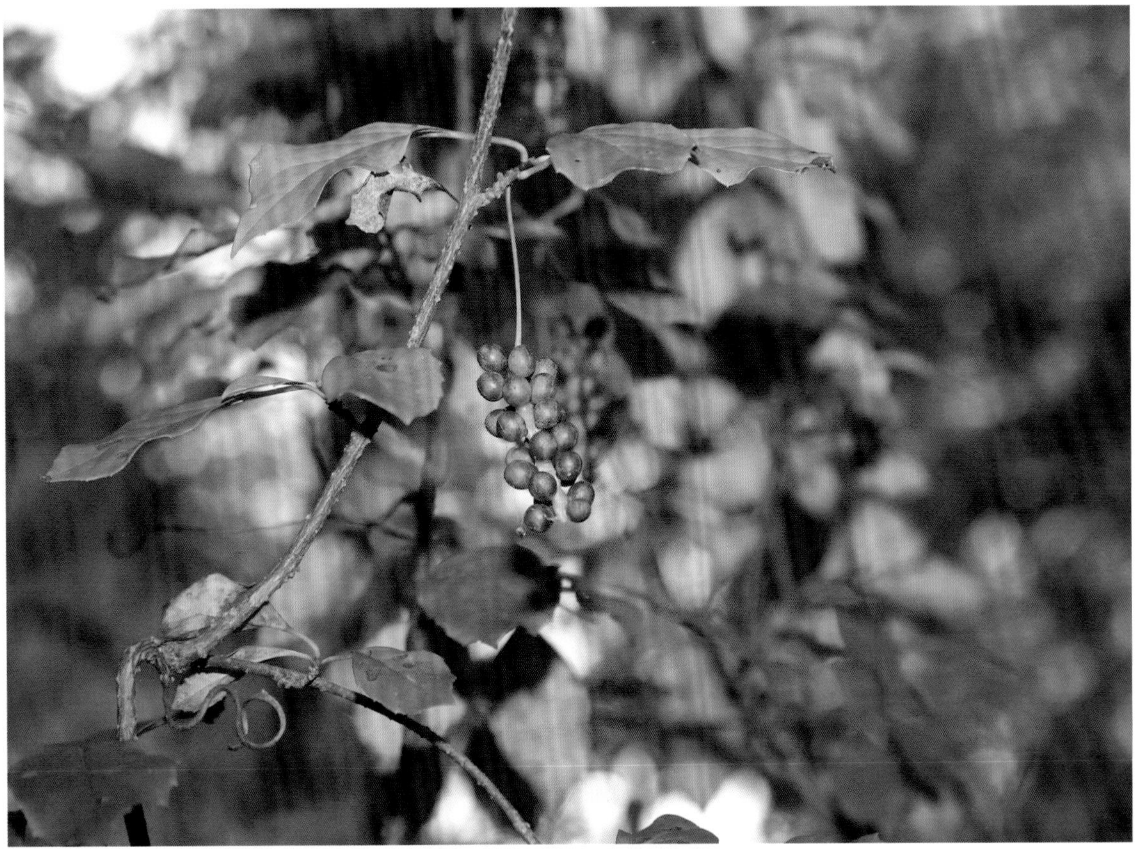

五味子

**2．失眠** 五味子6 g，丹参15 g，远志3 g。水煎服，午休及晚上睡前各服用1次。

**3．耳源性眩晕** 五味子、山药、当归、枣仁各10 g，龙眼肉15 g。水煎2次，取汁40 ml，分早、晚2次服。

**4．变应性鼻炎** 五味子、乌梅、柴胡、防风各12 g，甘草8 g。水煎取药汁，每次饮用时加15 g蜂蜜，每日1剂，分2次服。

**5．肾衰竭所致的肺气肿** 五味子、熟地黄、山茱萸、补骨脂、核桃仁各9 g，肉桂（后下）2.5 g。水煎取药汁，每日1剂，分2次服。

**6．肺结核咳嗽** 五味子、丹参、川芎、葛根、黄芪、桔梗、羌活各15 g。水煎取药汁，每日1剂，分2次服。

**7．低血压症** 五味子25 g，肉桂、桂枝、甘草各15 g。水煎取药汁，口服，每日1剂。

**8．寒性腹泻** 五味子、葫芦各4 g，茯苓、荜茇各3 g。制成散剂，白酒为引，温开水送服，每次1.5 ~ 3.0 g，每日1 ~ 2次。

**9．胃鸣，嗳气** 五味子、石榴、荜茇、肉桂、山柰、葫芦、车前子、橡子、狗尾草子各等份。加适量白糖，制成散剂，温开水送服，每次1.5 ~ 3.0 g，每日1 ~ 2次。

## 使用注意

本品酸涩收敛，新病、实邪者不宜用。

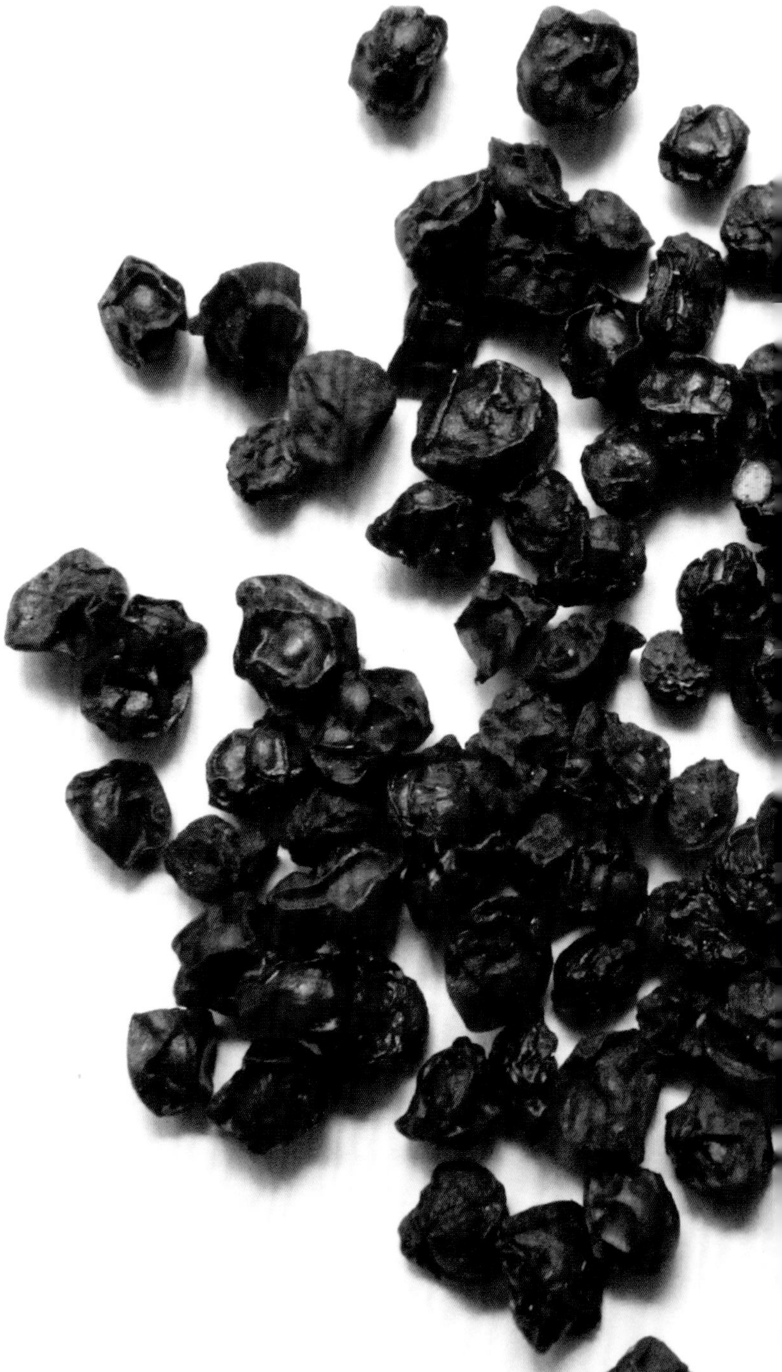

# 五味子

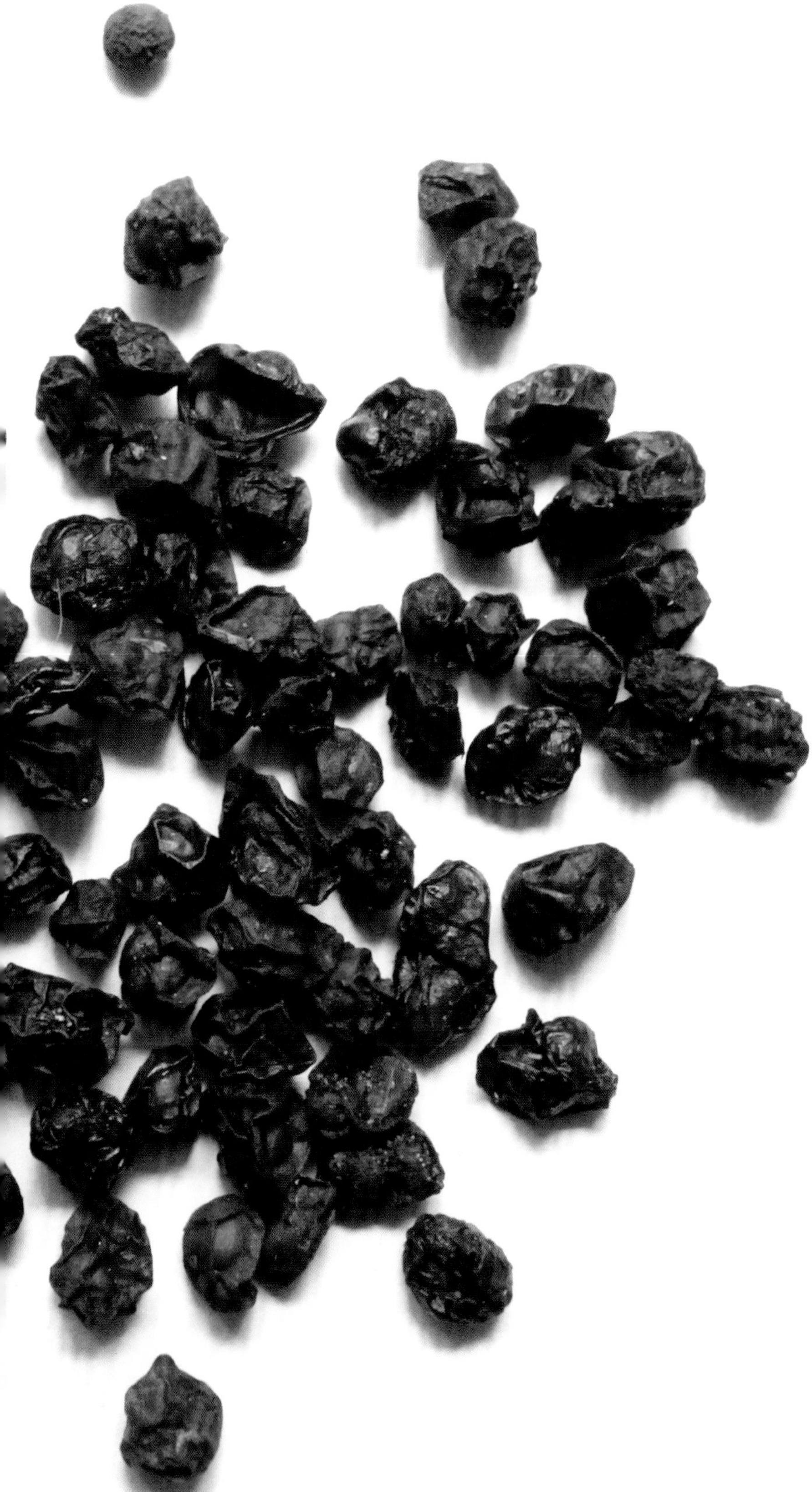

五味子饮片

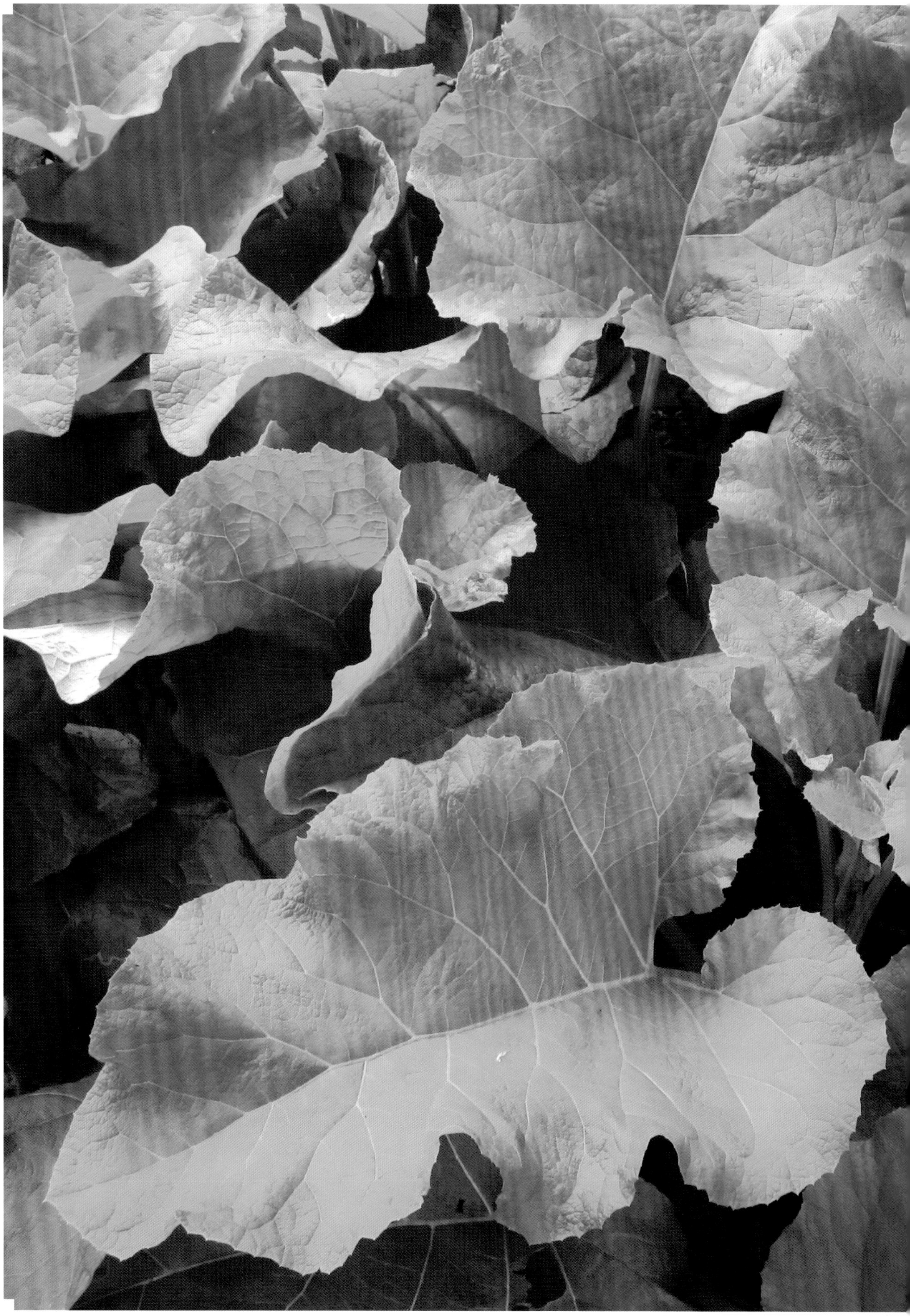

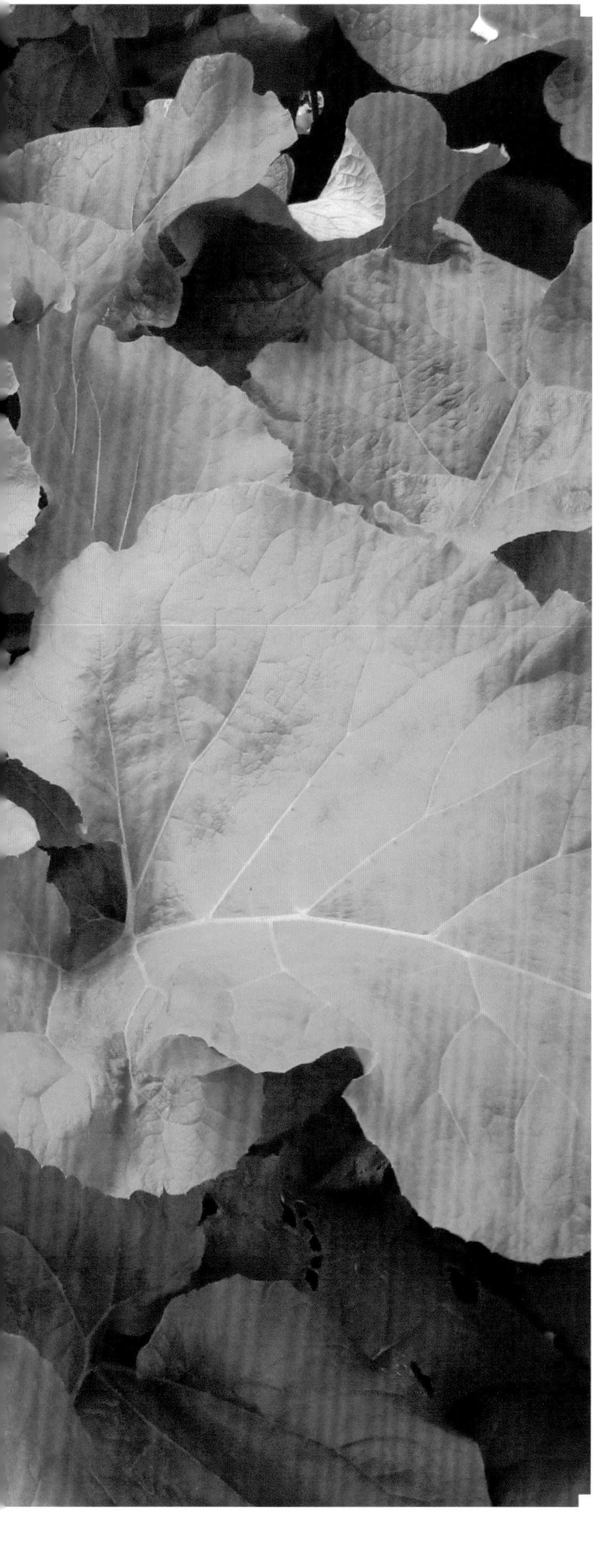

# 牛蒡子

【蒙药名】西伯。

【别　名】吉松、恶实、鼠粘、大力子、洛西古。

【来　源】本品为菊科植物牛蒡 *Arctium lappa L.* 的成熟果实。

【性味归经】味苦，性寒。归热经。

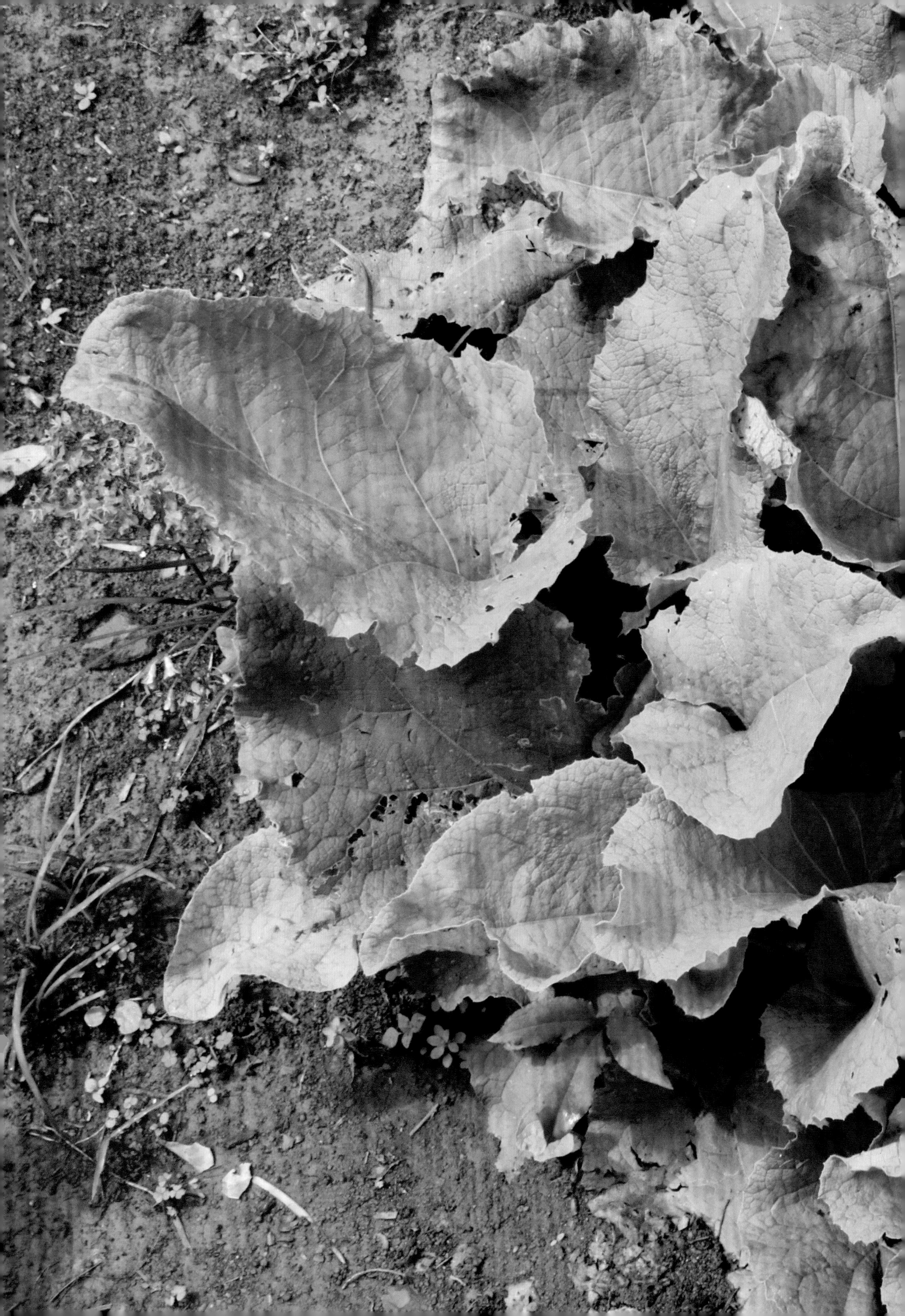

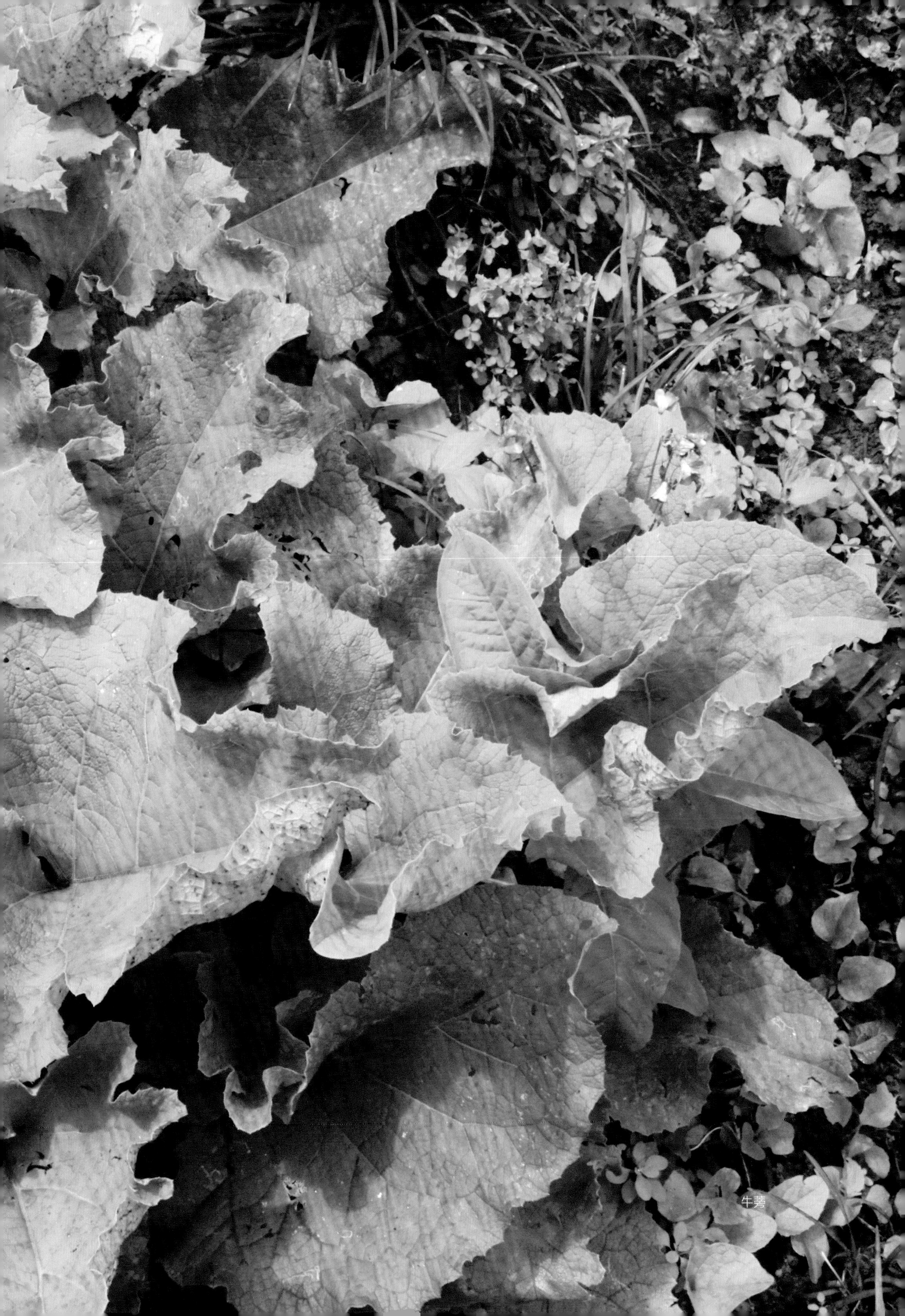
牛蒡

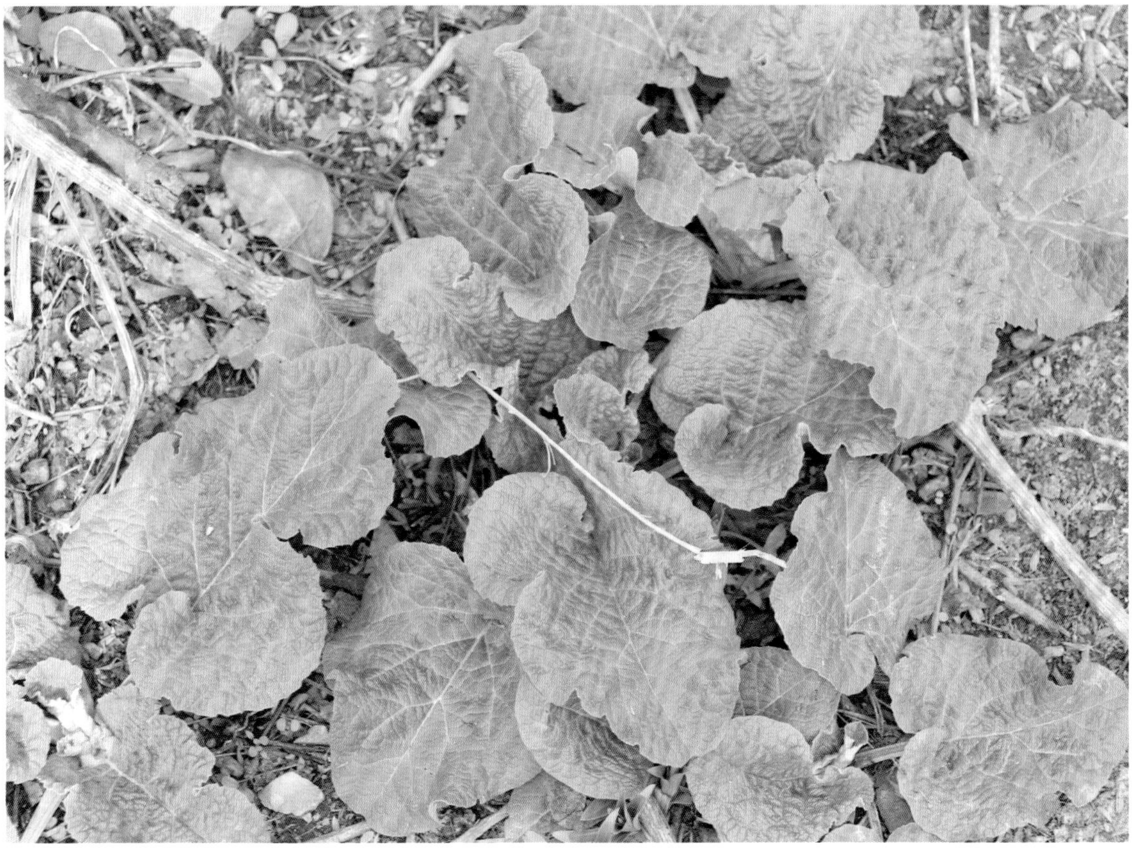

牛蒡

## 识别特征

二年生草本植物，高 1 ~ 2 m，根肉质，圆锥形。茎直立粗壮，上部多分枝，带紫褐色，有微毛和纵条棱。基生叶丛生，茎生叶互生，叶片长卵形或广卵形，长 40 ~ 50 cm，宽 30 ~ 40 cm，上面绿色或暗绿色，无毛，下面密被灰白色茸毛，全缘或有细锯齿，具刺尖，基部常为心形。头状花序簇生于茎顶或排列呈伞房状，直径 2 ~ 4 cm，花序梗长 3 ~ 7 cm，有柄；总苞球形，苞片多数披针形，先端钩曲；花小，淡紫色，均为管状花，两性，顶端 5 齿裂，聚药雄蕊 5，与花冠裂片互生；瘦果椭圆形或倒卵形，灰黑色。花期 6—8 月，果期 7—9 月。

## 生境分布

多生长于山野路旁、沟边、荒地、山坡向阳草地、林边和村镇附近。常栽培。分布于我国东北及西南地区。

## 采收加工

播种后的第二年 7—8 月，当总苞呈枯黄色时，即可采收果实。除去杂质，晒干。

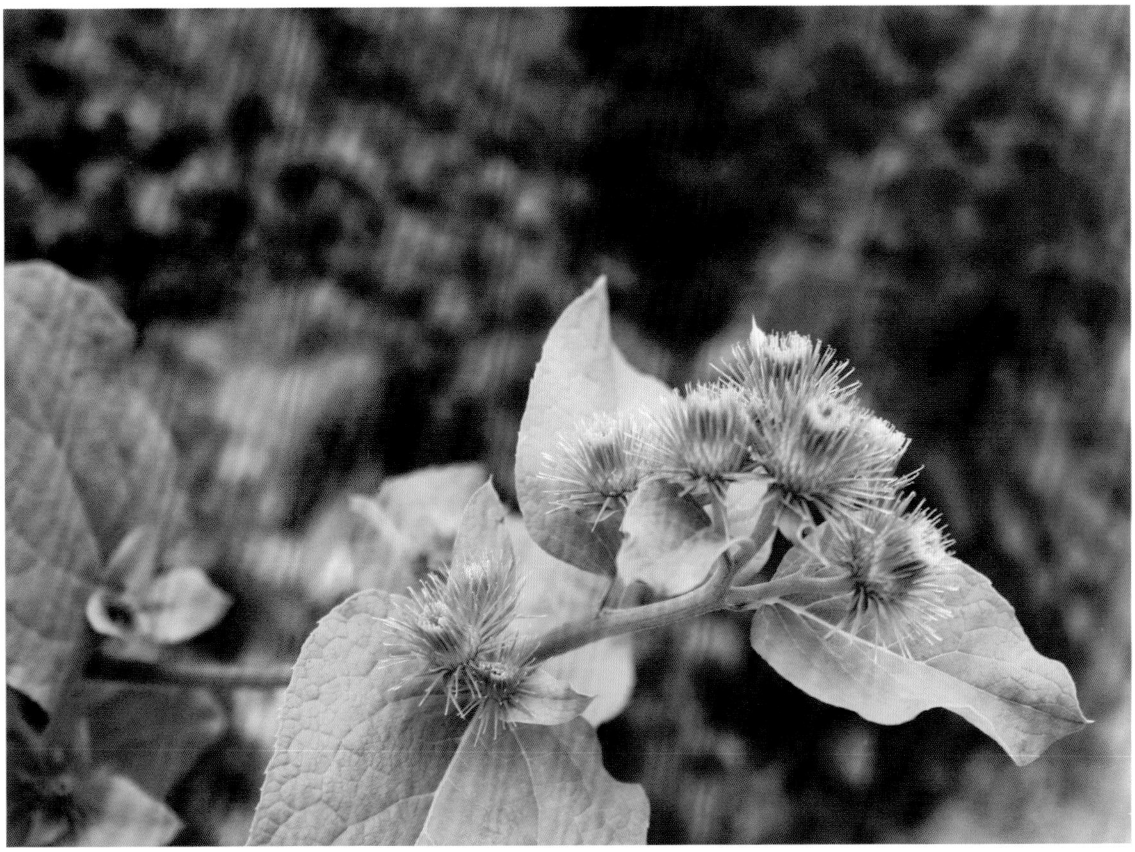

牛蒡

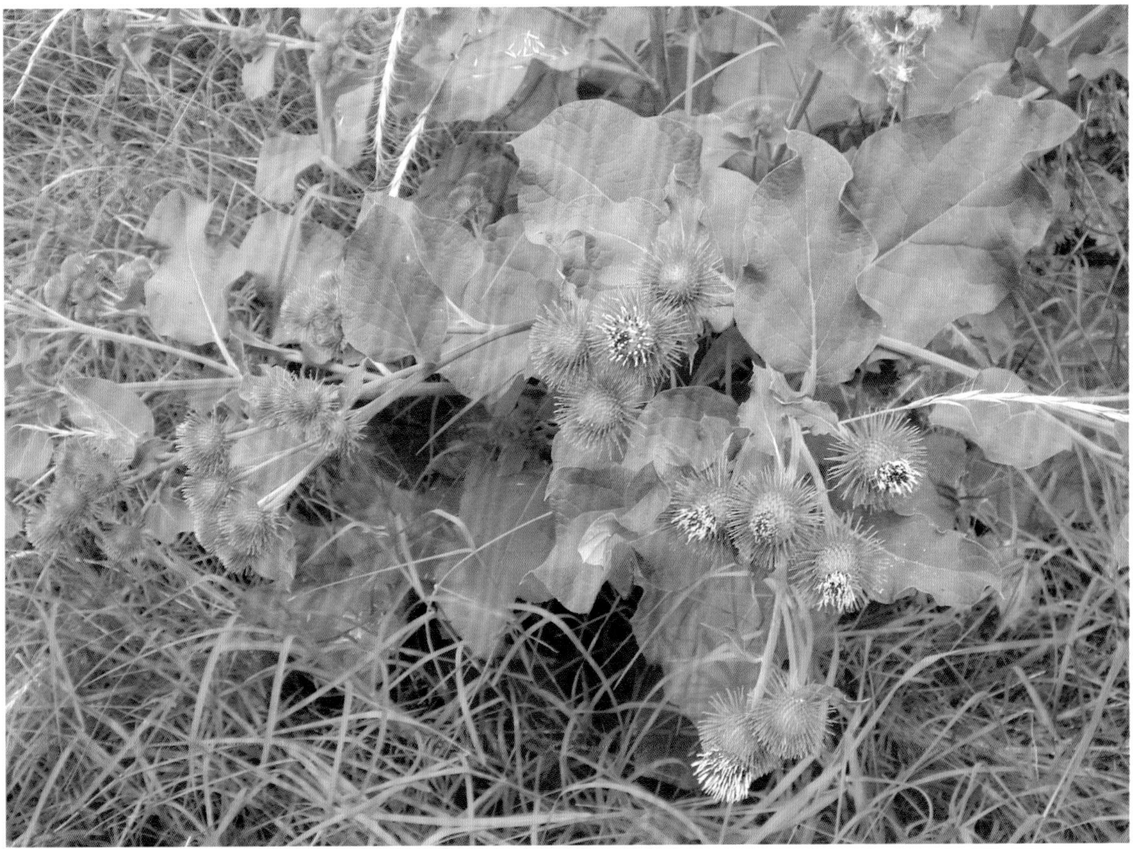

牛蒡

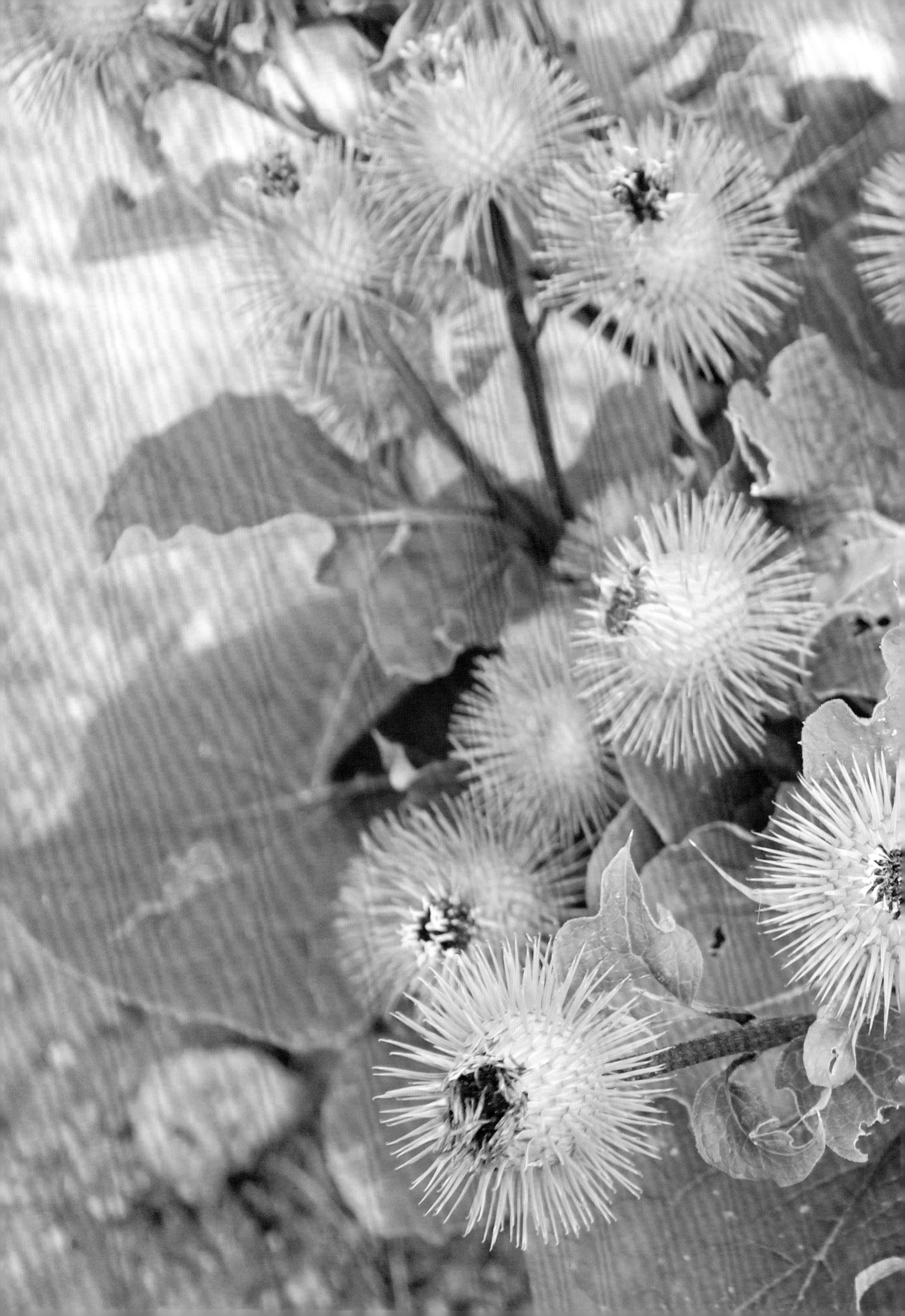

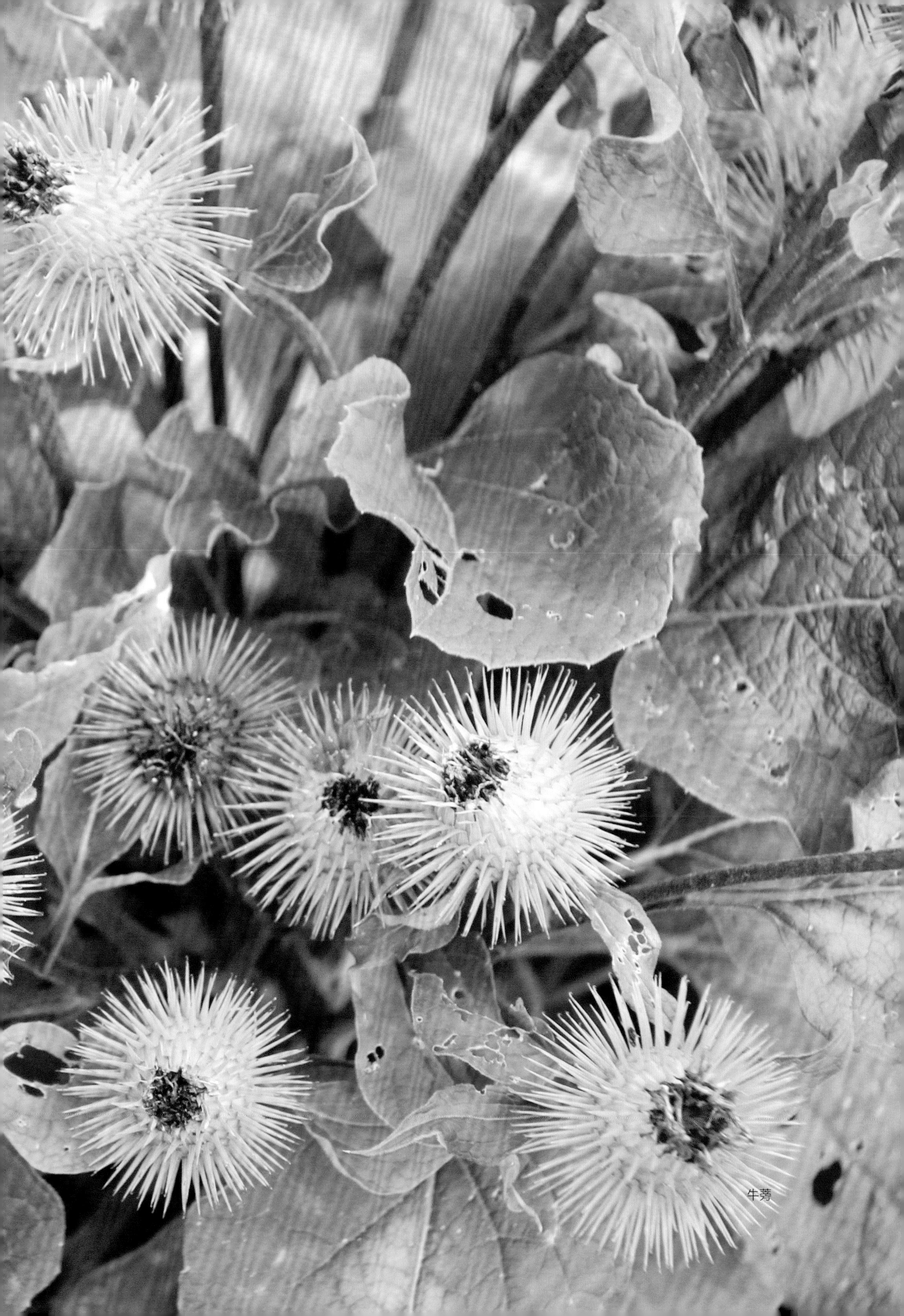

牛蒡

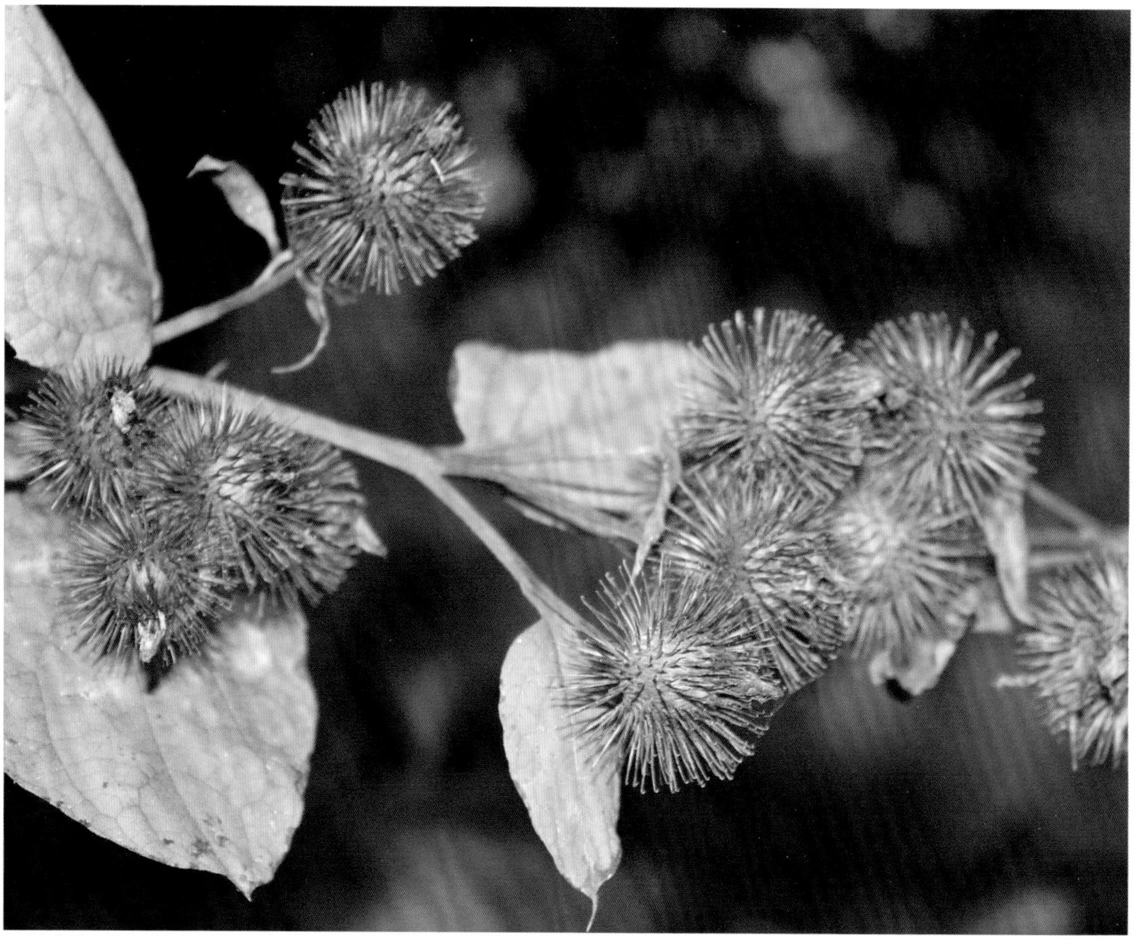

牛蒡子药材

## 药材鉴别

果实呈长倒卵形，两端平截，略扁，微弯曲，长 5 ~ 7 mm，宽 2 ~ 3 mm。表面灰褐色或淡灰褐色，具多数细小黑斑，有数条纵棱。先端钝圆，有一圆环，中心具点状凸起的花柱残迹；基部狭窄，有圆形果柄痕。果皮质硬，子叶 2，淡黄白色，富油性。果实无臭；种子气特异，味苦后微辛，稍久有麻舌感。以粒大、饱满、色灰褐者为佳。

## 功效主治

疏散风热，宜肺透疹，散结解毒。主治风热感冒、头痛、咽喉肿痛、流行性腮腺炎、斑疹不透、疮疡肿毒。

## 用法用量

内服：煎汤，10 ~ 15 g；或入散剂。外用：适量，煎水含漱。

## 民族药方

**1．久病体虚**　鲜牛蒡子适量。炖肉服食。

**2．小儿发热咳嗽**　牛蒡子、蛇莓各 10 g，蜂蜜 15 g。水煎服。

**3．便秘**　牛蒡子 10 g，青木香 8 g。水煎服。

**4．小儿感冒发热**　牛蒡子、水灯草各 6 g，杨柳尖（嫩尖）15 g，葱头 3 个。水煎服。

**5．透疹**　牛蒡子、山春柳、土升麻、葛根、牛毛毡各 6 g。水煎服。咳嗽者，加紫苏叶 6 g。

**6．肾结石，膀胱结石**　牛蒡子、铁线莲、沙棘、寒水石（制）、冬青叶、火硝（制）、紫茉莉各等份。制成煮散剂，水煎服，每次 3 ~ 5 g，每日 1 ~ 2 次。

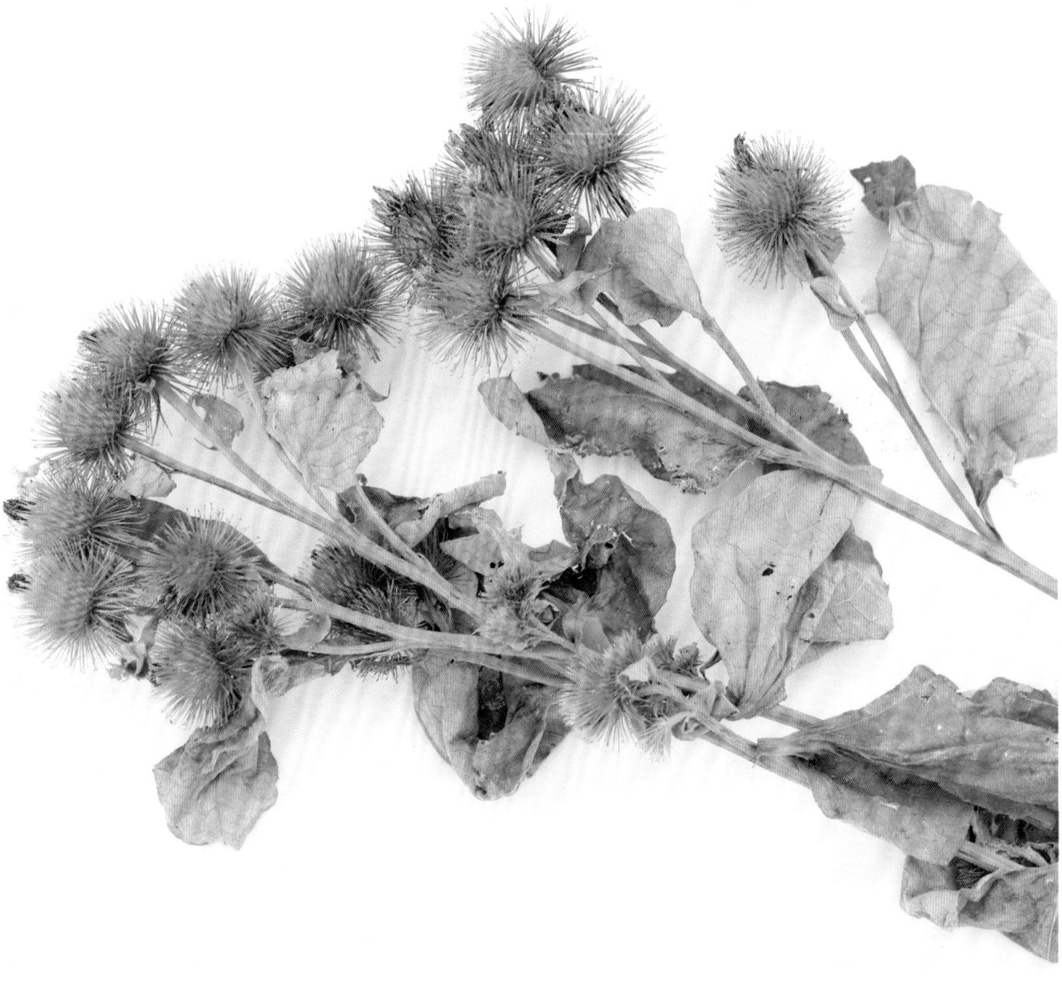

牛蒡子药材

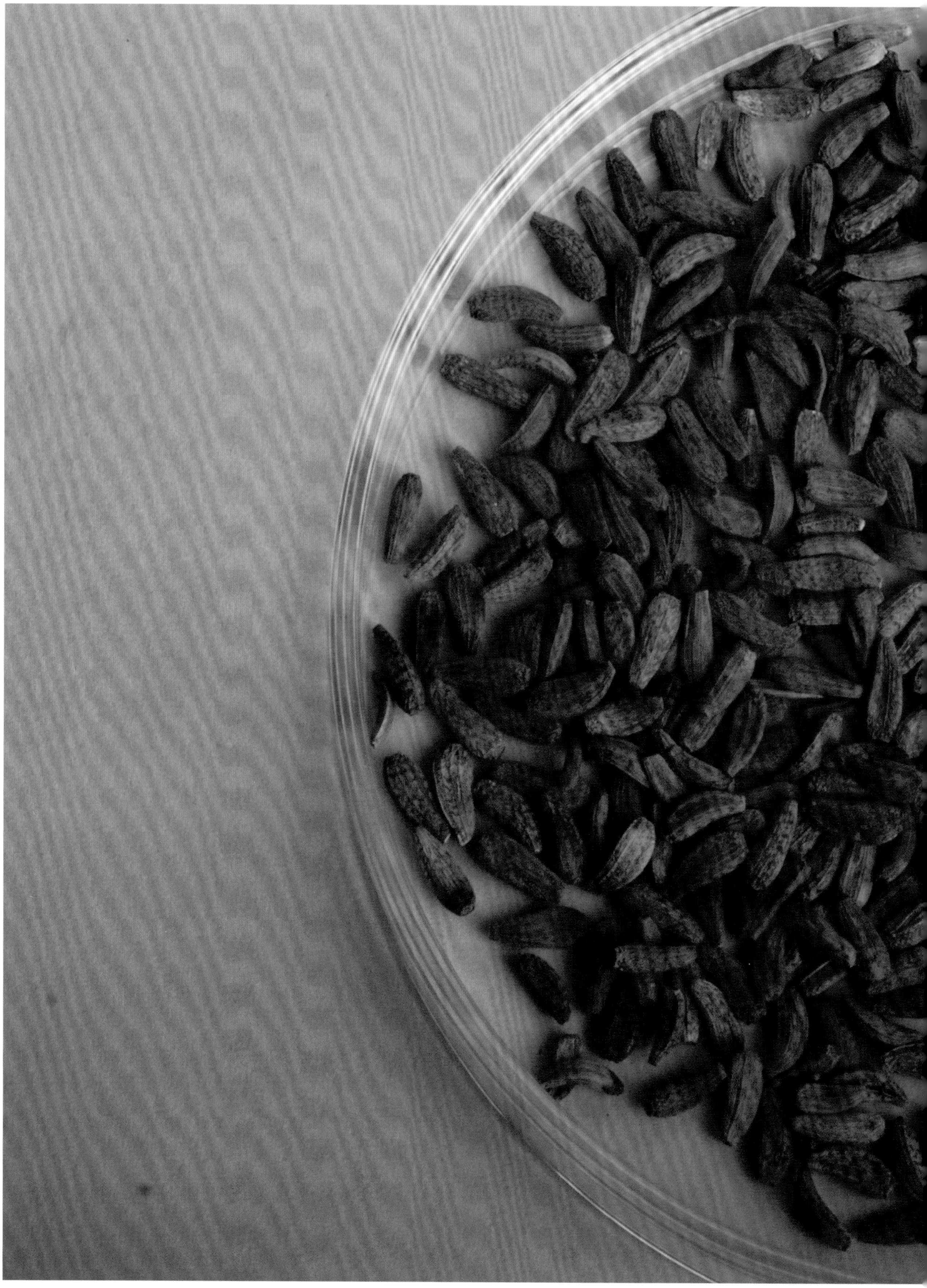

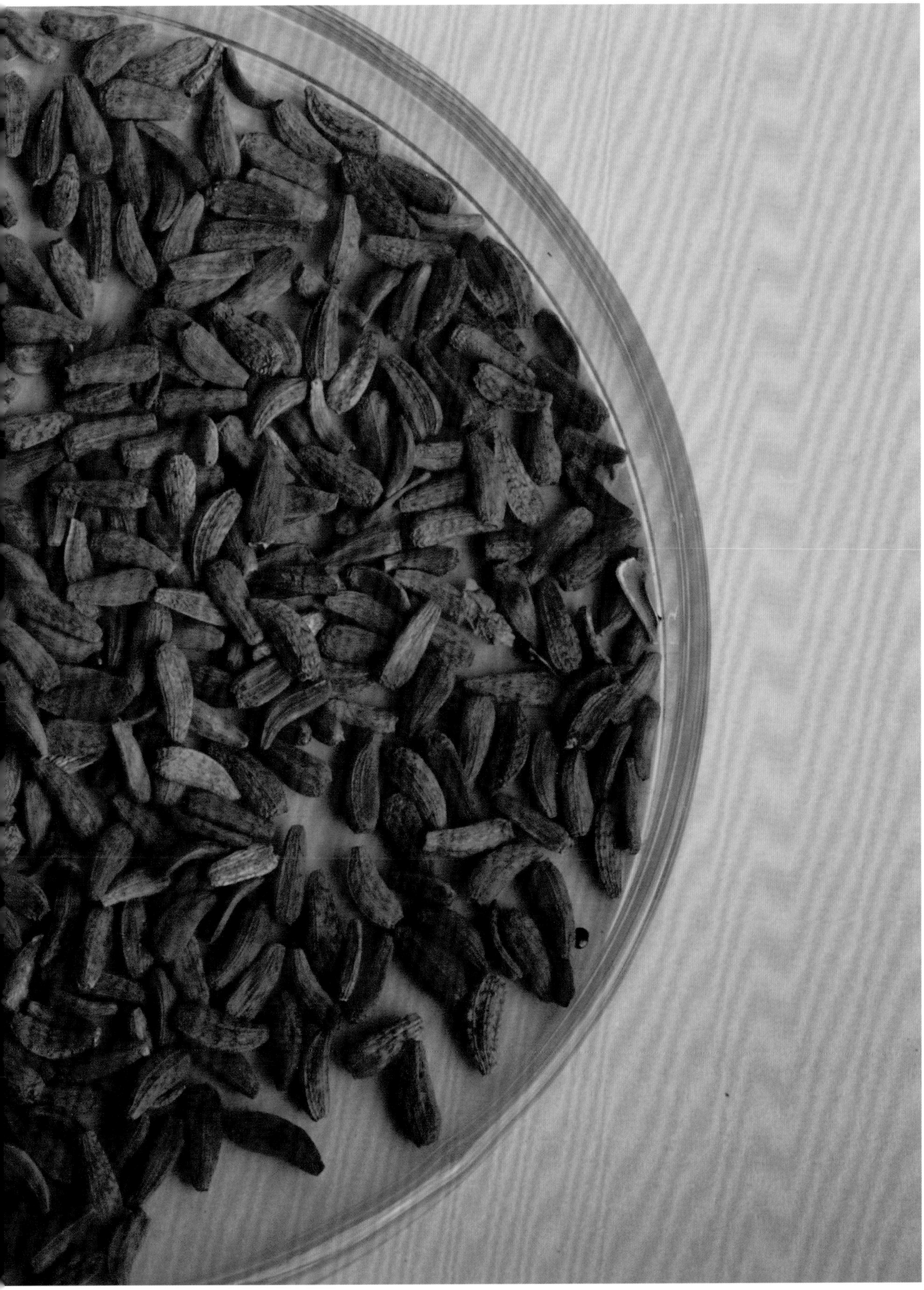

牛蒡子饮片

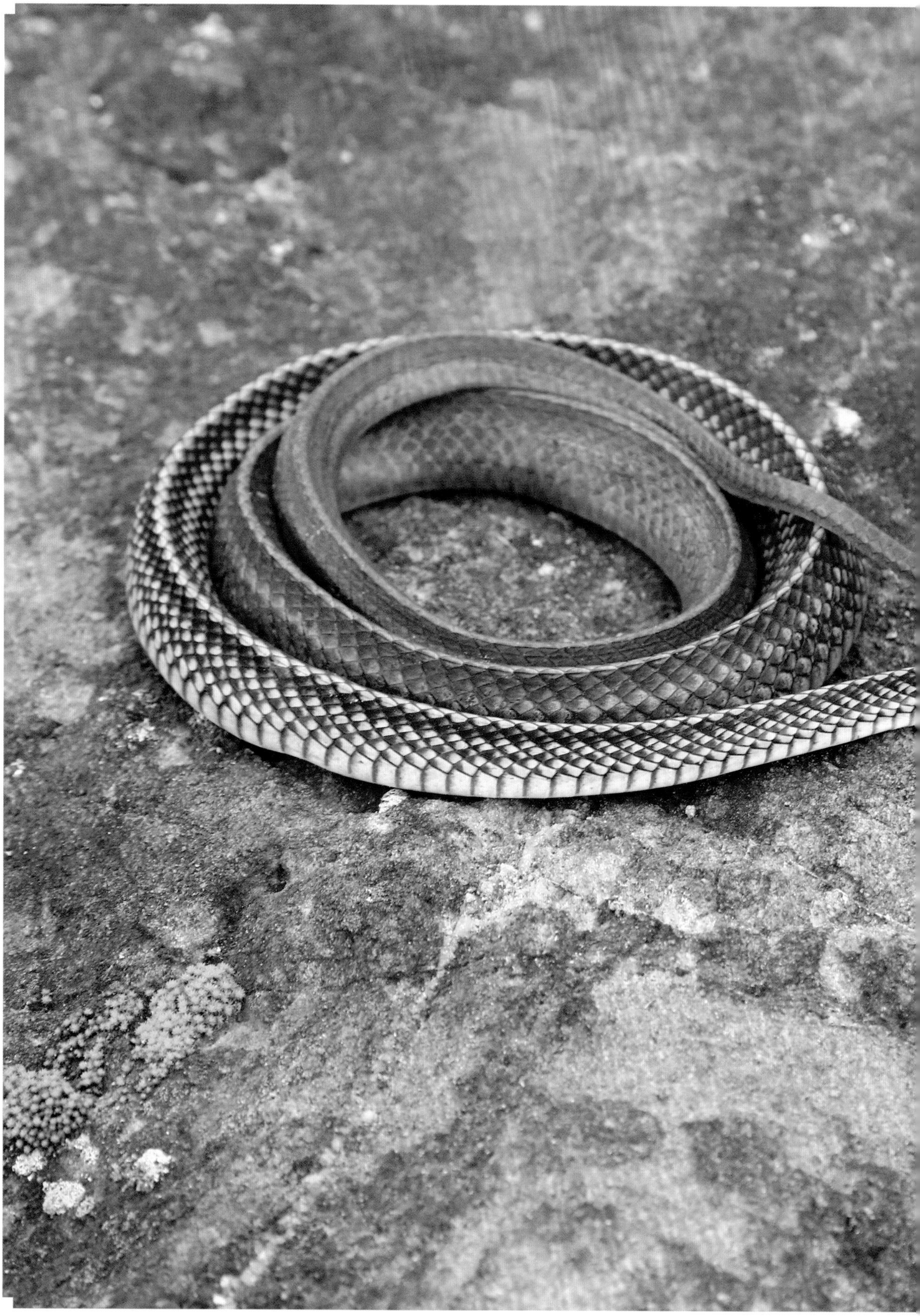

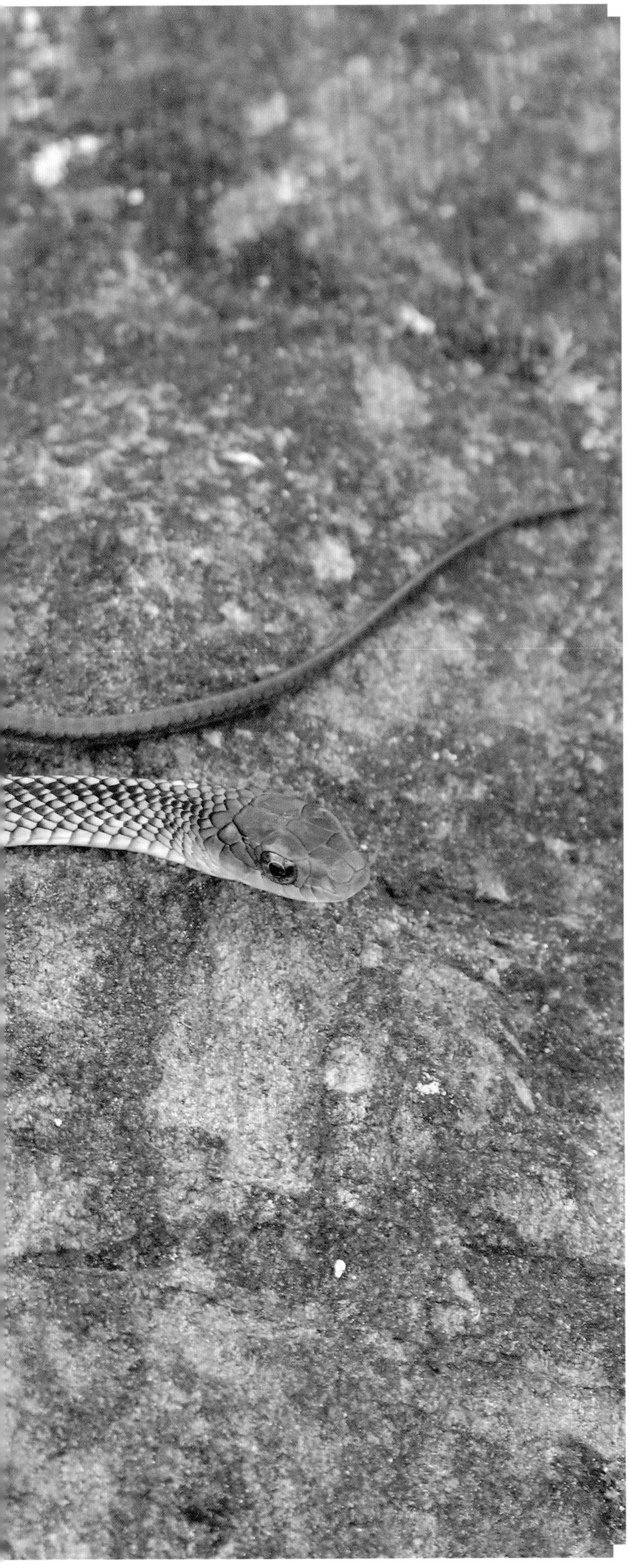

# 乌梢蛇

【蒙药名】哈日。

【别　名】乌蛇、黑风蛇、黄风蛇、布如勒沙、布如勒那格。

【来　源】本品为游蛇科动物乌梢蛇 *Zaocys dhumnades*（Cantor）Ans-er 除去内脏的干燥体。

【性味归经】味咸，性微热。归慢经、半边经。

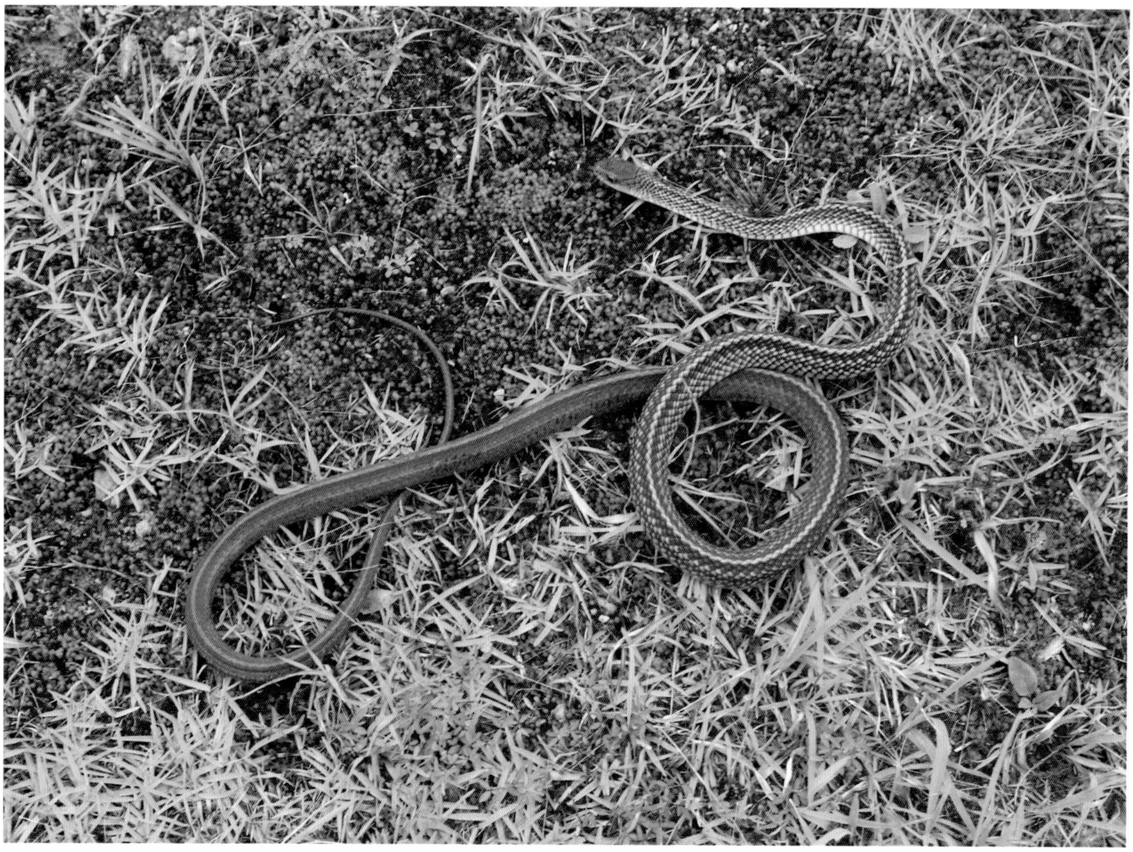

乌梢蛇

## 识别特征

形体较粗大，头、颈区分不明显，全长可达 2 m 左右，一般雌蛇较短。眼大，鼻孔大而椭圆，位于两鼻鳞间。背面灰褐色或黑褐色，其上有 2 条黑线纵贯全身，老年个体后段色深，黑线不明显，背脊黄褐色纵线较为醒目，幼蛇背面灰绿色，其上有 4 条黑线纵贯全身。颊鳞 1 枚，眶前鳞 2 ~ 3 枚，眶后鳞 2 枚；颞鳞 2（1）+2，上唇鳞 3-2-3 式。背鳞 16 ~ 16（14）~ 14，中央 2 ~ 4（6）行起棱。正脊两行棱极强，腹鳞 192 ~ 205；肛鳞 2 分，尾下鳞 101 ~ 128 对。

## 生境分布

生活于丘陵、田野及路边草丛或林下等处。分布于贵州、湖南、广西、四川、陕西、甘肃、江苏、安徽、浙江、江西、福建、台湾、河南、湖北、广东等省区。

## 采收加工

多在 4—10 月捕捉。将捕捉后的蛇杀死，剖腹或先剥去蛇皮留头尾，除去内脏，取竹针串盘成圆形，置于铁丝拧成的十字架上，以柴火熏烤，频频翻动，至色发黑为度，取下，烘干或晒干透。

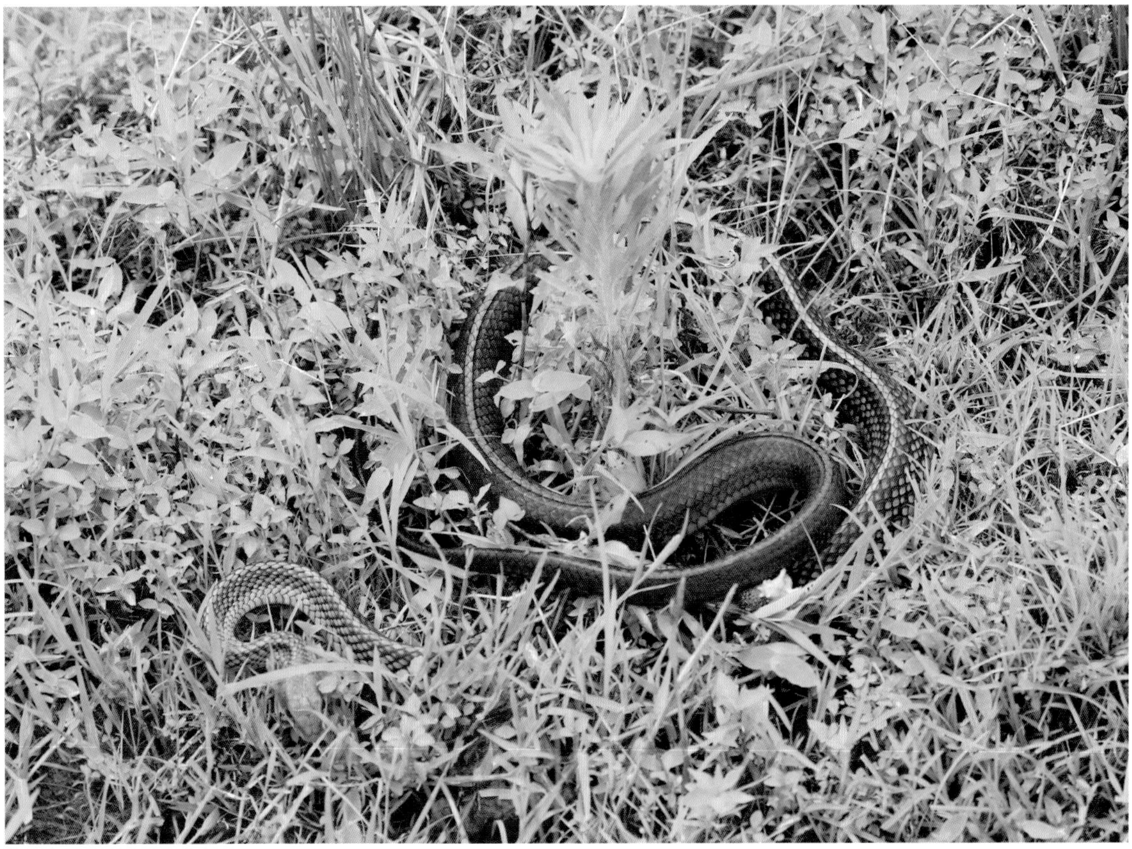

乌梢蛇

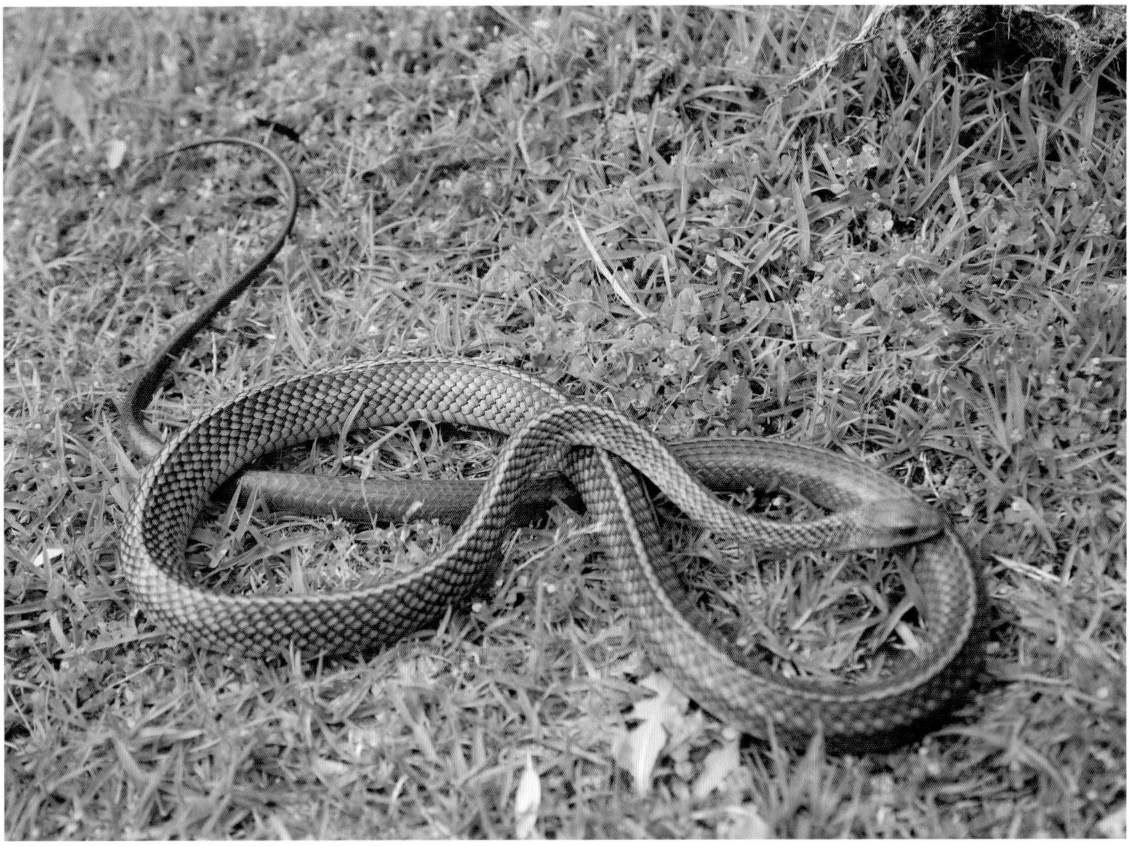

乌梢蛇

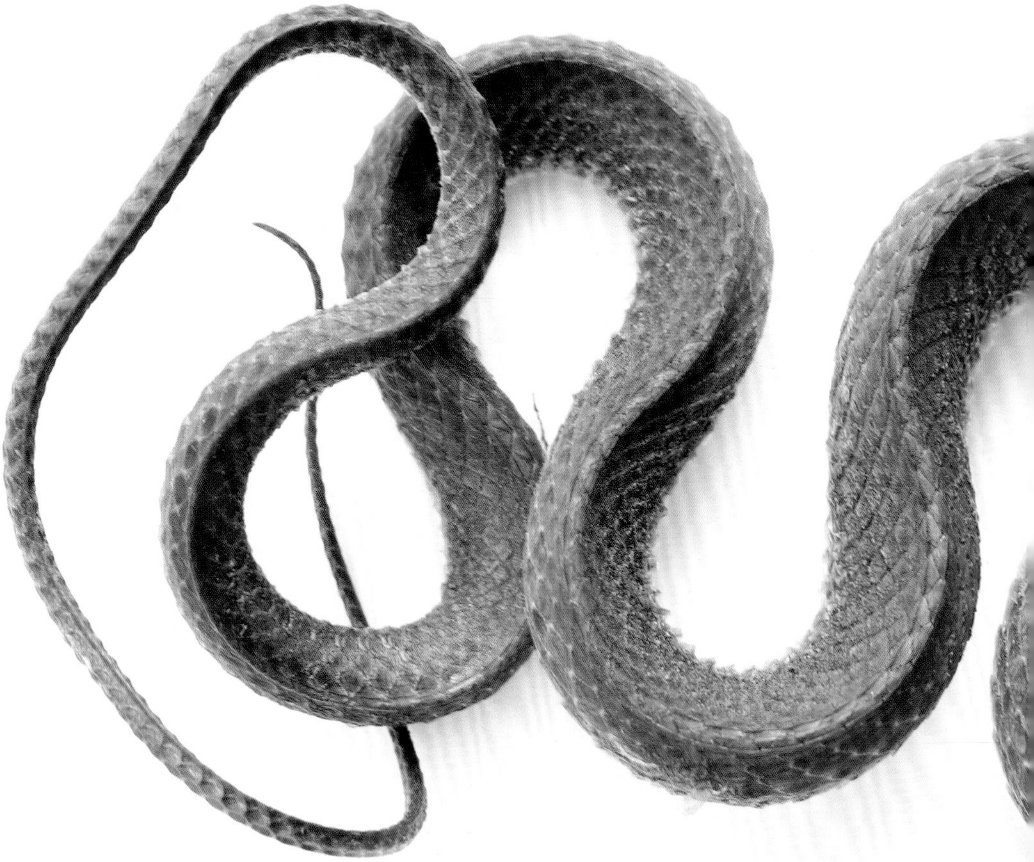

乌梢蛇

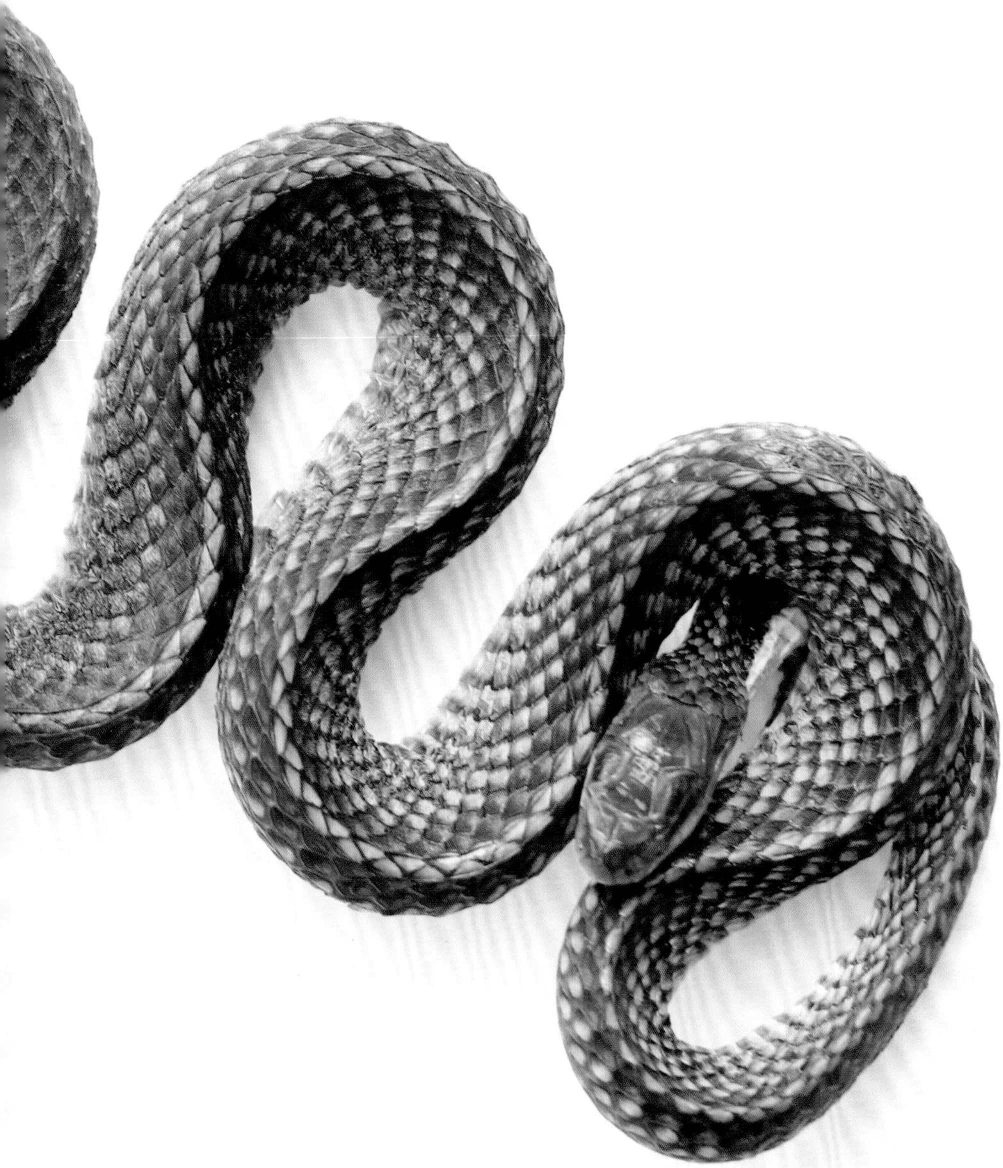

乌梢蛇

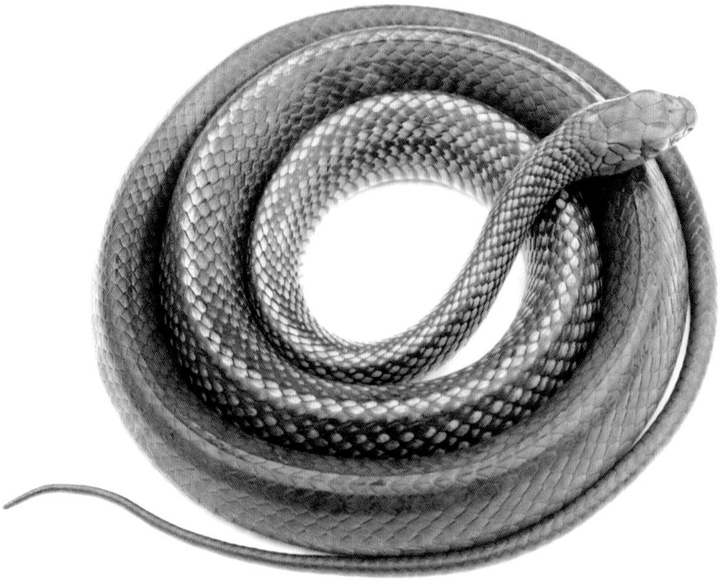

乌梢蛇

## 药材鉴别

盘蛇：呈圆盘状，盘径大小不一，约 16 cm。头扁圆形，略似龟头，盘于中央，口内有多数刺状小牙。尾部渐细，尾端插入外缘的腹腔内，脊部高耸呈屋脊状。通体黑褐色或绿褐色，表面可见菱形细鳞片，无光泽。腹部剖开，可明显见到排列整齐的肋骨。质坚韧，气腥，味淡，剥皮者仅留头、尾皮部，中间肉较光滑。蛇棍：系加工时未卷成盘者，蛇体长 20 ~ 30 cm 的回形。余同盘蛇。以头尾齐全、身干皮黑肉黄、脊背有棱、质坚实者为佳。

## 功效主治

祛风湿，通经络。主治风湿顽痹、肌肤不仁、筋脉拘挛、中风口眼㖞斜、半身不遂、破伤风、麻风疥癣、瘰疬恶疮。

## 用法用量

内服：煎汤，6 ~ 12 g；研末，1.5 ~ 3.0 g；或入丸，泡酒服。外用：适量，烧灰研末调敷。

## 民族药方

**1．因饮食不当引起的高热、角弓反张**　乌梢蛇胆 1 个。纳入生姜中，晒干，用姜磨水服。

**2．风湿关节疼痛**　乌梢蛇 1 条，白酒 500 ml。乌梢蛇泡酒内服。

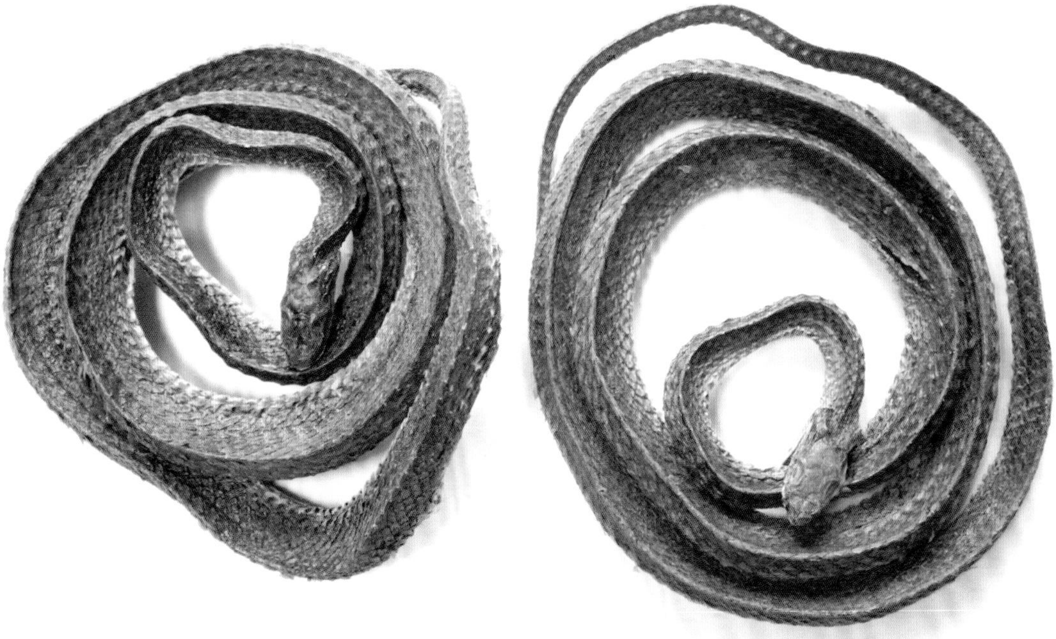

乌梢蛇药材

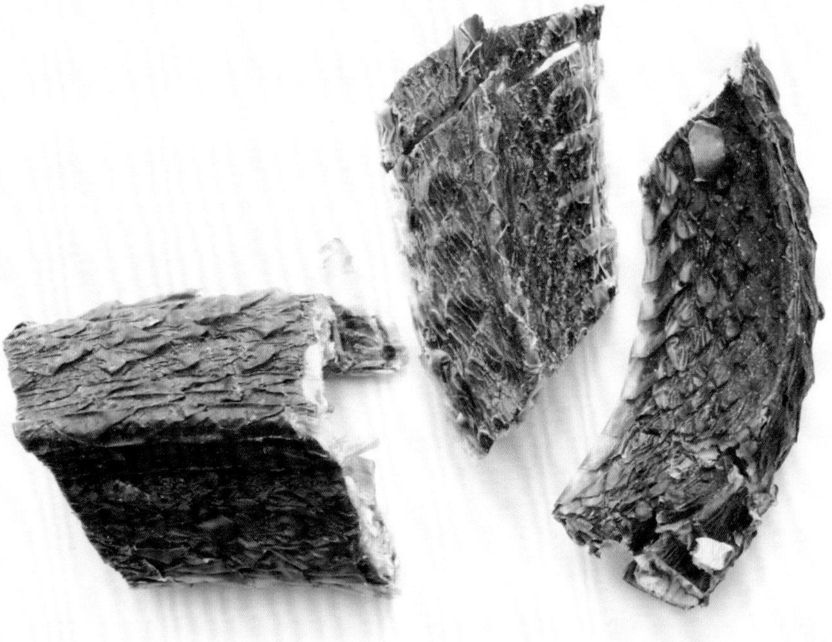

乌梢蛇药材

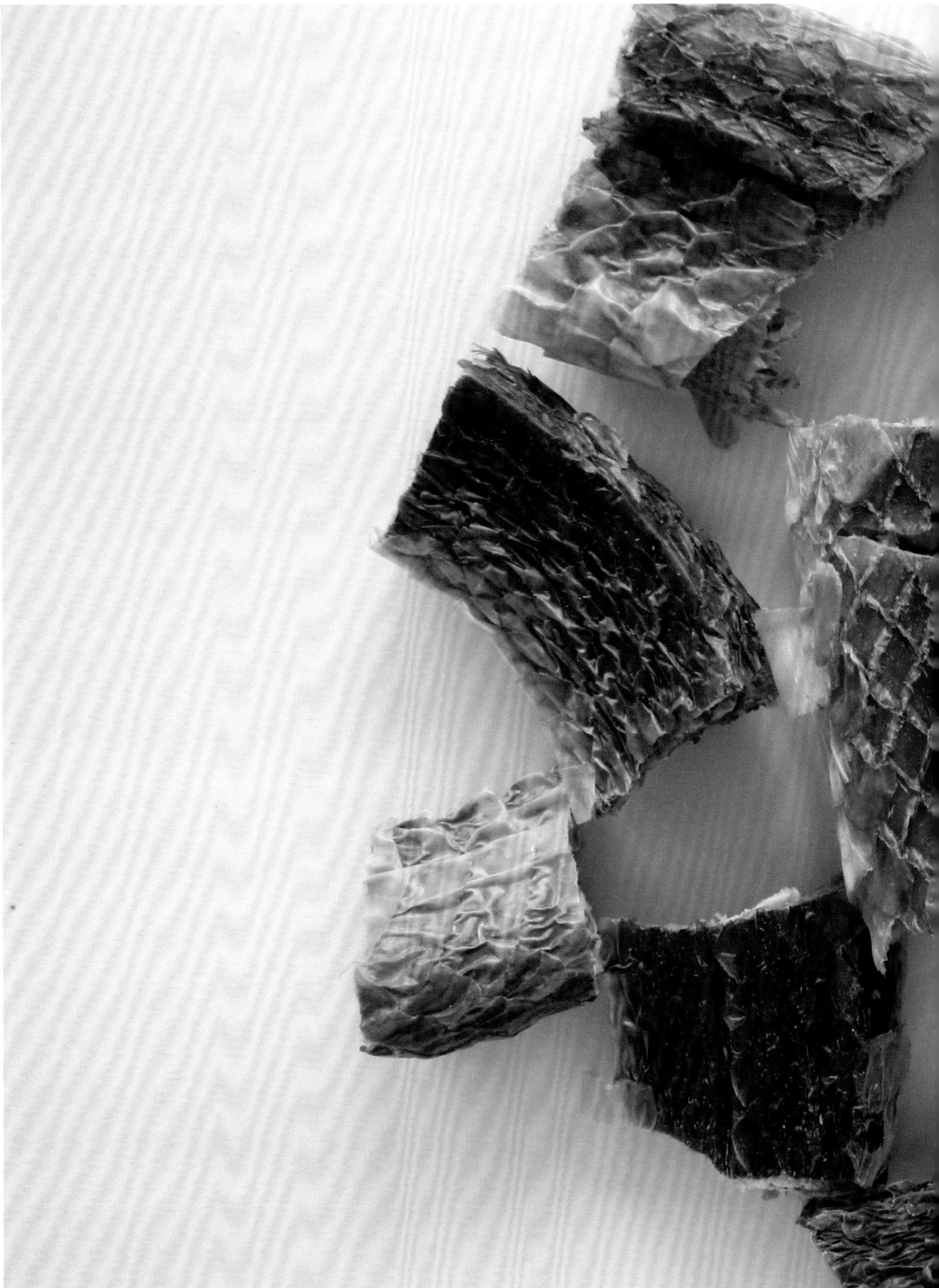

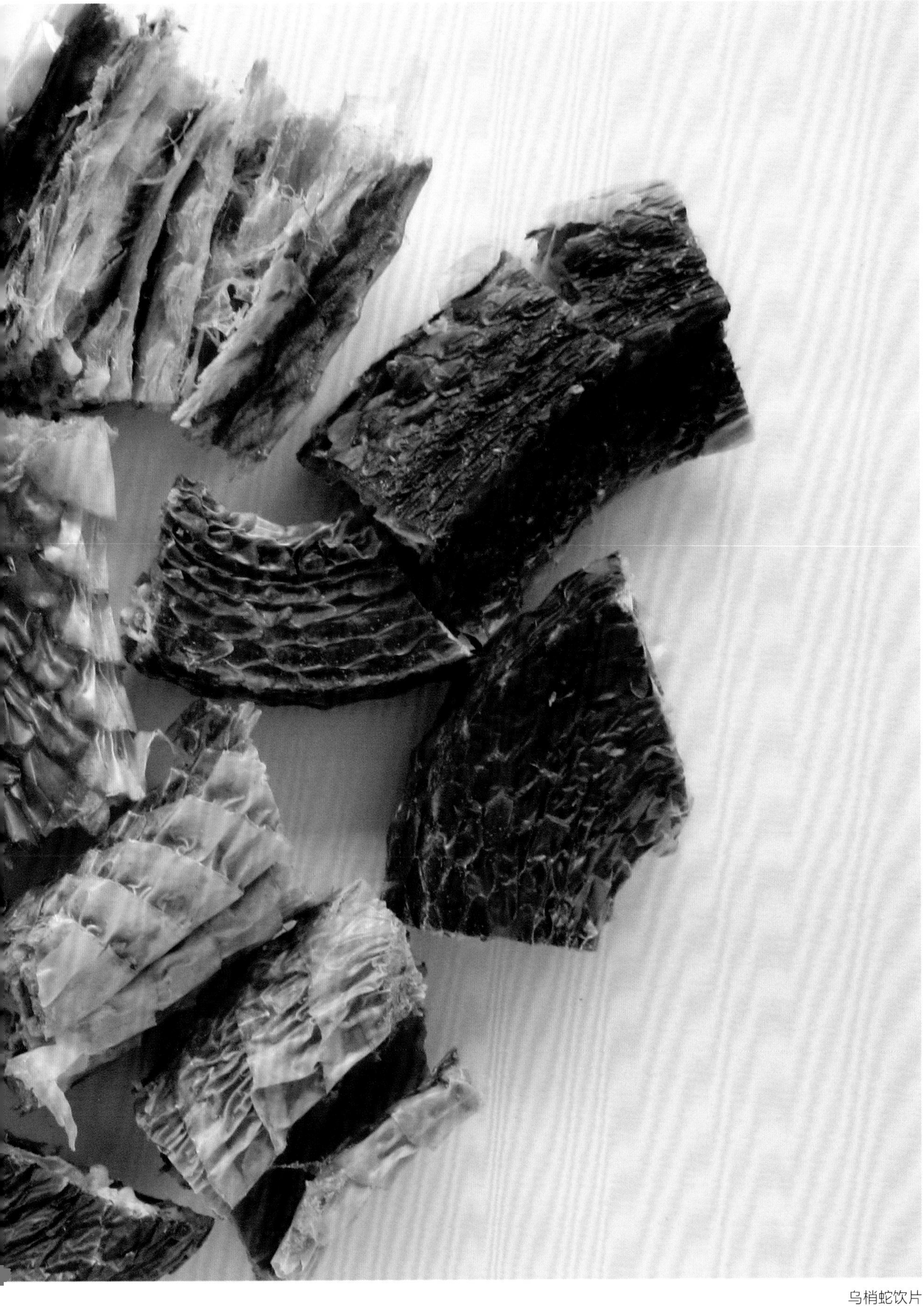

乌梢蛇饮片

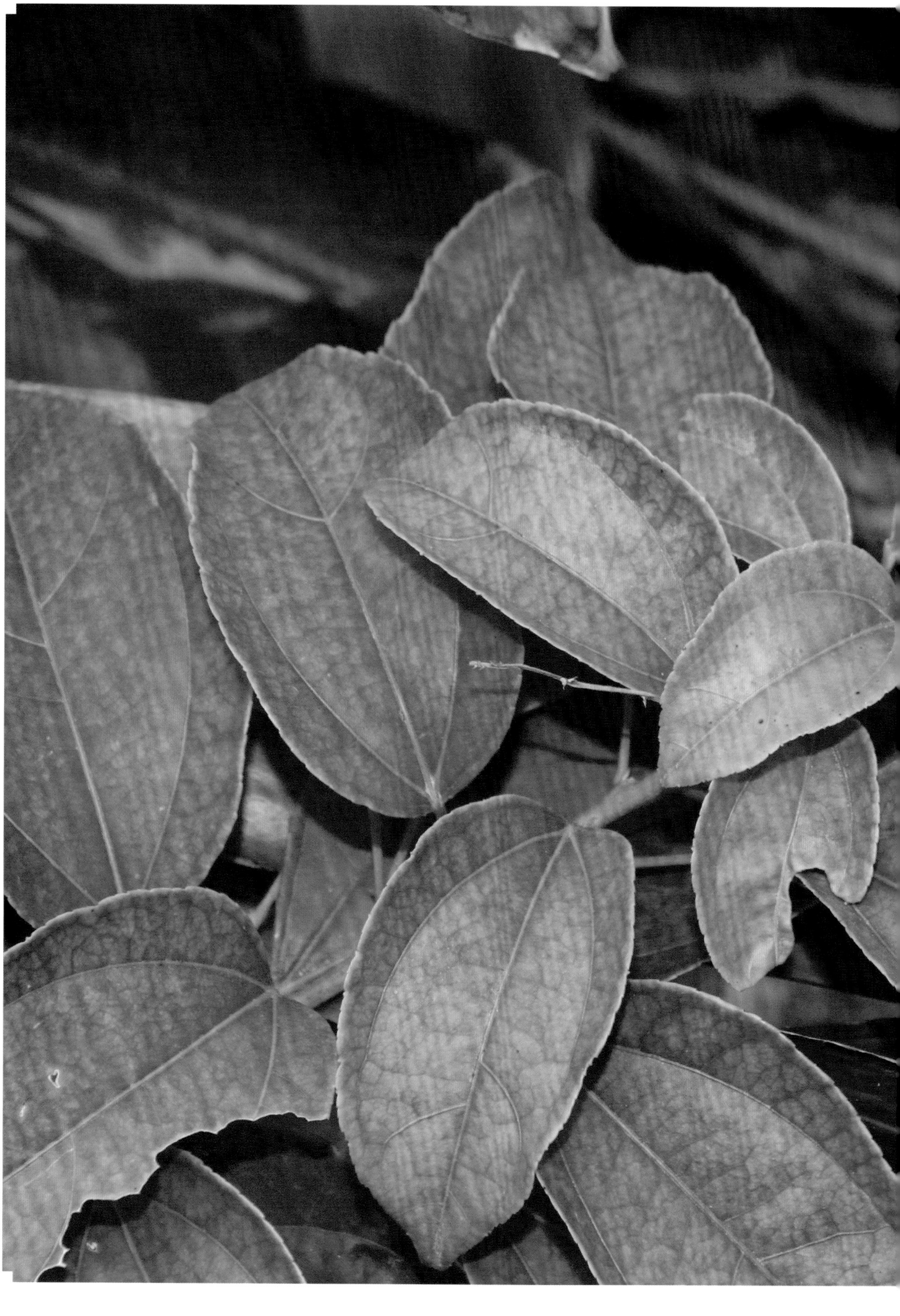

# 巴豆

**【蒙药名】** 丹绕格。

**【别　名】** 巴豆霜、焦巴豆。

**【来　源】** 本品为大戟科常绿乔木植物巴豆 *Croton tiglium* L. 的干燥成熟果实。

**【性味归经】** 味辛，性热；有大毒。归胃、大肠经。

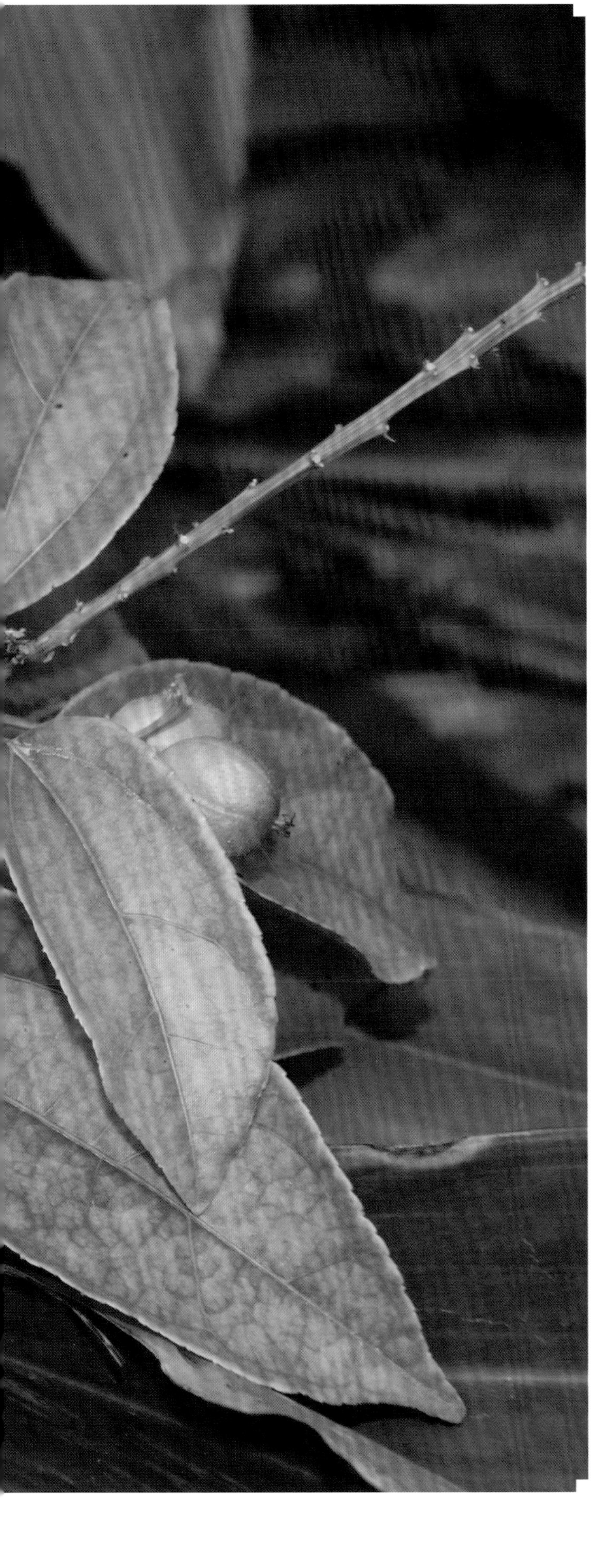

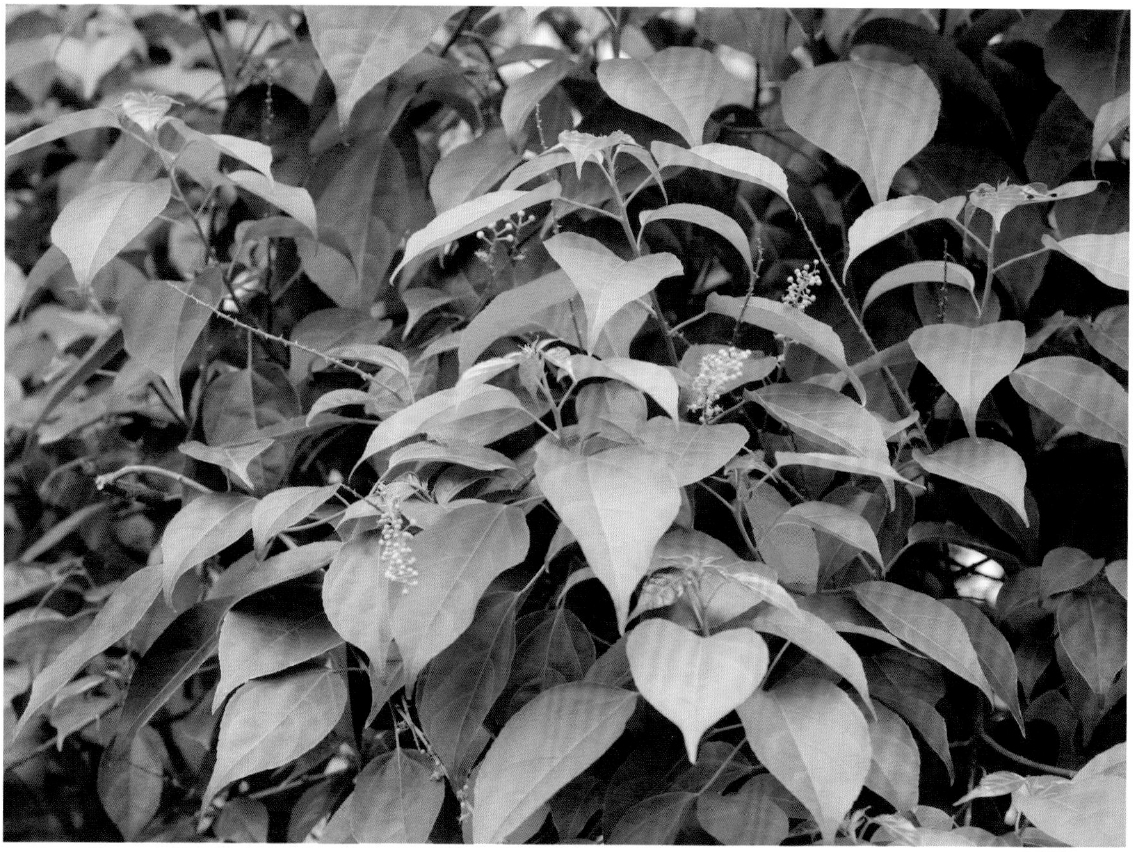

巴豆

## 识别特征

常绿小乔木。叶互生，卵形至矩圆状卵形，顶端渐尖，两面被稀疏的星状毛，近叶柄处有 2 腺体。花小，呈顶生的总状花序，雄花生上，雌花在下；蒴果类圆形，3 室，每室内含 1 粒种子。果实呈卵圆形或类圆形，长 1.5 ~ 2.0 cm，直径 1.4 ~ 1.9 cm，表面黄白色，有 6 条凹陷的纵棱线。去掉果壳有 3 室，每室有 1 枚种子。花期 3—5 月，果期 6—7 月。

## 生境分布

多为栽培植物。野生于山谷、溪边、旷野，有时也见于密林中。分布于四川、广西、云南、贵州等省区。

## 采收加工

秋季果实成熟时采收，堆置 2 ~ 3 日，摊开，干燥。

## 药材鉴别

本品呈椭圆形，略扁。表面棕色或灰棕色，有隆起的种脊。外种皮薄而脆，内种皮呈白色薄膜，种仁黄白色，富油质。味辛辣。

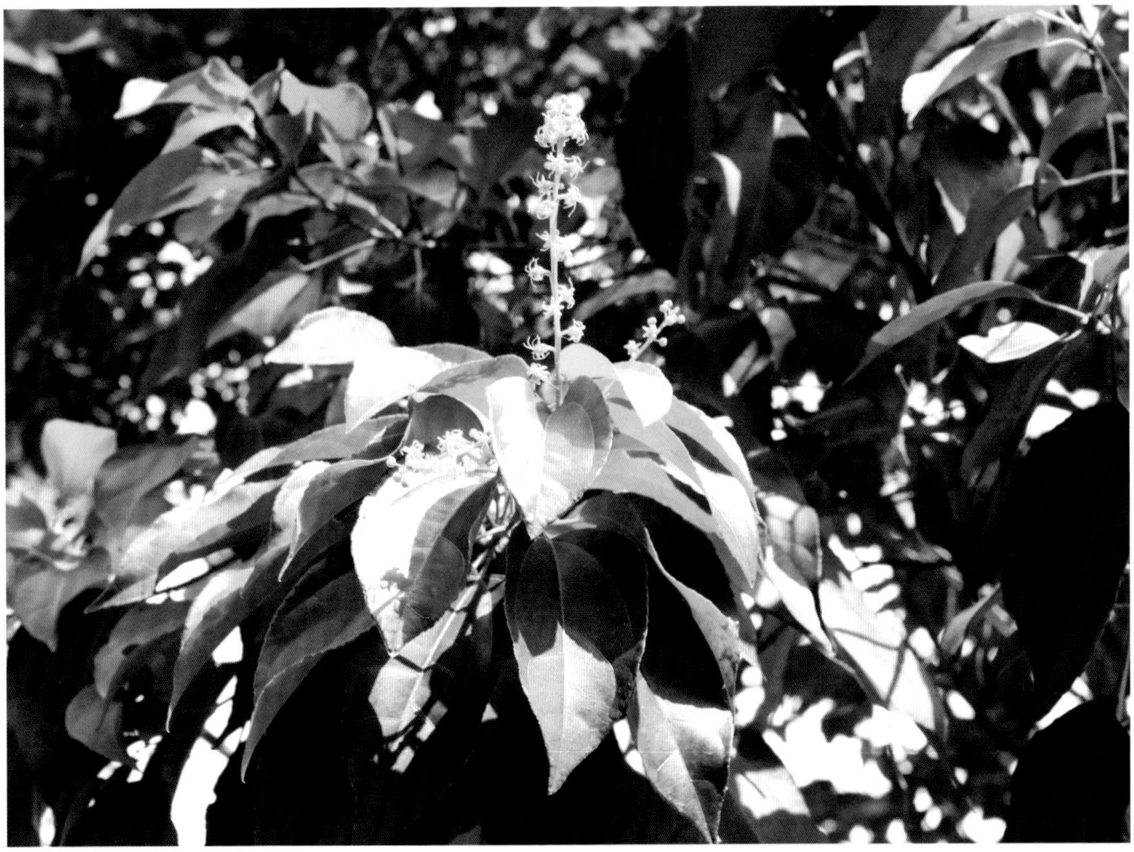

巴豆

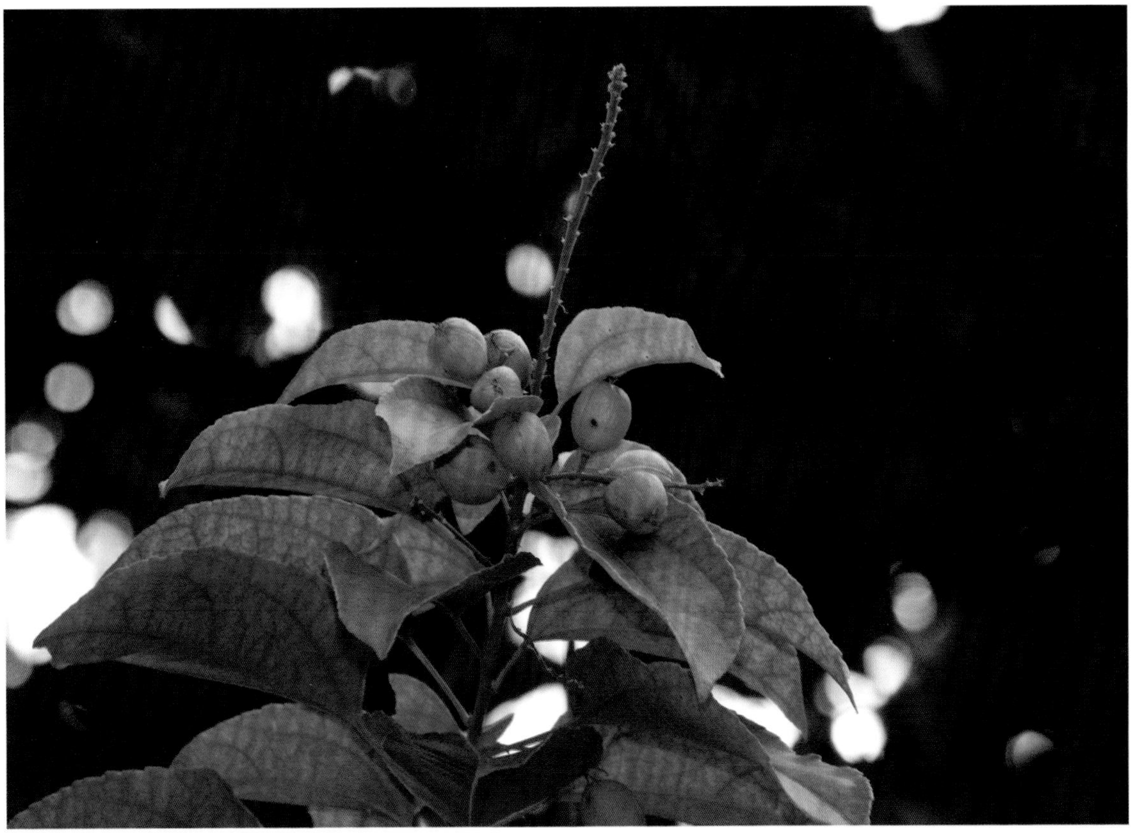

巴豆

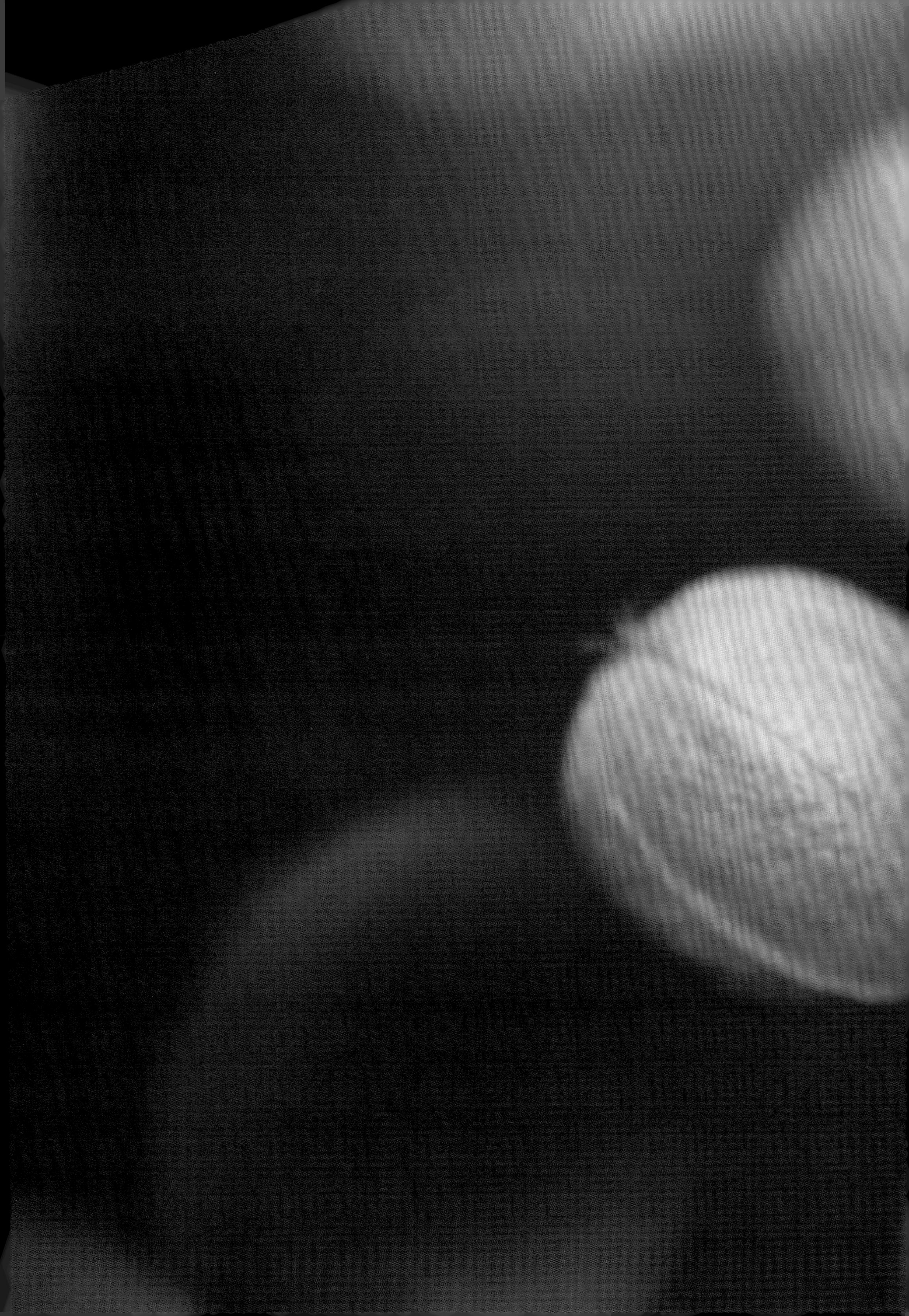

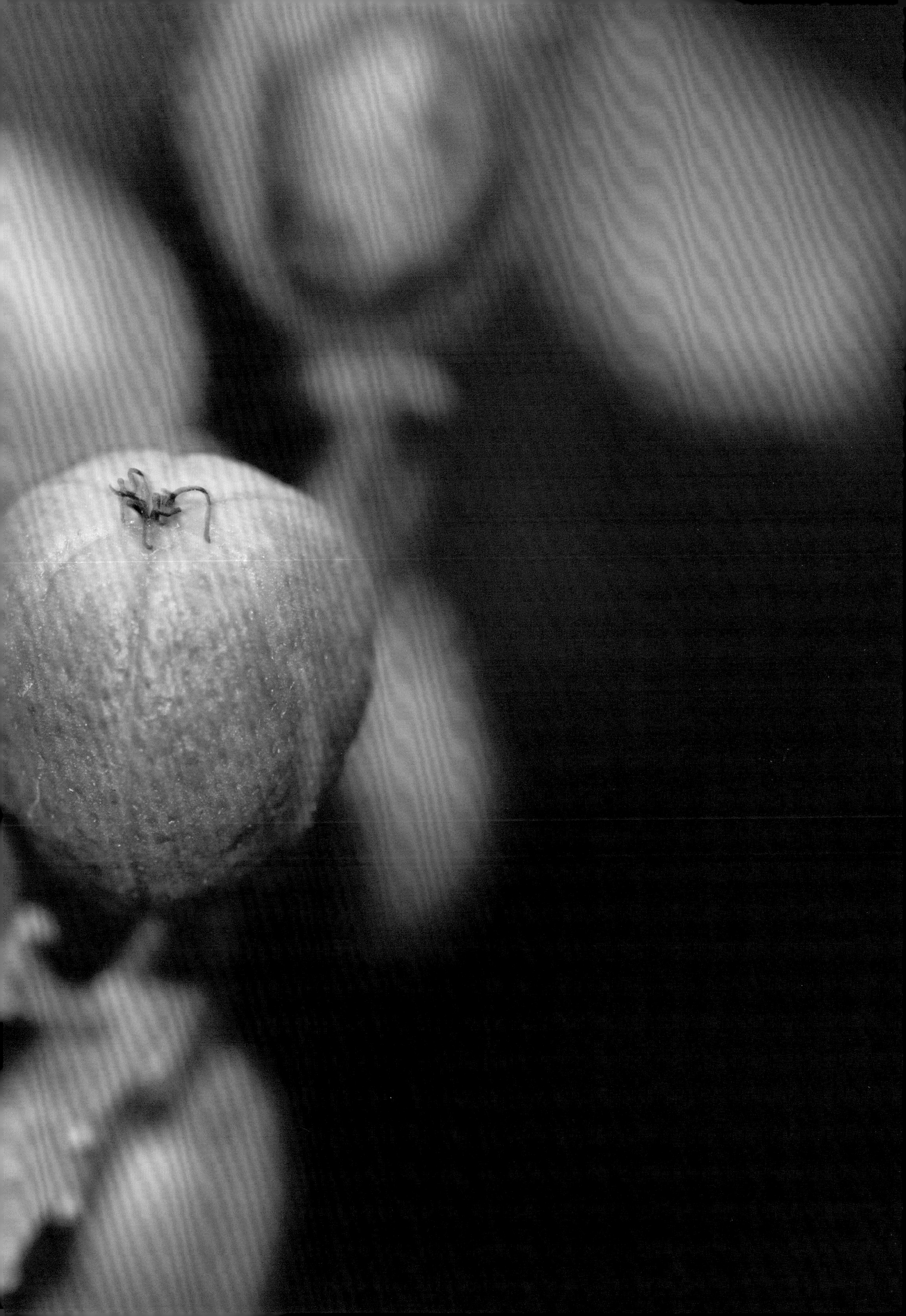

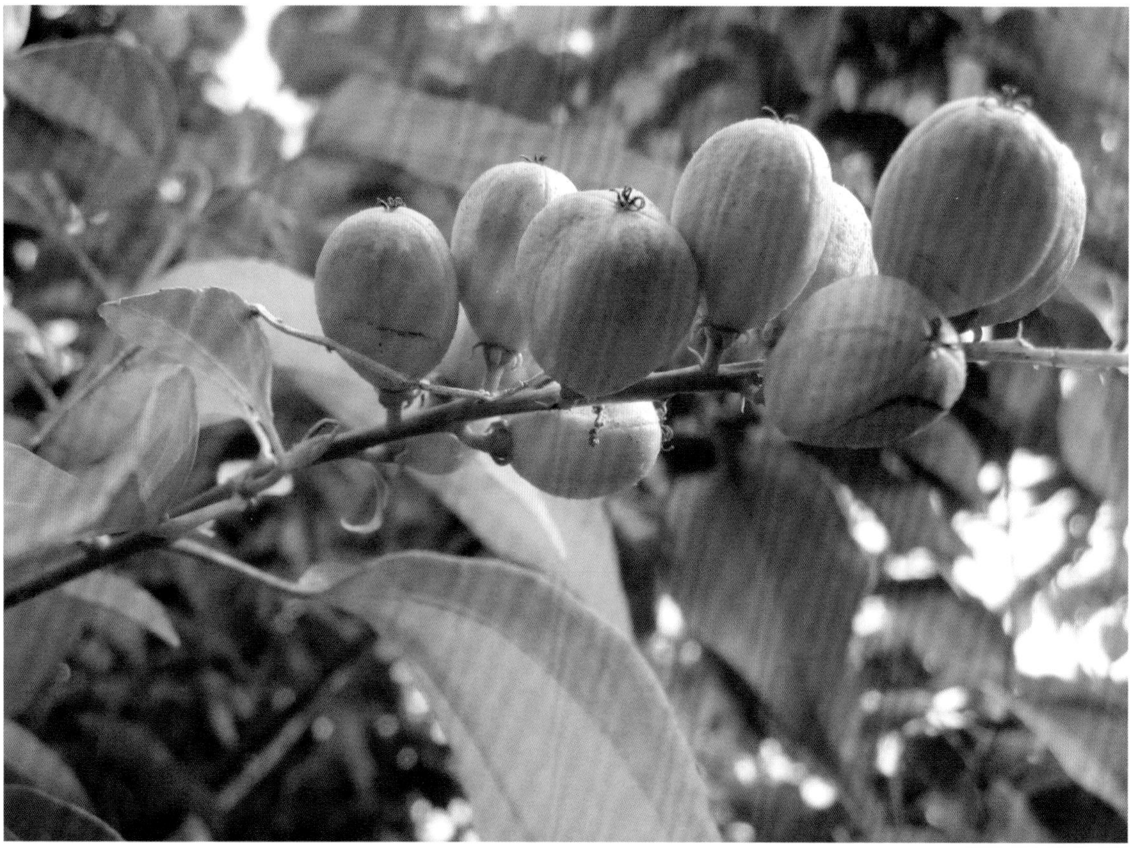

巴豆

## 功效主治

下冷积，逐水退肿，祛痰利咽，蚀疮祛腐。本品大辛大热，有大毒。归胃经与大肠经，可荡涤胃肠寒滞食积和腹腔积液，是重要的温通峻下、逐水消胀药。外用可蚀疮祛腐。

## 药理作用

本品有抗肿瘤发生作用，并具有镇痛、抗病原微生物、增加胆汁和胰液的分泌等作用，能使大鼠皮肤局部释放组胺及引起肾上腺皮质激素分泌增加。

## 用法用量

内服：0.1 ~ 0.3 g，入丸、散服。大多制成巴豆霜用。外用：适量。

## 民族药方

**1．泻痢** 巴豆仁（炒焦研泥）6 g，蜂蜡等量。共同熔化约制 80 丸，每丸重 0.15 g（内含巴豆 0.075 g），成人每次 4 丸，每日 3 次，空腹服。8 ~ 15 岁每次服 2 丸，5 ~ 7 岁每次服 1 丸，1 ~ 4 岁每次服半丸，6 个月至 1 岁每次服 1/3 丸，1 个月至 6 个月每次服 1/4 丸，未满 1 个月忌服。

**2．急性梗阻性化脓性胆管炎** 巴豆仁切成米粒的1/3～1/2大小，不去油，备用，每次用温开水送服150～200 mg，可在12小时内给药3～4次，次日酌情用1～2次。

**3．胆绞痛** 巴豆仁适量。切碎置胶囊内，每次100 mg，小儿酌减，每3～4小时用药1次，至畅泻为度，每24小时不超过400 mg。以服巴豆通下后，胆绞痛减轻为有效。

**4．骨髓炎，骨结核多发性脓肿** 巴豆仁（纱布包好）60 g，猪蹄1对。置大瓦钵内，加水3000 ml，炖至猪蹄熟烂，去巴豆仁和骨，不加盐，每日分2次空腹服。如未愈，每隔1周可再服1剂，可连服10～20剂。

**5．小儿肺热、高热、便秘、腹胀、抽搐等症** 巴豆（制）、朱砂各25 g，胡黄连15 g，麝香、牛黄各0.5 g。制成丸剂，温开水送服，根据小儿年龄，每次0.2～0.6 g，每日1次。

**6．消化不良，巴达干黏液增多症** 巴豆（制）25 g，狼毒（制）50 g，藜芦（制）、诃子各10 g，荜茇30 g。制成糊丸，晚睡前温开水送服，每次 0.5～1.5 g，每日1次。孕妇、年老、体弱者禁服。

## 使用注意

孕妇及体弱者忌用。畏牵牛子。

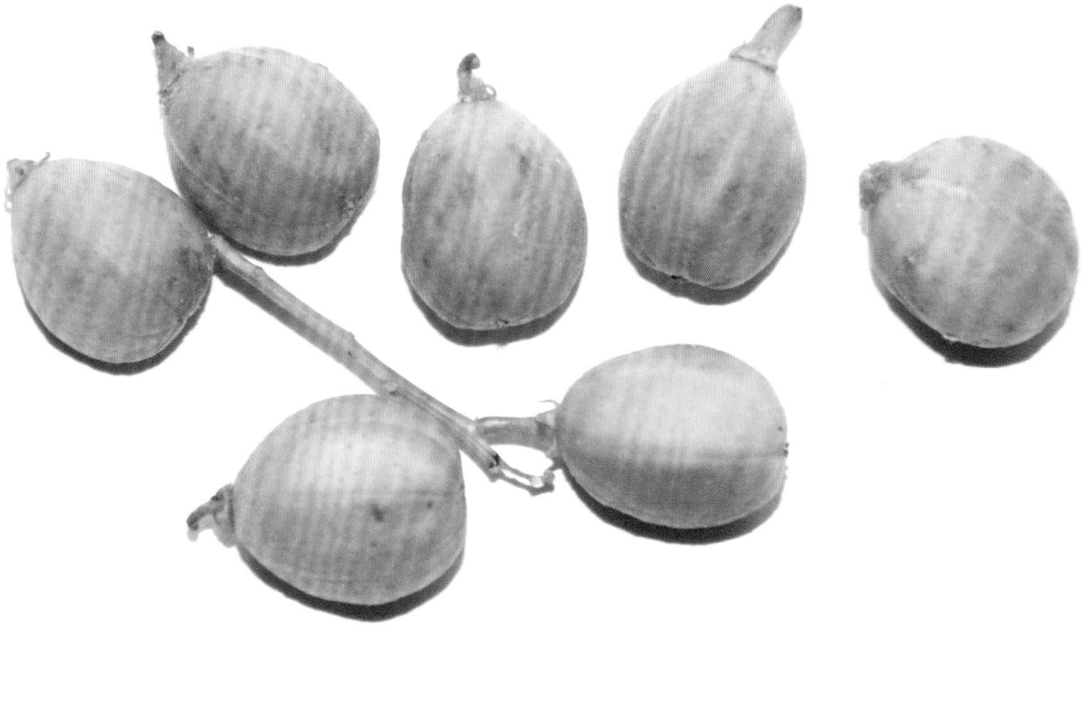

巴豆药材

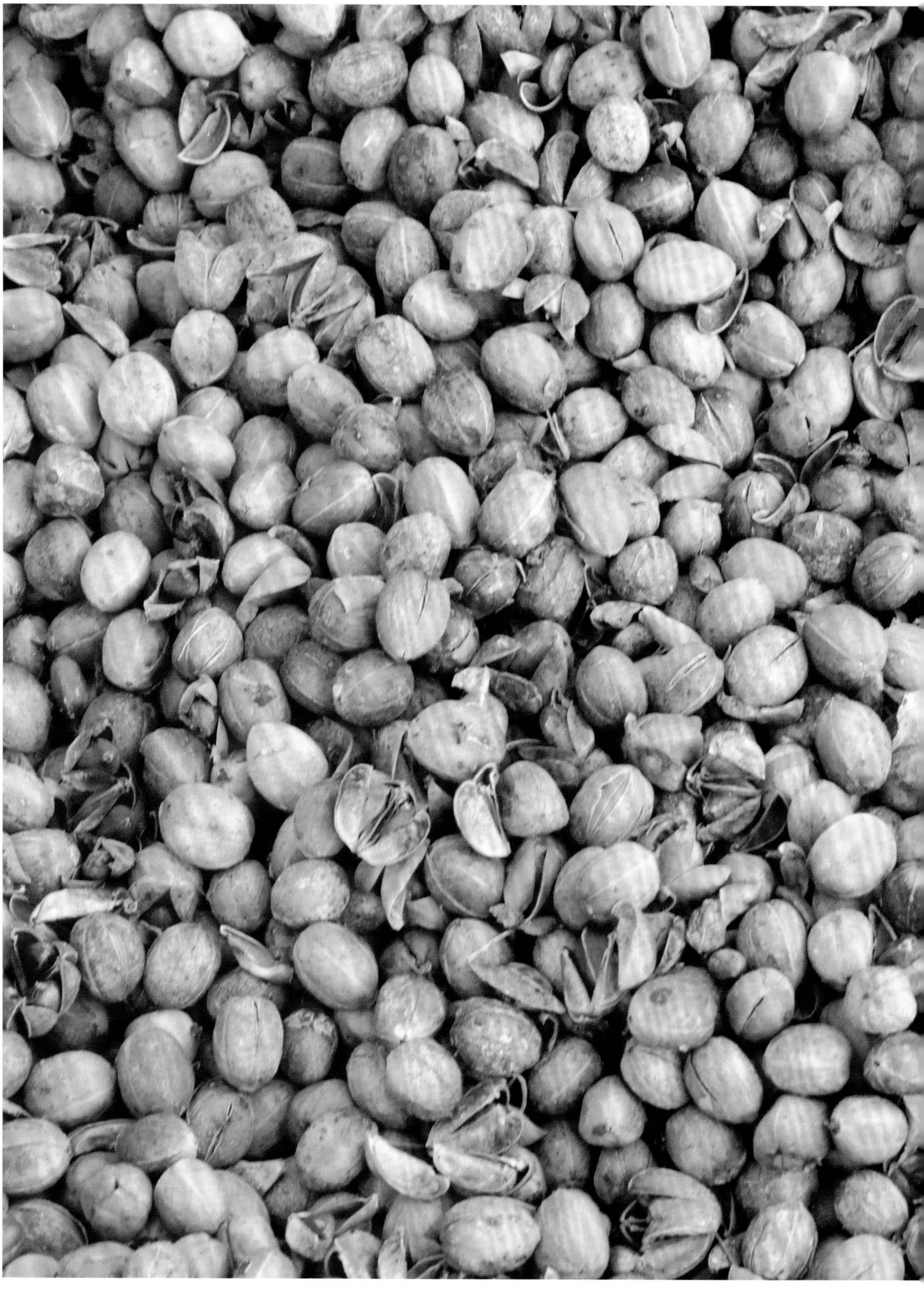

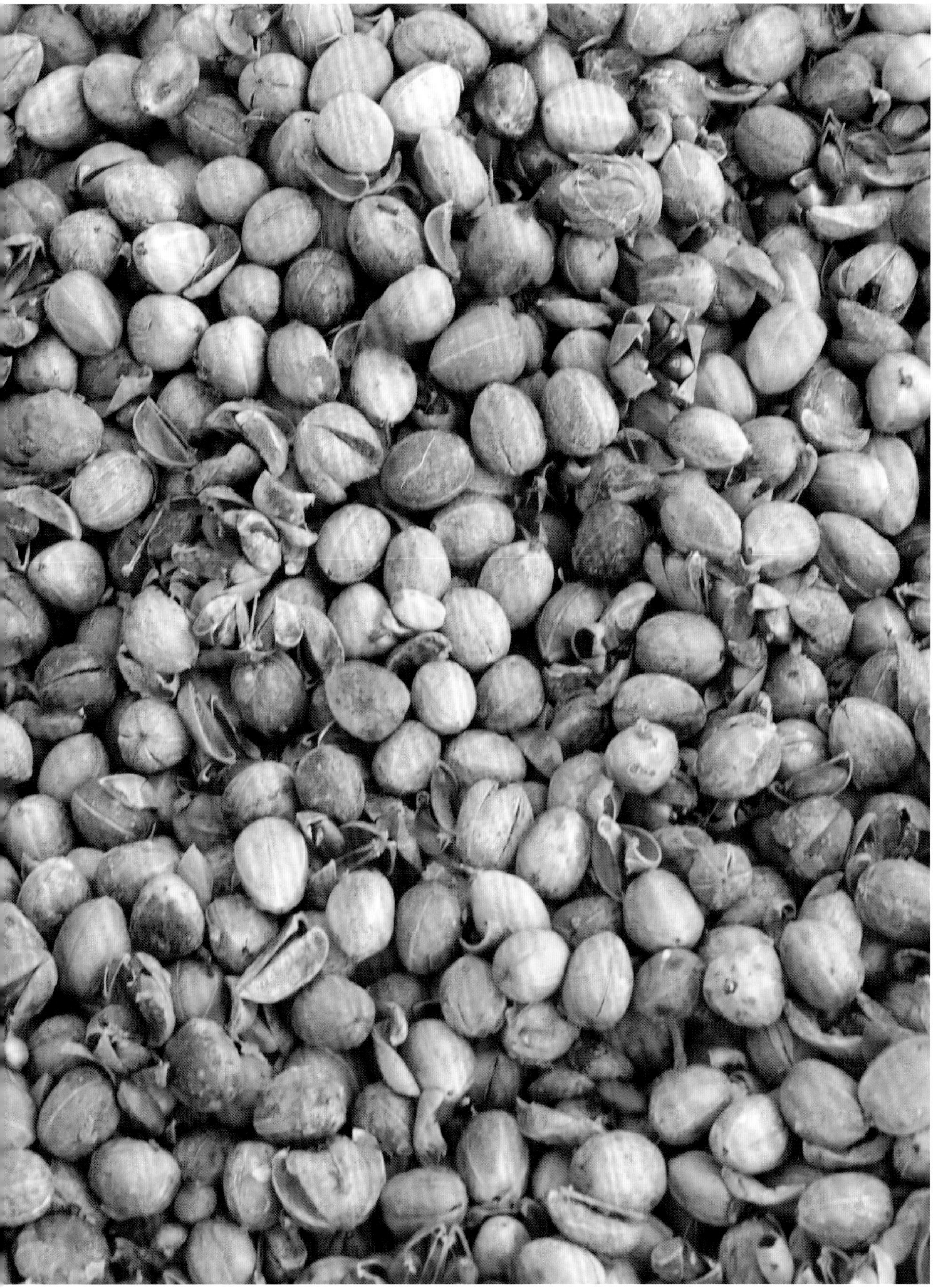

巴豆药材

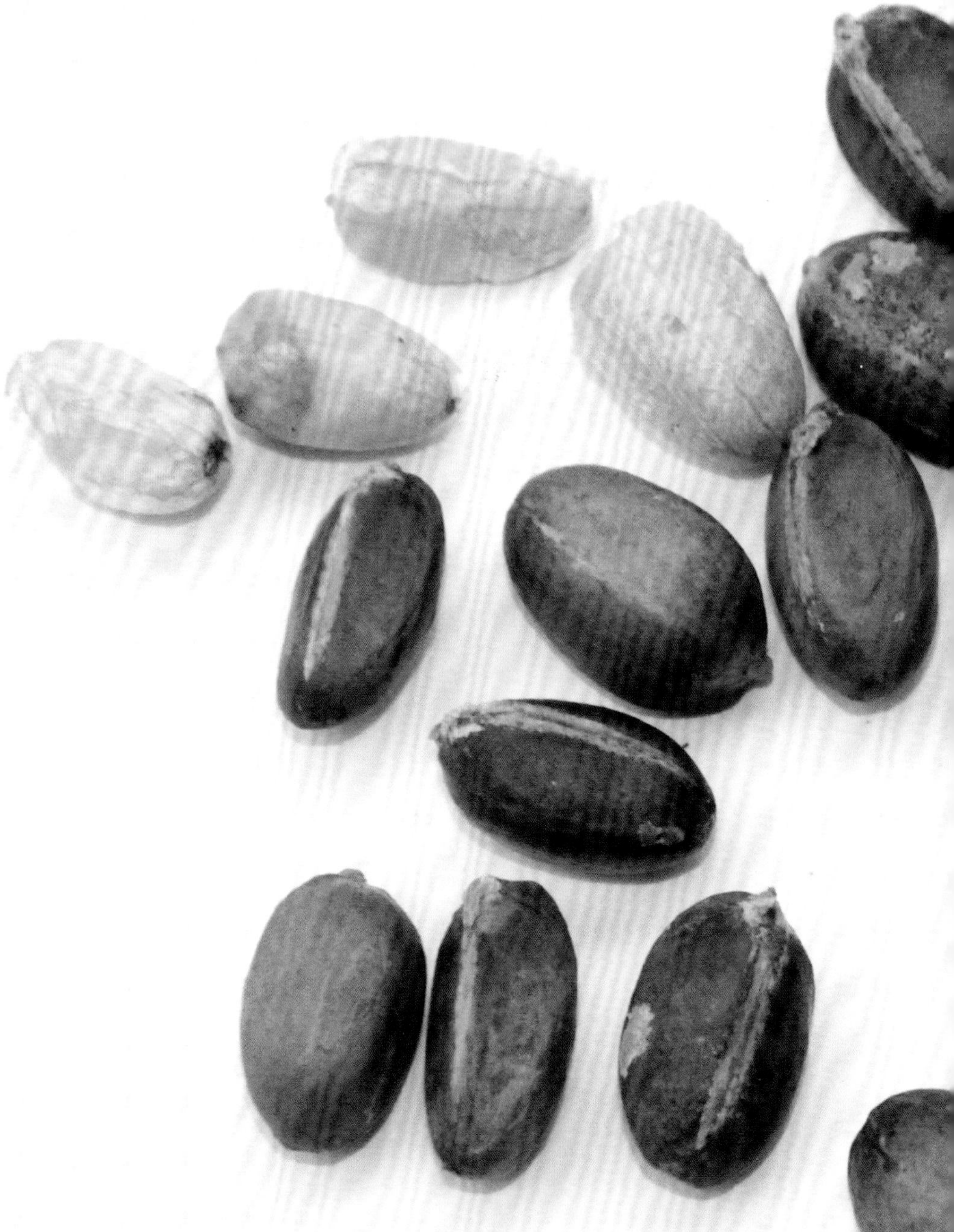

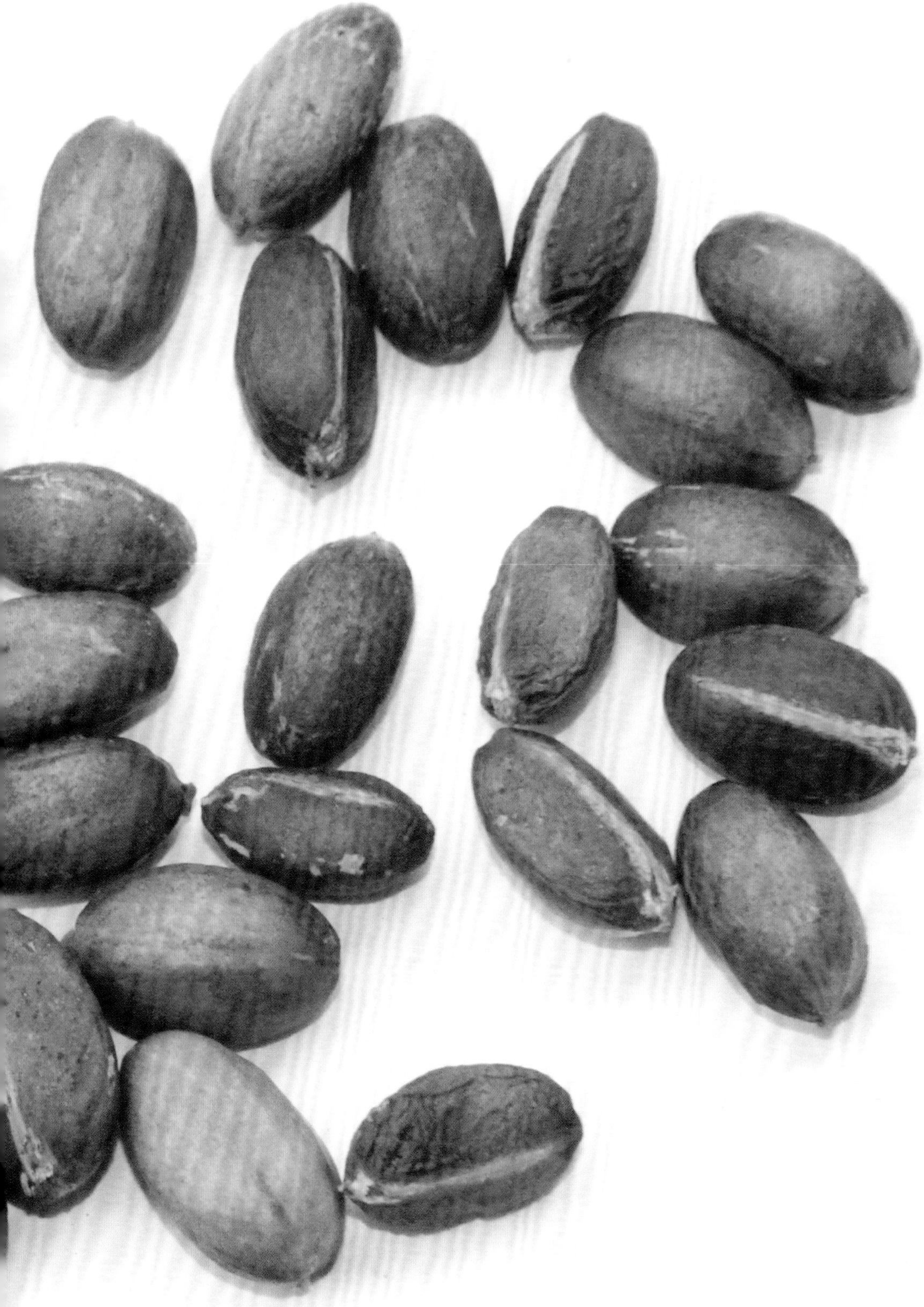

巴豆饮片

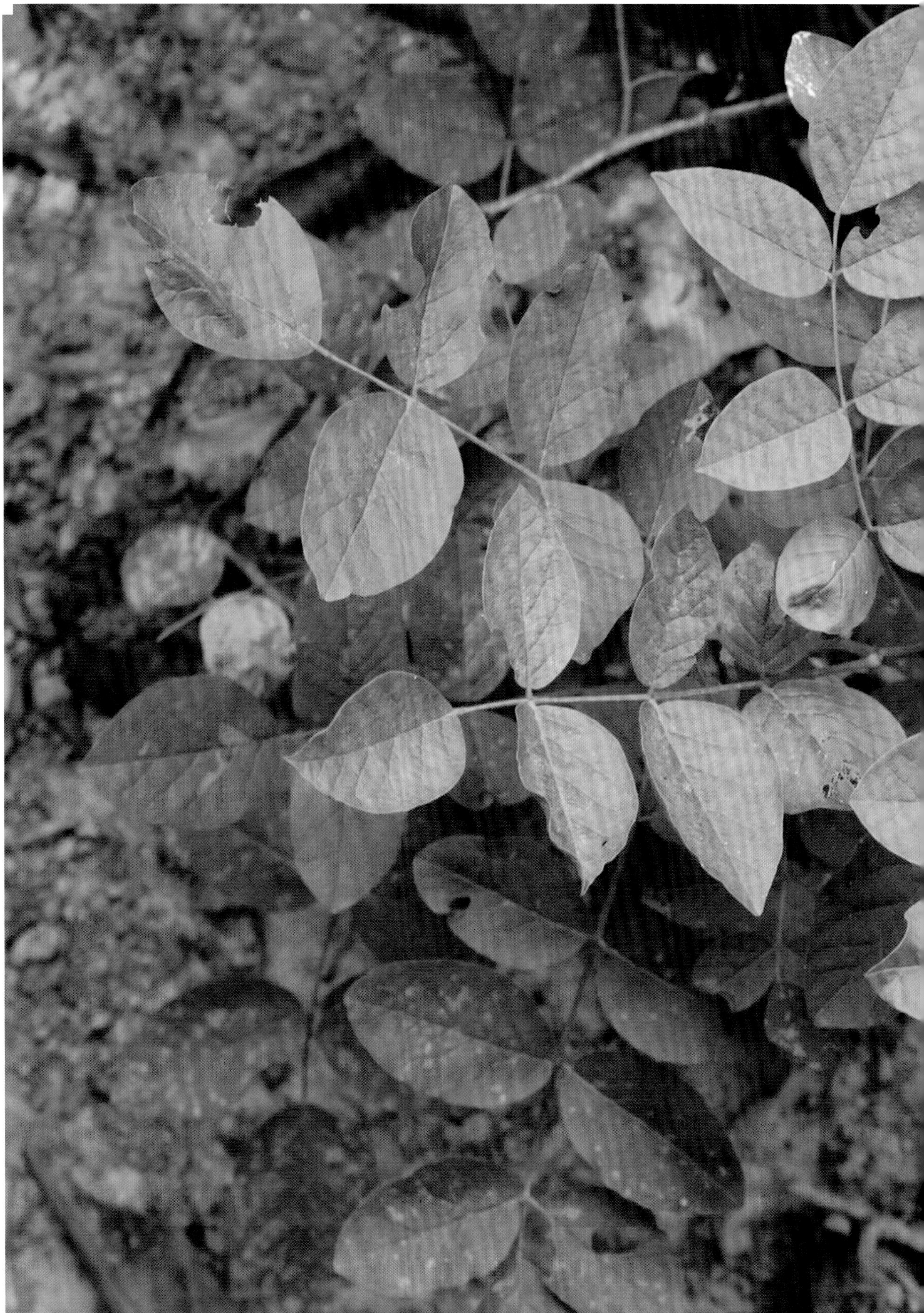

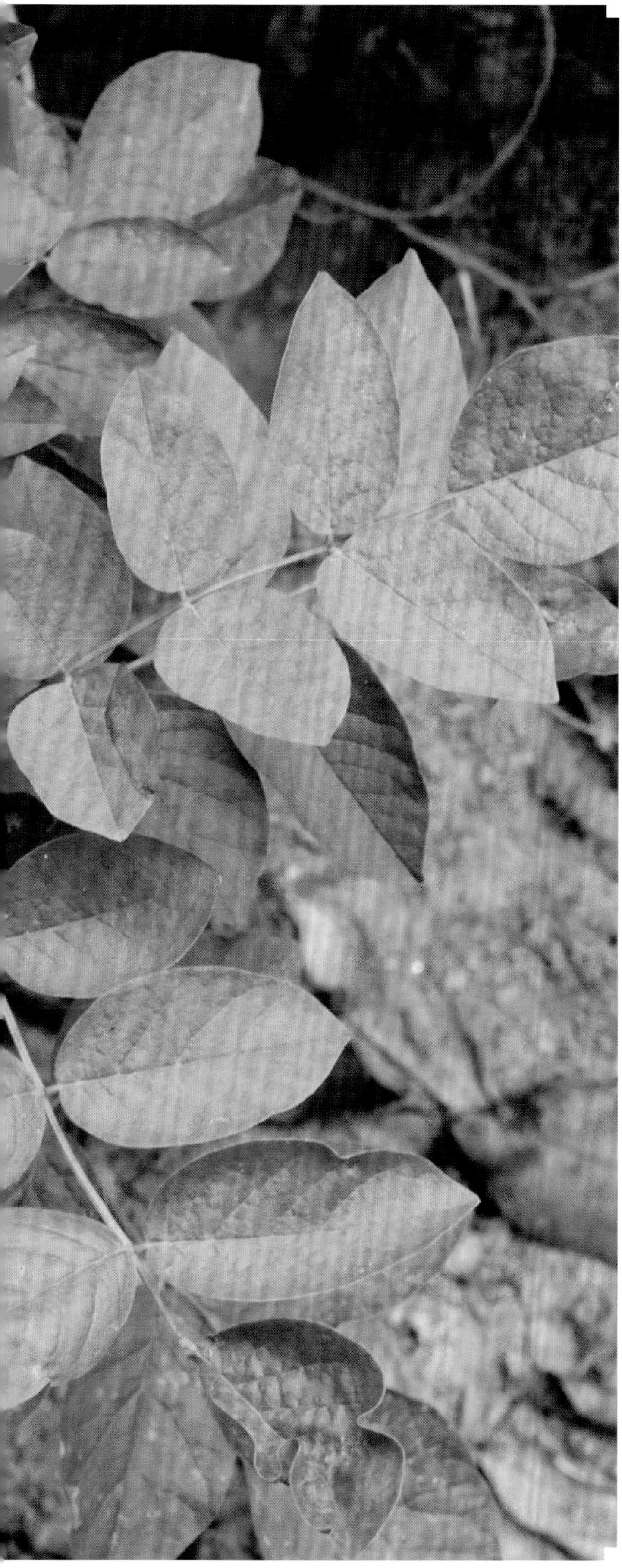

# 甘草

【蒙药名】希和日。

【别　名】毛敦乃、兴阿日、生甘草、甘草梢、苏达勒杜。

【来　源】本品为豆科植物甘草 *Glycyrrhiza uralensis* Fisch. 的干燥根及根茎。

【性味归经】味甘，性平。归心、肺、脾、胃经。

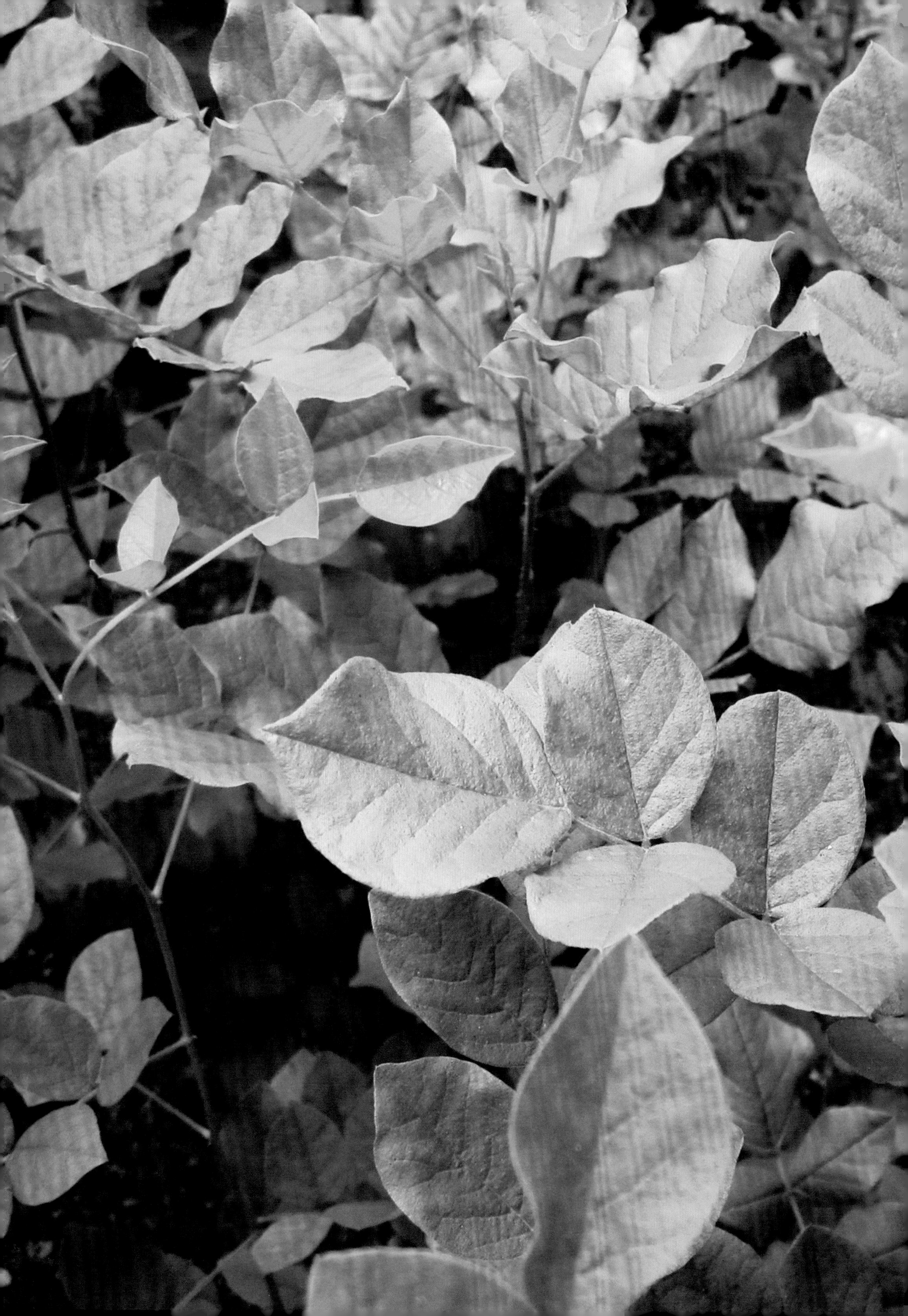

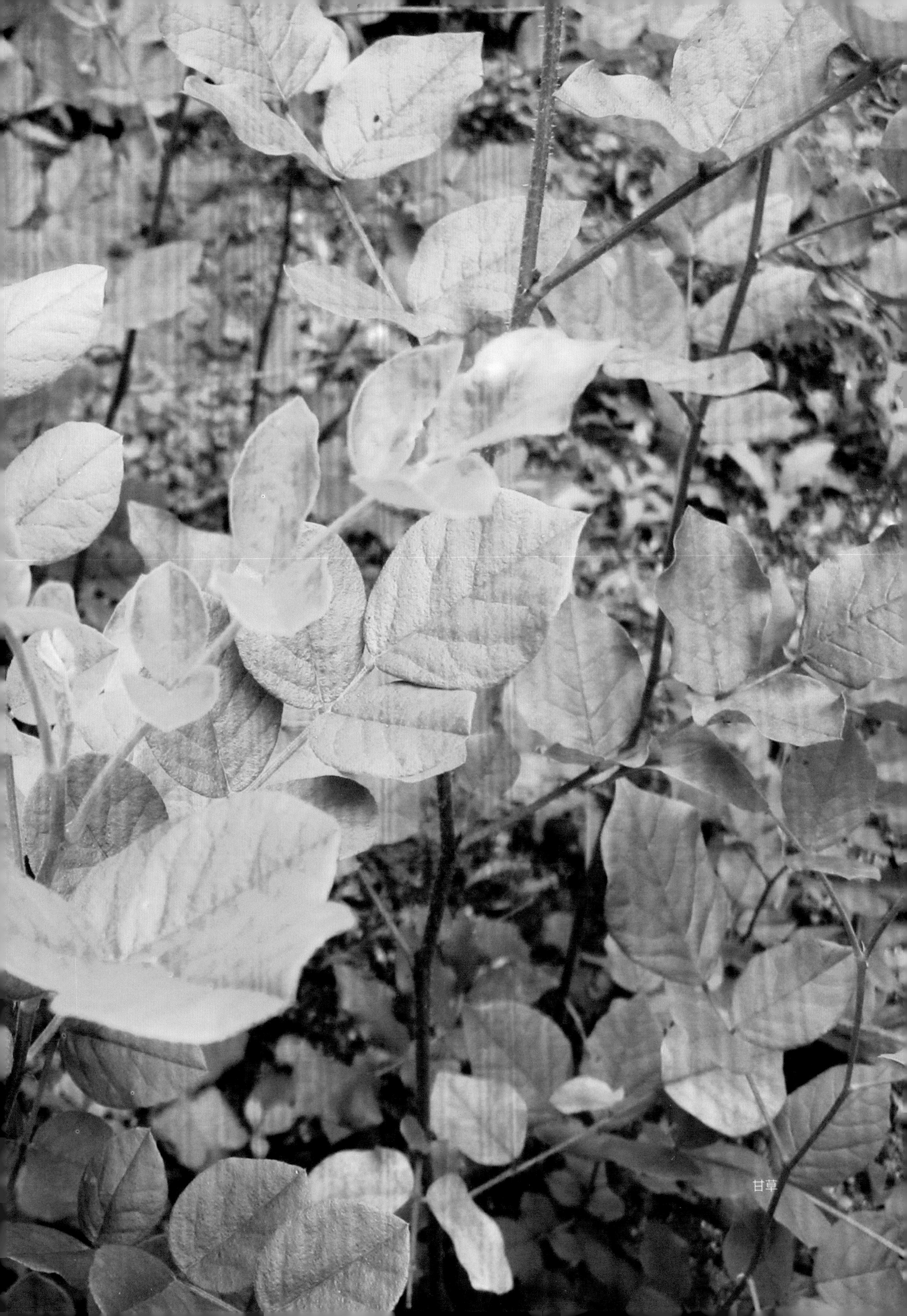

甘草

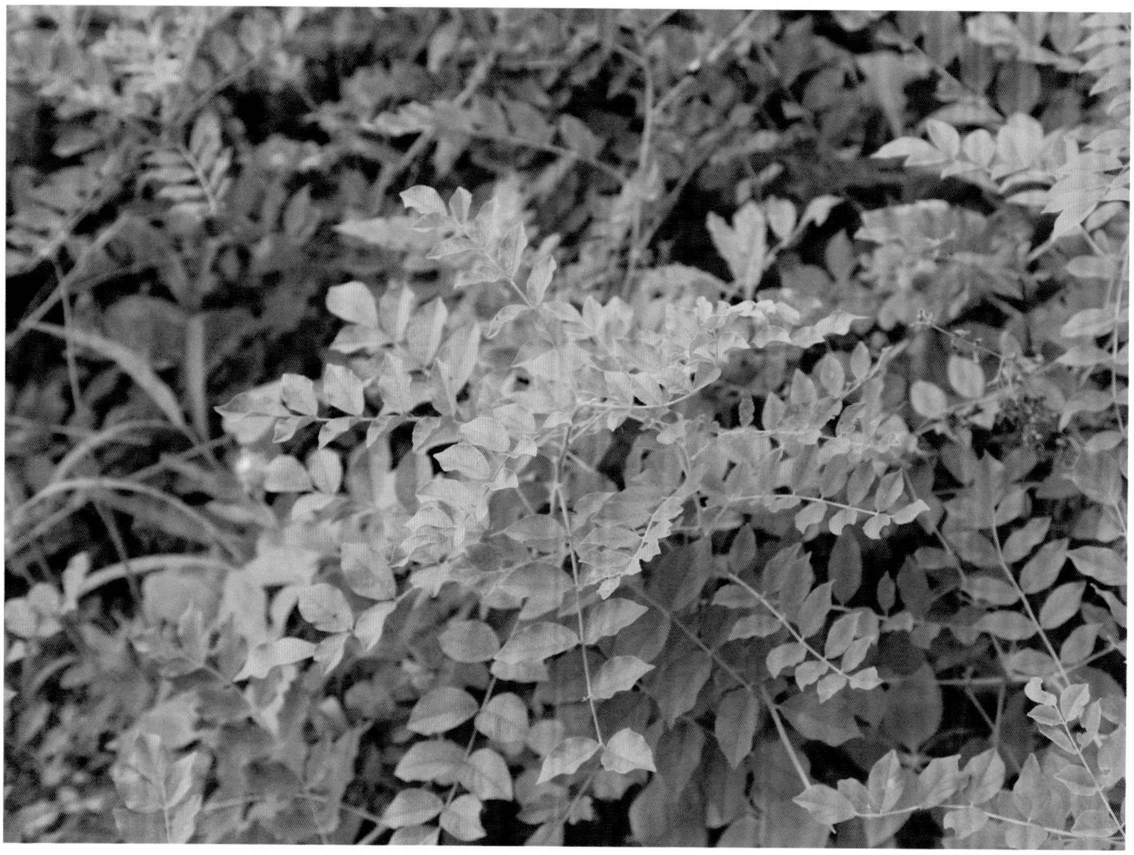

甘草

## 识别特征

多年生草本植物，高 30 ~ 80 cm，根茎多横走，主根甚发达。外皮红棕色或暗棕色。茎直立，有白色短毛和刺毛状腺体。奇数羽状复叶互生，小叶 7 ~ 17 对，卵状椭圆形，全缘，两面被短毛及腺体。总状花序腋生，花密集。花萼钟状，外被短毛或刺状腺体，花冠蝶形，紫红色或蓝紫色。荚果扁平，呈镰刀形或环状弯曲，外面密被刺状腺毛，种子扁卵圆形，褐色。花期 6—8 月，果期 7—10 月。

## 生境分布

生长于干旱、半干旱的荒漠草原及沙漠边缘和黄土丘陵地带。分布于内蒙古、山西、甘肃、新疆等省区。

## 采收加工

春、秋二季均可采挖，但以春季为佳。将挖取的根和根茎，切去茎基的幼芽串条、枝杈、须根，洗净。截成适当的长短段，按粗细、大小分等，晒至半干，打成小捆，再晒至全干，去掉栓皮者，称“粉甘草”。

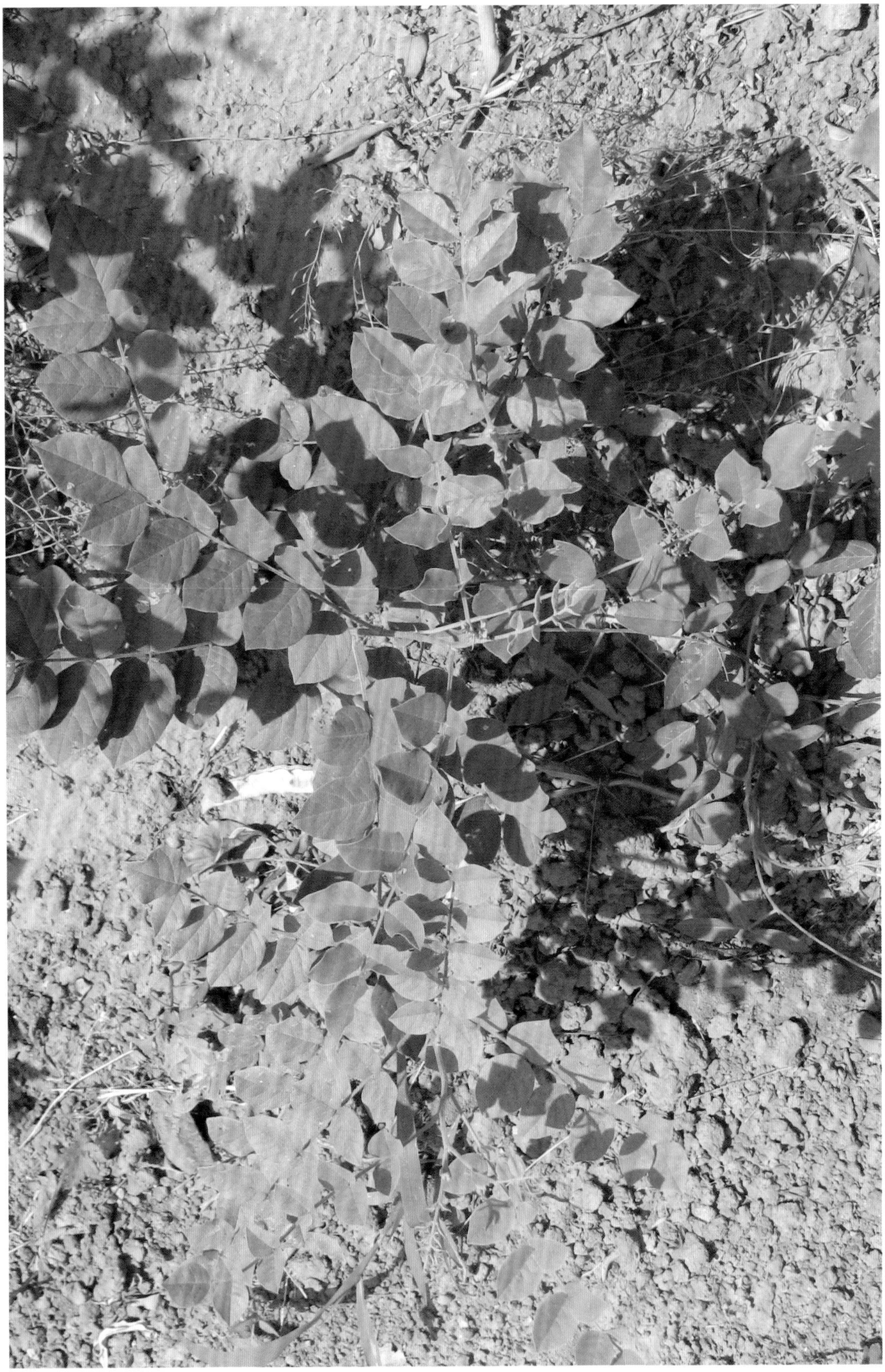

甘草

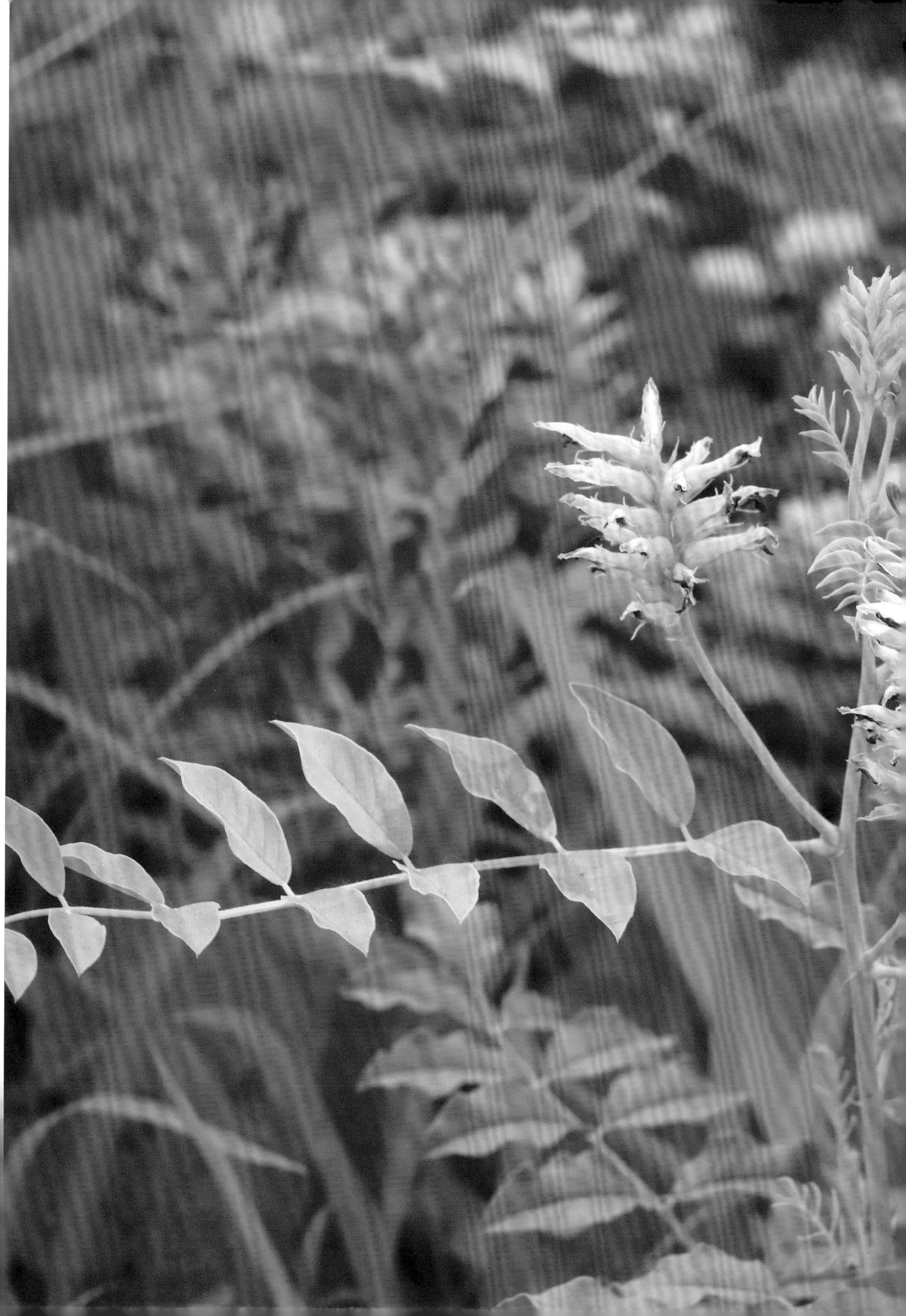

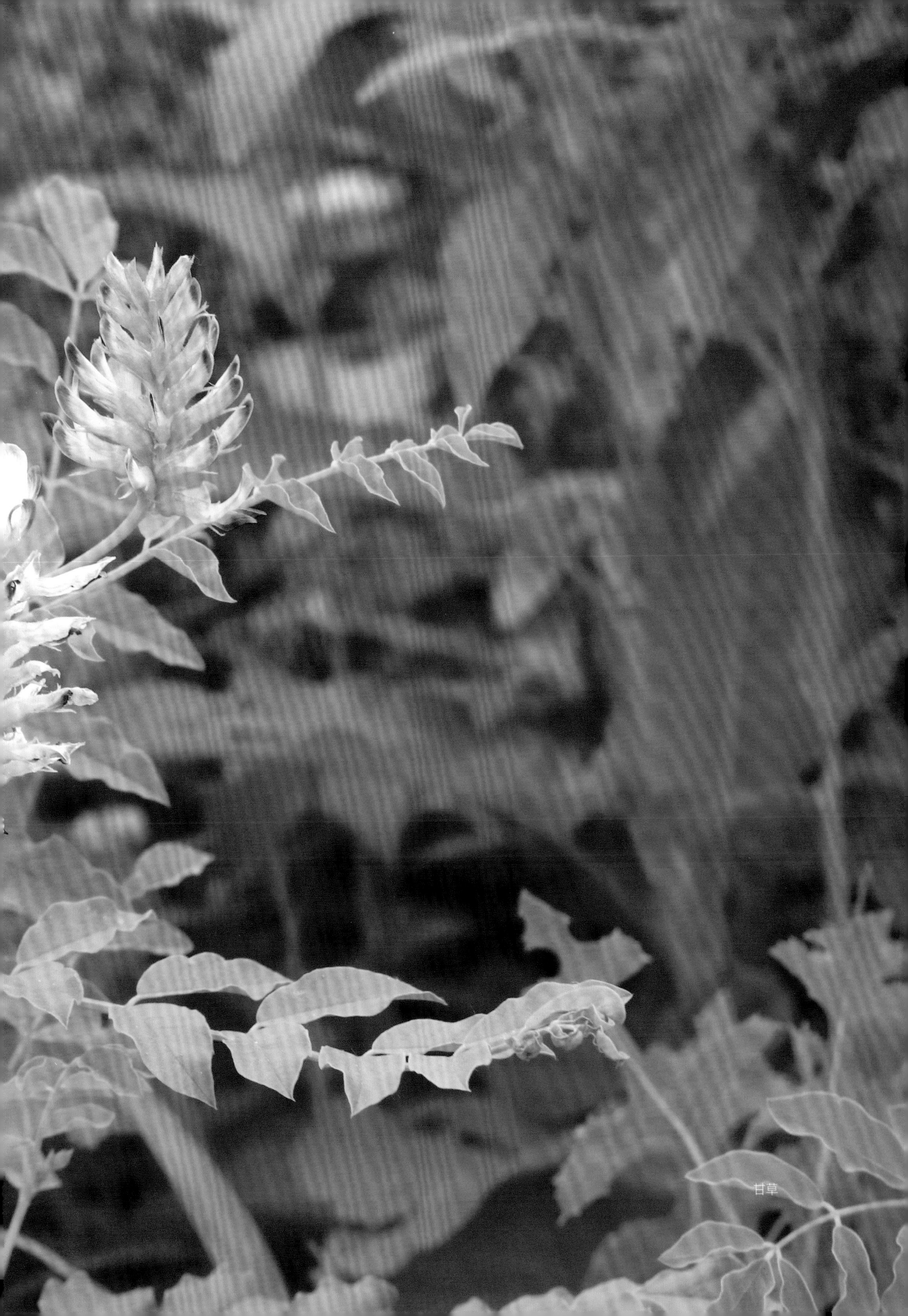
甘草

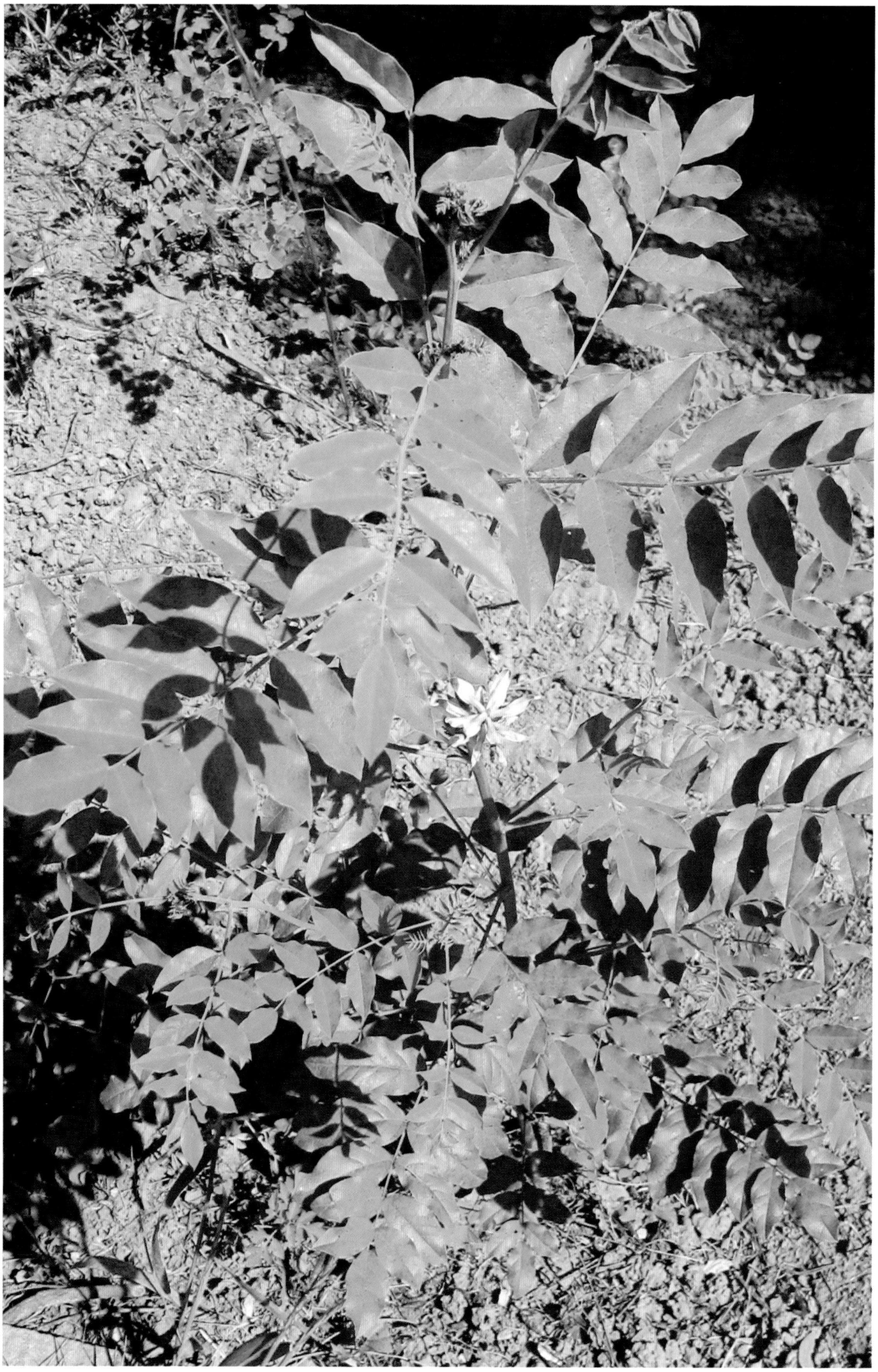

甘草

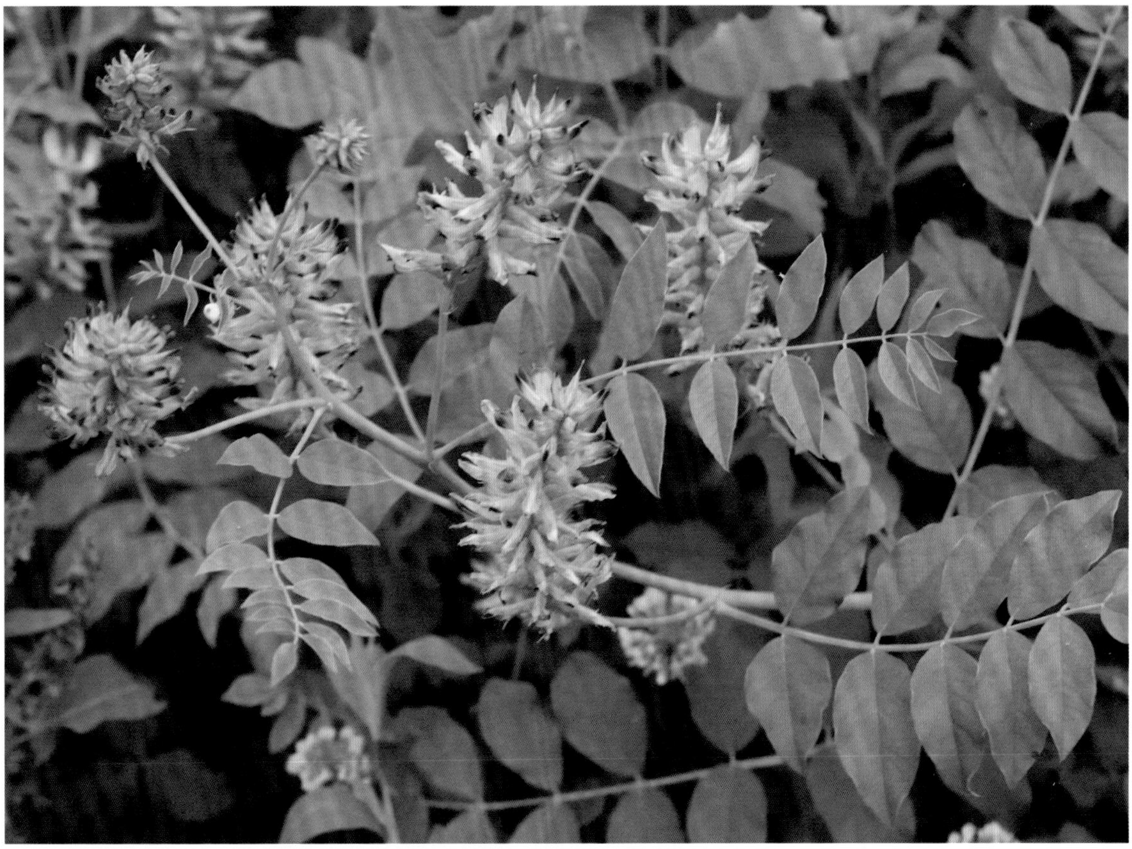

甘草

## 药材鉴别

本品为类圆形或椭圆形厚片，或斜片。表面黄白色，略显纤维性，中间有一较明显的棕色环纹及放射状纹理，有裂隙。周边棕红色、棕色或灰棕色，粗糙，具纵皱纹。质坚，有粉性。气微，味甘而特殊。粉甘草表面淡黄色，显菊花纹，周边光洁，有刀削痕迹，质坚实，粉性，气味同甘草。

## 功效主治

补脾益气，祛痰止咳，清热解毒，缓急止痛，调和诸药。本品甘平，为治脾胃要药。生用偏凉，能清热解毒，祛痰止咳；炙用偏温，能补中益气。其甘缓之性又可缓急止痛，调和药性。

## 药理作用

本品具有盐皮质激素及糖皮质激素样作用。有抗炎、抗变态反应作用，还有抗消化道溃疡作用及解毒、解痉作用。

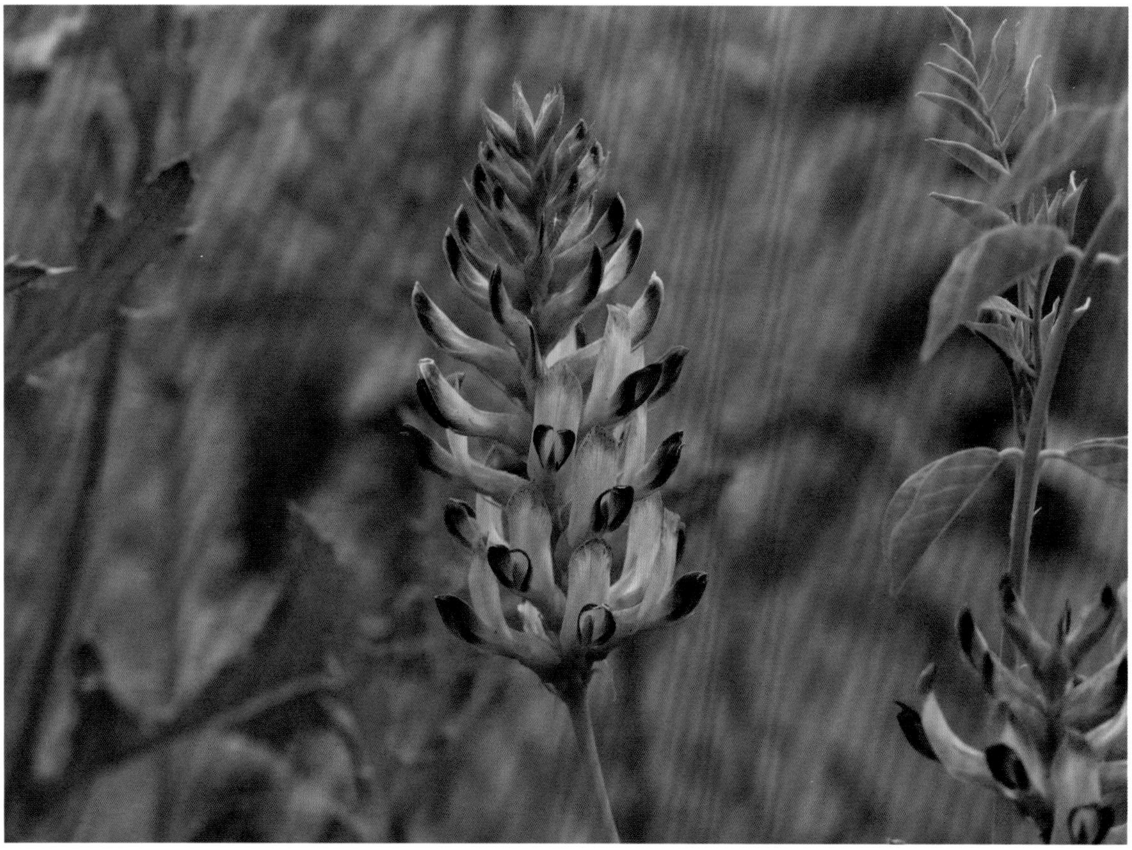

甘草

## 用法用量

内服：3 ~ 10 g，煎服。生用：清热解毒。炙用：补中益气。

## 民族药方

**1．消化性溃疡** 甘草粉适量。口服，每次 3 ~ 5 g，每日 3 次。

**2．原发性血小板减少性紫癜** 甘草 12 ~ 20 g。水煎服，早、晚分服。

**3．室性早搏** 生甘草、炙甘草、泽泻各 30 g。水煎服，每日 2 剂，早、晚分服。

**4．肺结核** 甘草 50 g。每日 1 剂，煎汁，分 3 次服。

**5．胃和十二指肠溃疡** 甘草、海螵蛸各 15 g，白术、延胡索各 9 g，白芍 12 g，党参 10 g。水煎服。

**6．癔症** 甘草 25 g，大枣 50 g，浮小麦 20 g。水煎服。

**7．暑热烦渴** 甘草 5 g，西瓜皮 50 g，滑石 30 g。水煎服。

**8．变应性鼻炎** 甘草 8 g，乌梅、柴胡、防风、五味子各 12 g。水煎取药汁，每次饮用时加 15 g 蜂蜜，每日 1 剂，分 2 次服。

**9．流行性感冒** 甘草 15 g，绵马贯众、板蓝根各 30 g。用开水冲泡，代茶饮用，每日 1 剂，不拘时频饮。

**10．急性咽炎** 甘草 3 g，桔梗 6 g，葱白 2 根。将桔梗、甘草放入适量清水中煎煮 6 分钟，再放入葱白，焖 2 分钟，即成。趁热服用，早、晚各 1 次。

**11．肺腑血热，胸背刺痛，咳嗽** 甘草 5 g，北沙参 25 g，紫草茸 14 g，拳参 7.5 g。制成煮散剂，水煎服，每次 3 ~ 5 g，每日 1 ~ 3 次。

**12．陈旧性肺热，肺脓肿，气管病** 甘草 15 g，沙棘 30 g，葡萄干 20 g，栀子 10 g，木香 25 g。制成散剂，温开水送服，每次 1.5 ~ 3.0 g，每日 1 ~ 3 次。

## 使用注意

恶心呕吐者忌用。各种水肿、肾病、高血压、低血钾、充血性心力衰竭者不宜服。不宜与洋地黄、利尿药、水杨酸、硫酰尿类降血糖药合用。

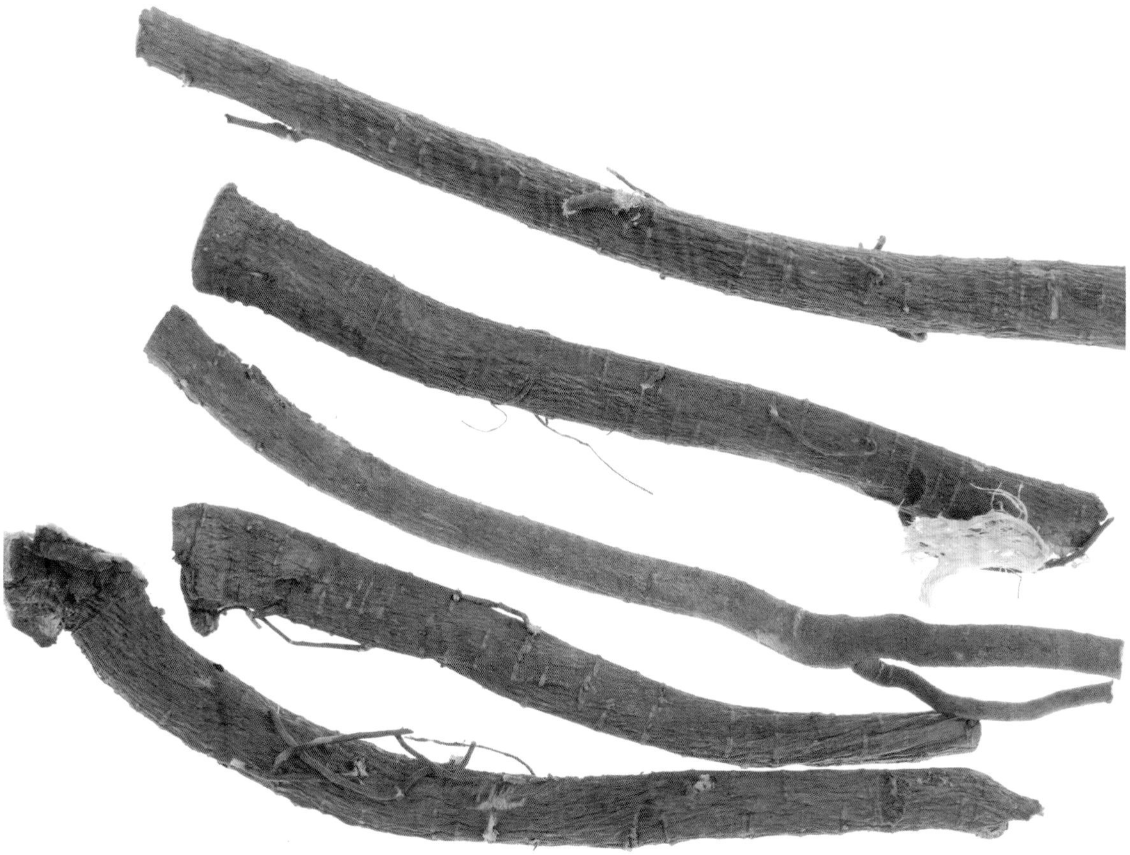

甘草药材

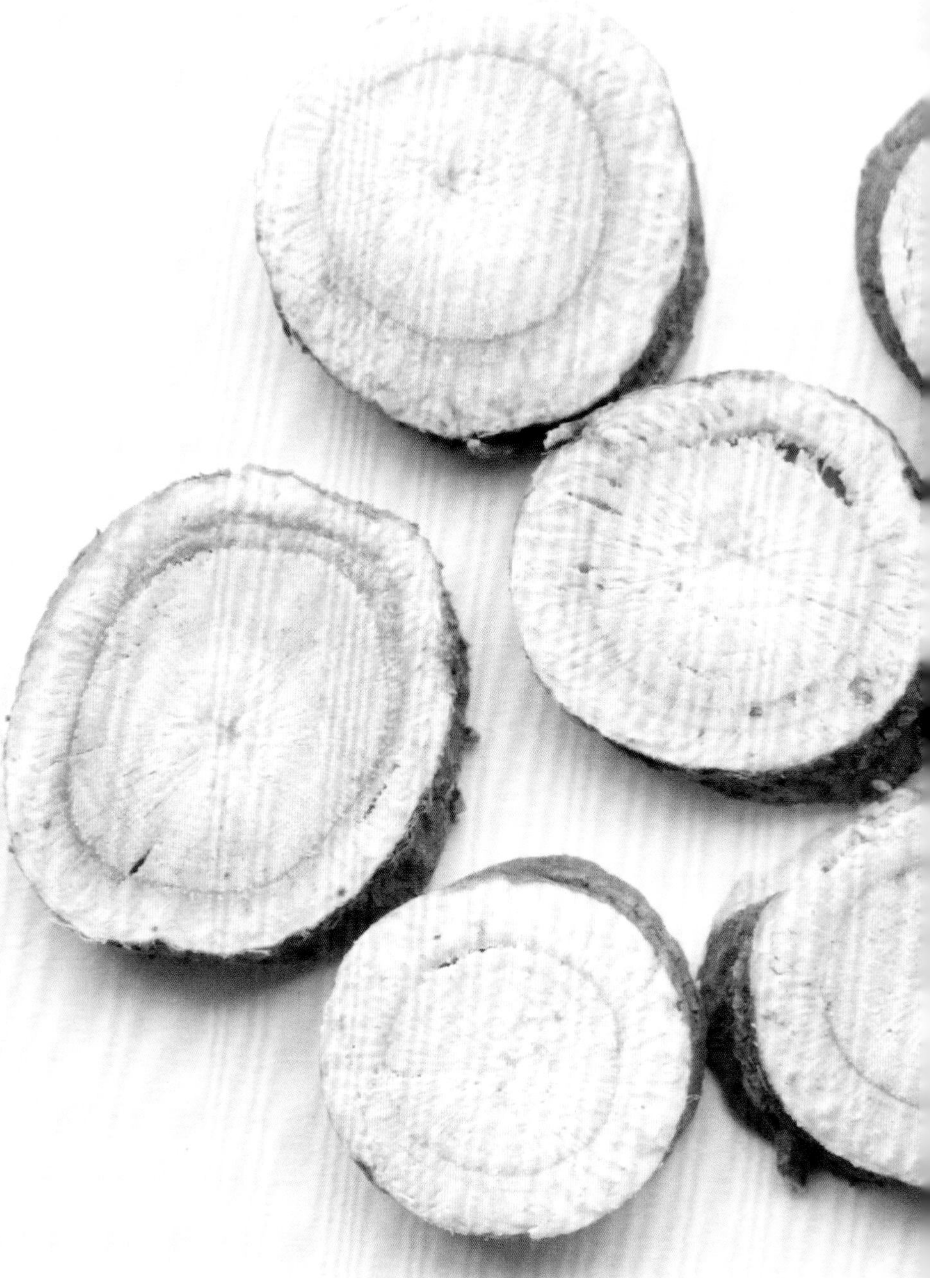

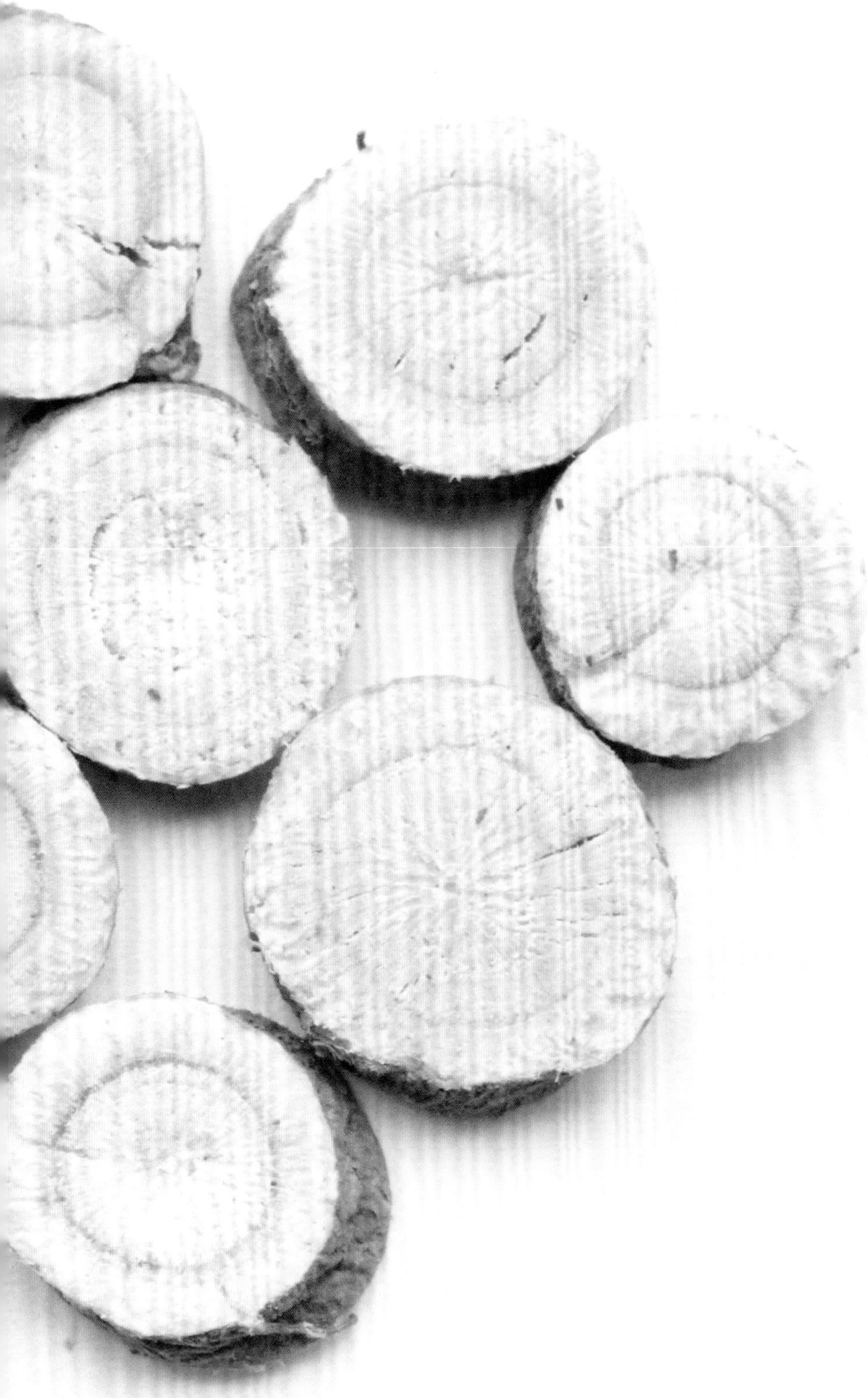

甘草饮片

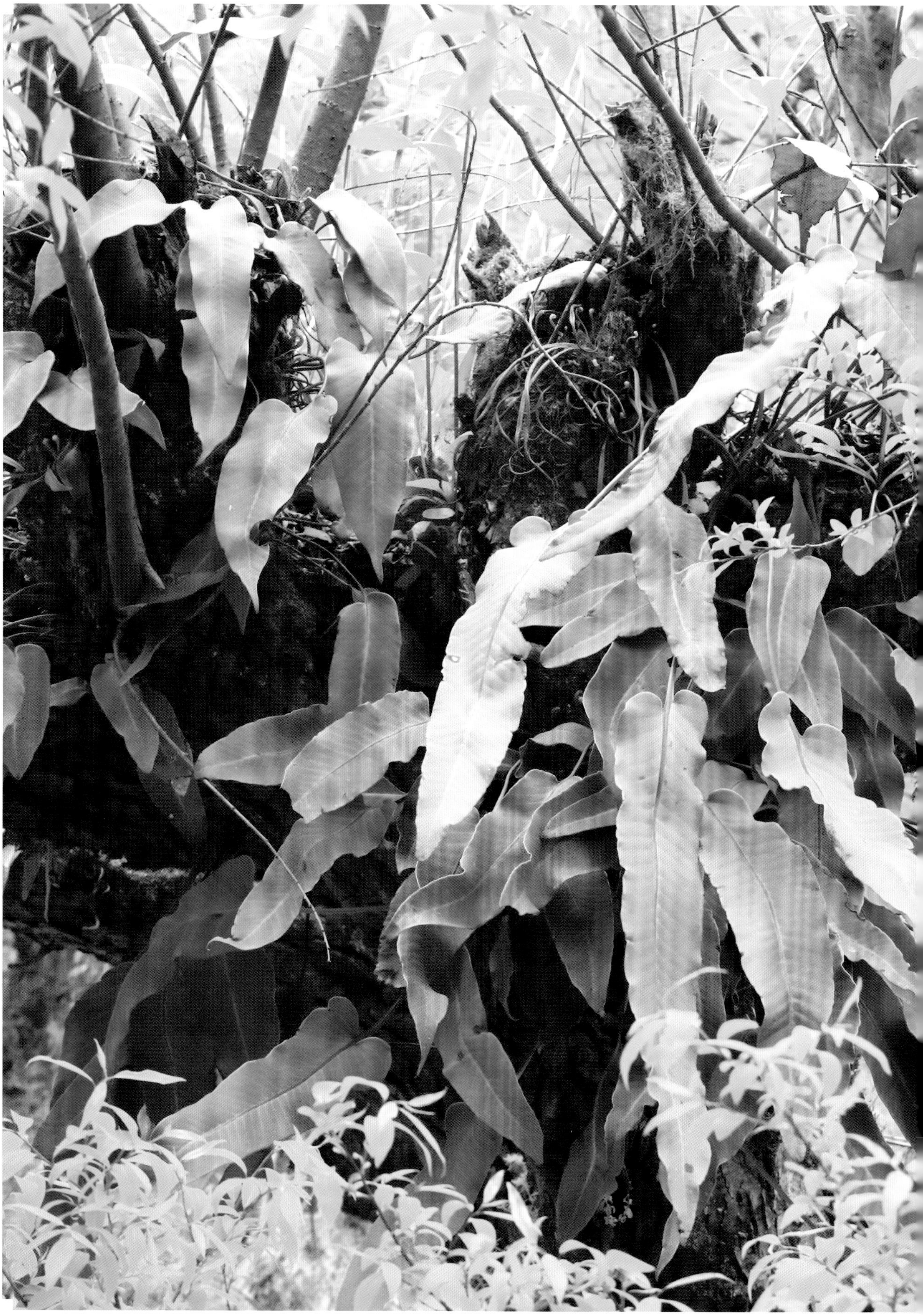

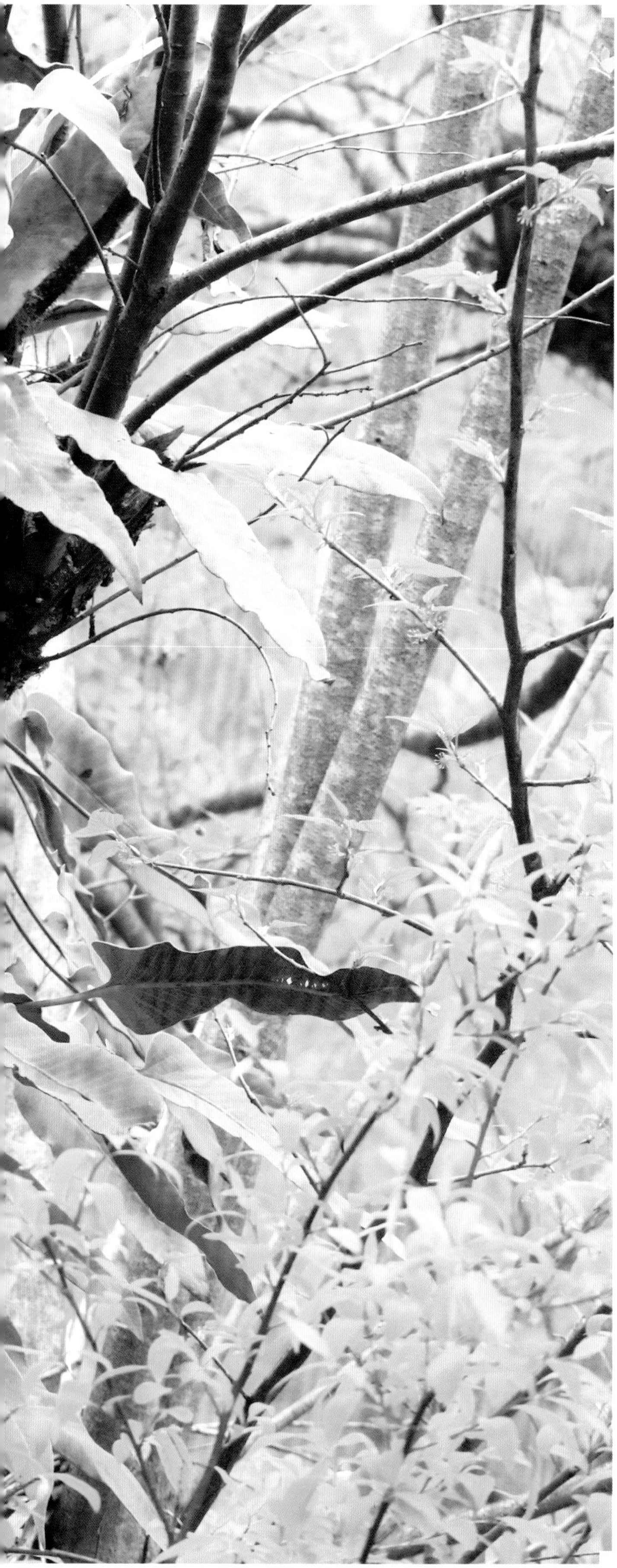

# 石韦

【蒙药名】哈担。

【别　名】大石韦、巴日格佰、拉西雅纳。

【来　源】本品为水龙骨科植物庐山石韦 *Pyrrosia sheareri*（Bak.）Ching 的全草。

【性味归经】味苦，性寒。归热经。

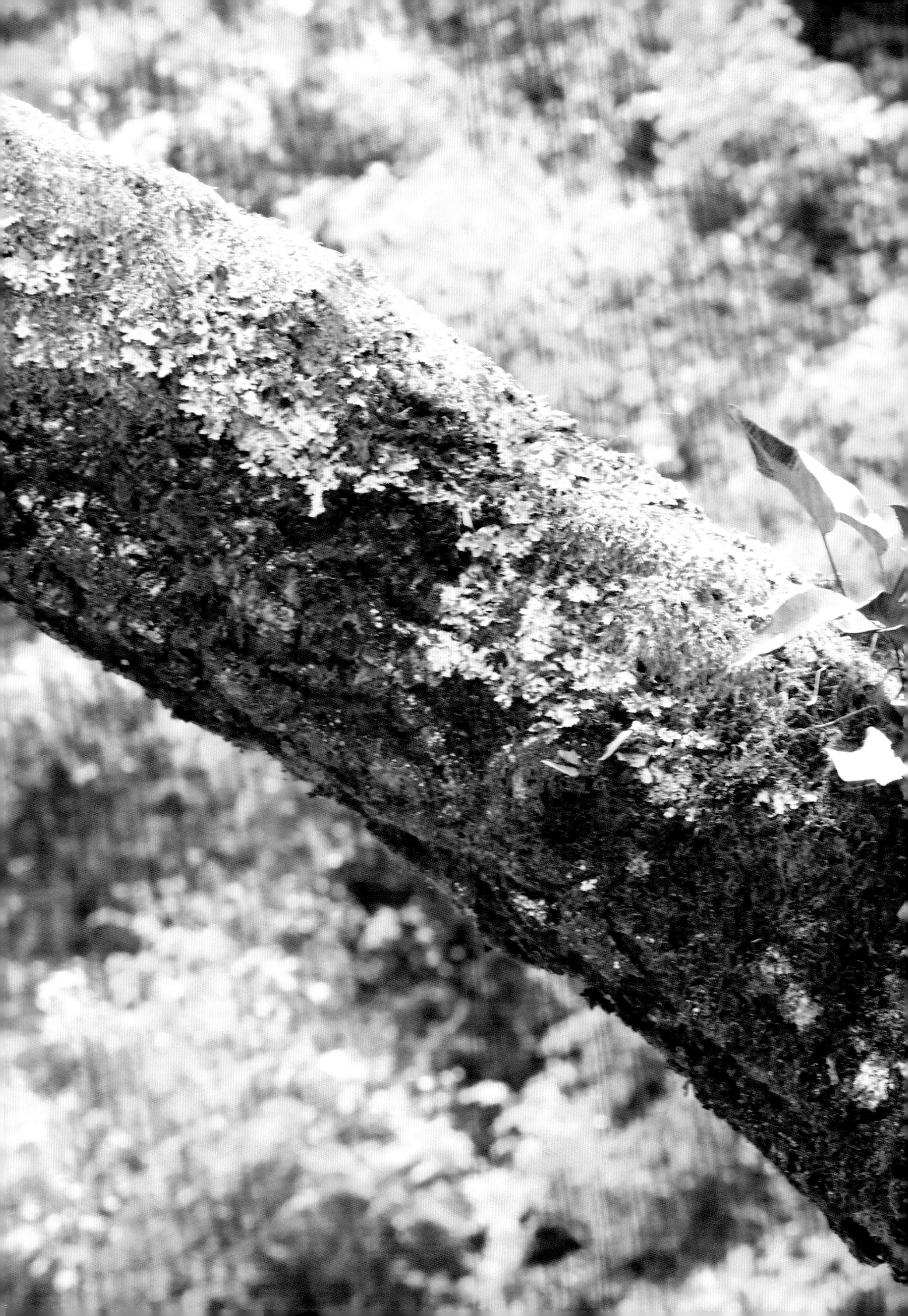

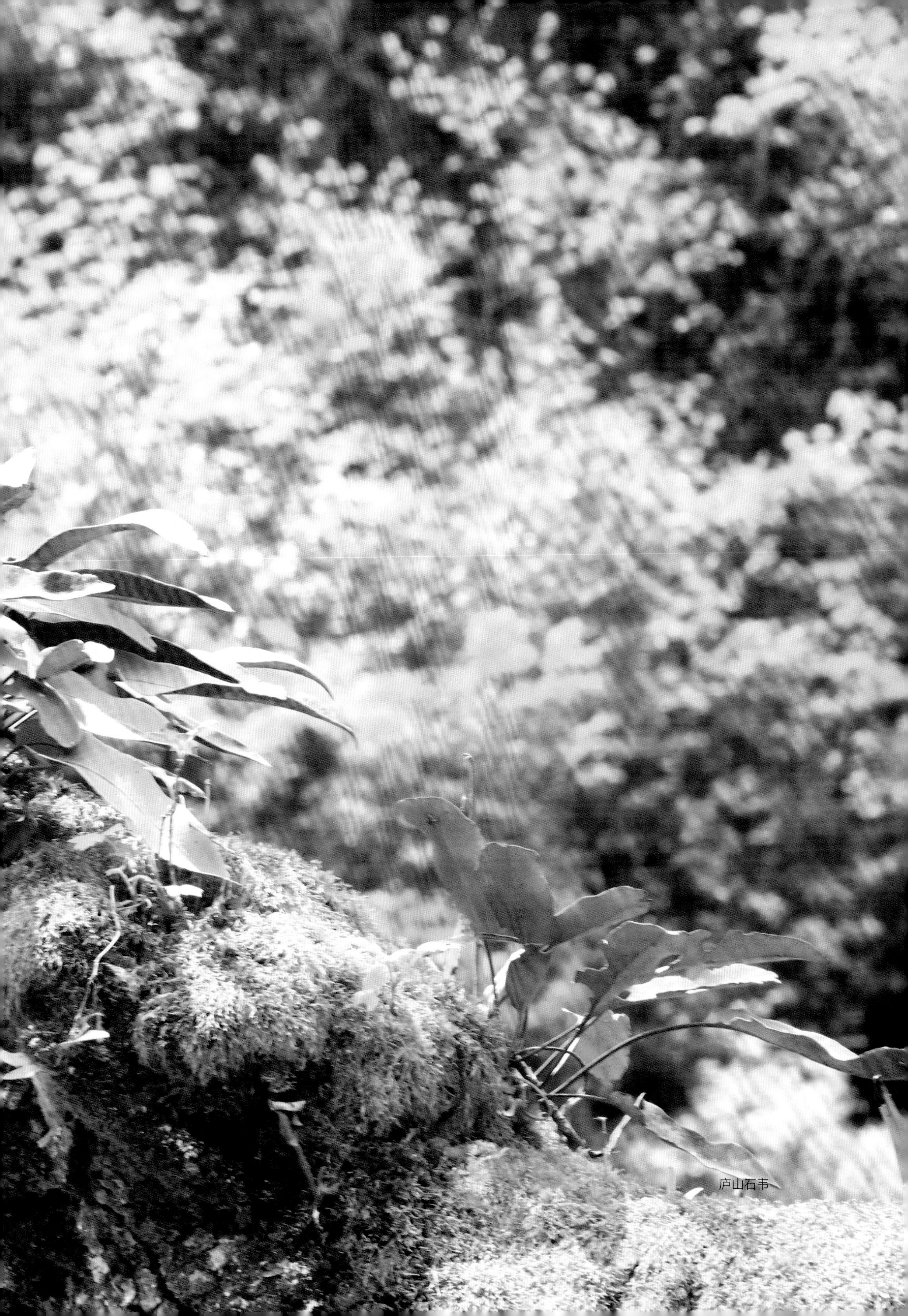

庐山石韦

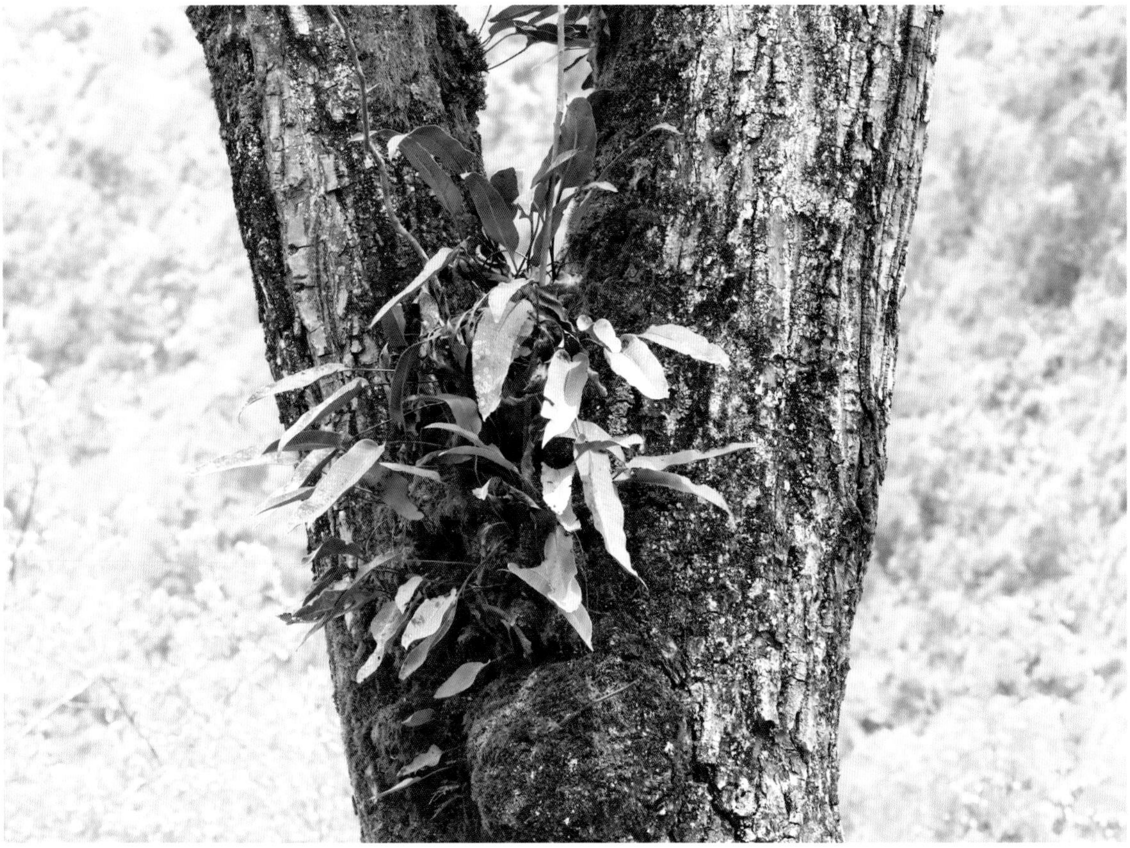

庐山石韦

## 识别特征

多年生草本植物，植株高 20 ~ 60 cm。根状茎横生，密被披针形鳞片，边缘有锯齿。叶簇生，叶柄粗壮，长 10 ~ 30 cm，以关节着生于根状茎上；叶片坚革质，阔披针形，长 20 ~ 40 cm，宽 3 ~ 5 cm，向顶部渐狭，锐尖头。基部稍变宽，为不等圆耳形或心形，不下延；侧脉两面略下凹。孢子囊群小，散生在叶的下面，淡褐色或深褐色，在侧脉间排成多行；无囊群盖。

## 生境分布

生长于海拔 500 ~ 2200 m 的岩石或树干上。分布于中南、西南及安徽、浙江、江西、福建、台湾等省区。

## 采收加工

全年均可采收，洗净，晒干。

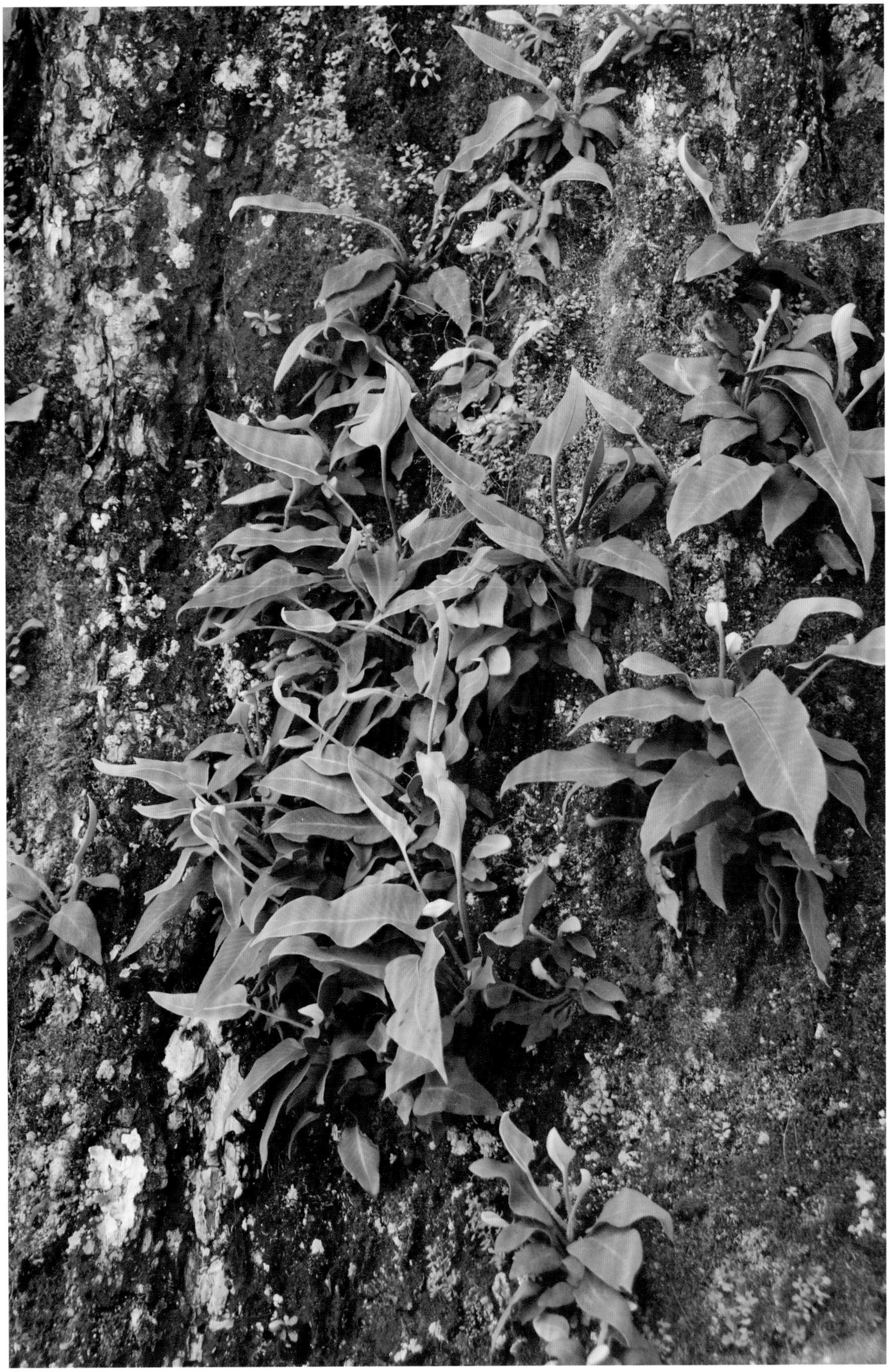

庐山石韦

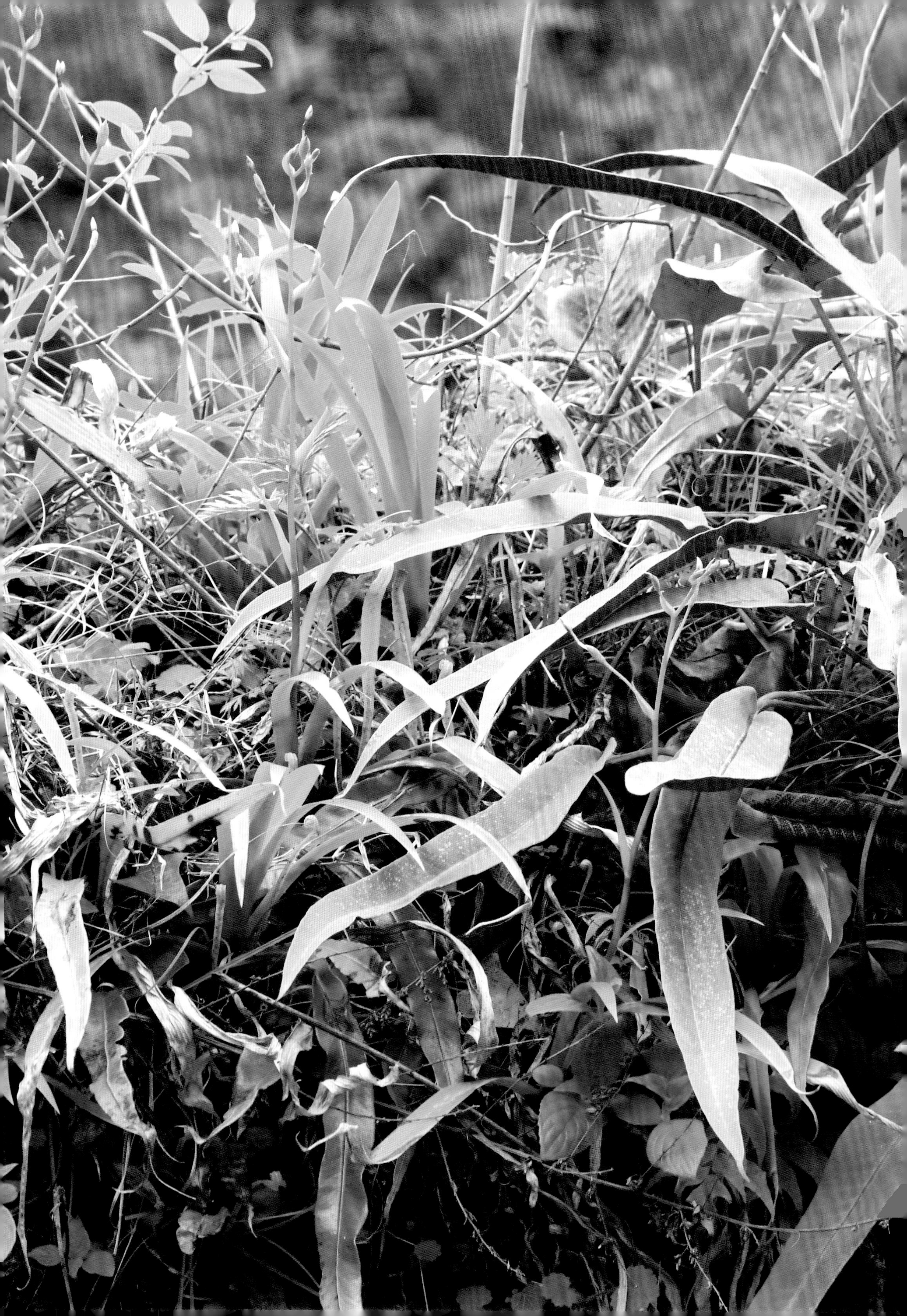

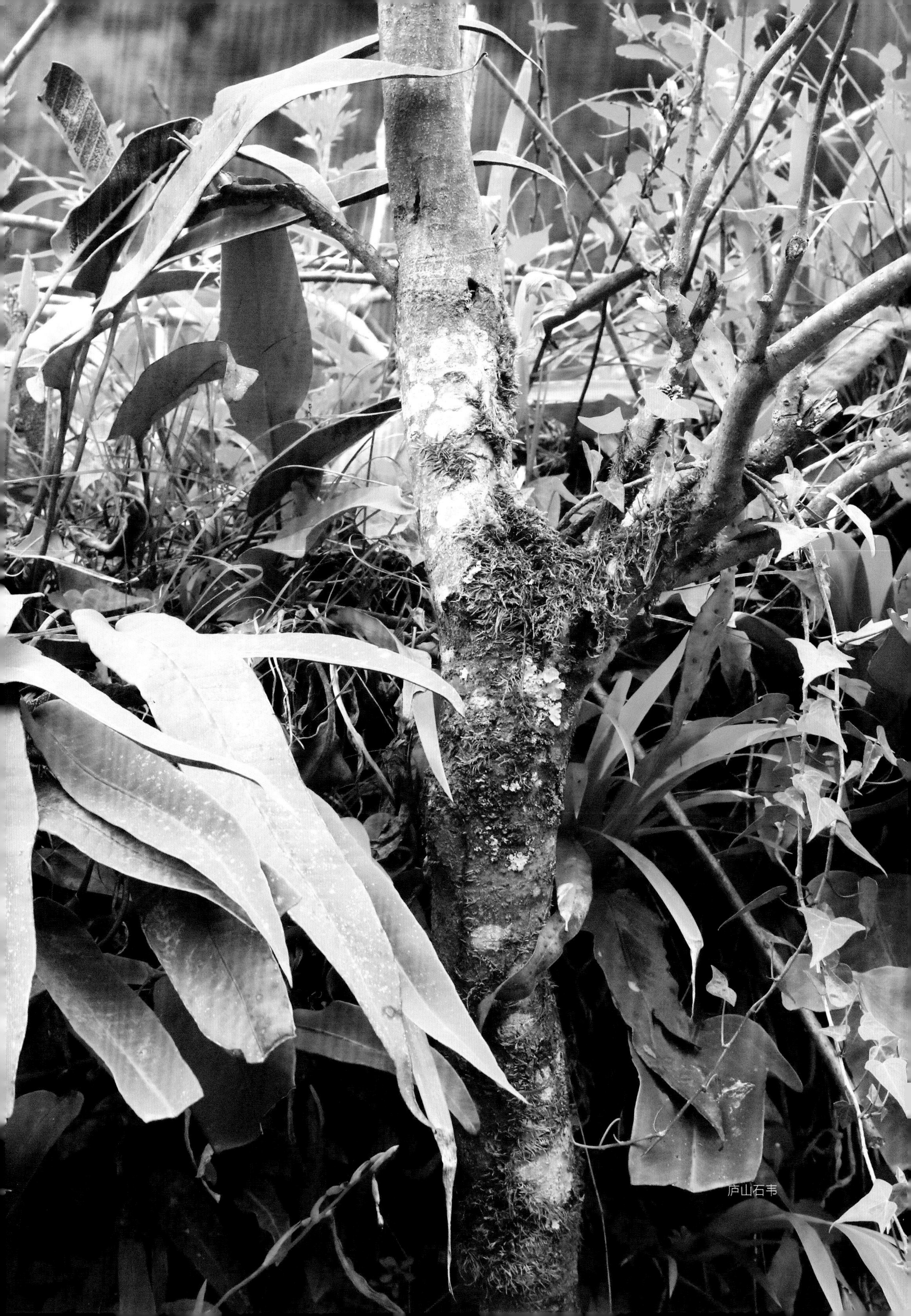

庐山石韦

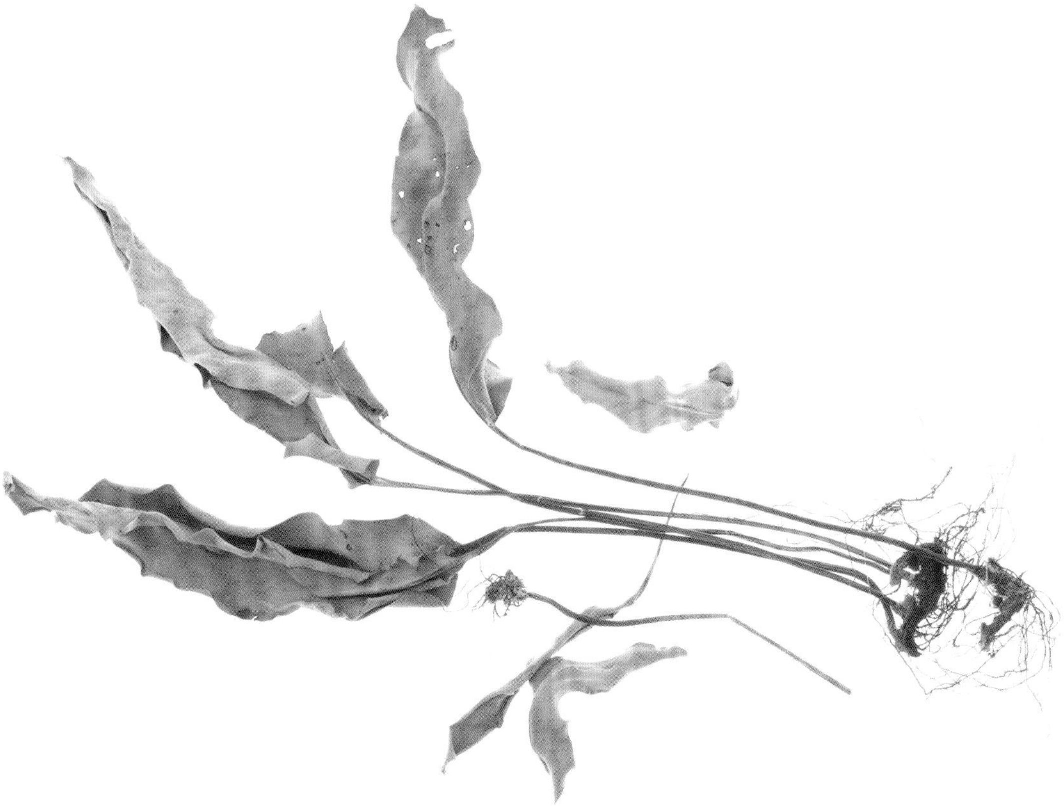

石韦药材

## 药材鉴别

叶线型，坚革质。叶片阔披针形，长 20 ~ 40 cm，宽 3 ~ 5 cm，先端渐尖，基部呈耳状偏斜形，全缘；上表面黄绿色或黄棕色，有黑色凹点，下表面密布短阔的星状毛。孢子囊群呈星点状，在侧脉间排列成行。叶柄粗壮，长 10 ~ 30 cm，直径 3 ~ 5 mm。

## 功效主治

利水通淋，清肺化痰，凉血止血。主治淋病、水肿、小便不利、痰热咳嗽、咯血、吐血、崩漏及外伤出血。

## 用法用量

内服：煎汤，9 ~ 15 g；或研末。外用：适量，研末涂敷。

## 民族药方

**1．尿结石**　石韦 15 g，金钱草 25 g，海金沙 30 g。水煎服。

**2．腹泻**　石韦 20 g，金钱草 15 g。水煎服。

**3．肾炎性水肿**　石韦、凤尾草各 30 g。煨水服。

**4．淋浊尿血**　石韦、猪鬃草、连钱草各 15 g。煨水服。

**5．劳伤咳嗽**　石韦、山姜、淫羊藿、岩豇豆、岩白菜、刺梨根各 9 g。煨水服。

**6．急、慢性肾炎**　有柄石韦叶 20 片左右（相当于 2 ~ 3 g）。加水 500 ~ 1000 ml，每日 1 剂，水煎，分 2 次服；亦可用开水浸泡当茶饮；或制成片剂，每片含生药 0.5 g，每次 2 ~ 3 片，每日 3 次。

**7．尿路结石**　石韦、车前草各 30 ~ 60 g，生栀子 30 g，甘草 9 ~ 15 g。将上药置于大锅，加水 3000 ~ 3500 ml，煎 40 分钟左右，滤过后灌入热水瓶内，当茶饮。

**8．慢性气管炎**　石韦、冰糖各 30 g。先煎石韦 3 次，每次 1 小时，约 1500 ml 水煎至 500 ml，再放入冰糖，即成石韦糖浆剂。此为 1 日量，分 2 次服，病重者可增加 1 倍。

**9．疮疡**　石韦、酸模、磁石（制）、朱砂（制）各等份。制成散剂，外用，每日 1 ~ 2 次，取适量视病情用芝麻油调后敷于患处。

**10．月经淋漓不止，外伤性出血**　石韦、马勃、蜀葵、红花、牛胆各等份。制成水丸，温开水送服，每次 1 ~ 3 g，每日 1 ~ 2 次。

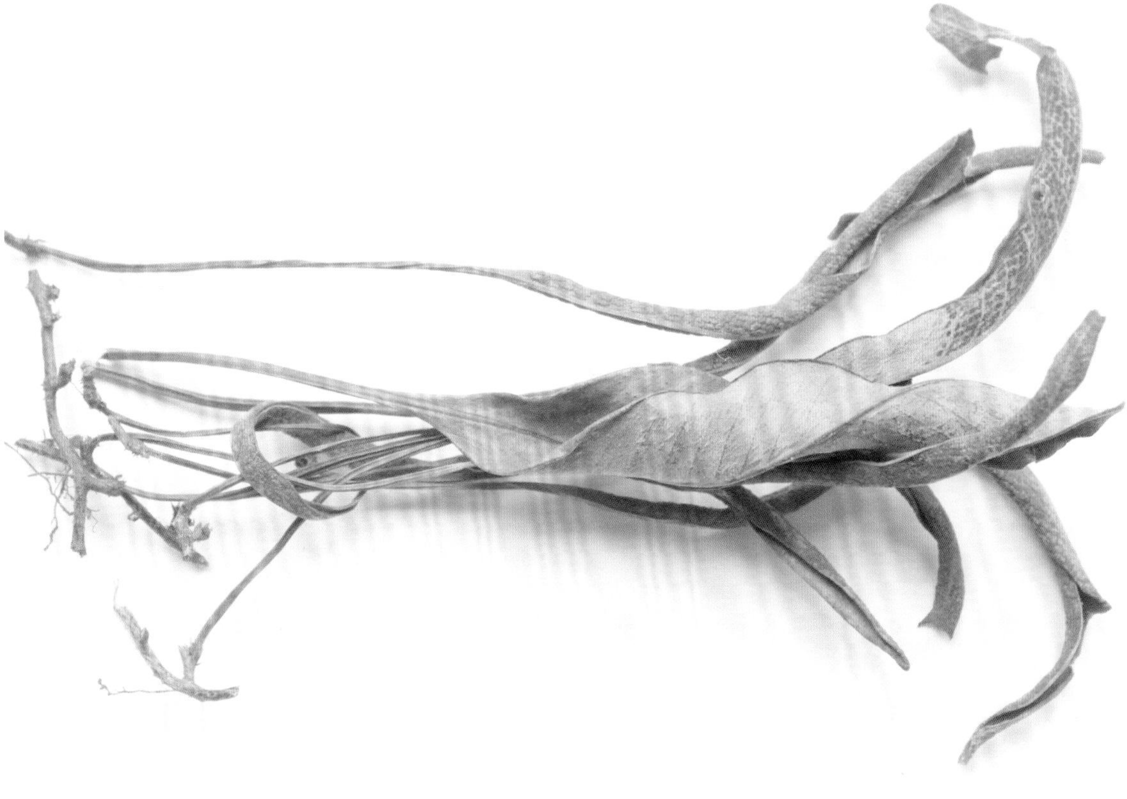

石韦药材

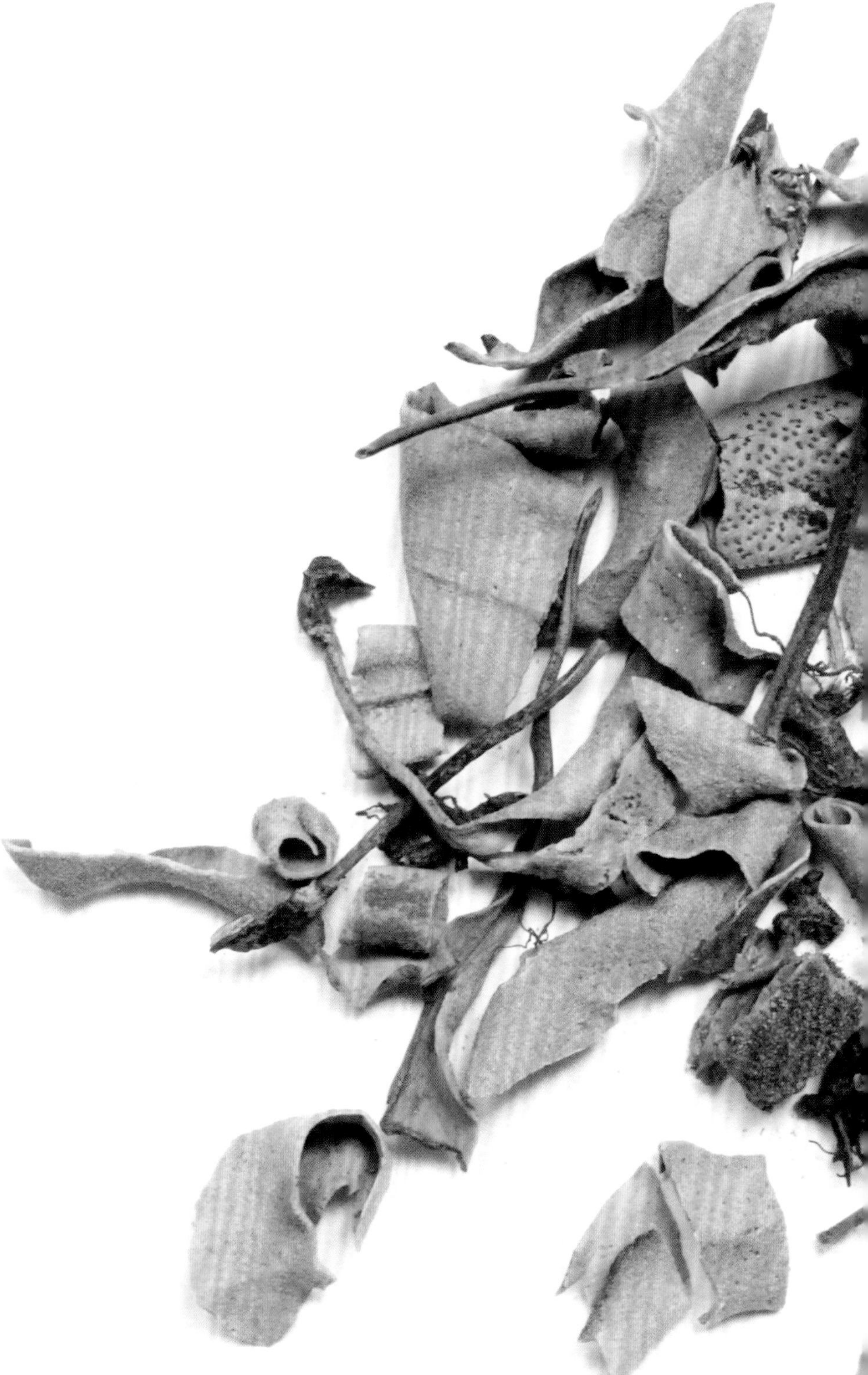

# 石韦

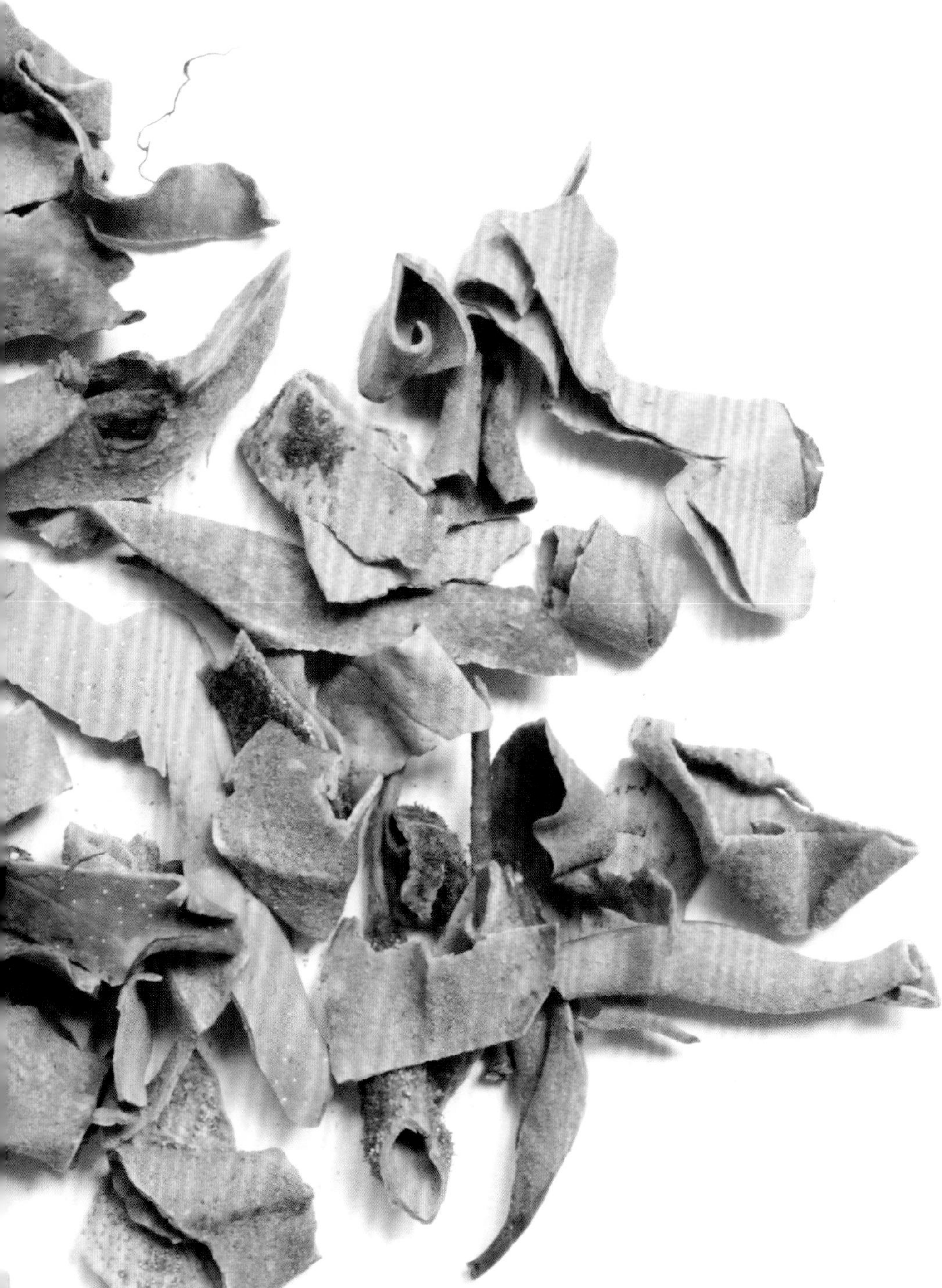

石韦饮片

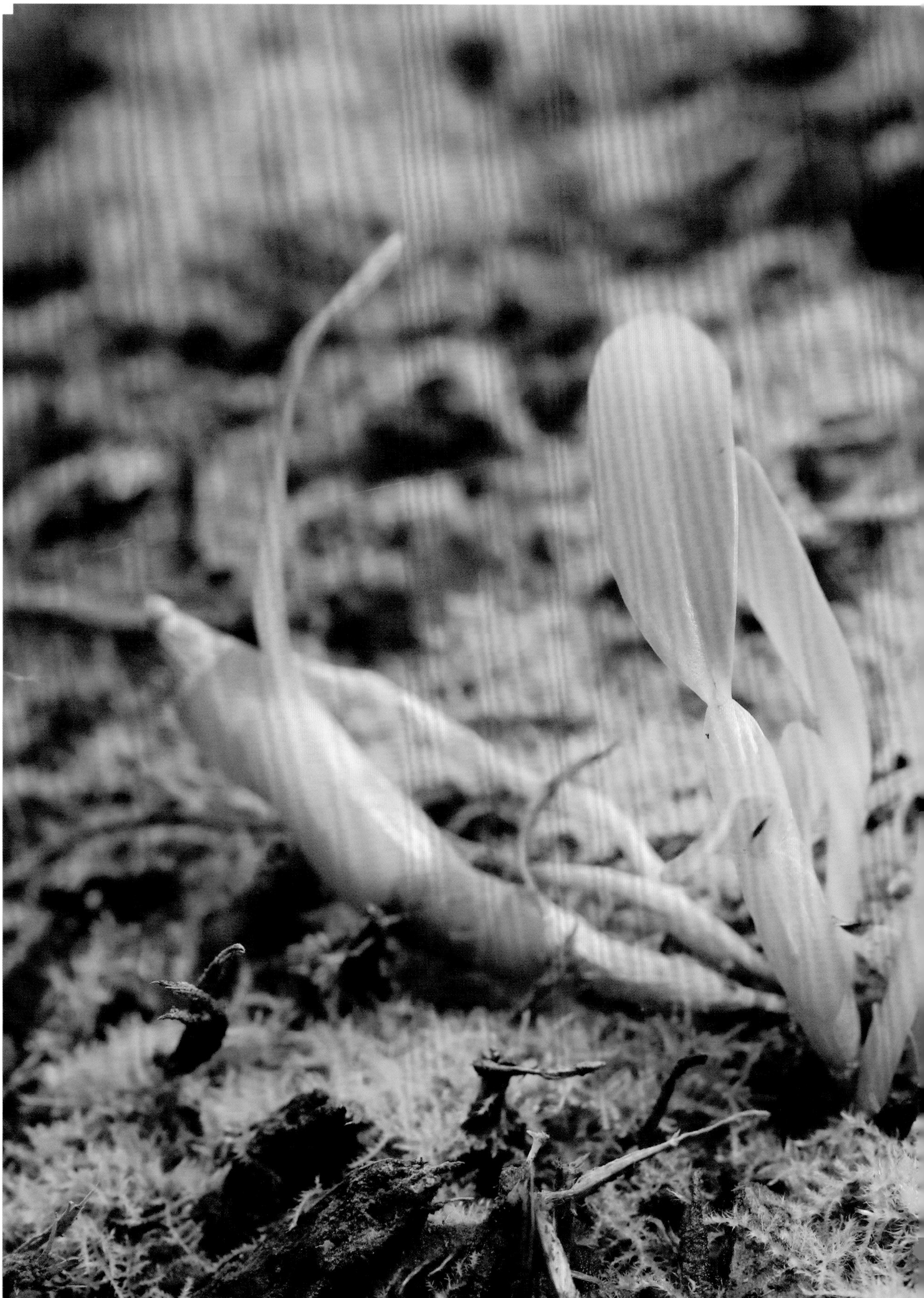

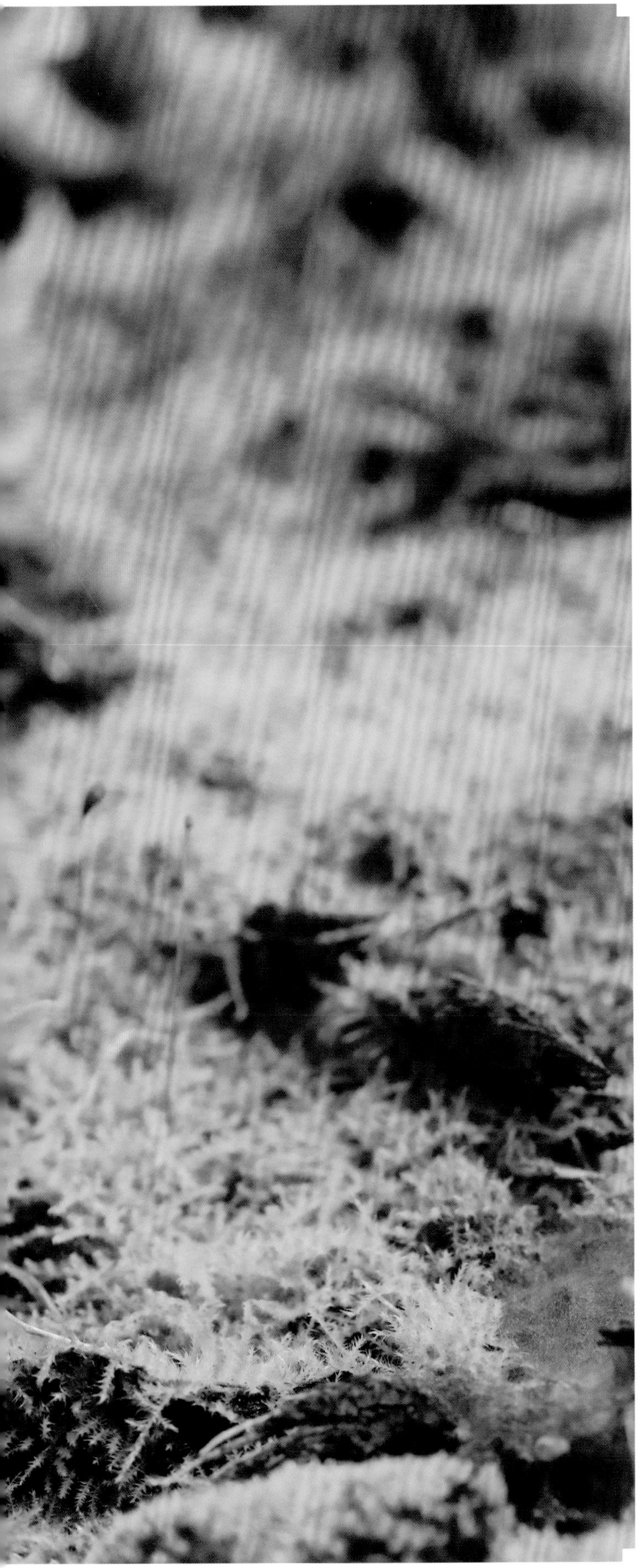

# 石斛

【蒙药名】苏格苏日。

【别　名】协日、扁草、吊兰花、布舍勒泽。

【来　源】本品为兰科植物金钗石斛 *Dendrobium nobile* Lindl. 等的新鲜或干燥茎。

【性味归经】味甘，性寒。归热经。

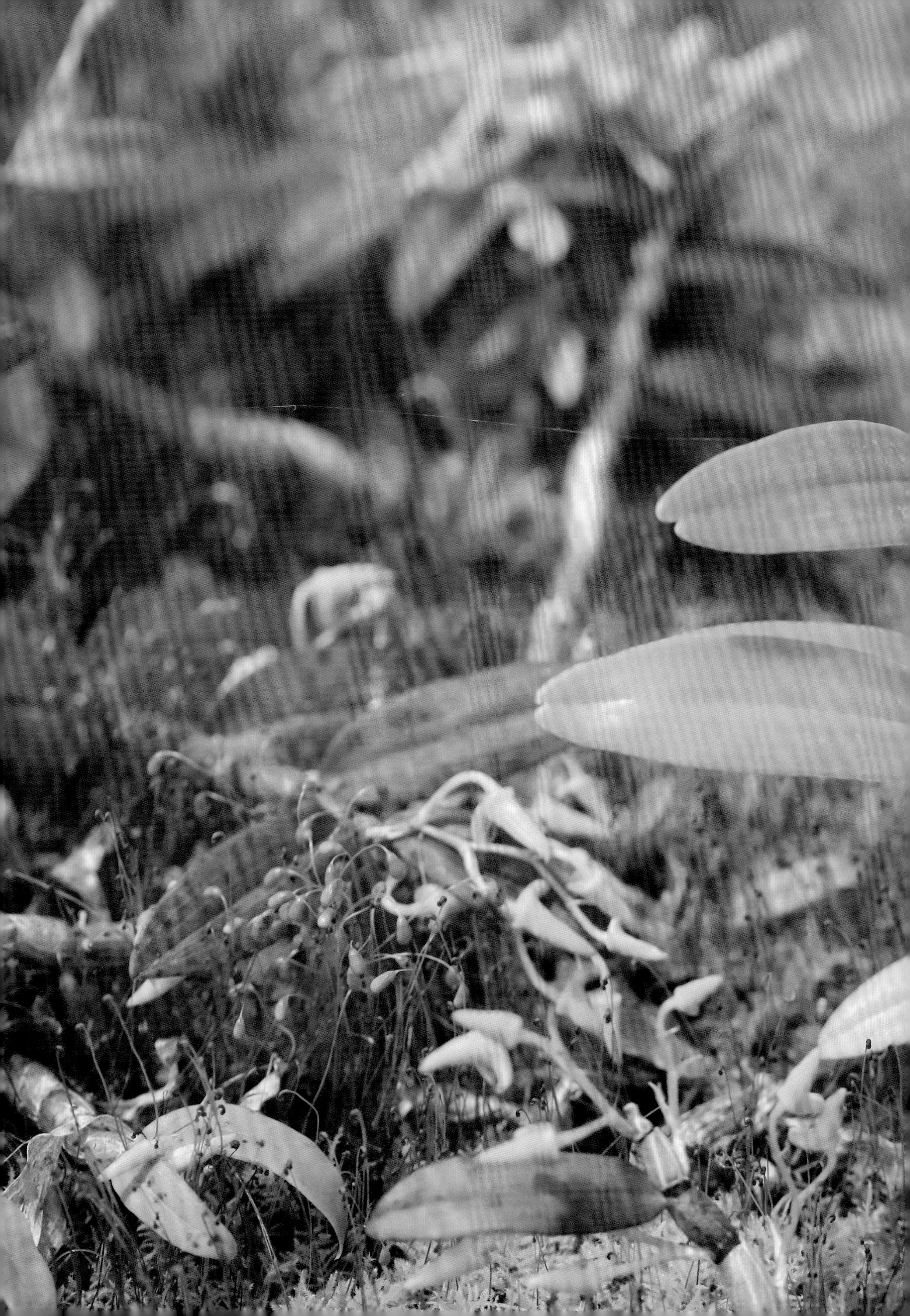

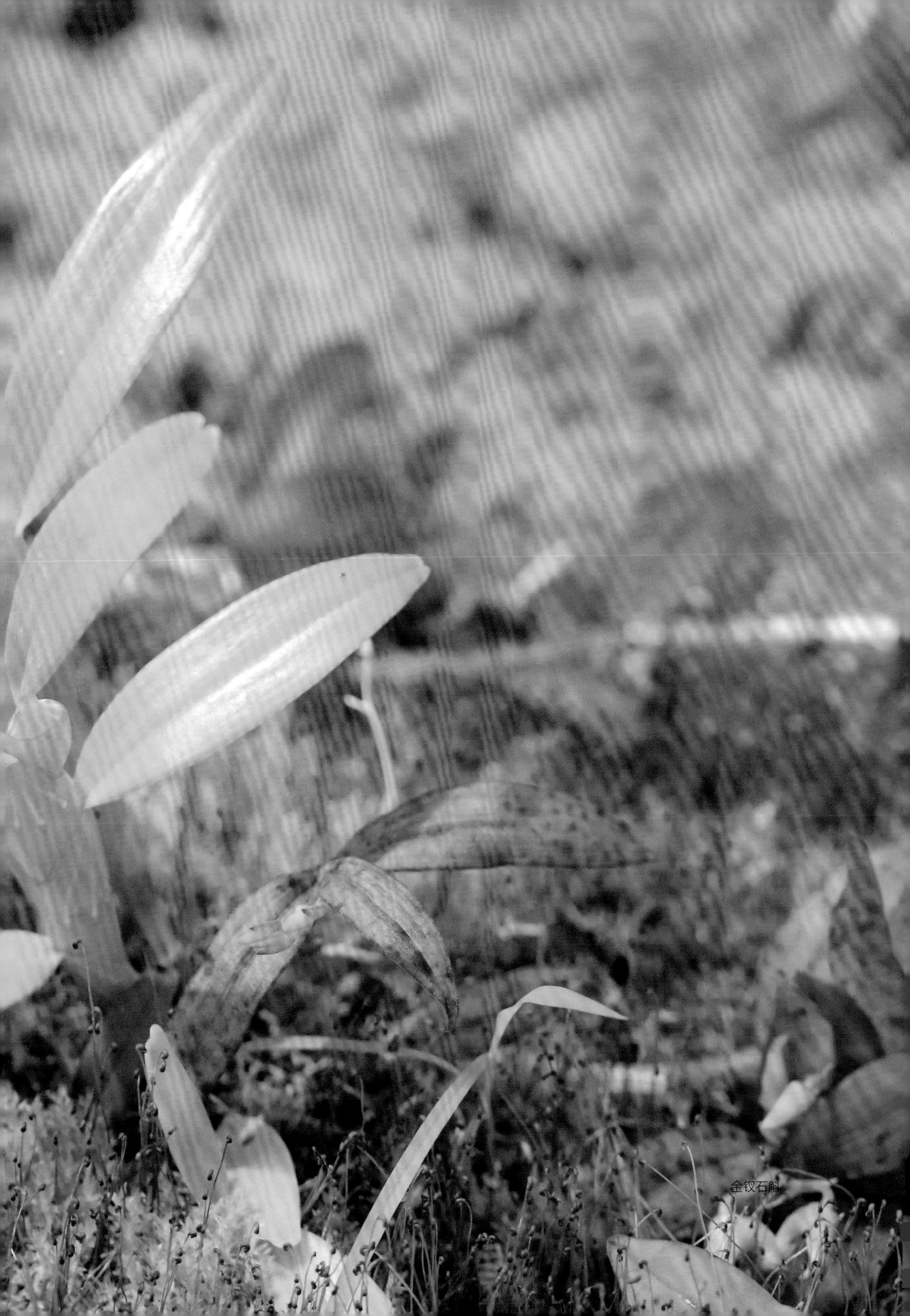

金钗石斛

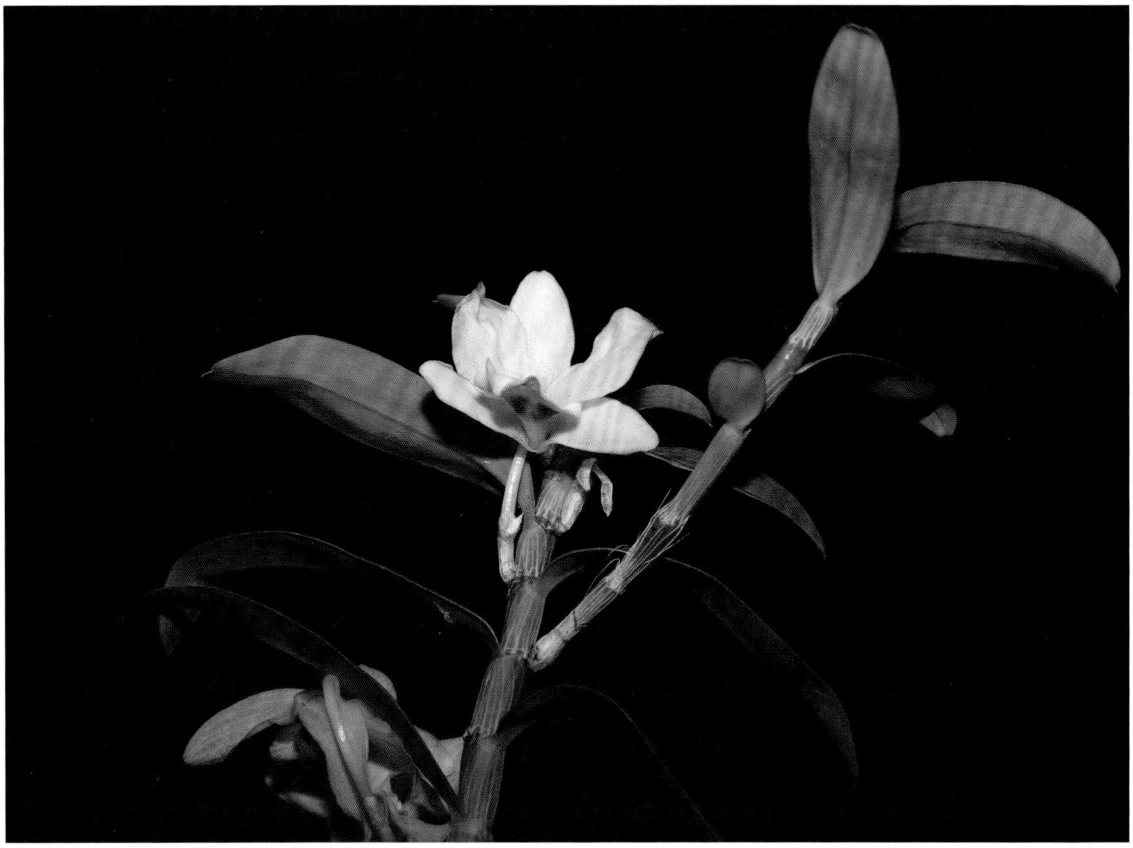

金钗石斛

## 识别特征

多年生附生草本植物。茎圆柱形，稍扁，粗达 1.3 cm，丛生，直立，高 30 ~ 50 cm，黄绿色，不分枝，具多节，节间长 2.5 ~ 3.5 cm。叶近革质，常 3 ~ 5 枚生长于茎上端；叶片长圆形或长圆状披针形，长 6 ~ 12 cm，宽 1.5 ~ 2.5 cm，先端不等侧 2 圆裂，叶脉平行，通常 9 条；叶鞘紧抱于节间，长 1.5 ~ 2.7 cm；无叶柄。总状花序自茎节生出，通常具 2 ~ 3 花；苞片卵形，较小，膜质；花大，下垂，直径 6 ~ 8 cm；花萼及花瓣白色，末端呈淡红色；萼片 3，中萼片离生，两侧萼片斜生于蕊柱足上，长圆形，长 3.5 ~ 4.5 cm，宽 1.2 ~ 1.5 cm；花瓣卵状长圆形或椭圆形，与萼片几等长，宽 2.1 ~ 2.5 cm，唇瓣近卵圆形，生于蕊柱足的前方，长 4.0 ~ 4.5 cm，宽 3.0 ~ 3.5 cm，先端圆，基部有短爪，下半部向上反卷包围蕊柱，两面被茸毛，近基部的中央有 1 块深紫色的斑点；合蕊柱长 6 ~ 7 mm，连足部长约 12 mm；雄蕊圆锥状，花药 2 室，花药块 4，蜡质。蒴果。花期 5—6 月，果期 7—8 月。

## 生境分布

生长于海拔 600 ~ 1700 m 的高山岩石上或林中树干上。分布于贵州、四川、云南、湖北、广西、台湾等省区。

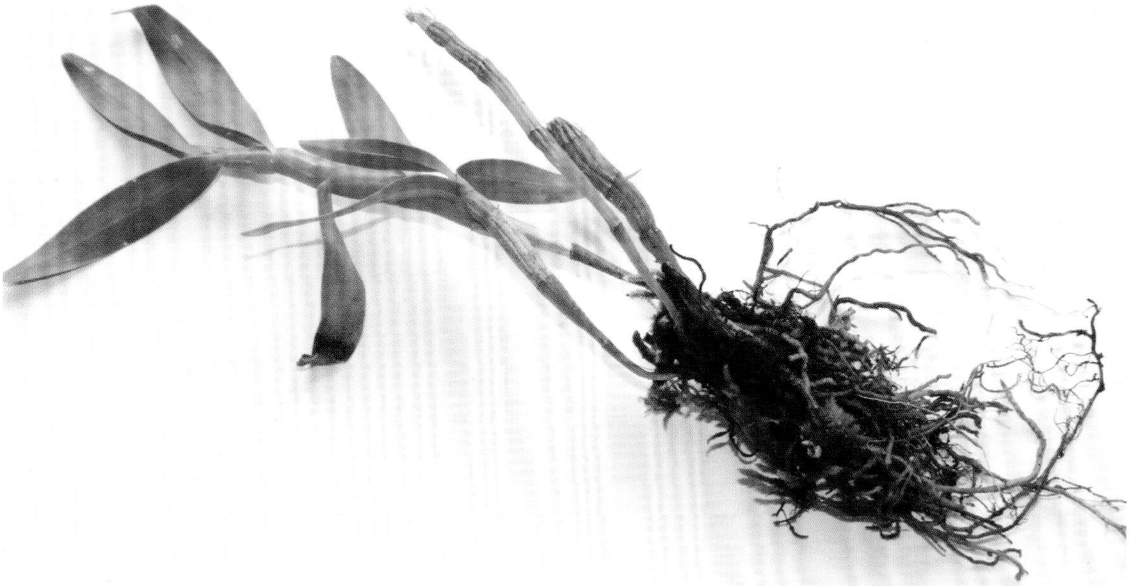

金钗石斛

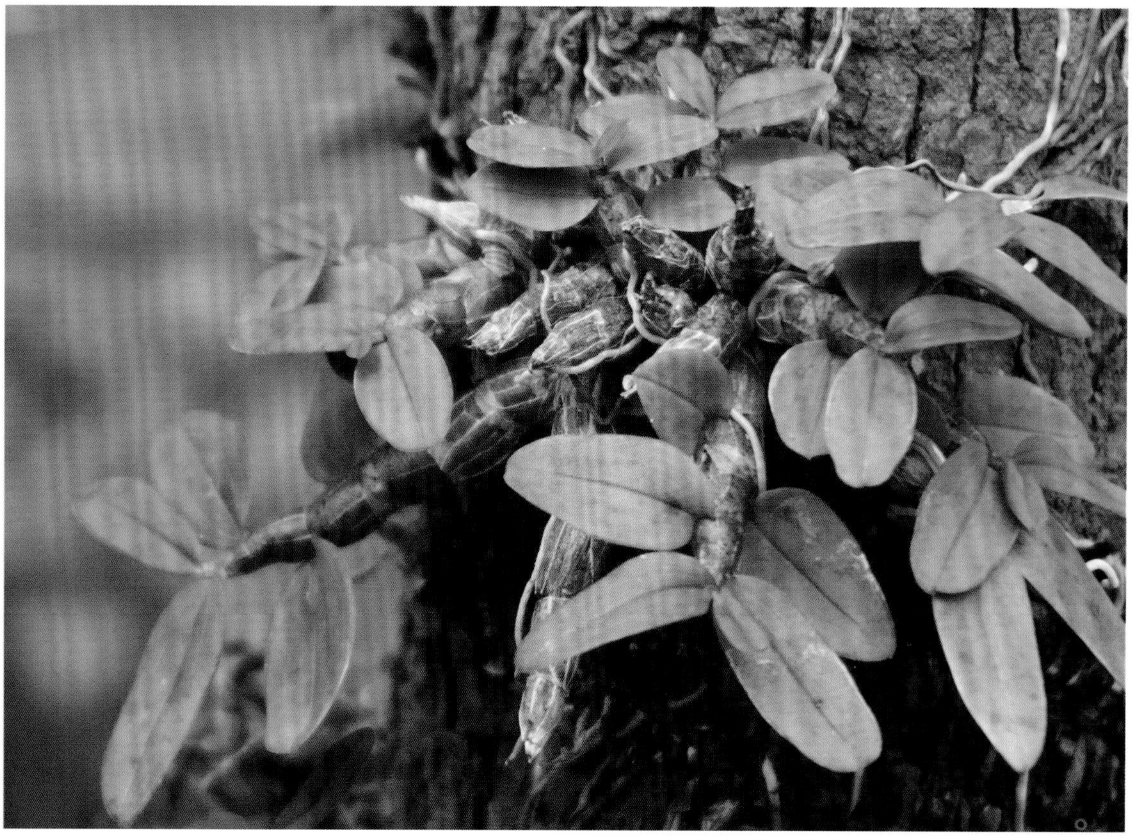

石斛

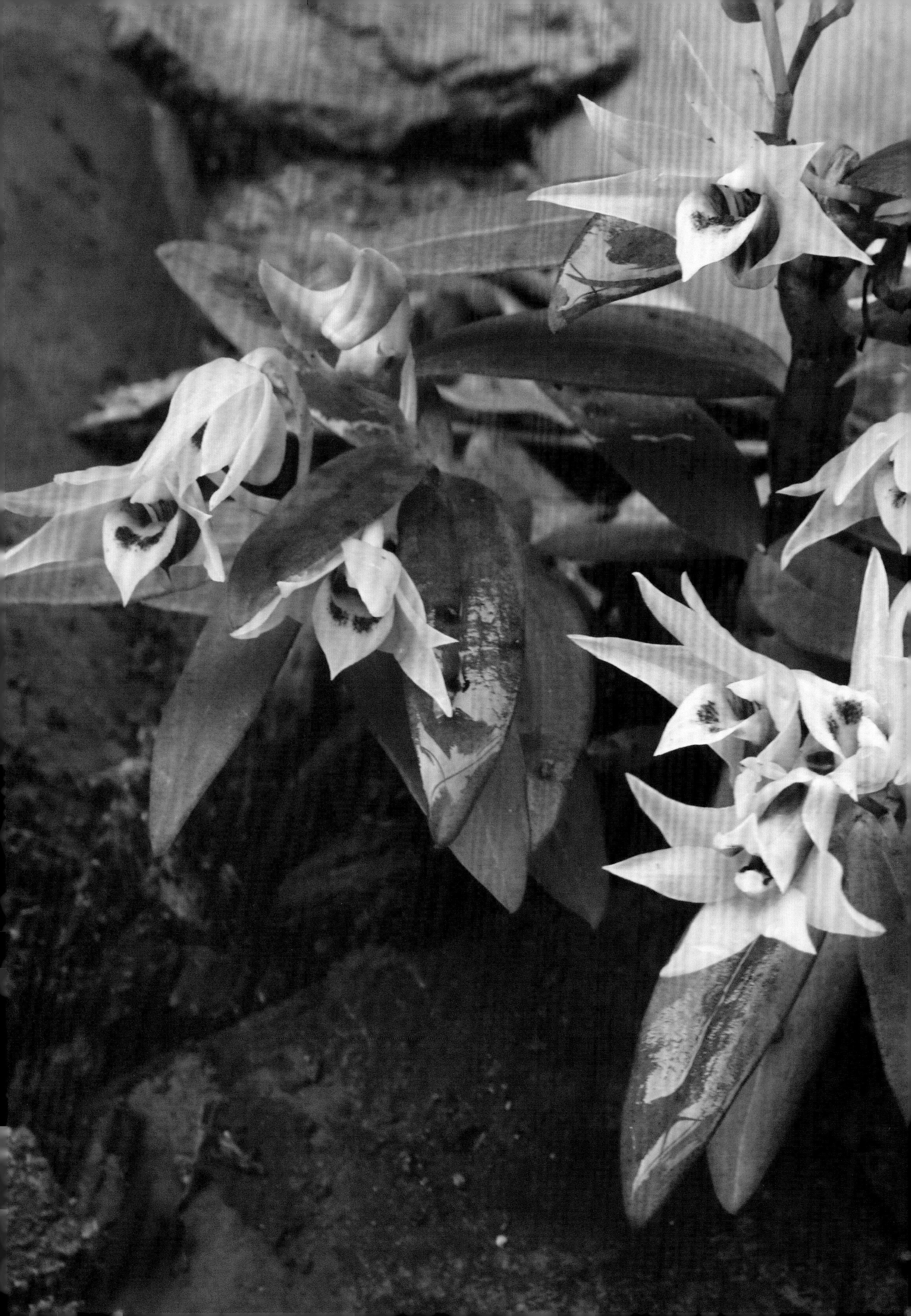

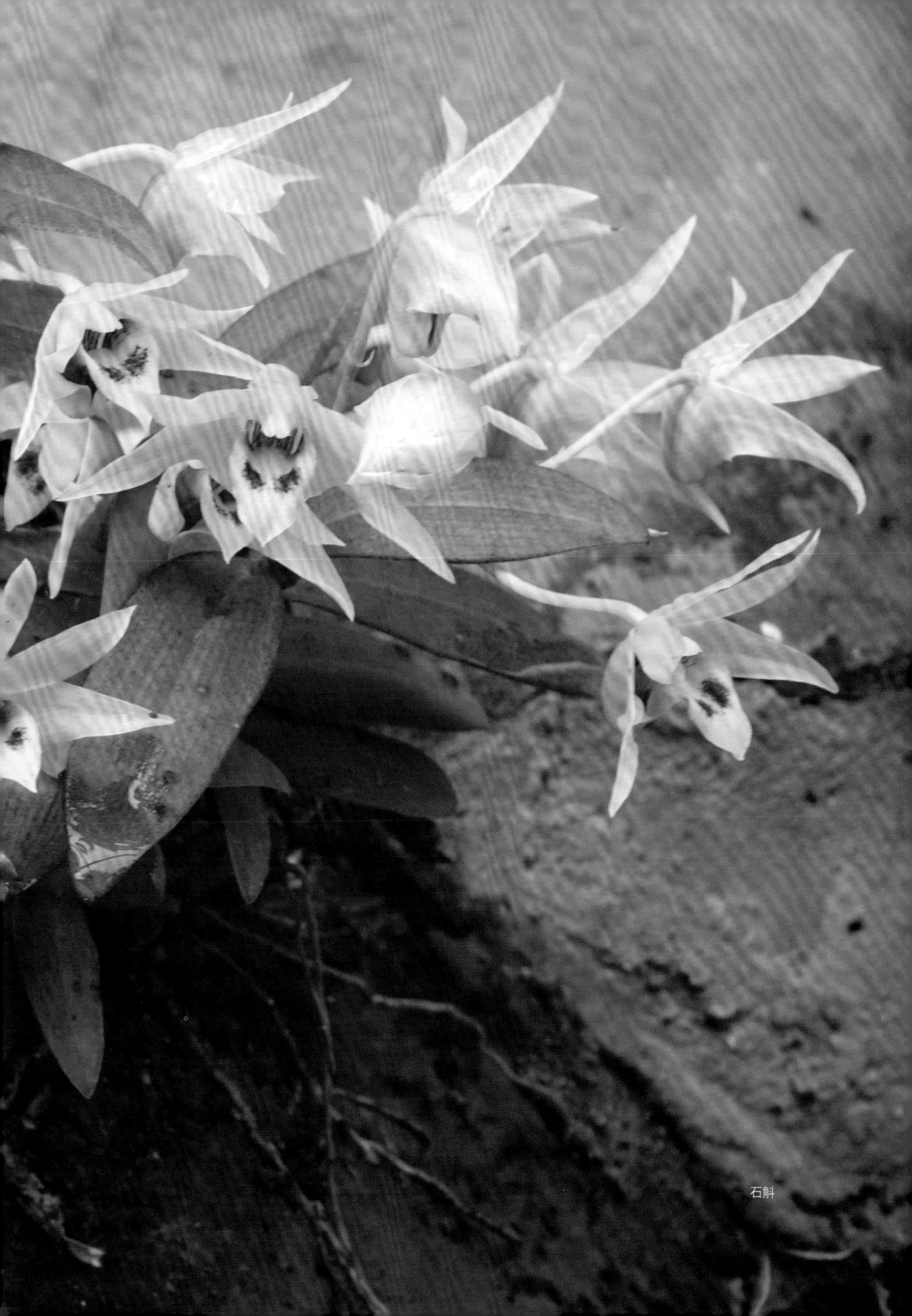

石斛

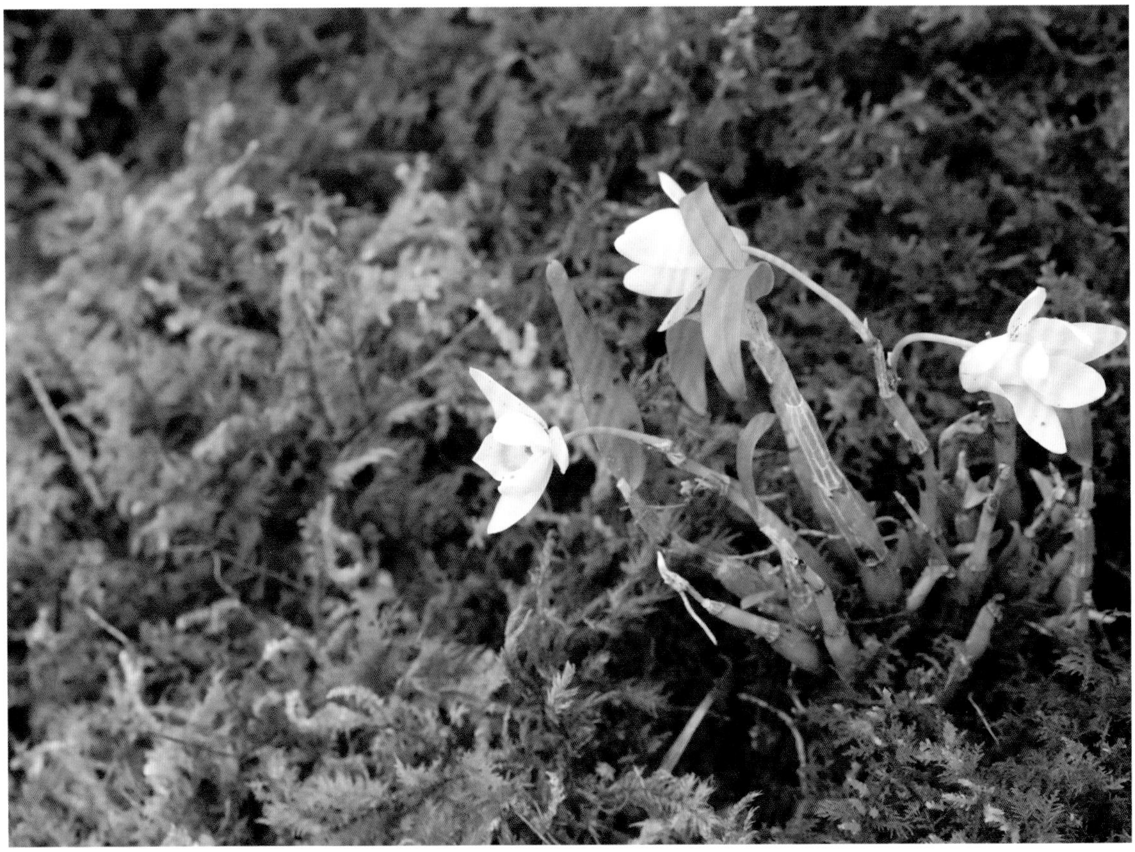

霍山石斛

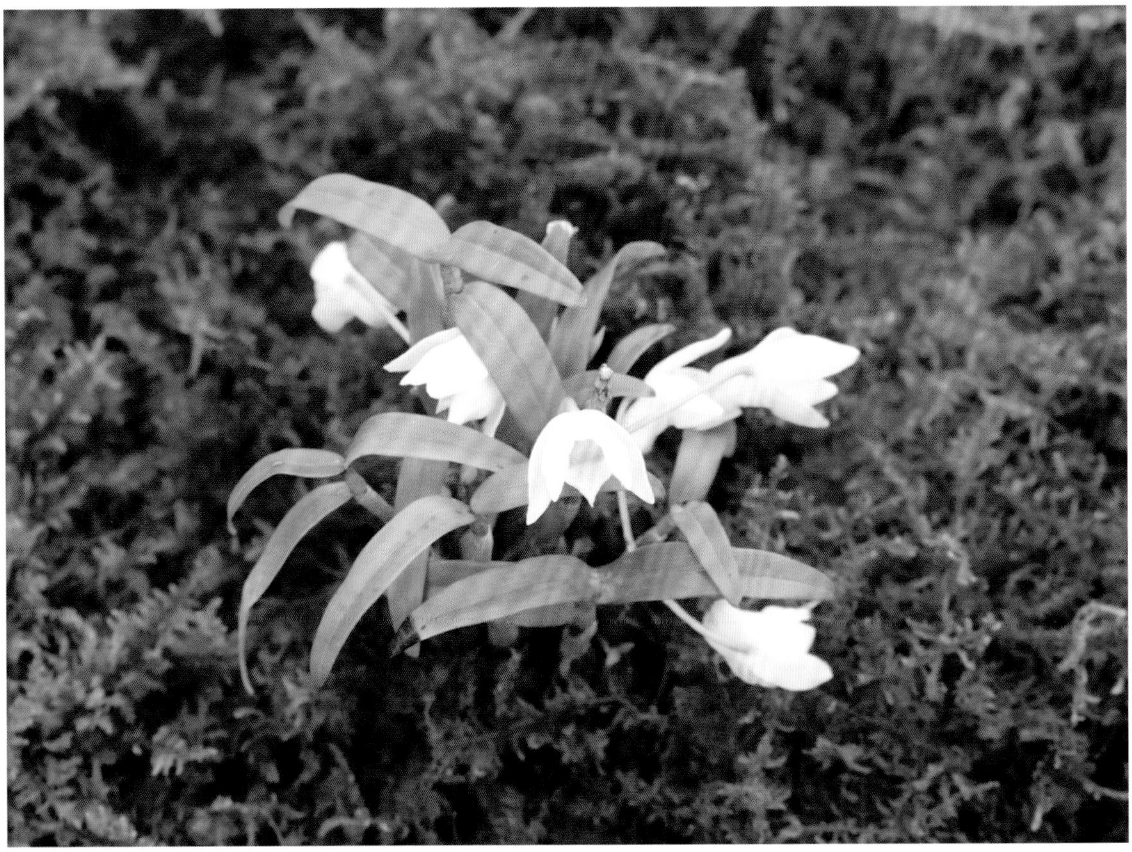

霍山石斛

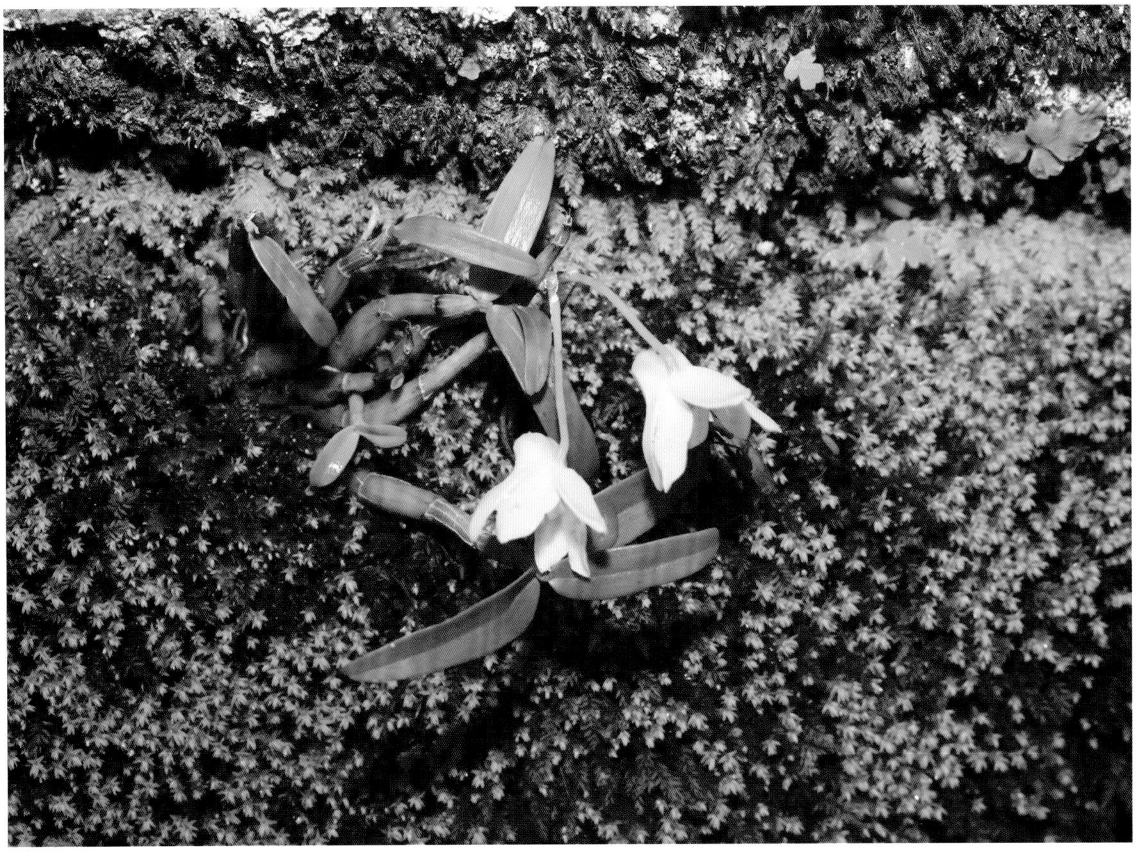

霍山石斛

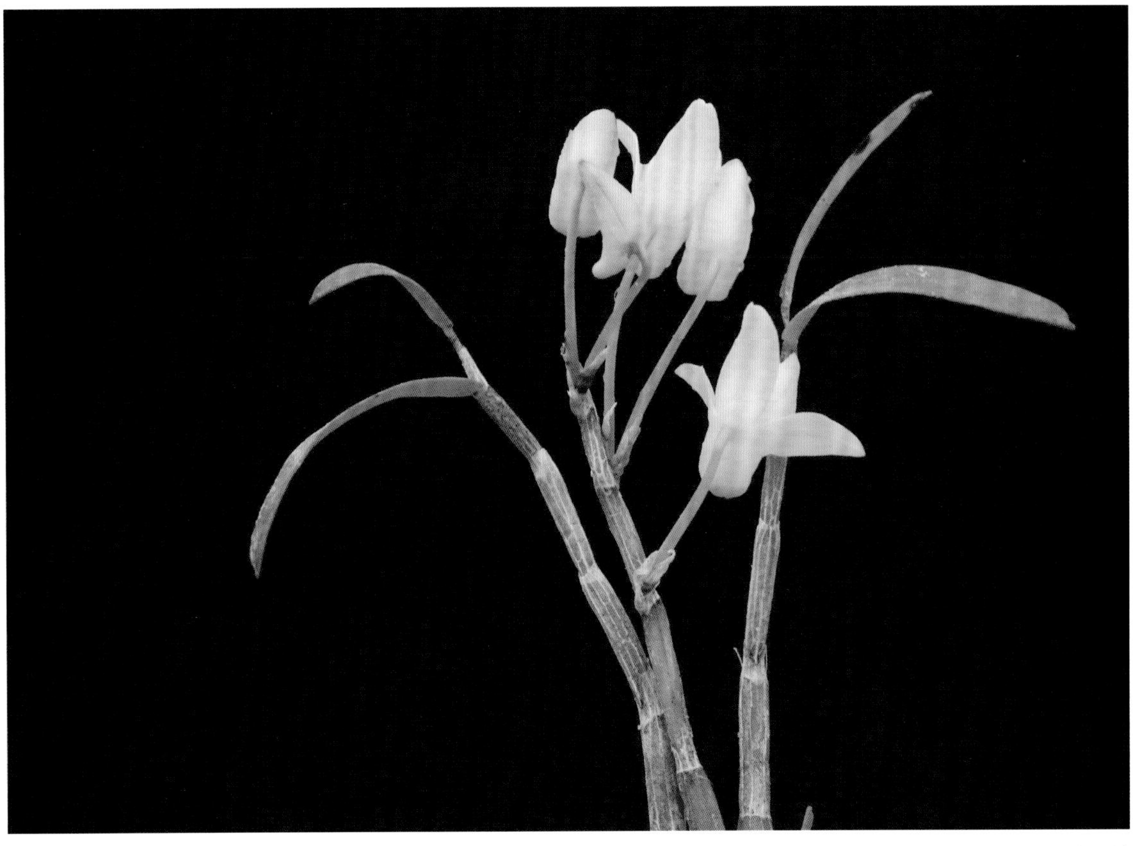

霍山石斛

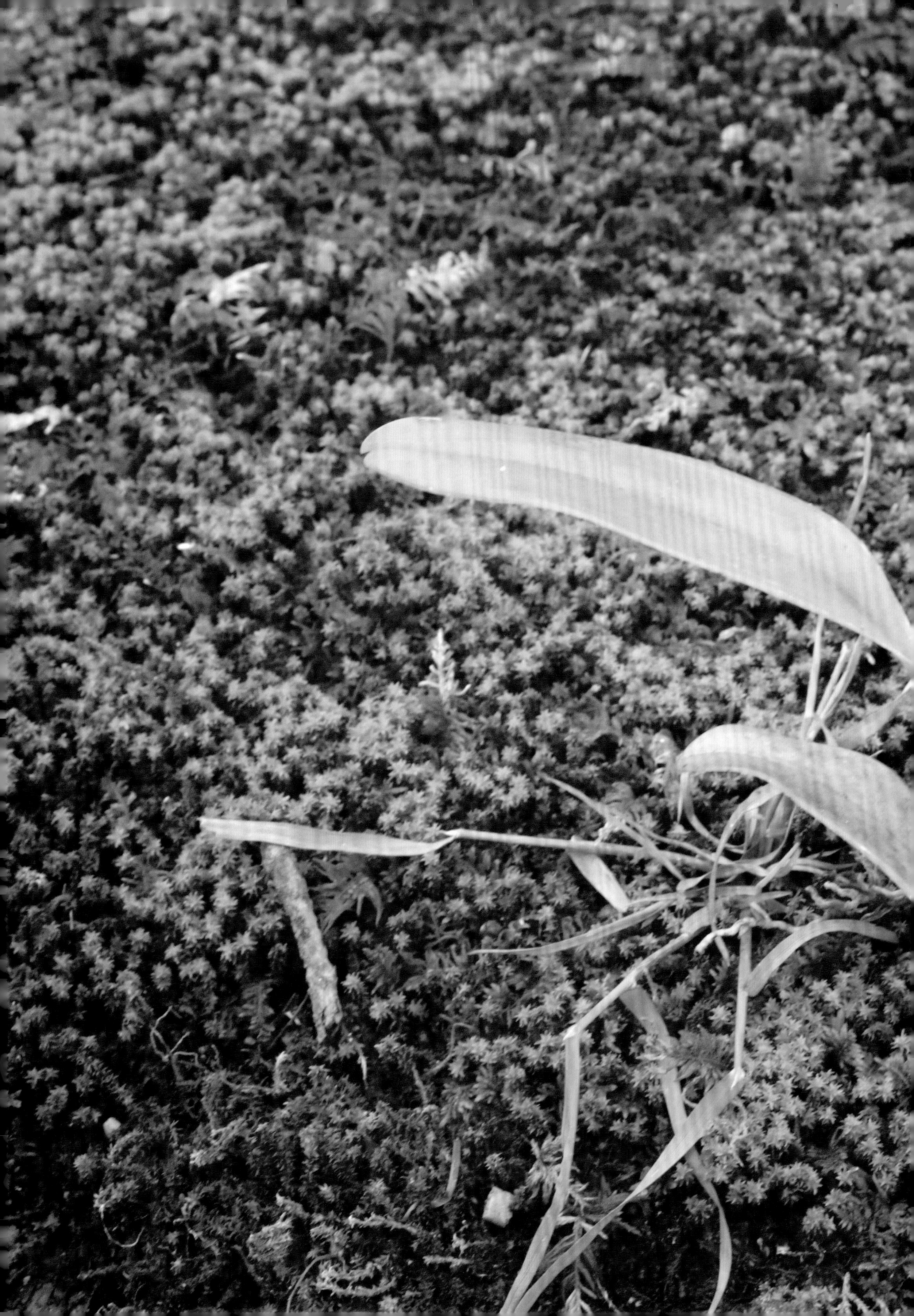

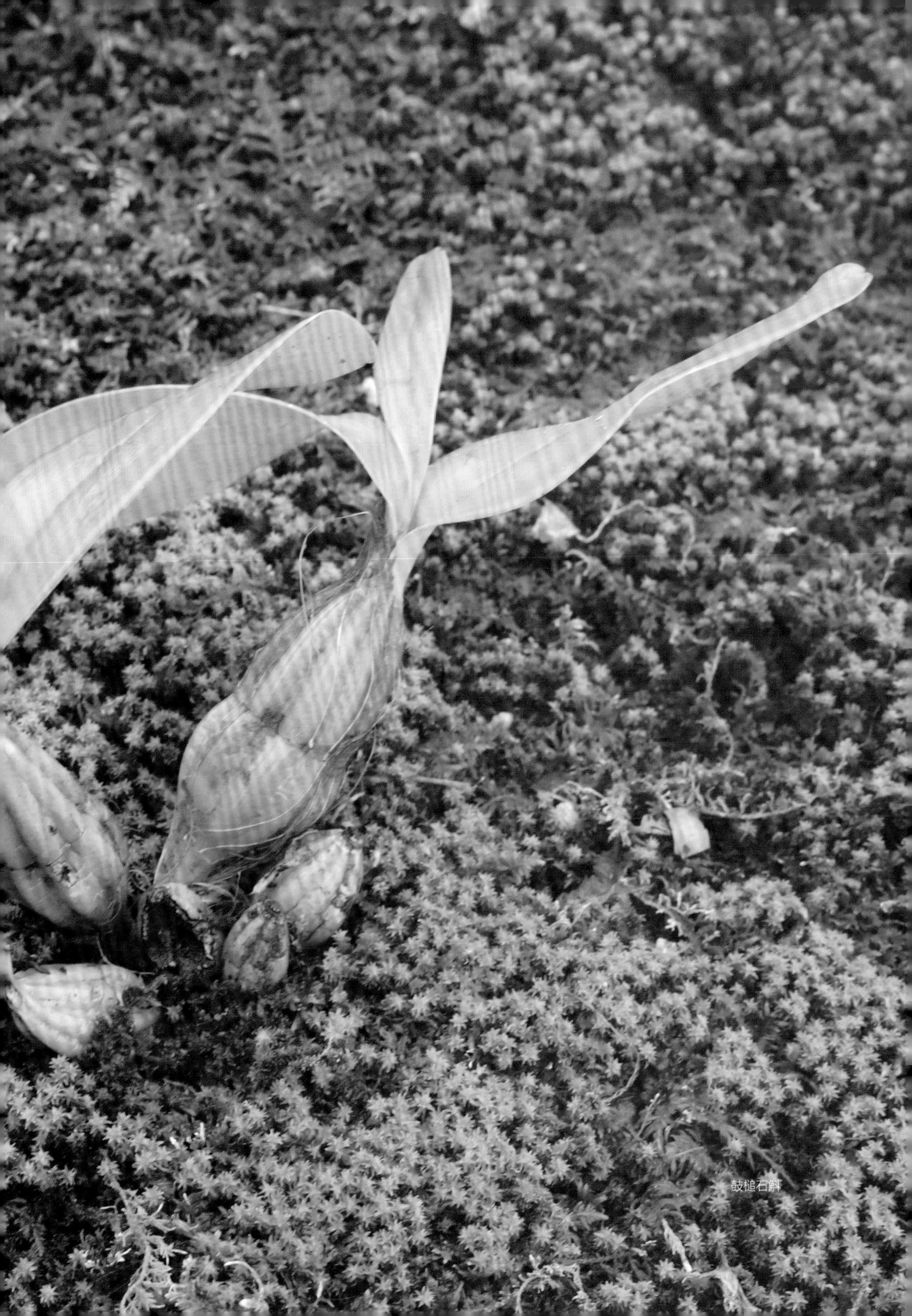

鼓槌石斛

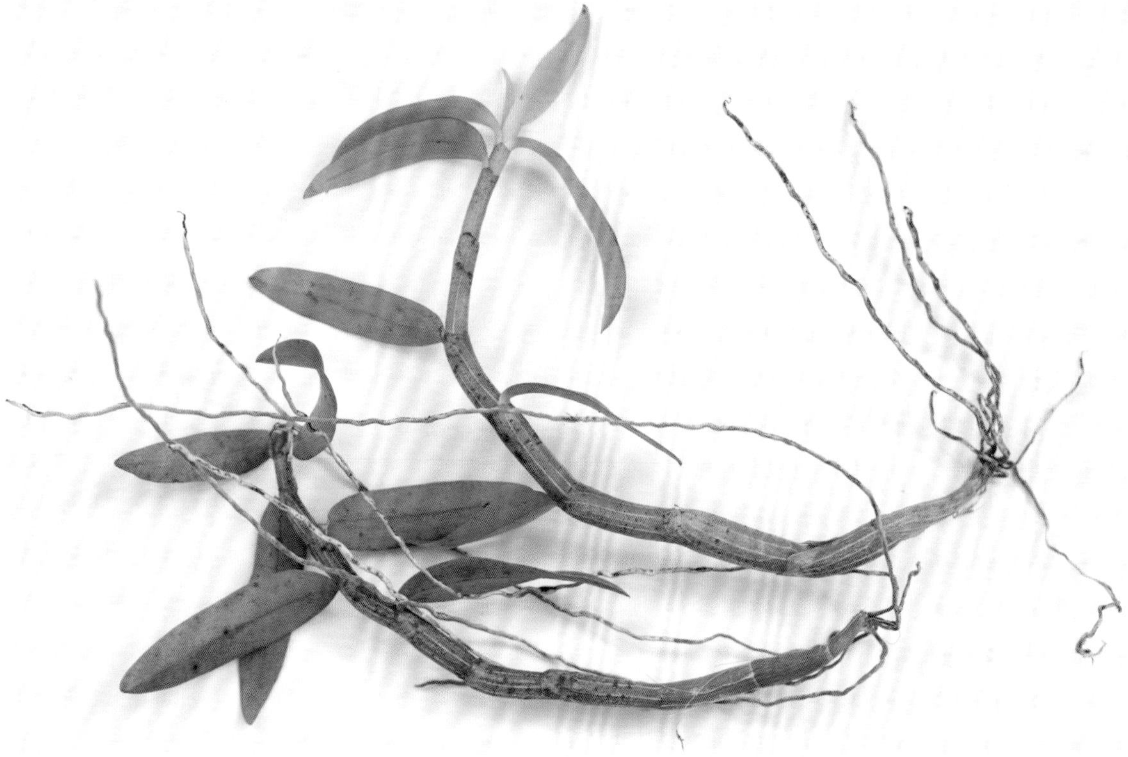

石斛药材

## 采收加工

四季均可采收，鲜用或晒干。

## 药材鉴别

茎扁圆柱形，长 25 ~ 40 cm，直径 4 ~ 8 mm，节明显，节间长 1.5 ~ 3.0 cm。表面金黄色或绿黄色，有光泽，具深纵沟及纵纹，节稍膨大，棕色，常残留灰褐色叶鞘。质轻而脆，断面较疏松。气微，味苦。

## 功效主治

生津养胃，滋阴清热，润肺益肾，明目强腰。主治热病伤津、口干烦渴、胃痛干呕、干咳虚热不退、阴伤目暗、腰膝软弱。

## 用法用量

内服：煎汤，6 ~ 15 g，鲜品加倍；或入丸、散；或熬膏。

## 民族药方

**1．糖尿病** 石斛 10 g，瓜蒌根、大夜关门根各 15 g。水煎服。

**2．发热口渴** 石斛、山药各 10 g，鲜芦根 20 g。水煎服。

**3．跌打损伤** 石斛、见血飞、矮陀陀、大血藤各 10 g。泡酒 1000 ml，每次服 20 ml。

**4．雀目** 石斛、淫羊藿各 30 g，苍术 15 g。共捣研为细末，每次 6 g，空腹用开水调服，每日 3 次。

**5．包如病增盛期** 石斛、土木香、木香、巴沙嘎各等份。制成煮散剂，每次 3 ~ 5 g，每日 1 ~ 2 次。

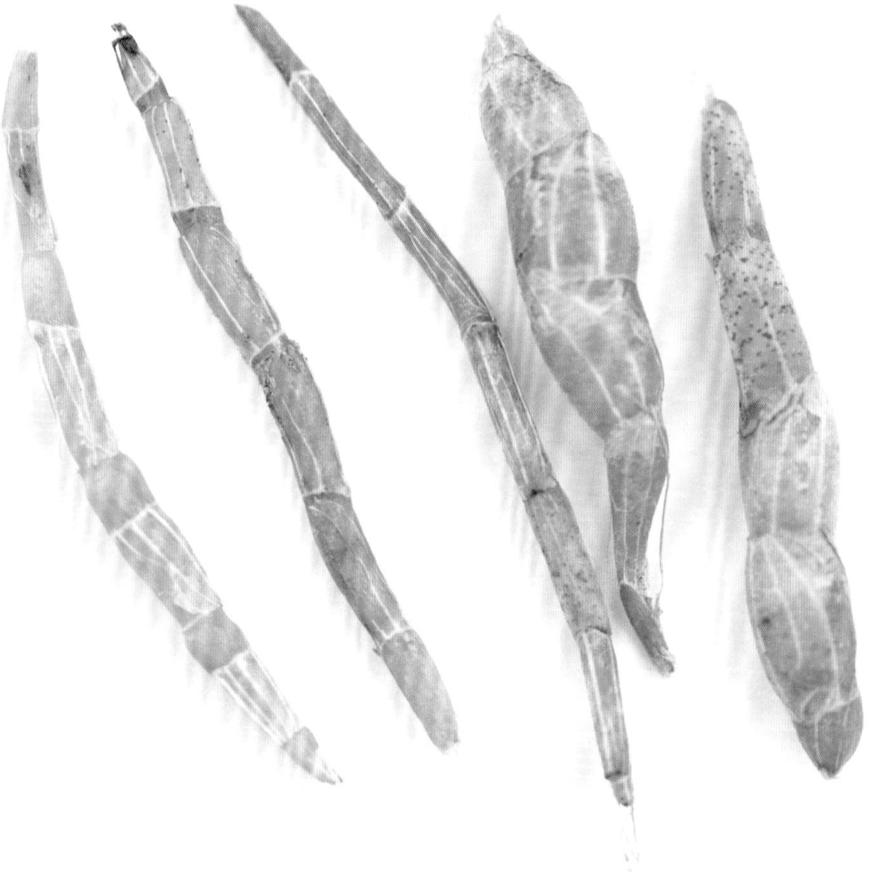

石斛药材

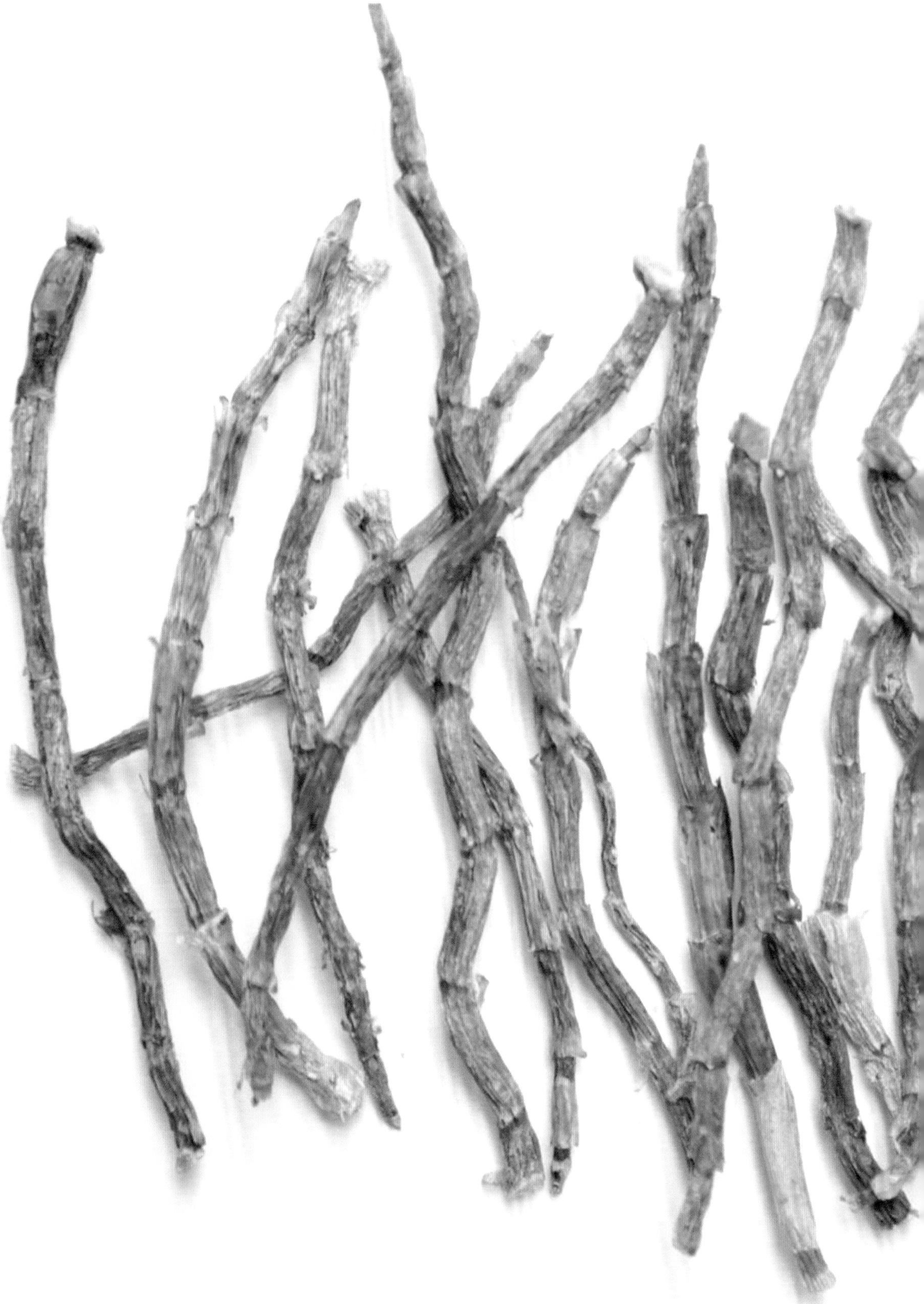

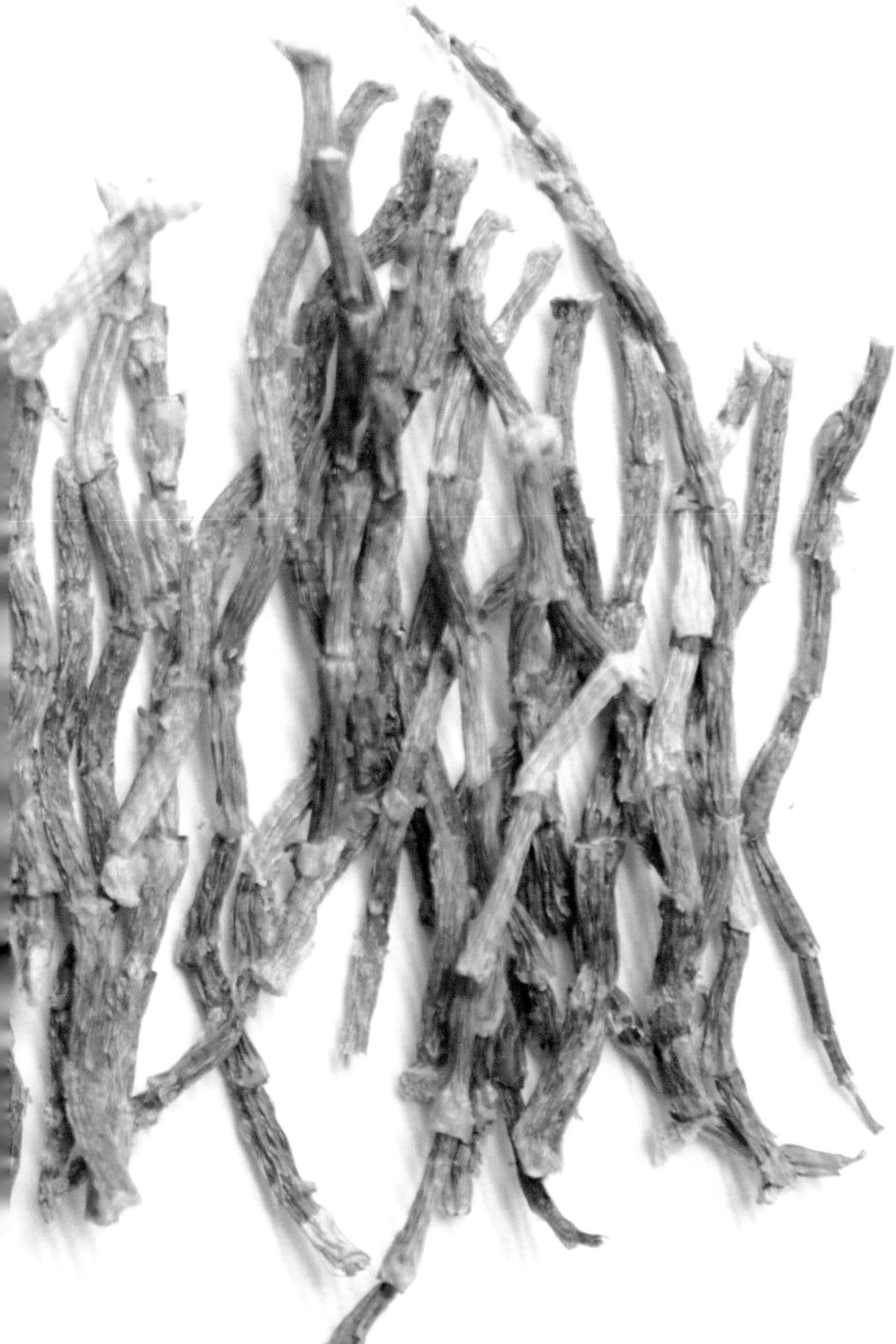

石斛饮片

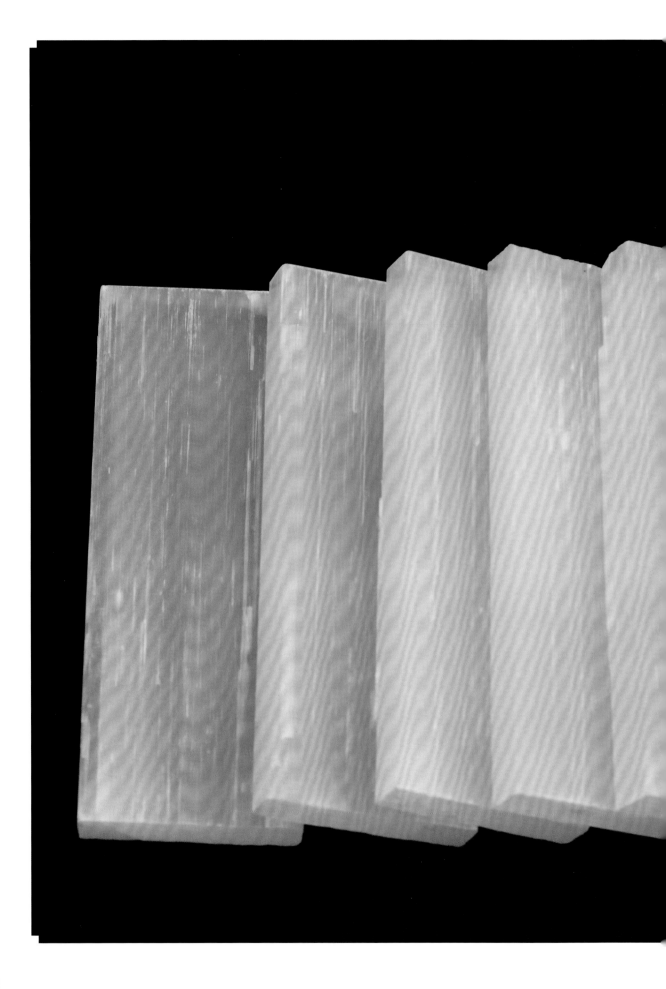

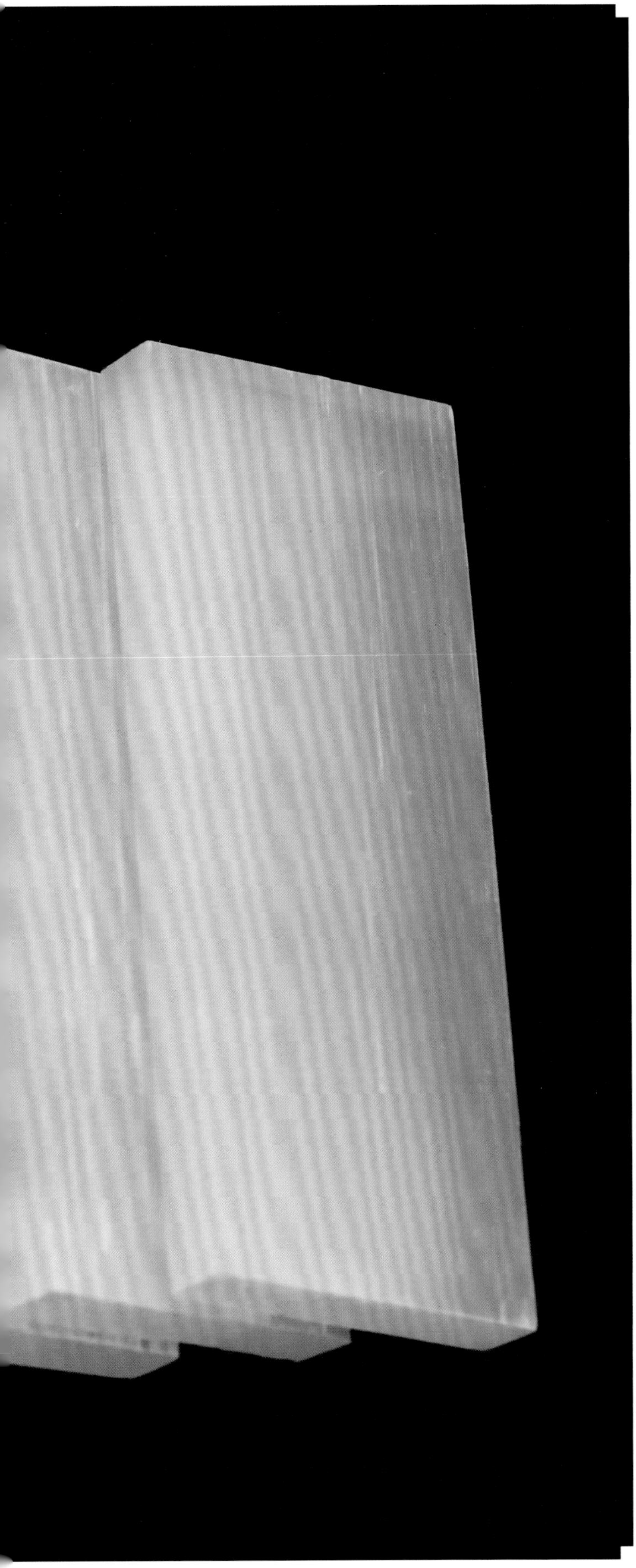

# 石膏

【蒙药名】朝伦。

【别　名】道竹冈、煅石膏、生石膏、呼勒特格讷。

【来　源】本品为硫酸盐类矿物硬石膏族石膏，主含含水硫酸钙（$CaSO_4 \cdot 2H_2O$）。

【性味归经】味辛、甘，性大寒。归肺、胃经。

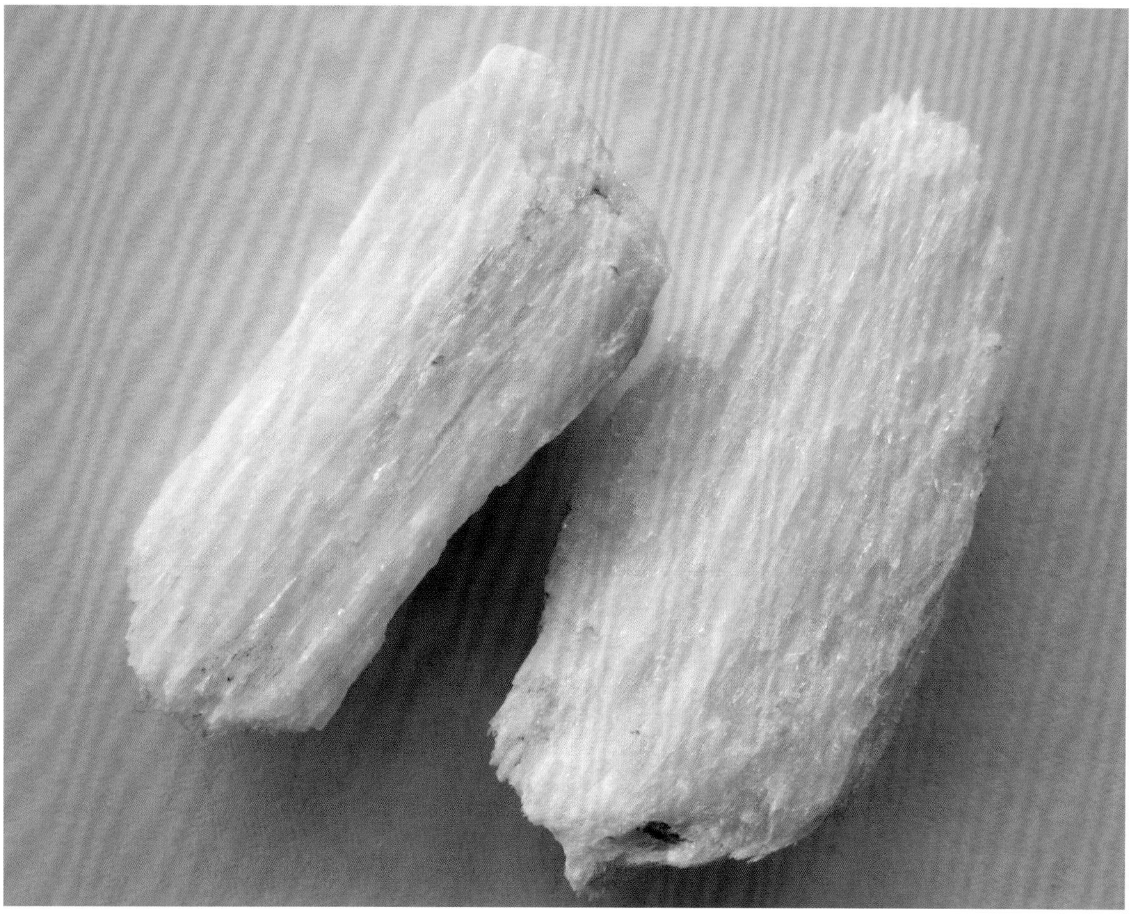

石膏

## 识别特征

本品为纤维状的结晶聚合体，呈长块状或不规则块状，大小不一。全体白色、灰白色或淡黄色，有白色、半透明或夹有蓝灰色或灰黄色片状杂质。体重、质脆，易纵向断裂，手捻能碎，纵断面具纤维状纹理，并有丝样光泽。硬度 1.5 ~ 2.0，相对密度 2.3，条痕白色。加热至 107 ℃时，失去部分结晶水，变成熟石膏，而呈白色不透明块状或粉末。气微，味淡。

## 生境分布

主要分布于海湾盐湖和内陆湖泊的沉积岩中。分布极广，几乎全国各省区皆有蕴藏，主要分布于湖北、甘肃及四川，以湖北应城产者为最佳。

## 采收加工

全年可挖。挖出后去净泥土、杂石，研碎或敲成小块。

## 药材鉴别

本品为纤维状的集合体，呈长块状、板块状或不规则块状。白色、灰白色或淡黄色，有的半透明。体重，质软，易分成小块，纵断面具绢丝样光泽。气微，味淡。用手搓捻即破碎。

## 功效主治

清热泻火，除烦止渴。用于外感热病、高热烦渴、肺热喘咳、胃火亢盛、头痛、牙痛。

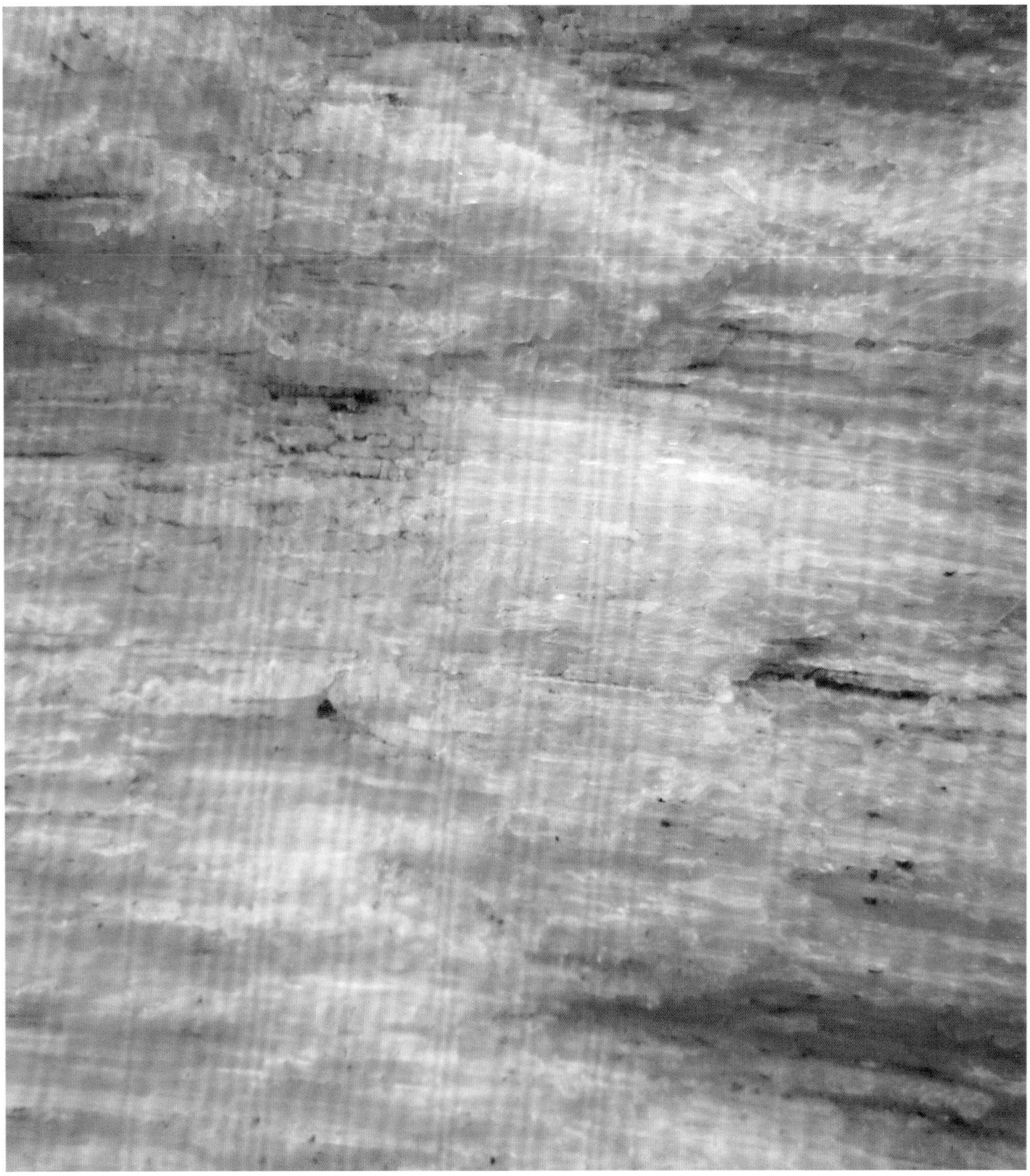

石膏

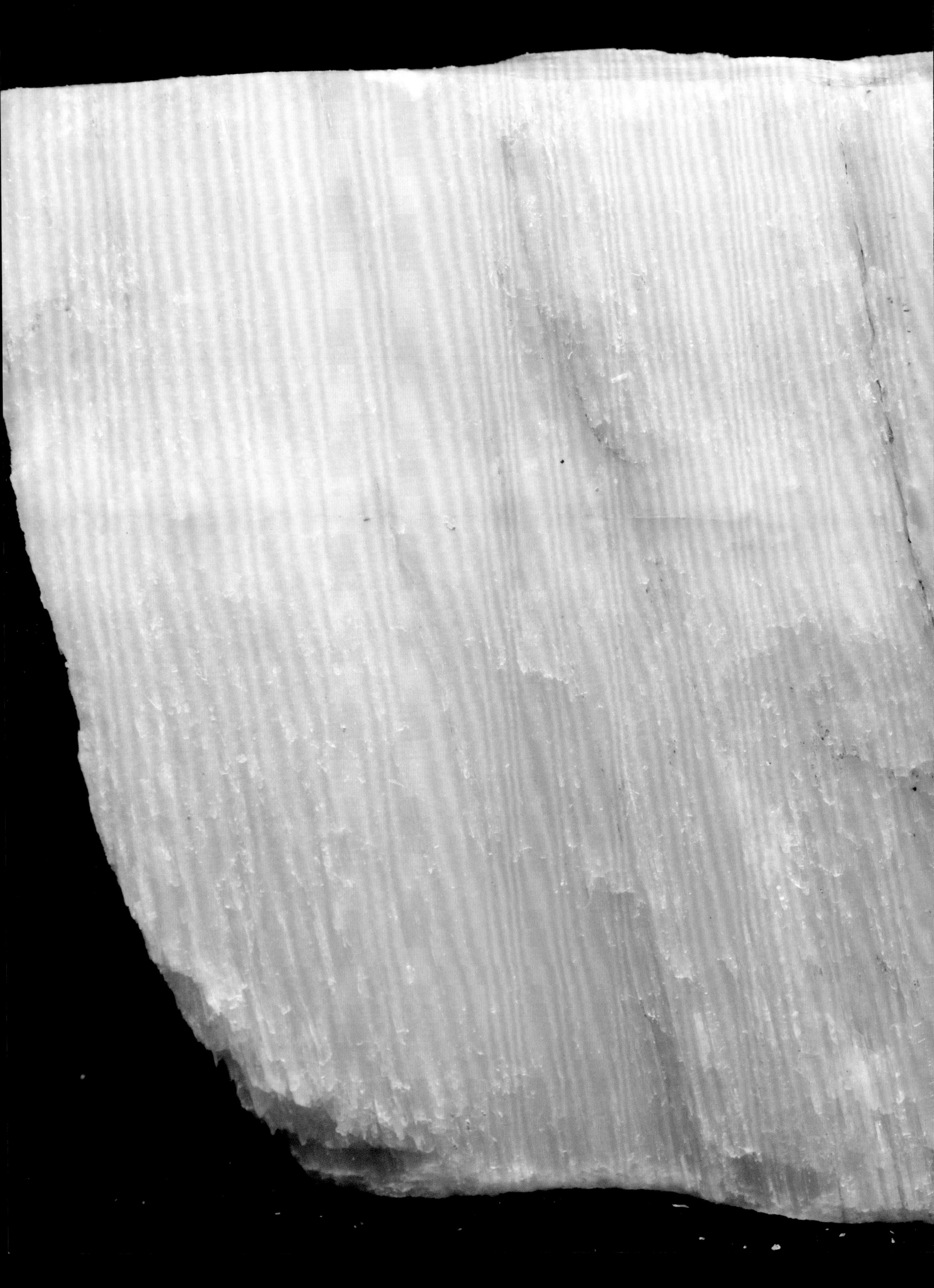

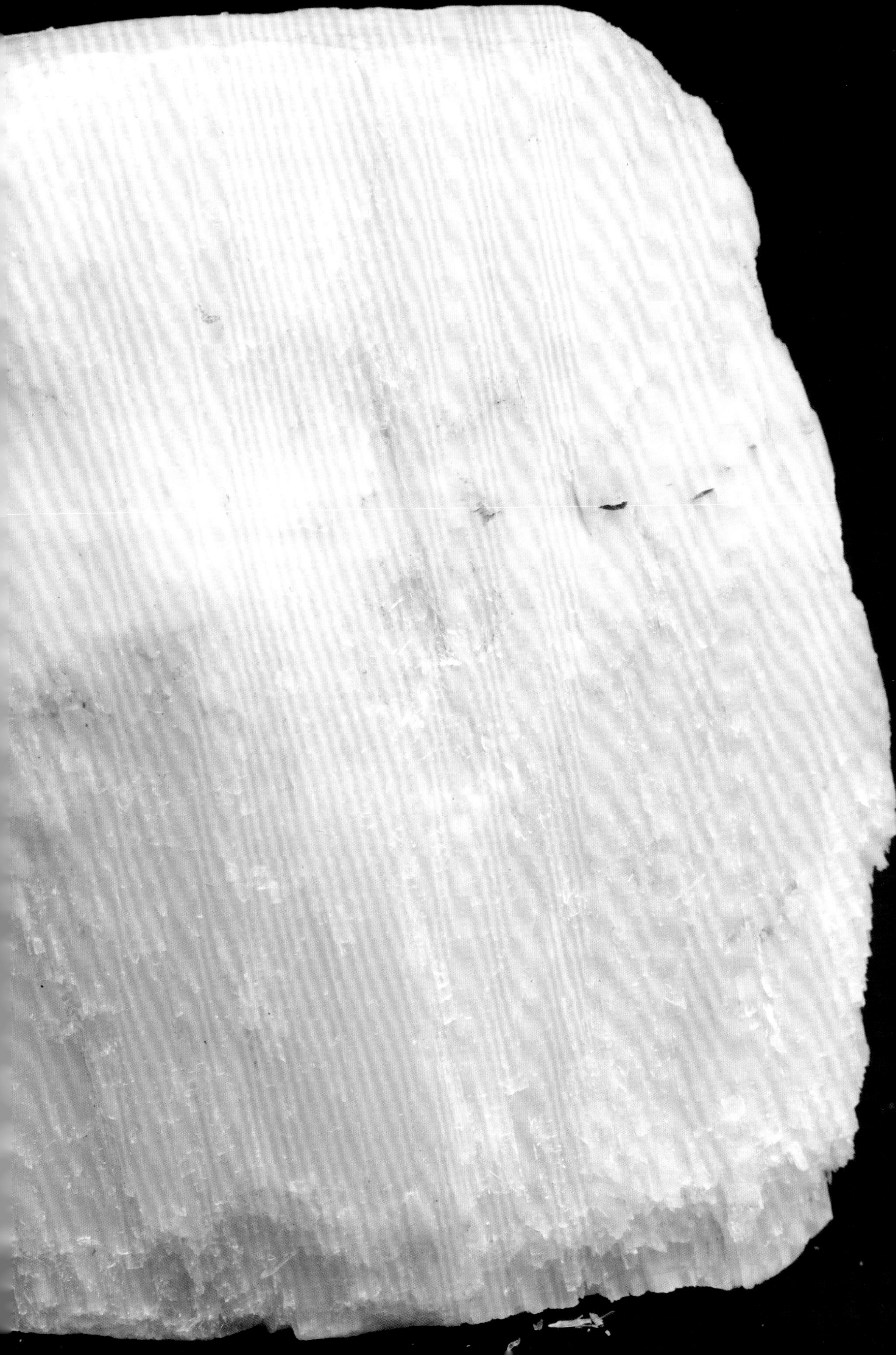

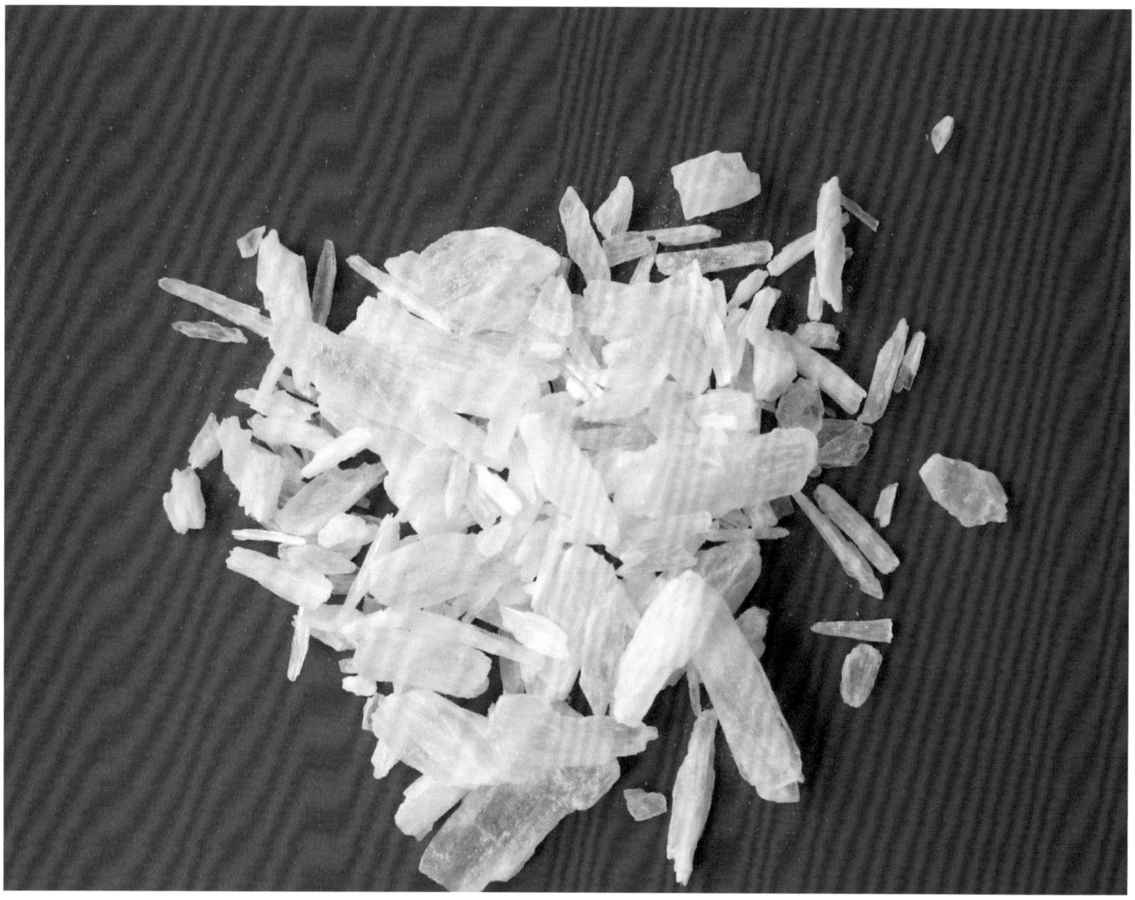

石膏药材

## 药理作用

生石膏退热的动物实验，结论不甚一致。白虎汤有明显的解热作用。对于离体蟾蜍心及兔心，小剂量石膏浸液使其兴奋，大剂量时抑制。石膏有提高肌肉和外周神经兴奋性的作用。对于家兔离体小肠和子宫，小剂量石膏使之振幅增大，大剂量则使之紧张度降低，振幅减小。石膏有缩短血凝时间、利尿、增加胆汁排泄等作用。

## 用法用量

内服：15 ~ 60 g，生石膏煎服。宜先煎。外用：煅石膏适量，研末撒敷患处。

## 民族药方

**1．胃火头痛、牙痛、口疮**　生石膏 15 g，升麻 12 g。水煎服。

**2．热盛喘嗽**　石膏 100 g，炙甘草 25 g。研为末，每服 15 g，生姜、蜜调下。

**3．变应性鼻炎**　石膏 20 g，紫草、石榴皮、乌梅各 12 g，五味子 10 g，麻黄、桂枝、生姜、杏仁各 9 g，大枣 4 枚，甘草 5 g。水煎取药汁，每日 1 剂，分 2 次服用。

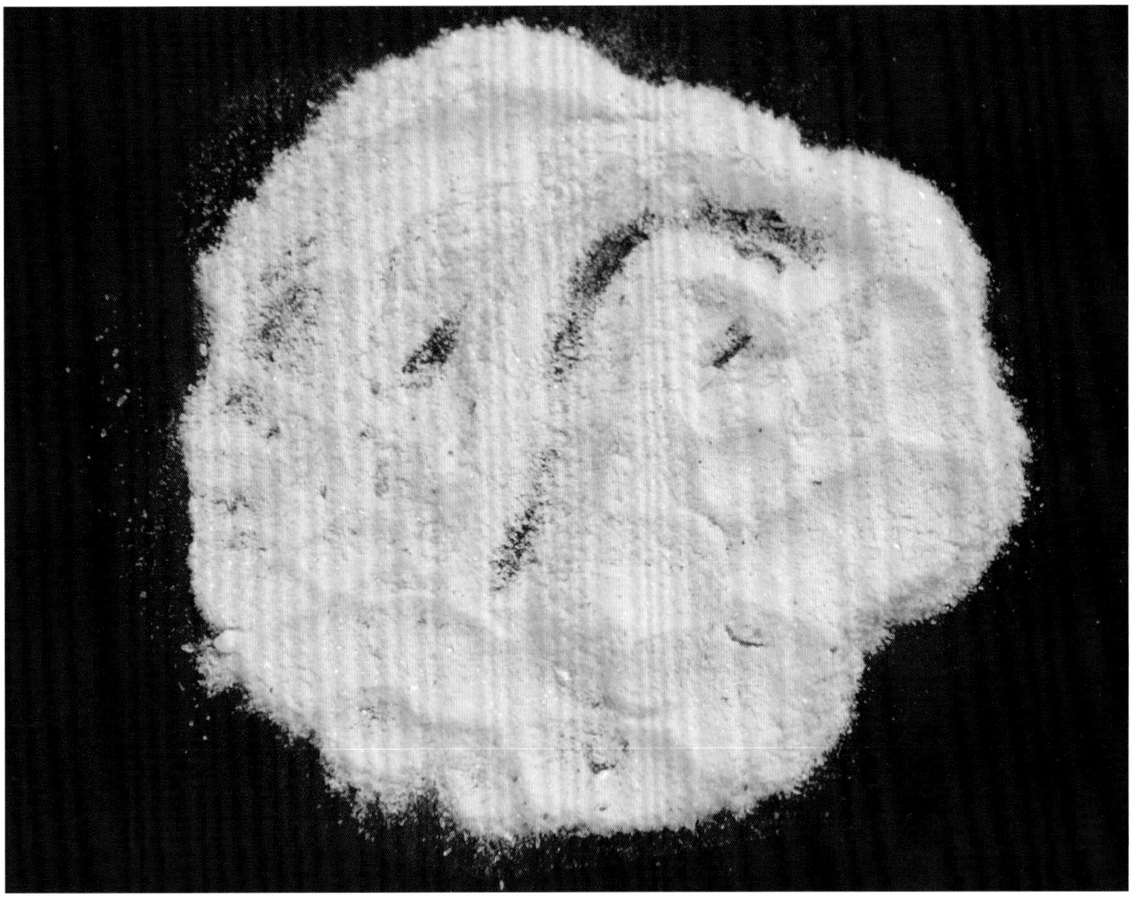

石膏饮片

**4．小儿上呼吸道感染**　生石膏 15 ~ 30 g，羌活、桔梗、板蓝根、羊蹄根各 6 ~ 10 g，七叶一枝花 10 ~ 12 g，淡黄芩 5 g，寒水石 10 ~ 30 g，生甘草 1.5 ~ 3.0 g。水煎取药汁，每日 1 剂，分 2 次服。

**5．乳腺炎，腮腺炎，淋巴管炎**　生石膏 30 g，新鲜败酱草叶适量。共捣烂，加鸡蛋清调敷患处，每日 2 次。

**6．脑炎发热**　生石膏 50 g，金银花、连翘、玄参各 20 g，栀子 15 g，生地黄 25 g。水煎，频冷服。

**7．眼花，鼻塞**　石膏（制）、红花、丁香、诃子、益智各等份。制成散剂，温开水送服，每次 1.5 ~ 3.0 g，每日 2 ~ 3 次。

**8．感冒咳嗽，肺热**　石膏（制）、甘草、檀香、沙参、丁香、诃子、糙苏各等份。制成散剂，温开水送服，每次 1.5 ~ 3.0 g，每日 2 ~ 3 次。

## 使用注意

脾胃虚寒及阴虚内热者禁用。

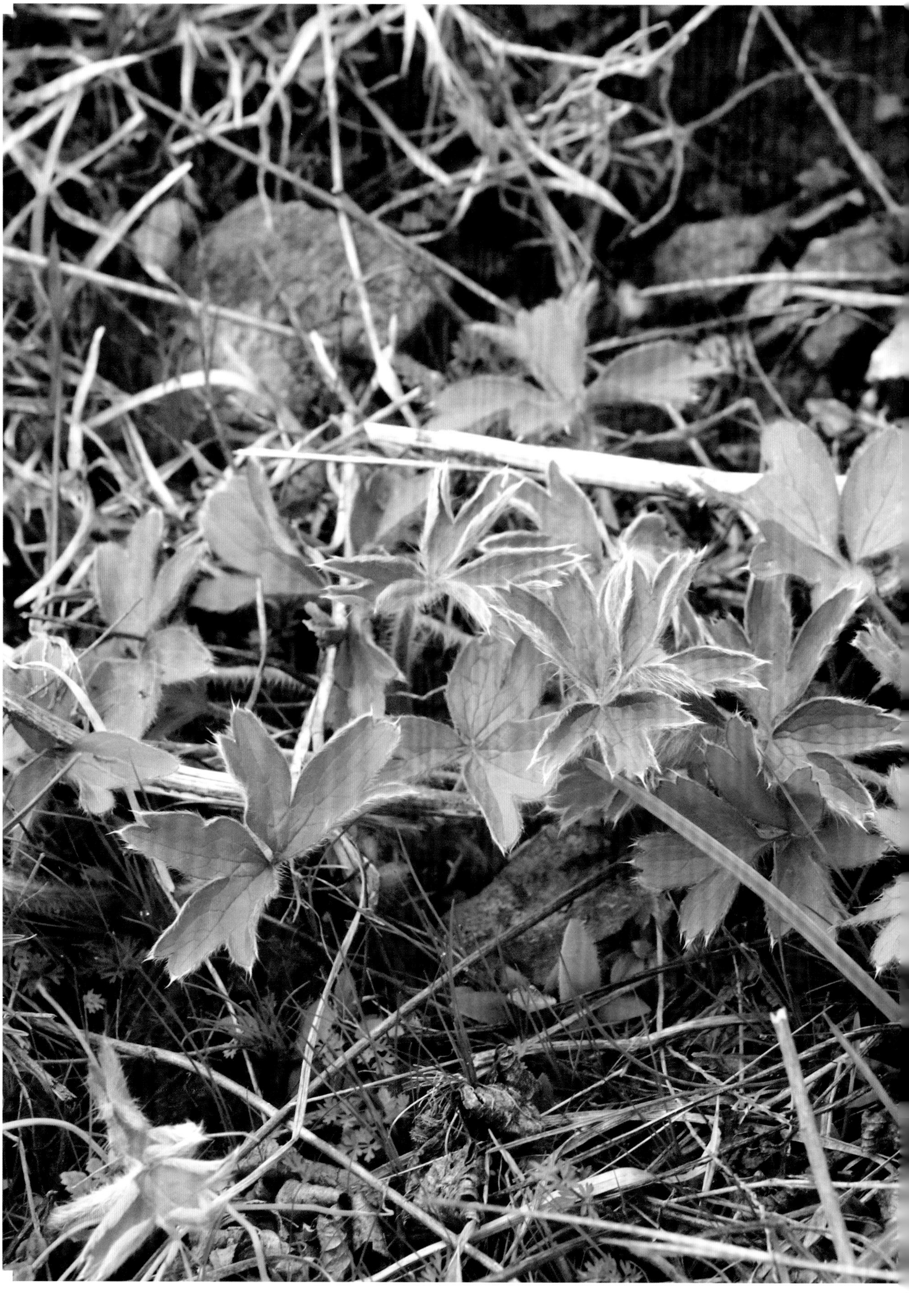

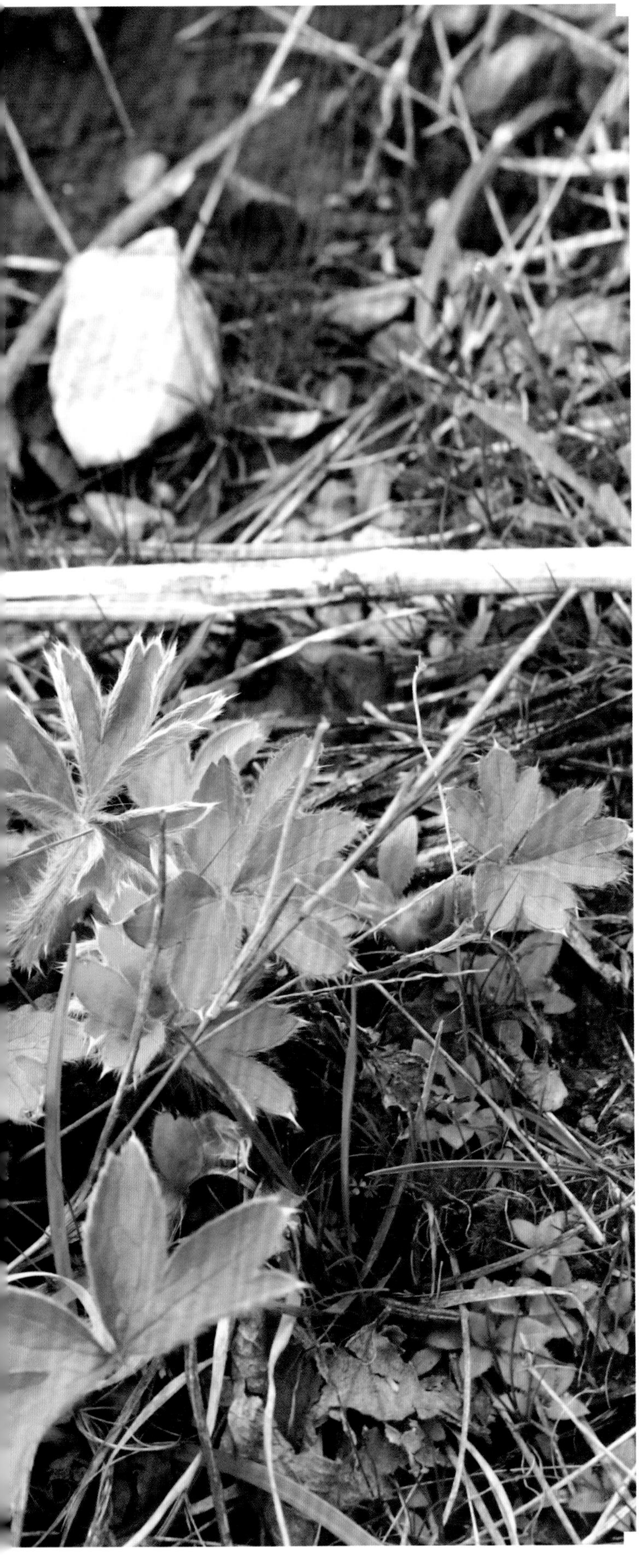

# 白头翁

【蒙药名】伊日贵。

【别　名】翁草、老翁花、高勒贵、白头公、犄角花、胡王使者。

【来　源】本品为毛茛科多年生草本植物白头翁 *Pulsatilla chinensis*（Bge.）Regel 的干燥根。

【性味归经】味苦，性寒。归大肠经。

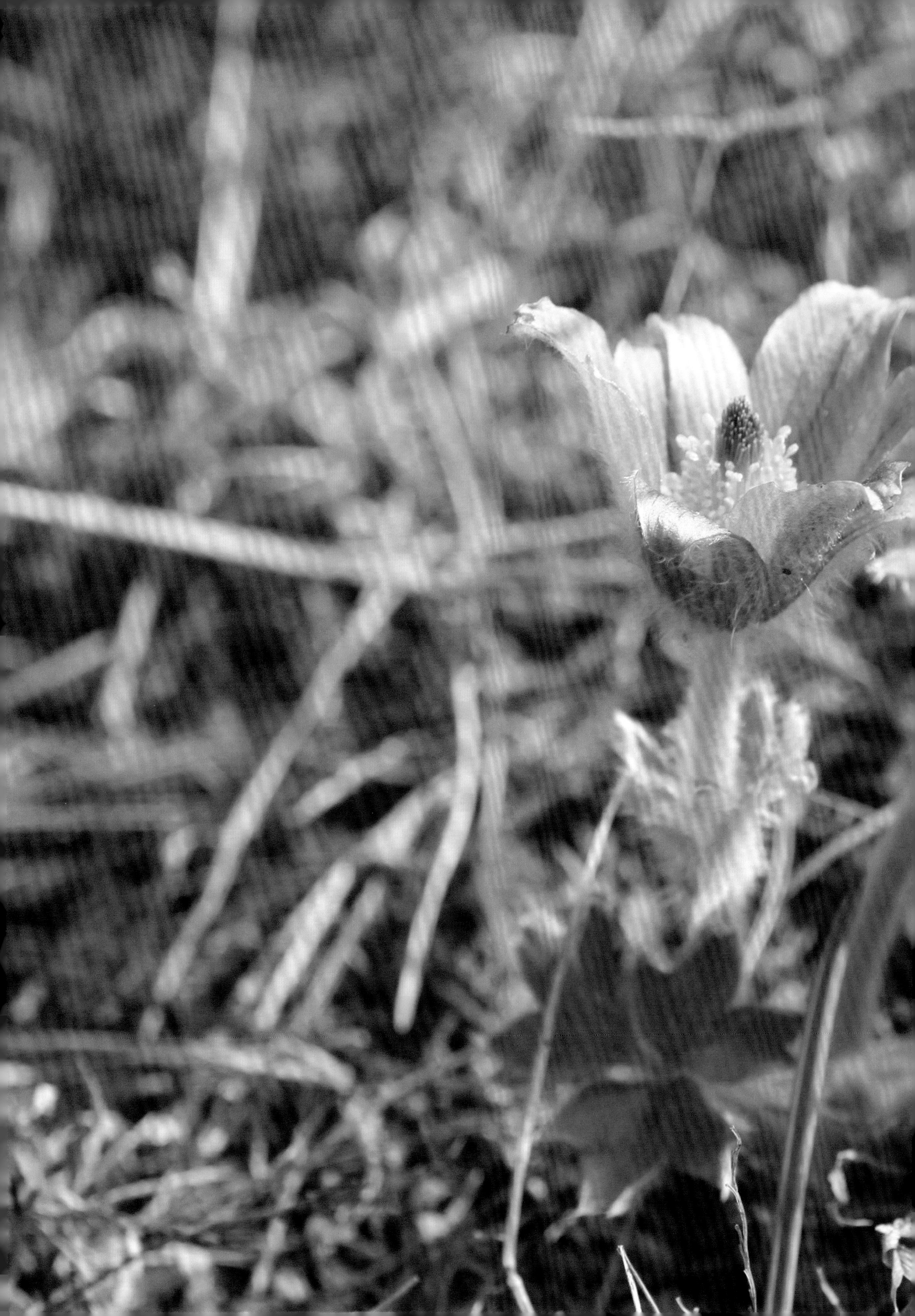

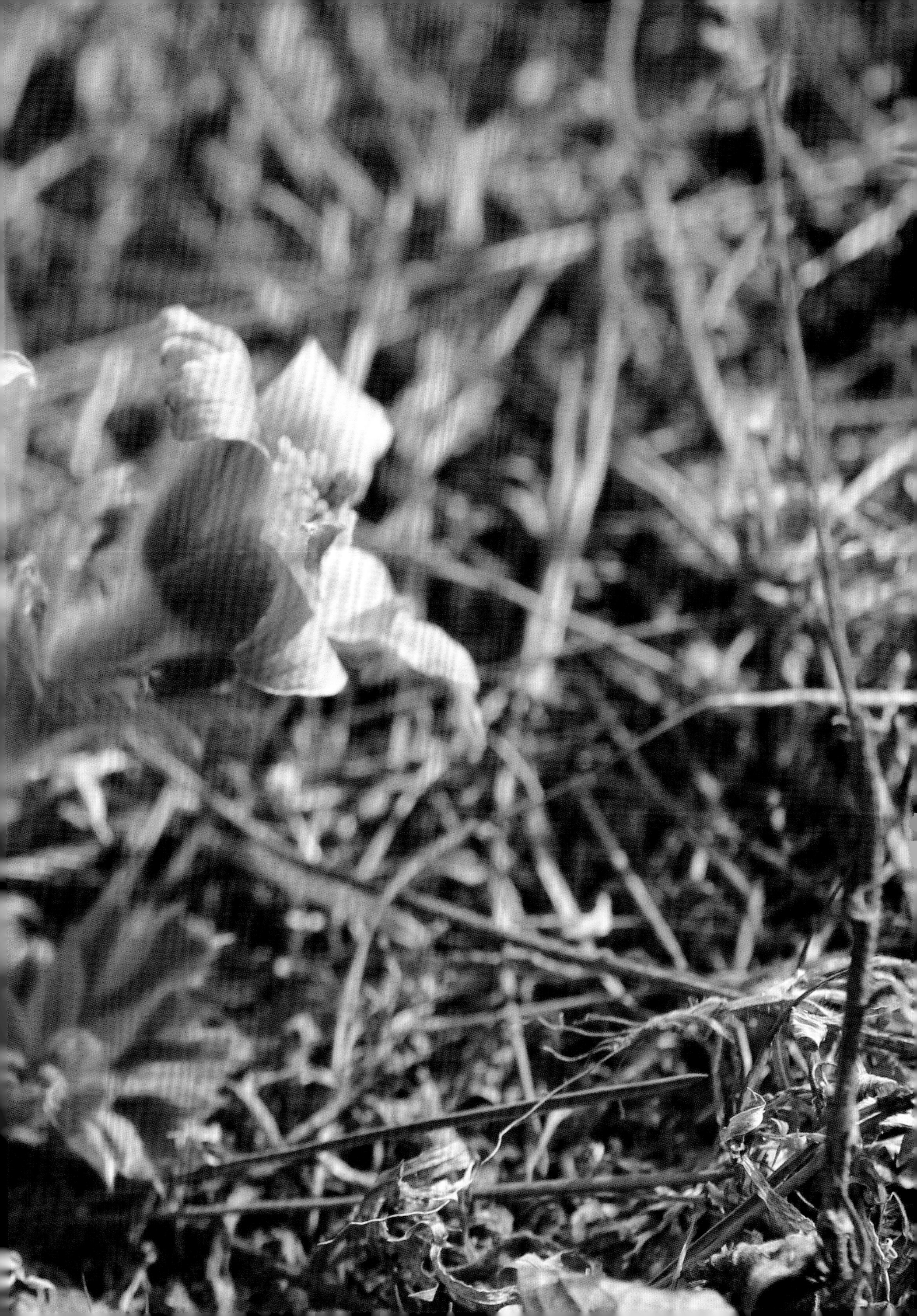

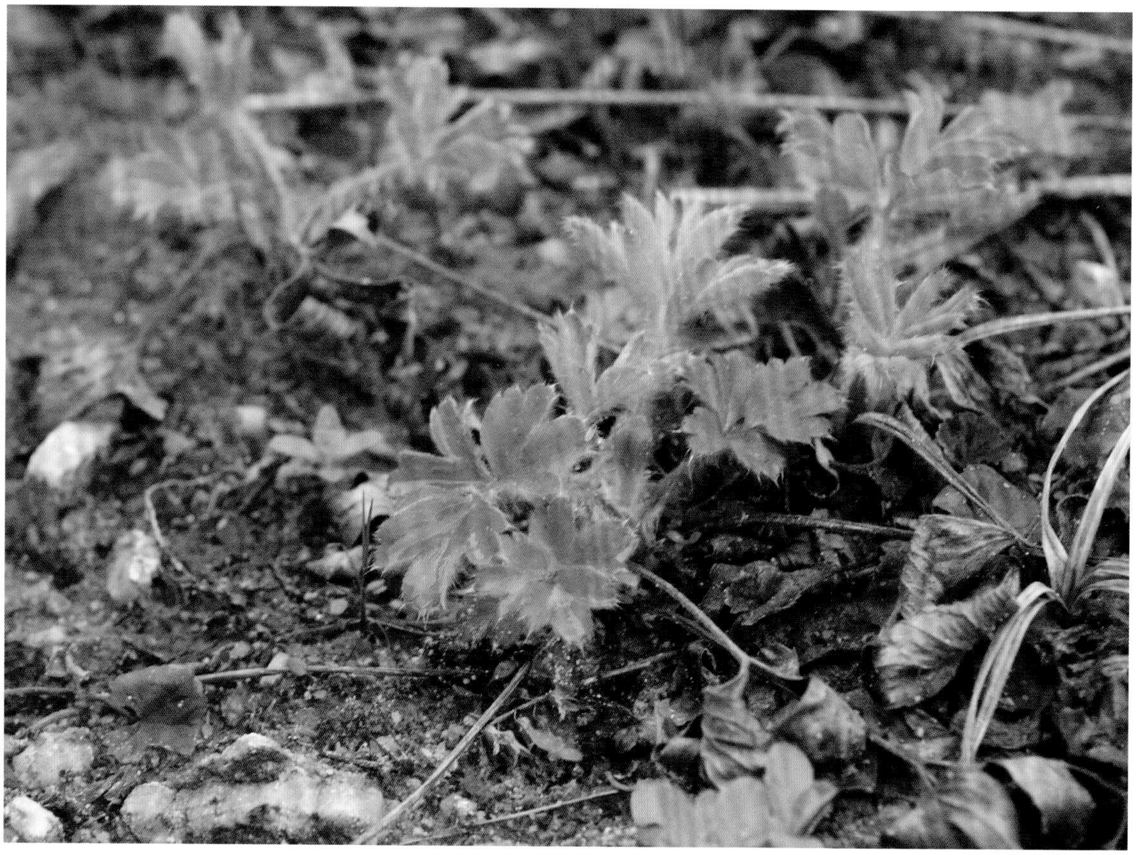

白头翁

## 识别特征

多年生草本，高达 50 cm，全株密被白色长柔毛。主根粗壮，圆锥形。叶基生，具长柄，叶 3 全裂，中央裂片具短柄，3 深裂，侧生裂片较小，不等 3 裂，叶上面疏被伏毛，下面密被伏毛。花茎 1 ~ 2 cm，高 10 cm 以上，总苞由 3 小苞片组成，苞片掌状深裂。花单一，顶生，花被 6，紫色，2 轮，外密被长绵毛。雄蕊多数，离生心皮，花柱丝状，果期延长，密被白色长毛。瘦果多数，密集成头状，宿存花柱羽毛状。花期 3—5 月，果期 5—6 月。

## 生境分布

生长于平原或低山山坡草地、林缘或干旱多岩石的坡地。分布于我国北方各地。

## 采收加工

春、秋二季采挖，除去泥沙、花茎和须根，保留根头白绒毛，晒干，生用。

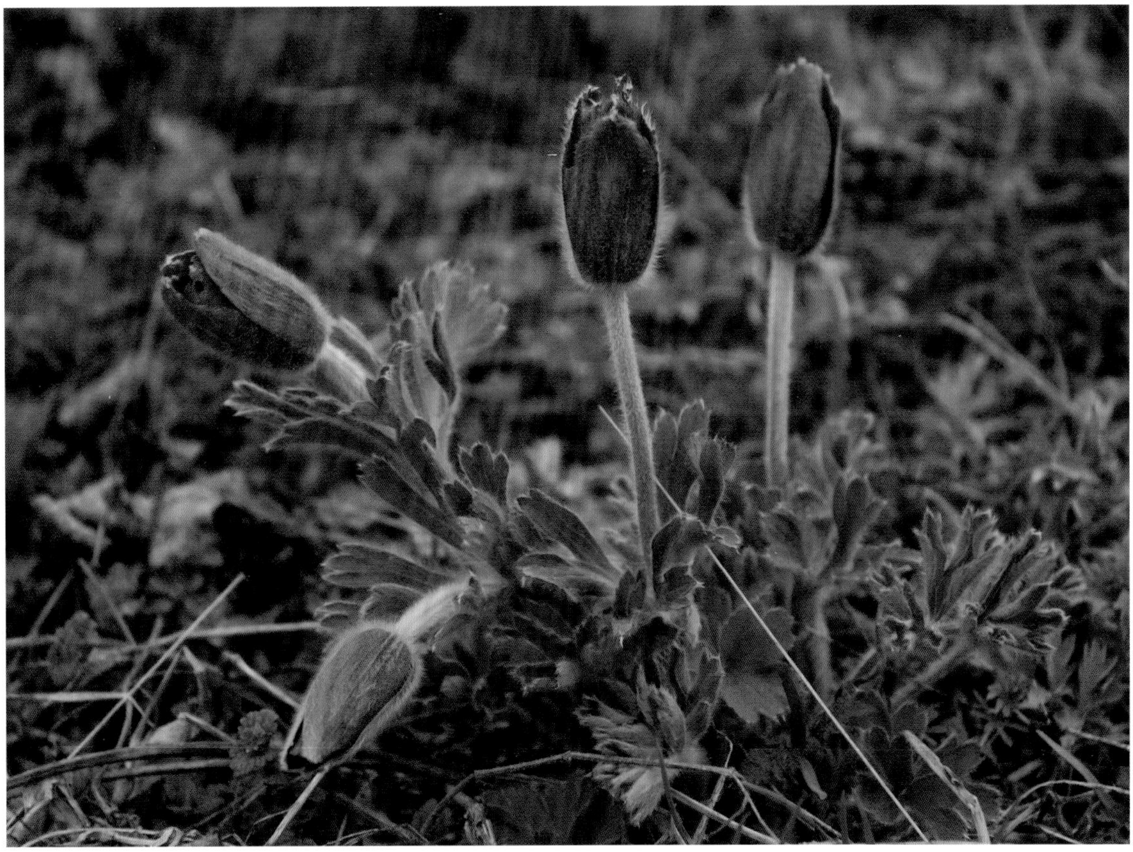

白头翁

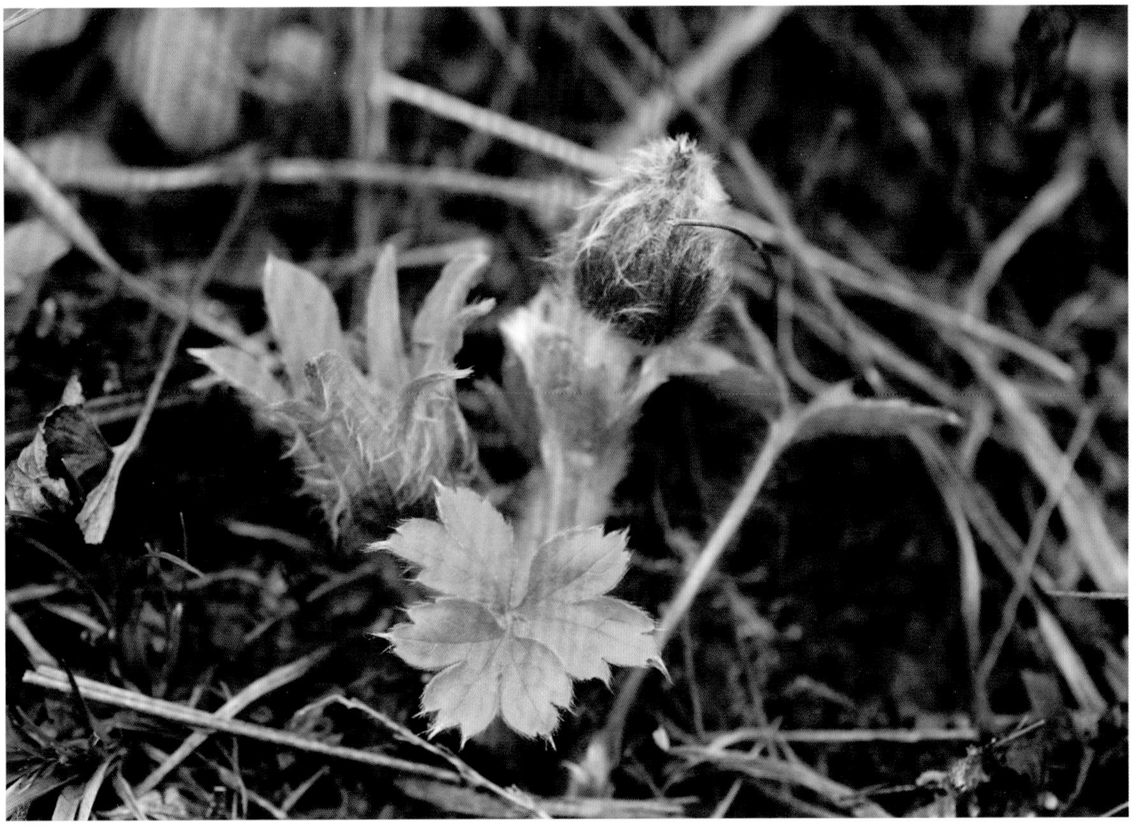

白头翁

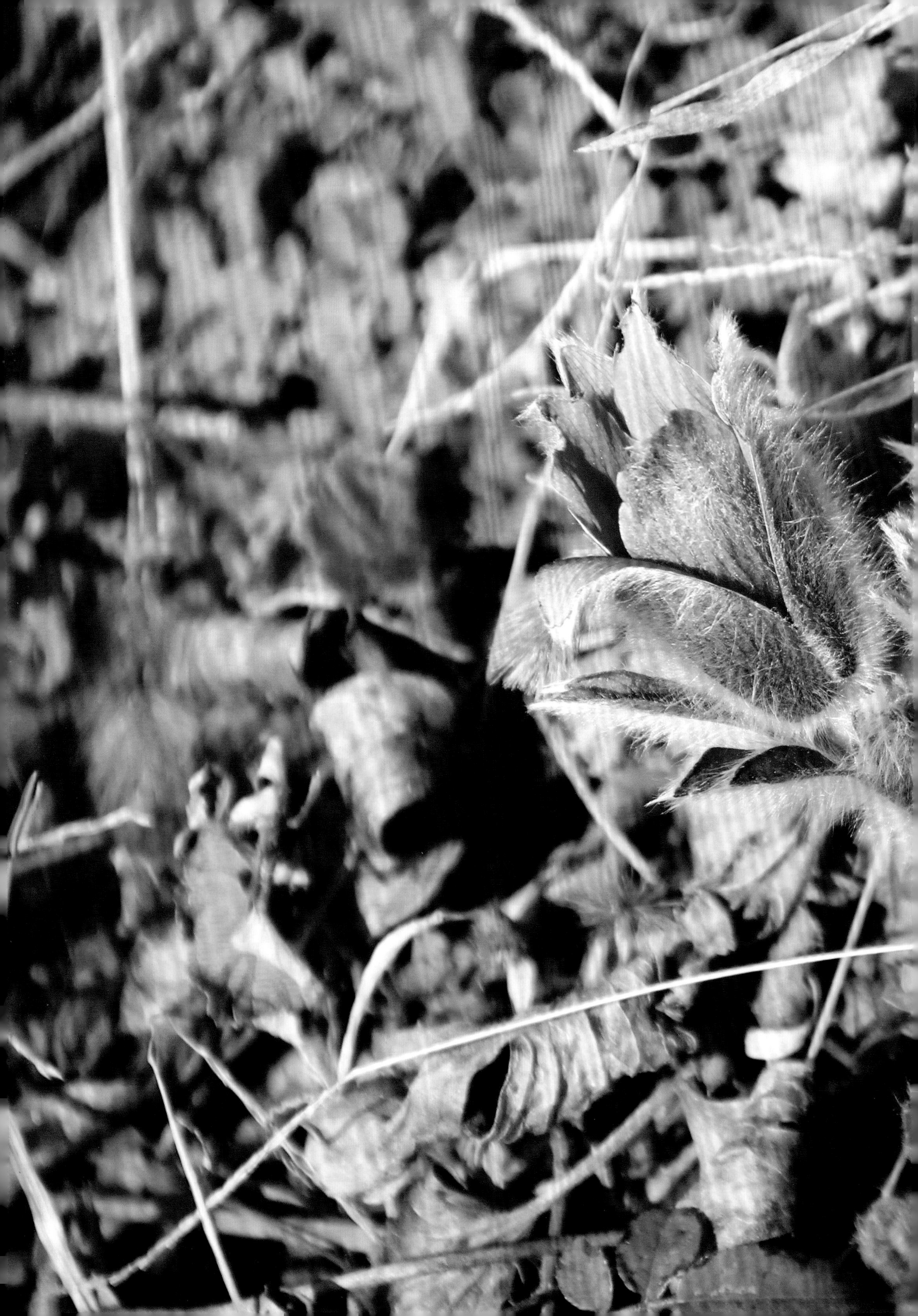

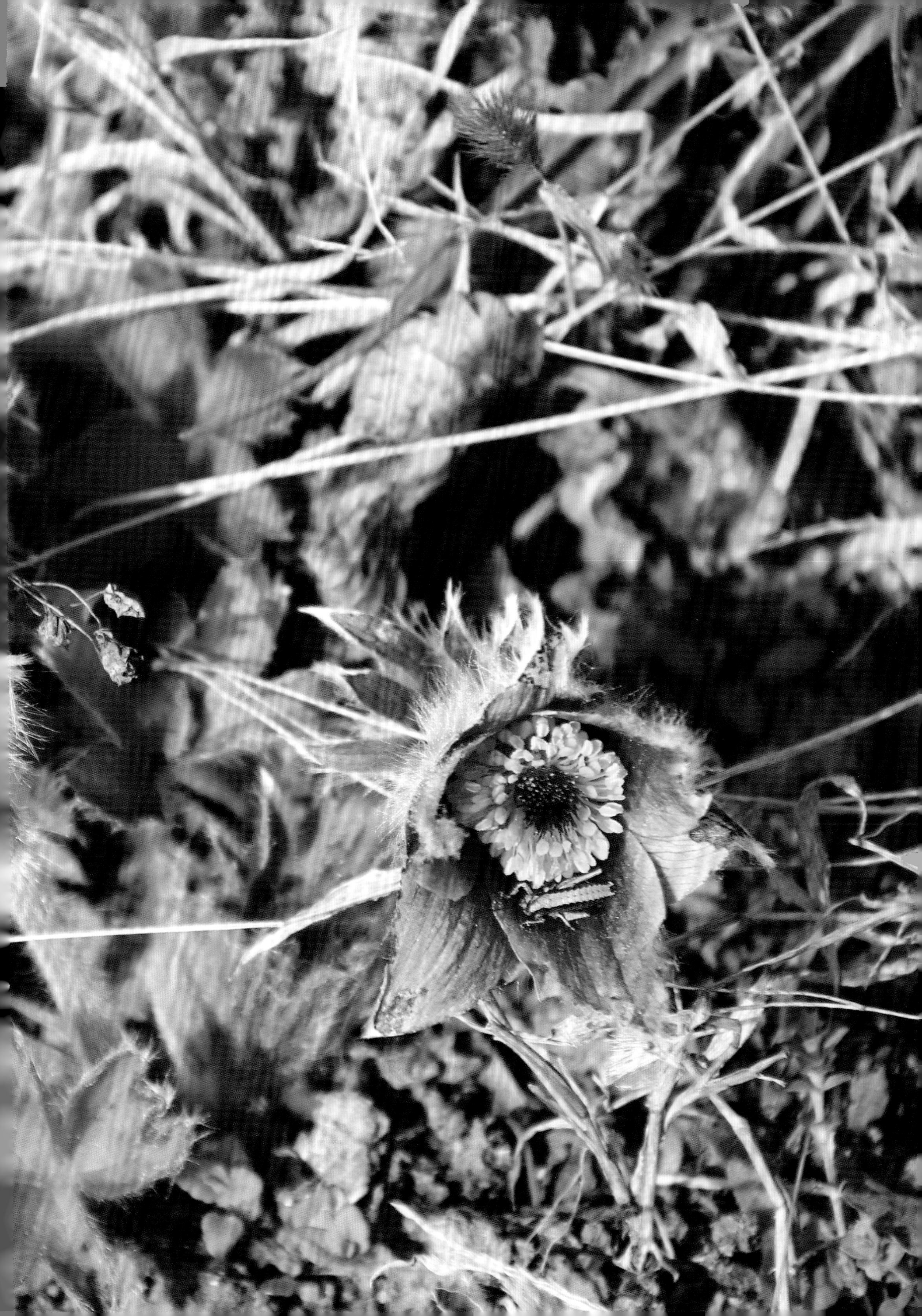

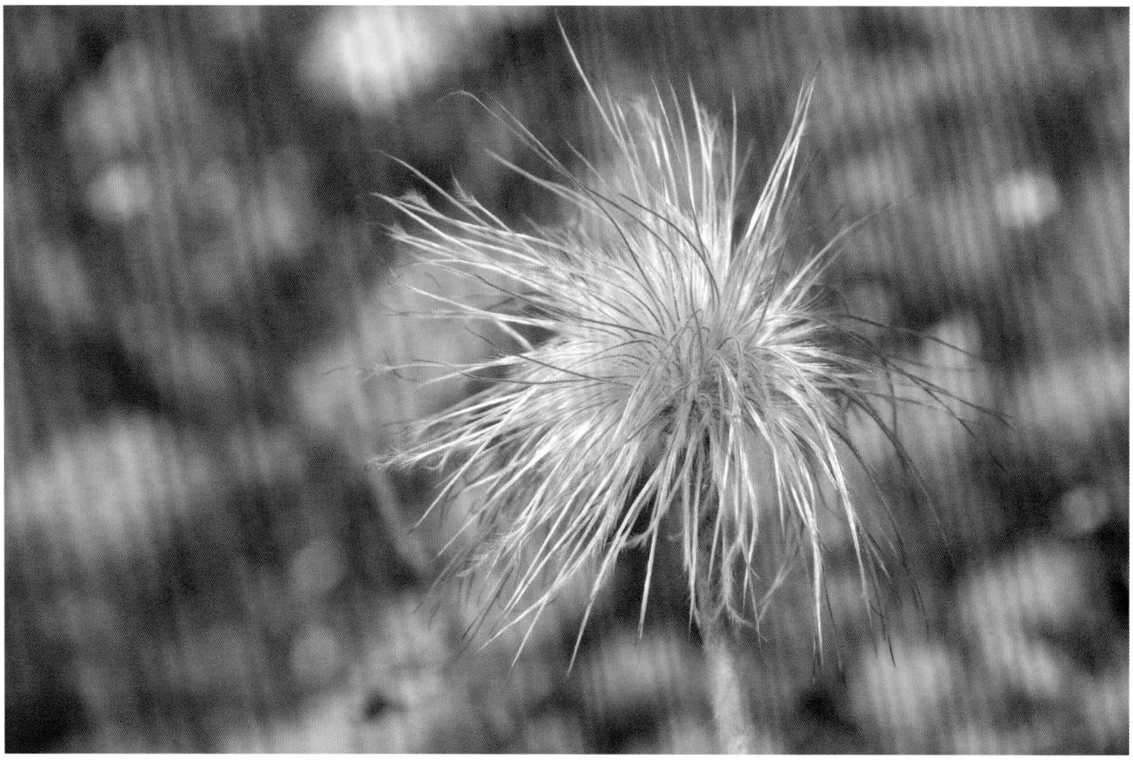

白头翁

## 药材鉴别

本品为类圆形的片。外表皮黄棕色或棕褐色，具不规则纵皱纹或纵沟，近根头部有白色绒毛。外皮易剥离。切面稍平坦，皮部黄白色或淡黄棕色，木部淡黄色。质硬而脆。气微，味微苦涩。

## 功效主治

清热解毒，凉血止痢。本品苦寒，归大肠经，善清除肠中热毒而止泻痢，为治热毒血痢、湿热泻痢之要药。

## 药理作用

本品有明显抗菌作用及抗阿米巴原虫作用，对阴道毛滴虫有明显杀灭作用，对流行性感冒病毒有轻度抑制作用，还有一定的镇静、镇痛作用。

## 用法用量

内服：9 ~ 30 g，煎服。

## 民族药方

**1．气喘**　白头翁 10 g。水煎服。

**2．外痔**　白头翁全草适量。以根捣烂贴之，逐血止痛。

**3．心烦口渴，发热，里急后重**　白头翁 9 g，川黄连、川黄柏、北秦皮各 6 g。水煎服。

**4．细菌性痢疾**　白头翁 15 g，马齿苋 30 g，鸡冠花 10 g。水煎服。

**5．小儿湿热腹泻**　白头翁 15 g，生薏苡仁 30 g，高粱米、白糖各适量。高粱米放锅中爆花，取 6 g 与生薏苡仁、白头翁同煎水，加适量调服，每日 1 剂，分 2 ~ 3 次服。

**6．伤寒**　白头翁 18 g，紫苏叶 10 g。水煎服，每日 2 ~ 3 次。

**7．非特异性阴道炎**　白头翁 20 g，青皮 15 g，海藻 10 g。水煎服，每日 2 次。

**8．急性淋巴结炎**　白头翁 120 g。水煎取药汁，每日 1 剂，分 2 次服。

**9．小儿消化不良**　白头翁、山楂各 6 g，砂仁、炙甘草各 1 g，香附 4 g，焦神曲 8 g，苍术炭、茯苓各 5 g。上药加水，浓煎 200 ml，每日分多次服用。

**10．细菌性痢疾（小儿急性细菌性痢疾）**　白头翁 12 g，黄芩、白芍、秦皮、当归各 10 g，黄连 6 g，大黄、甘草、广木香各 5 g。加水，煎取药汁 250 ml，每日 1 剂，分 3 次灌肠。

**11．黏性痢疾**　白头翁 5 g，黄芩、黄柏、陈皮、赤芍各 3 g。制成散剂，温开水送服，每次 1.5 ~ 3.0 g，每日 1 ~ 2 次。

## 使用注意

虚寒泻痢者忌服。

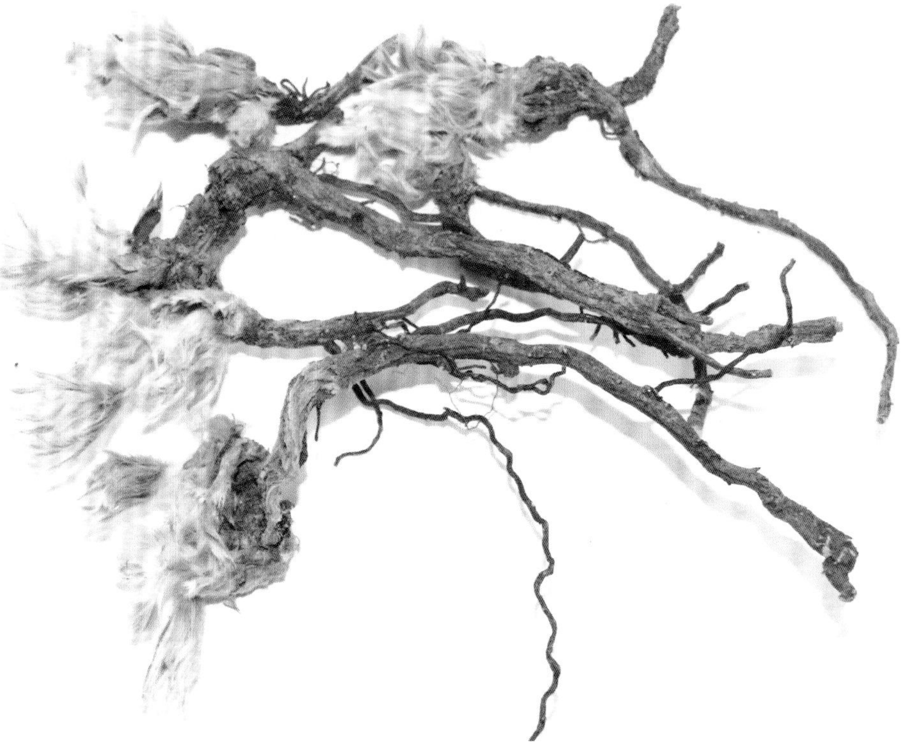

白头翁药材

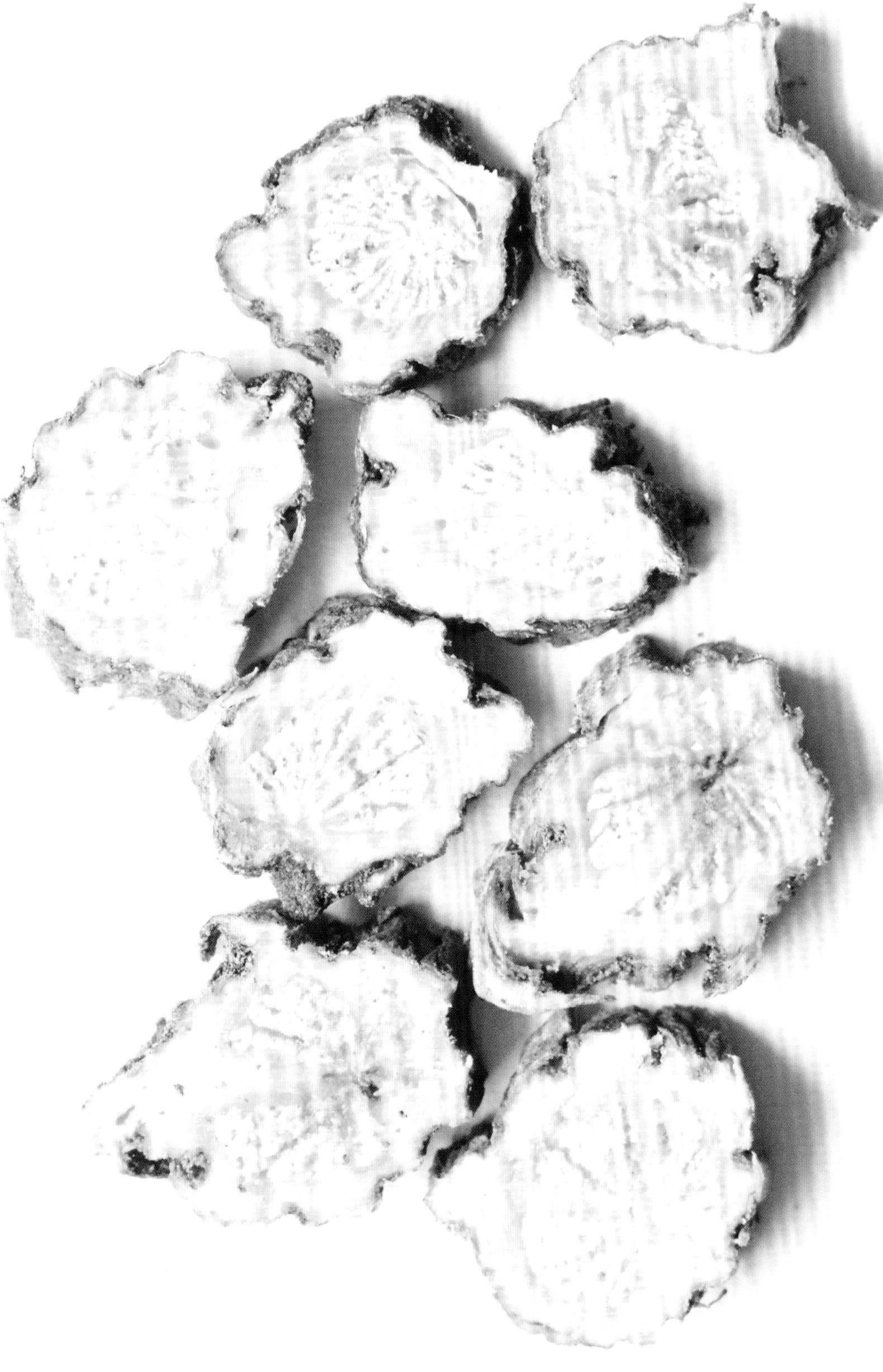

白头翁饮片

图书在版编目（CIP）数据

中国民族药用植物图典. 蒙古族卷 / 肖培根，诸国本总主编. — 长沙：湖南科学技术出版社，2023.7
ISBN 978-7-5710-2324-9

Ⅰ. ①中… Ⅱ. ①肖… ②诸… Ⅲ. ①民族地区－药用植物－中国－图集②蒙古族－中草药－图集 Ⅳ. ①R282.71-64

中国国家版本馆CIP数据核字(2023)第138942号

"十四五"时期国家重点出版物出版专项规划项目
ZHONGGUO MINZU YAOYONG ZHIWU TUDIAN MENGGUZU JUAN DI-YI CE
中国民族药用植物图典 蒙古族卷 第一册

总 主 编：肖培根 诸国本
主　　编：李其信 谢 宇 周重建
出 版 人：潘晓山
责任编辑：李 忠 杨 颖
出版发行：湖南科学技术出版社
社　　址：长沙市芙蓉中路一段416号泊富国际金融中心
网　　址：http://www.hnstp.com
湖南科学技术出版社天猫旗舰店网址：
http://hnkjcbs.tmall.com
邮购联系：0731-84375808
印　　刷：长沙新湘诚印刷有限公司
（印装质量问题请直接与本厂联系）
厂　　址：长沙市开福区伍家岭街道新码头路9号
邮　　编：410008
版　　次：2023年7月第1版
印　　次：2023年7月第1次印刷
开　　本：889mm×1194mm 1/16
印　　张：20.5
字　　数：321千字
书　　号：ISBN 978-7-5710-2324-9
定　　价：1280.00元(共四册)